TERATOGENS
Chemicals Which Cause Birth Defects

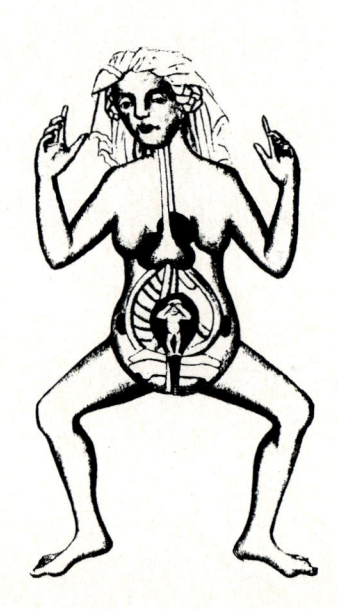

Fifteenth century miniature showing the internal organs of the female sex
(The Bettmann Archive).

To Cal, who chose this picture seven years ago as a cover
for our booklet on teratogens..

Studies in Environmental Science 31

TERATOGENS
Chemicals Which Cause Birth Defects

Edited by

Vera Kolb Meyers

Department of Chemistry, University of Wisconsin–Parkside, Kenosha, WI 53141, U.S.A.

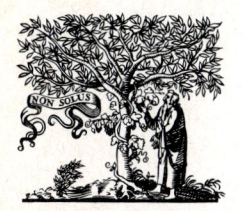

ELSEVIER
Amsterdam — Oxford — New York — Tokyo   1988

ELSEVIER SCIENCE PUBLISHERS B.V.
Sara Burgerhartstraat 25
P.O. Box 211, 1000 AE Amsterdam, The Netherlands

Distributors for the United States and Canada:

ELSEVIER SCIENCE PUBLISHING COMPANY INC.
52, Vanderbilt Avenue
New York, NY 10017, U.S.A.

ISBN 0-444-42914-X (Vol. 31)
ISBN 0-444-41696-X (Series)

© Elsevier Science Publishers B.V., 1988

All rights reserved. No part of this publication may be reproduced, stored in a retrieval system or transmitted in any form or by any means, electronic, mechanical, photocopying, recording or otherwise, without the prior written permission of the publisher, Elsevier Science Publishers B.V./ Science & Technology Division, P.O. Box 330, 1000 AH Amsterdam, The Netherlands.

Special regulations for readers in the USA — This publication has been registered with the Copyright Clearance Center Inc. (CCC), Salem, Massachusetts. Information can be obtained from the CCC about conditions under which photocopies of parts of this publication may be made in the USA. All other copyright questions, including photocopying outside of the USA, should be referred to the publisher.

No responsibility is assumed by the Publisher for any injury and/or damage to persons or property as a matter of products liability, negligence or otherwise, or from any use or operation of any methods, products, instructions or ideas contained in the material herein. Because of rapid advances in the medical sciences, the Publisher recommends that independent verification of diagnoses and drug dosages should be made.

Printed in The Netherlands

Other volumes in this series

1. **Atmospheric Pollution 1978** edited by M.M. Benarie
2. **Air Pollution Reference Measurement Methods and Systems** edited by T. Schneider, H.W. de Koning and L.J. Brasser
3. **Biogeochemical Cycling of Mineral-Forming Elements** edited by P.A. Trudinger and D.J. Swaine
4. **Potential Industrial Carcinogens and Mutagens** by L. Fishbein
5. **Industrial Waste Water Management** by S.E. Jørgensen
6. **Trade and Environment: A Theoretical Enquiry** by H. Siebert, J. Eichberger, R. Gronych and R. Pethig
7. **Field Worker Exposure during Pesticide Application** edited by W.F. Tordoir and E.A.H. van Heemstra-Lequin
8. **Atmospheric Pollution 1980** edited by M.M. Benarie
9. **Energetics and Technology of Biological Elimination of Wastes** edited by G. Milazzo
10. **Bioengineering, Thermal Physiology and Comfort** edited by K. Cena and J.A. Clark
11. **Atmospheric Chemistry. Fundamental Aspects** by E. Mészáros
12. **Water Supply and Health** edited by H. van Lelyveld and B.C.J. Zoeteman
13. **Man under Vibration. Suffering and Protection** edited by G. Bianchi, K.V. Frolov and A. Oledzki
14. **Principles of Environmental Science and Technology** by S.E. Jørgensen and I. Johnsen
15. **Disposal of Radioactive Wastes** by Z. Dlouhý
16. **Mankind and Energy** edited by A. Blanc-Lapierre
17. **Quality of Groundwater** edited by W. van Duijvenbooden, P. Glasbergen and H. van Lelyveld
18. **Education and Safe Handling in Pesticide Application** edited by E.A.H. van Heemstra-Lequin and W.F. Tordoir
19. **Physicochemical Methods for Water and Wastewater Treatment** edited by L. Pawlowski
20. **Atmospheric Pollution 1982** edited by M.M. Benarie
21. **Air Pollution by Nitrogen Oxides** edited by T. Schneider and L. Grant
22. **Environmental Radioanalysis** by H.A. Das, A. Faanhof and H.A. van der Sloot
23. **Chemistry for Protection of the Environment** edited by L. Pawlowski, A.J. Verdier and W.J. Lacy
24. **Determination and Assessment of Pesticide Exposure** edited by M. Siewierski

25 **The Biosphere: Problems and Solutions** edited by T.N. Veziroğlu
26 **Chemical Events in the Atmosphere and their Impact on the Environment** edited by G.B. Marini-Bettòlo
27 **Fluoride Research 1985** edited by H. Tsunoda and Ming-Ho Yu
28 **Algal Biofouling** edited by L.V. Evans and K.D. Hoagland
29 **Chemistry for Protection of the Environment 1985** edited by L. Pawlowski, G. Alaerts and W.J. Lacy
30 **Acidification and its Policy Implications** edited by T. Schneider

CONTRIBUTORS

G.S. Danford — Environmental Teratology Information Center
Environmental Mutagen, Carcinogen, and Teratogen Information Program
Information Research and Analysis Section
Biology Division
Oak Ridge National Laboratory[a]
P.O. Box Y, Building 9207 MS 003
Oak Ridge, Tennessee 37831
USA

S. De Boer — Netherlands Institute for Brain Research
Meibergdreef 33
1105 AZ Amsterdam ZO
The Netherlands

Kari Hemminki — Institute of Occupational Health
Topeliuksenkatu 41 a A
SF-00250 Helsinki
Finland

F.M. Holland — Environmental Teratology Information Center;
vide supra for complete address

Mathilde J. Kland — Lawrence Berkeley Laboratory
University of California
Berkeley, California 94720
USA

Doris K. Kolb — Chemistry Department
Bradley University
Peoria, IL 61625
USA

Vera Kolb Meyers — Department of Chemistry
University of Wisconsin-Parkside
Kenosha, WI 53141
USA

Marja-Liisa Lindbohm — Institute of Occupational Health;
vide supra for complete address

Blaine C. McKusick — Haskell Laboratory for Toxicology and Industrial Medicine
E.I. DuPont de Nemours & Co.
Wilmington, Delaware 19898
USA

K.C. Miller — Environmental Teratology Information Center;
vide supra for complete address

M. Mirmiran — Netherlands Institute for Brain Research;
vide supra for complete address

[a] Operated by Martin Marietta Energy Systems, Inc., under Contract No. DE-AC05-84OR21400 with the U.S. Department of Energy.

VIII

H.B. Morgan	Environmental Teratology Information Center; *vide supra* for complete address
E.T. Owens	Environmental Teratology Information Center; *vide supra* for complete address
B.E. Ricci	Environmental Teratology Information Center; *vide supra* for complete address
S.Y. Uppuluri	Environmental Teratology Information Center; *vide supra* for complete address
J.S. Wassom	Environmental Teratology Information Center; *vide supra* for complete address

TABLE OF CONTENTS

INTRODUCTION. Vera Kolb Meyers   1

CHAPTER 1. H.B. Morgan, G.S. Danford, F.M. Holland,
K.C. Miller, E.T. Owens, B.E. Ricci, S.Y. Uppuluri,
and J.S. Wassom: HOW TO OBTAIN INFORMATION ABOUT THE
TERATOGENIC POTENTIAL OF CHEMICALS[*]   6

1. Introduction   6
2. Data Bases Specializing in Teratology   7
3. Secondary Literature Sources Containing
    Toxicological Information   21
4. Reference Books   33
5. Teratology Information Services   34
6. Conclusion   36

CHAPTER 2. Vera Kolb Meyers: REGISTRY OF
TOXIC EFFECTS OF CHEMICAL SUBSTANCES
AS A SOURCE FOR COMPILING A LIST OF TERATOGENS   42

    Appendix I   48
    Appendix II   223
    (These Appendices contain a list of
    4,974 chemicals from RTECs which cause
    reproductive effects.)

CHAPTER 3. Kari Hemminki and Marja-Liisa Lindbohm:
REPRODUCTIVE HAZARDS IN INDUSTRY: IDENTIFICATION
AND PREVENTION   239

1. Introduction   239
2. Mechanisms of Reproductive Toxicity   239
3. Evidence on Occupational Hazards   240
4. Prevalent Exposures   241
5. Clues from Experimental Data   243
    Conclusions   245

CHAPTER 4. Doris K. Kolb: TERATOGENIC CHEMICALS
IN UNDERGRADUATE GENERAL CHEMISTRY LABORATORIES   247

    Potential Teratogens in General Chemistry
    Laboratory Manuals   248
1. Potentially Teratogenic Metals   250
2. Potentially Teratogenic Inorganic Compounds   251
3. Potentially Teratogenic Organic Compounds   251
4. Potentially Teratogenic Gases   253
    Conclusions   254

---

[*]By acceptance of this article, the publisher or recipient acknowledges the U.S. Government's right to retain a nonexclusive, royalty-free license in and to any copyright covering this article.

CHAPTER 5. Blaine C. McKusick: SAFE HANDLING OF
TERATOGENIC CHEMICALS   256

1.   Handling Teratogens in the Laboratory   256
2.   Handling Teratogens in Industrial Operations   258
3.   Handling Teratogens in the Community   259

CHAPTER 6. Marja-Liisa Lindbohm and Kari Hemminki:
USE OF REGISTERED DATA IN STUDIES OF OCCUPATIONAL
EXPOSURE AND PREGNANCY OUTCOME   260

1.   Introduction   260
2.   Study Strategy   260
3.   Registers on Pregnancy Outcome   262
4.   Registers on Occupational Groups   264
5.   Examples   265
6.   Conclusions   269

CHAPTER 7. M. Mirmiran and S. De Boer: LONG-TERM
EFFECTS OF CHEMICALS ON DEVELOPING BRAIN AND BEHAVIOR   271

1.   Chemical Hazards for Developing Brain and Behavior   271
2.   Passage of Potentially Noxious Substances into the
     Fetus and Infant   277
3.   Derangements of Brain Development   279
4.   Effects on Behavioral State Development   284
5.   Experimental Effects of Chemicals on Behavioral
     Development   287
6.   Methodological Aspects of Neurobehavioral Teratology   296

CHAPTER 8. M.J. Kland: TERATOGENICITY OF PESTICIDES AND
OTHER ENVIRONEMTAL POLLUTANTS

1.   Introduction   315
2.   The Organohalogen Aromatic and Cyclic Pesticides and
     Related Compounds   319
3.   The Haloalkanes and Related Pesticides   365
4.   Miscellaneous Halogenated and Other Alkanes and Alkenes
     of Industrial Importance   366
5.   Miscellaneous Insecticides: Fumigants   376
6.   Organophosphorous Pesticides and Related Compounds   382
7.   Carbamate Pesticides and Related Compounds   390
8.   Miscellaneous Pesticides   402
9.   Summary   405

SUBJECT INDEX   465

PREFACE

This monograph deals with the practical aspect of teratogens - chemicals which cause birth defects. A special effort has been made to cover such practical issues as how to obtain information about the teratogenic potential of chemicals (Chapter 1, by Morgan et al.). I have provided a list of names of close to 5,000 chemicals in Chapter 2. The issue of teratogenic chemicals in undergraduate general chemistry laboratories is addressed by D. K. Kolb, Chapter 4, while the safe handling of teratogenic chemicals is discussed in Chapter 5 by McKusick. The teratogenicity of pesticides and other environmental pollutants, as dealt with by Kland in Chapter 8, brings this important subject up to date. The two chapters, 3 and 6, by Hemminki and Lindbohm deal with new research results on occupational exposure and pregnancy outcome, and identification and prevention of reproductive hazards in industry. Long-term effects of chemicals on the developing brain are described in Chapter 7 by Mirmiran and de Boer.

We hope that this monograph will be useful to chemists and other professionals working with teratogens.

Vera Kolb Meyers
August 1987

INTRODUCTION
VERA KOLB MEYERS

The purpose of this monograph is to make chemists and those working with chemicals aware of the practical aspects--the existance and dangers--of chemical teratogenesis. Chemicals are unavoidable in the modern world. Chemical industry employs numerous women. Chemistry is taught at various levels at the universities. Nurses are exposed to various anesthetics. Hair dressers, dry cleaners, farmers are working with numerous chemicals. Housewives are using a wide range of chemicals for household cleaning, for painting the house, etc. It is difficult to think about a profession which does not require, at one time or another, at least some exposure to chemicals.

Chemists are the most heavily exposed group in most cases. Often they work with new chemicals which have not been tested for any type of toxicity, including teratogenicity. Women chemists are likely to be exposed to chemicals during their reproductive years. Thus, a great concern is raised about the identification of teratogens in the working place.

In 1982 we drew attention to this problem in the article "What every chemist should know about teratogens--chemicals that cause birth defects" (ref. 1). One year later we addressed the teratogen problem from the point of view of research chemists (ref. 2). Earlier, we have accumulated a list of over 500 teratogenic chemicals, proven or suspected, from the Registry of Toxic Effects of Chemical Substances (ref. 3, 4).

Various chapters in this monograph are aimed at helping chemists recognize and assess the danger of teratogens in the work place and the environment. Several new and useful references published since 1983 (ref. 2) are reviewed in this introduction. The new references together with this monograph should represent good, practical, up-to-date sources of information on chemical teratogenesis and related issues.

An excellent book by Zielhuis et al. appeared in 1984--"Health Risks to Female Workers in Occupational Exposure to Chemical Agents" (ref. 5). It devotes chapters covering the following topics: organic solvents, carbon disulfide, pesticides, polychlorobiphenyls and polybromobiphenyls, plastic monomers, carbon monoxide, metals in general, inorganic lead, cadmium, mercury, health risks of the operating room personnel, of the health care personnel, in the pharmaceutical industry, in the chemical industry and laboratories, in the rubber industry, and of the beauticians-hairdressers.

A book of interest is "Chemically Induced Birth Defects," by Schardein (ref. 6). This reference book contains data on human and animal studies on birth defects and teratogens. Drugs are covered extensively. Chemicals discussed are: pesticides, metals, industrial solvents, diagnostic agents, dyes, radioactive chemicals, plastics, toxins, food additives, air-water-soil pollutants, personal chemicals, etc.

Fabro and Scialli's book, "Drug and Chemical Action in Pregnancy" (ref. 7) is a useful reference. Of special interest are three chapters on teratogenesis and a chapter on sources of information concerning the use of drugs in pregnancy. These chapters would be of interest also to medicinal chemists working on syntheses of such drugs.

A more pharmacologically oriented monograph "Prenatal Drug Exposure: Kinetics and Dynamics," by Chiang and Lee (ref. 8) complements the coverage in the references 6 and 7.

Mutagenicity, carcinogenicity, and teratogenicity of industrial pollutants are discussed in a book edited by Kirsh-Volders (ref. 9). The pollutants covered are metals, insecticides, various industrially important monomers and halogenated hydrocarbon solvents.

A recent book edited by Dixon (ref. 10) addresses reproductive toxicology mostly from the physiological point of view. However, several chemically oriented chapters are of interest--such as those on reproductive effects of chemical agents, assessing risk of reproductive dysfunction associated with chemical exposure, and regulatory aspects of reproductive toxicity.

"Prevention of Physical and Mental Congenital Effects; Epidemiology, Early Detection and Therapy, and Environmental Factors", edited by Marois (ref. 11), discusses epidemiological methods (including teratoepidemiology, birth defects and environmental pollution, detection and investigation of subtle epidemics), population screening, prenatal diagnosis (including early diagnosis of fetal structural abnormalities), prenatal therapy, occupational hazards (including methodology for studying the effect of industrial exposure on adverse pregnancy outcome, design and execution of a very large birth defect case-control study, congenital defects and environmental factors during pregnancy in a nationwide surveillance, the possible contribution of industrial chemicals (organic solvents) to the incidence of congenital defects caused by teratogenic drugs and consumer goods, the relevance for man of animal data on reproductive toxicity of industrial chemicals, etc.

A very important article by Schardein et al. (ref. 12) concerns species sensitivities and prediction of teratogenic potential.

A selective compilation of papers on safety evaluation and regulation of chemicals, including the impact of regulations and improvement of methods, has been published as a book, edited by Homburger (ref. 13). Out of 34 papers, two are devoted directly to teratogens and address current *in vivo* reproductive toxicity and teratology methods, and new perspectives in tests for teratogenicity.

There are several excellent new books on safety in general (ref. 14-17). Although they usually do not single out teratogens from among other toxic chemicals, they are very worthwhile as the reference safety books.

A much needed book on legal and ethical dilemmas in occupational health is now available (ref. 18). The chapter by Whorton, "Considerations About Reproductive Hazards", is of special interest. The book consists of 38 chapters grouped into five sections: occupational safety and health act issues, workers' rights and responsibilities, workers' compensation, job discrimination, and ethics.

Hemminki et al. (ref. 19) have edited the book "Occupational Hazards and Reproduction", containing pertinent chapters on experimental teratogenicity and embryotoxicity of occupational chemicals, prediction and detection of teratogenicity, occupational exposure to chemicals among women--implications for reproduction, fertility outcome in some Swedish groups occupationally exposed to chemicals, congenital malformation surveillance system in Finland, etc.

Since the concern of this monograph is teratogens, the effects of chemicals on sperm and male reproduction are not dealt with. However, for readers interested in the latter a recent review article by Schrag and Dixon, "Occupational Exposures Associated with Male Reproductive Dysfunction" (ref. 20) is recommended. Chapters on various aspects of male reproductive toxicology and on sperm production of men working under heavy-metal or organic-solvent exposure are presented by Hemminki et al. (ref. 19).

The Royal Society of Chemistry publishes "Laboratory Hazards Bulletin" (ref. 21) containing much useful information about safety which is abstracted from the literature. Sections on "Chemical Hazards," "Biological Hazards," "New Precautions and Legislations," "General," etc., are concise and easy to follow. This bulletin also features "Laboratory Hazards Data Sheets," for various common chemicals, which include reproductive hazard data.

This monograph complements and broadens the topics already dealt with in the literature. A special effort was made to cover practical issues, such as how to obtain information about the teratogenic potential of chemicals (chapter by Morgan et al.). A list of names of over 4000 teratogenic chemicals is provided in the chapter by Kolb-Meyers. The issue of teratogenic chemicals in undergraduate general chemistry laboratories is addressed by D. K. Kolb, while the safe handling of teratogenic chemicals is discussed by McKusick. A chapter on teratogenicity of pesticides and other environmental pollutants by Kland brings this important subject up to date. The two chapters by Hemminki and Lindbohm deal with new research results on occupational exposure and pregnancy outcome, and identification and prevention of reproductive hazards in industry. Long-term effects of chemicals on the developing brain are described in chapter by Mirmiran and DeBoer.

This monograph is made possible by all the authors who have contributed to it and who have patiently stuck with the project from the beginning. Editing this monograph was a very challenging and time consuming task. Thanks are expressed to Professor Cal Y. Meyers for editorial help in preparing this Introduction and Chapter 2.

REFERENCES

1. R.E. Beyler and V. Kolb Meyers, What every chemist should know about teratogens-chemicals that cause birth defects, J. Chem. Ed., 59, 1982, 759-763.
2. V. Kolb Meyers, Chemicals which cause birth defects-teratogens: A special concern of research chemists, Sci. Total Env., 32, 1983, 1-12.
3. V. Kolb Meyers and C.Y. Meyers, Chemicals Which Cause Birth Defects-Teratogens. A Brief Guide, paperback printed at Southern Illinois University, Carbondale, IL, 1980, 37 pp.
4. V. Kolb Meyers and R.E. Beyler, How to make an "educated guess" about the teratogenicity of chemical compounds, in S.M. Somani and F.L. Cavender, (Eds.), Charles C. Thomas, Publ., Springfield, IL, 1981, pp. 124-161.
5. R.L. Zielhuis, A. Stijkel, M.M. Verberk, and M. van de Poel-Bot, Health Risks to Female Workers in Occupational Exposure to Chemical Agents, Springer-Verlag, New York, 1984, 120 pp.
6. J.L. Schardein, Chemically Induced Birth Defects, Marcel Dekker, Publ., New York, 1985, 904 pp.
7. S. Fabro and A.R. Scialli, (Eds.), Drugs and Chemical Action in Pregnancy, Marcel Dekker, Publ., New York, 1986, 544 pp.

8. C.N. Chiang and C.C. Lee, (Eds.), Prenatal Drug Exposure: Kinetics and Dynamics, NIDA Research Monograph 60, National Institute on Drug Abuse, Rockville, Maryland, 1985, 153 pp.
9. M. Kirsch-Volders, Mutagenicity, Carcinogenicity, and Teratogenicity of Industrial Pollutants, Plenum Press, New York, 1984, 331 pp.
10. R.L. Dixon, (Ed.), Reproductive Toxicology, Raven Press, New York, 1985, 341 pp.
11. M. Marois, (Ed.), Prevention of Physical and Mental Congenital Defects, Pt.B., Epidemiology, Early Detection and Therapy, and Environmental Factors, Progress in Clinical and Biological Research, Vol. 163, Pt.B., Alan R. Liss, Publ., New York, 1985, 492 pp.
12. J.L. Schardein, B.A. Schwetz, and M.F. Kenel, Species sensitivities and prediction of teratogenic potential, Environmental Health Perspective, Vol. 61, pp. 55-67, 1985.
13. F. Homburger, (Ed.), Safety Evaluation and Regulation of Chemicals 2. Impact of Regulations-Improvement of Methods, Karger Publ., New York, 1985, 318 pp.
14. J.R. Ridley, Safety at Work, Butterworths Publ., Stoneham, Massachusetts, 1983, 707 pp.
15. A.S. Goldfarb, G.R. Goldgraben, E.C. Herrick, R.P. Ouyellette, and P.N. Cheremisinoff, Organic Chemicals Manufacturing Hazards, Butterworths Publ., Stoneham, Massachusetts, 1981, 430 pp.
16. S.P. Levine and W.F. Martin, (Eds.), Protecting Personnel at Hazardous Waste Sites, Butterworths Publ., Stoneham, Massachusetts, 1984, 384 pp.
17. D.B. Walters and C.W. Jameson, (Eds.), Health and Safety for Toxicity Testing, Butterworths Publ., Stoneham, Massachusetts, 1984, 360 pp.
18. J.S. Lee and W.N. Rom, (Eds.), Legal and Ethnical Dilemmas in Occupational Health, Ann Arbor Science Publ., Ann Arbor, Michigan, 1982, 485 pp.
19. K. Hemminki, M. Sorsa, and H. Vainio, (Eds.), Occupational Hazards and Reproduction, Hemisphere Publ. Corp., Washington, DC, 1985, 333 pp.
20. S.D. Schrag and R.L. Dixon, Occupational exposures associated with male reproductive dysfunction, Ann. Rev. Pharmacol. Toxicol., $\underline{25}$, 1985, 567-92.
21. Laboratory Hazards Bulletin, Royal Society of Chemistry, The University Nottingham NG7 2RD, England.

CHAPTER 1

HOW TO OBTAIN INFORMATION ABOUT THE TERATOGENIC POTENTIAL OF CHEMICALS

H.B. MORGAN, G.S. DANFORD, F.M. HOLLAND, K.C. MILLER,
E.T. OWENS, B.E. RICCI, S.Y. UPPULURI, and J.S. WASSOM

1 INTRODUCTION

The thalidomide tragedy of the early 1960s served as an impetus for expanded research in the field of teratology. This and the increased popularity of environmental and health issues caused a rapid acceleration in the rate of publications in this research area (Fig. 1). Proliferation of modern pharmaceuticals and industrial chemicals has resulted in a mushrooming of the literature on their prenatal toxicology, which is an important element in the total spectrum of toxicity information.

The task of acquiring and searching literature in the field of teratology is presently beyond the capability of most researchers or institutions. This information sometimes is difficult to locate because it is widely scattered throughout the biomedical literature and often is found in toxicological articles whose titles do not mention the teratology information included.

Faced with this situation, where does one find out about the prenatal toxicity of a specific chemical? The approach toward finding teratology information should be determined by the kind of answer one desires. If a concise answer is needed, there are several excellent books that contain reviews of what is known about common agents. It is also possible to call a teratology information service to obtain an assessment as interpreted by specialists. To the layman or busy physician, this type of answer is more useful than a long bibliography of references that have to be located, read, and interpreted. However, a researcher in the field of teratology will want an in-depth answer — information on every dose level, route of administration, dosing period, test animal, technique, etc., in the literature — about the agent of interest. Review writers and those in government regulatory agencies also want a complete bibliography of every paper written on a particular chemical. Only after each source has been studied can an evaluation be determined. In these situations or when a chemical is not discussed in any of the books, one needs the help of computer-searchable data bases* on toxicology and, even more specifically, on teratology.

---

*The use of the term "data base" in this chapter refers to those computer information systems consisting of bibliographic listings and keywords as well as to those containing numerical data.

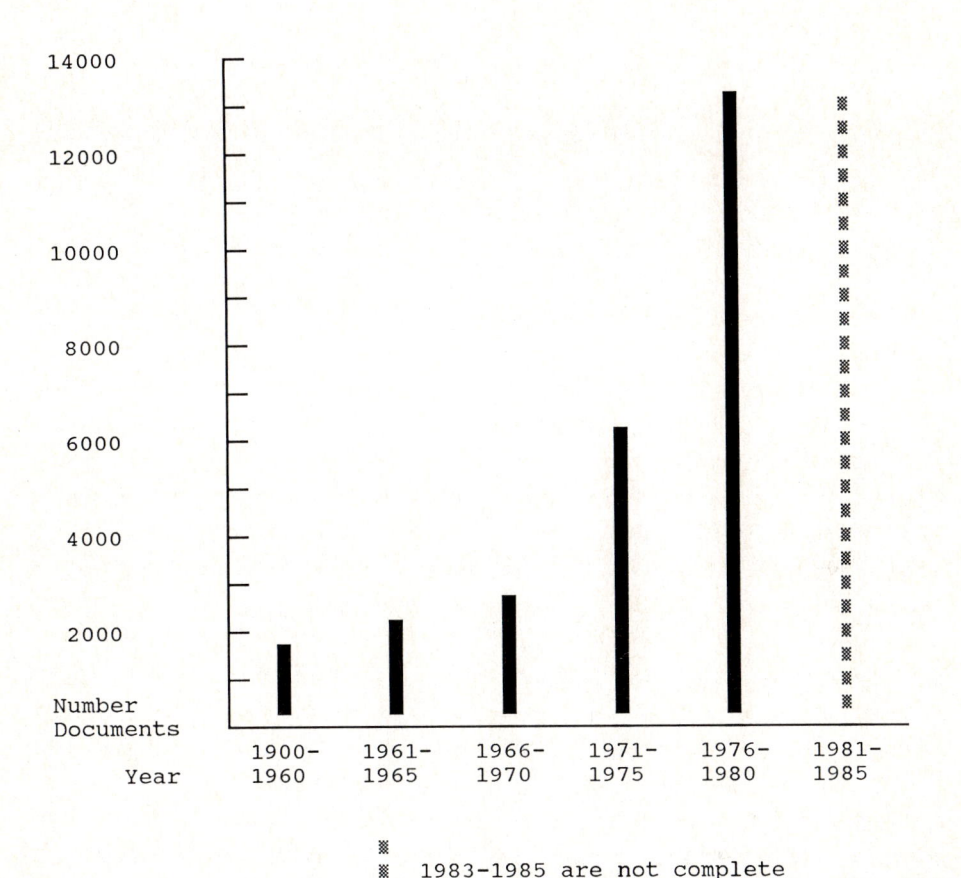

Fig. 1. Increases in volume of teratology literature.

※ 1983-1985 are not complete

2 DATA BASES SPECIALIZING IN TERATOLOGY
2.1 The Environmental Teratology Information Center of Oak Ridge
2.1.1 Introduction, history, and general information

In 1975, the National Institute of Environmental Health Sciences (NIEHS) recognized the need of a computerized system for the organization of the teratology information available in the world literature. Individual researchers and physicians, government research and regulatory agencies, and other institutions needed easy access to the literature to facilitate health assessment and to prevent duplication of effort in the field of teratology research. Through the guidance of Dr. Robert E. Staples, Haskell Laboratory for Toxic and Industrial Medicine, Newark, Delaware (formerly associated with

NIEHS), the Environmental Teratology Information Center (ETIC) was organized at the Oak Ridge National Laboratory (ORNL) at Oak Ridge, Tennessee, for the purpose of collecting, organizing, and disseminating information on the evaluation of chemical, biological, and physical agents for teratogenic activity. During the succeeding years, ETIC has created a computerized, bibliographic data base containing over 42,000 entries. On-line retrieval services are provided through the National Library of Medicine's (NLM) TOXLINE (TOXicology information on-LINE) system. In addition to those users who search the ETIC file directly on-line, the technical staff at ETIC in Oak Ridge respond to approximately 400 queries per year. These questions come from physicians, poison control centers, hospitals, clinical genetic counseling centers, research institutions, industries, academic institutions, regulatory agencies, and private citizens. Because the ETIC file provides thorough literature coverage of an agent, it is extremely useful in providing relevant references to individuals in the writing of review papers. Determining the need of additional testing and locating experts in particular areas of teratology are other services that the data base provides.

2.1.2 Scope of ETIC material

Each ETIC entry, referred to as a record, represents a publication from the open literature. For a paper to be accepted for the ETIC data base, it must discuss the testing and evaluation of the developmental toxicity or reproductive effects of an agent, whether the results are positive, negative, or inconclusive. Agents may be chemical, biological, or physical and also may include dietary deficiencies and disease conditions in the mother. ETIC focuses mainly on the administration of an agent to a pregnant animal and the examination of the offspring at or near birth for either structural or functional anomalies. Also contained in the ETIC file are reports of epidemiological studies and clinical cases in humans, testing methods, in vitro studies, proposed rapid screening methods, placental transfer studies, reproductive and/or fertility studies, and those that are studies of the reproductive effect of agents administered before pregnancy. The latter includes those studies in which males were treated with agents before mating. Research that reports on agents administered directly to the avian egg, to the embryo, or to the aqueous environment of early life stages of amphibians and fish is also in scope for the ETIC file. Currently, papers do not meet the acceptance criteria if they are concerned with agents administered to the newborn, with malformations of genetic origin, or with defects without a probable environmental cause.

2.1.3 Locating articles

ETIC uses a variety of methods to locate publications of interest. The most productive method is the manual searching of 55 key journals that regularly publish data on teratology studies (Table 1) and other areas within the scope of the center (discussed in the previous section). These journals are scanned as soon as they become available, and they yield approximately 50% of the papers selected to be included in the ETIC data base, including the 10% from the journal Teratology. References from other publications are obtained by searching large computerized data bases such as those produced by the Chemical Abstracts Service (CAS), the BioSciences Information Service (Biological Abstracts and Biological Abstracts/RRM), the Institute for Scientific Information (Automatic Subject Citation Alert Service), and the National Library of Medicine (MEDLINE and TOXLINE). These files are searched by using carefully designed profiles, which are specific sets of terms relevant to teratology and reproductive toxicology. Other secondary sources such as Genetics Abstracts, Current Contents, Index Medicus, Teratology Lookout, and Excerpta Medica are screened manually, as are books, symposia, and other publications. Even though there is considerable overlap in the literature covered by the secondary information sources, gaps exist which make it necessary to screen all of these sources to obtain comprehensive coverage. Papers have been acquired from the personal collections of several teratologists, and teratologists around the world assist ETIC's literature compilations by sending reprints of their work and copies of related material from journals and books published in their countries. This kind of cooperation is frequently the only means of obtaining information from some foreign sources. Relevant articles otherwise overlooked are sometimes located when the ETIC staff peruses references appearing in the bibliographies of articles already in the ETIC file.

2.1.4 Indexing

In an effort to avoid reproducing indexing errors from other systems, hard copy of all articles selected for inclusion into the data base is always obtained before information is entered into the ETIC file. When a complete copy of an article is in hand, the bibliographic data are entered into the computer. The fields that are entered include the author, title, citation, literature type, language or translation notes, secondary source, and selected abstracts. The technical staff then indexes the data using experimental parameters that allow searching in a variety of ways specific to the interests of the users. Only that portion of the paper concerned with teratology or

TABLE 1.
Key publication sources used by ETIC

Teratology
American Journal of Obstetrics and Gynecology
Lancet
Toxicology and Applied Pharmacology
Obstetrics and Gynecology
British Medical Journal
Pediatric Research
Oyo Yakuri (Pharmacometrics)
Anatomical Record
Congenital Anomalies (Senten Ijo)
Comptes Rendus Hebdomadaires des Seances de L'Academie des Sciences
Federation Proceedings, Federation of American Societies for Experimental Biol.
Journal of Pediatrics
Journal of the American Medical Association
New England Journal of Medicine
Proceedings of the Society for Experimental Biology and Medicine
Journal of Nutrition
Pediatrics
British Journal of Obstetrics and Gynecology
Nature (London)
Science
U.S. National Technical Information Service Government Reports
Dissertation Abstracts International (Section) B: The Sciences and Engineering
Arzneimittel-Forschung
Experientia
Journal of Embryology and Experimental Morphology
Progress in Clinical and Biological Research
American Journal of Diseases of Children
Biology of the Neonate
Journal of Reproduction and Fertility
Neurobehavioral Toxicology and Teratology
Food and Chemical Toxicology
Journal of Dental Research
Toxicology
Bulletin of Environmental Contamination and Toxicology
Environmental Health Perspectives
Minerva Ginecologica
Iyakuhin Kenkyu
Toxicology Letters
Journal of Toxicology and Environmental Health
Medical Journal of Australia
Journal of Experimental Zoology
Endocrinology
Mutation Research
American Journal of Epidemiology
Fertility and Sterility
Proceedings of the Congenital Anomalies Research Association of Japan.Abstracts
Gigiena i Sanitariya
Birth Defects, Original Article Series
IARC Monographs on the Evaluation of the Carcinogenic Risk to Humans (Geneva)
Bulletin of Experimental Biology and Medicine (USSR)
Canadian Medical Association Journal
Journal of Animal Science
Environmental Research
Kiso to Rinsho (Clinical Report)

---

reproduction is indexed and includes:

    Taxonomic and common name(s) and strain(s) of test object(s)
    Cell type(s), tissue(s), organ(s), or whole embryo(s) cultured (in vitro studies only)
    Biological end point(s) examined in offspring to assay effects (does not imply positive effect)
    Agent(s) tested, most of which are chemicals
    Chemical Abstracts Service Registry Number(s) [chemical agent(s) only]
    Sex(es) of treated animal(s)
    Experimental conditions (other than those in standard in vivo studies)
    Inducer(s) (agents employed to alter microsomal production and/or enzyme activity)
    Developmental stage(s) of treated animal(s) (cold-blooded or invertebrate only)
    Biological end point(s) examined in the mother to assay maternal toxicity (does not imply positive effect)

The indexing scheme of ETIC has evolved through the years to meet the needs of its users and to reflect the changes that occur in teratology research. Three data elements (inducer, experimental conditions, and stage treated) were added in 1982 to accommodate papers on metabolic activation and those on cold-blooded or invertebrate animals. The proposed use of lower animal forms as prescreens for teratogenicity has made these areas important. Another field, sex treated, was added at the same time because of requests from users for papers dealing with treatment of the male parent. Only papers acquired since 1982 (with ETIC accession numbers greater than 26,500) have been indexed to include these additional four data elements. In 1986, the maternal toxicity field was added.

An example of an ETIC record is given in Table 2. The assay field describes each biological end point observed or looked for in the offspring. These end points may be highly specific (e.g., Apgar score) or very general (e.g., musculoskeletal system) as seen in the list of acceptable entries (Table 3). A CAS Registry Number is a unique number assigned to each chemical substance in the computer-based CAS chemical registry system. The CAS Registry Number itself has no chemical significance, but it associates all synonyms of a unique chemical structure, allowing a more complete search of the literature than is possible by chemical name alone. ETIC assigns CAS Registry Numbers to agents tested and to inducers. The maternal effects field describes biological end points observed or looked for in the mother (Table 4).

2.1.5 File facts

ETIC's 42,000 records were selected from 3600 primary literature sources as of late 1986. Foreign language papers represent about 15.5% of the file. Approximately 31% of the papers report on human studies, and journal articles with original data on animal studies comprise 42% of the file, while 16% are

TABLE 2.
Example of an ETIC record

ACCESSION NUMBER	004841
AUTHOR	SIMKHOVICK, B.Z.;LUKEVITS, E.YA.;ZELCHAN, G.I.; ZAMARAEVA, T.V.;MAZUROV, V.I.
TITLE	EFFECT OF SOME ORGANOSILICON COMPOUNDS ON COLLAGEN SYNTHESIS IN CARTILAGENOUS TISSUE OF CHICK EMBRYOS
CITATION	BIOCHEMISTRY (USSR) 42:879-883,1977
LITERATURE TYPE	JOURNAL ARTICLE
PRIVATE KEYWORDS	EYE,6-12-78
SECONDARY SOURCE	CA 87-79039
TRANSLATION NOTE	(TRANSLATED FROM BIOKHIMIYA 42:1128-1133,1977)
COMMON NAME	AVES,CHICKEN ORGAN CULTURE
TAXONOMIC NAME	GALLUS DOMESTICUS
TISSUE	TIBIAL OSSICLES
EXPER. CONDITIONS	IN VITRO
ASSAY	MUSCULOSKELETAL SYSTEM;BIOCHEMISTRY AND METABOLISM
AGENT	METHYLSILATRANE
CAS REGISTRY NO.	2288-13-3
AGENT	ETHOXYSILATRANE
CAS REGISTRY NO.	3463-21-6
AGENT	CHLOROMETHYLSILATRANE
CAS REGISTRY NO.	42003-39-4

TABLE 3.
Biological end points examined in offspring to assay effects

Controlled vocabulary term on TOXLINE

ABNORMALITIES (NOT SPECIFIED)	IMMUNITY AND RETICULOENDOTHELIAL SYSTEM
APGAR SCORE	INFECTIOUS DISEASES
BEHAVIOR AND PSYCHOLOGIC PROCESSES	MATERNAL-FETAL EXCHANGE
BIOCHEMISTRY AND METABOLISM	MULTIGENERATION STUDY[a]
CARDIOVASCULAR SYSTEM	MULTIPLE ABNORMALITIES
CRANIUM AND FACE	MULTIPLE BIRTHS
CYTOLOGY	MUSCULOSKELETAL SYSTEM
DIGESTIVE SYSTEM	NEOPLASMS
DRUG DEPENDENCE	NERVOUS SYSTEM
DRUG DISTRIBUTION	NO ABNORMALITIES OBSERVED
DRUG INTERACTIONS	REGENERATION STUDY[a]
ENDOCRINE SYSTEM	REPRODUCTIVE TOXICOLOGY[a]
EXTRA-EMBRYONIC STRUCTURES	RESPIRATORY SYSTEM
GENETICS	SENSE ORGANS
GROWTH	SEX RATIO
HEMIC AND LYMPHATIC SYSTEMS	SKIN AND SKIN APPENDAGES
HOMEOSTASIS	UROGENITAL SYSTEM
HOST-MEDIATED AGENT	VIABILITY, FERTILITY, AND MORTALITY

[a] Added in 1982.

TABLE 4.
Biological end points examined in the mother to determine maternal toxicity

---

Controlled vocabulary term on TOXLINE

FETAL LOSS	MATERNAL IMMUNITY AND RETICULOENDOTHELIAL
GESTATION DURATION	SYSTEM
MATERNAL BEHAVIOR	MATERNAL INFECTIOUS DISEASE
MATERNAL BIOCHEMISTRY AND METABOLISM	MATERNAL LIVER
MATERNAL CARDIOVASCULAR SYSTEM	MATERNAL MUSCULOSKELETAL SYSTEM
MATERNAL CYTOLOGY	MATERNAL NEOPLASMS
MATERNAL DEATH	MATERNAL NERVOUS SYSTEM
MATERNAL DIGESTIVE SYSTEM	MATERNAL NUTRITION
MATERNAL DRUG DEPENDENCE	MATERNAL RESPIRATORY SYSTEM
MATERNAL DRUG DISTRIBUTION	MATERNAL SENSE ORGANS
MATERNAL ENDOCRINE SYSTEM	MATERNAL SKIN AND SKIN APPENDATES
MATERNAL FERTILITY	MATERNAL TOXICITY (NO SYMPTOMS SPECIFIED)
MATERNAL GENETICS	MATERNAL UROGENITAL SYSTEM
MATERNAL HEMIC AND LYMPHATIC SYSTEMS	MATERNAL VAGINAL OR UTERINE BLEEDING
MATERNAL HOMEOSTASIS	MATERNAL WEIGHT CHANGES

---

published abstracts, and 10% are review articles. The total number of chemicals in the ETIC data base with CAS Registry Numbers is approximately 7400, while the number of chemicals without CAS Registry Numbers total 850. Some entries in the agent field will never have CAS Registry Numbers and total approximately 4400. Examples of these are physical agents such as x-rays; biological agents such as viruses, plants, and plant extracts; and chemical group names such as fluorides, polychlorinated biphenyls, and anticonvulsants. In the agent field, ETIC also indexes parameters of epidemiological studies, maternal dietary deficiencies, and maternal disease conditions. The ETIC data base is used to generate publications, specialized indexed bibliographies, computer-readable tapes, and microfiche. The information in ETIC is used by the Registry of Toxic Effects of Chemical Substances (RTECS) to update its reproductive toxicology files.

2.1.6 Agent Registry File

To supplement its search methods, ETIC and its sister center, the Environmental Mutagen Information Center (EMIC), have constructed a computerized Agent Registry File which consists of all the chemical agents in the ETIC and EMIC data bases. The Agent Registry File has been linked with relevant supplementary information, resulting in the addition of pertinent information parameters to each entry (Table 5). This Agent Registry File enables the user to locate and associate synonyms for chemical agents through their CAS Registry Numbers. Terms may be searched singly or in combination

TABLE 5.
Components of the Agent Registry File[a]

EMIC preferred name
CAS Registry Number
CAS preferred name
CAS synonyms
Molecular formula
Molecular weight
Wiswesser Line Formula Chemical Notation
Number of EMIC references
Teratogenic data availability
Mutagenic data availability
Carcinogenic data availability
Environmental occurrence
Toxicity data availability
Chemical information availability
Chemical fragment names
Animals used in teratology testing of the chemical
Mutagenicity assays in which the chemical was tested
EPA Gene-Tox review information

---

[a] EMIC, Environmental Mutagen Information Center; CAS, Chemical Abstracts Service; EPA, Environmental Protection Agency; Gene-Tox, Genetic Toxicology

with other terms using Boolean logic. Also included in this file is a program of substructural searching that makes it possible to draw correlations between chemically active groups and biological activity, a capability that could have value in predicting the teratogenic potential of new chemicals. A user can identify and list compounds with similar structural features. By searching the molecular formula field, it is possible to compile lists of agents that have common elements. For example, ETIC lists 30 agents which contain mercury in their chemical formulas. If the compound has been evaluated, the Agent Registry File will contain summary information from the Environmental Protection Agency (EPA) Gene-Tox Program (evaluation of current status of bioassays in genetic toxicology).

2.1.7 Computerized searching of the ETIC data base

Questions concerning the searching of the ETIC data base may be directed to:
Environmental Teratology Information Center
Oak Ridge National Laboratory
P. O. Box Y, Building 9207 MS3
Oak Ridge, Tennessee, USA 37831
Phone: (615) 574-7871
        FTS: 624-7871

The primary funding source of ETIC's activities since its beginning in 1975 has been the NIEHS/National Toxicology Program. This program is involved in ascertaining the toxicity of chemicals and disseminating toxicological information relative to public health and environment.

Investigators and other interested individuals are encouraged to search the files directly through the TOXLINE system. TOXLINE is the NLM's extensive collection of computerized toxicology information. TOXLINE and its BACK files contain more than two million references to published human and animal toxicity studies, effects of environmental chemicals and pollutants, adverse drug reactions, and analytical methodology and are part of NLM's computer system called MEDLARS (MEDical Literature Analysis and Retrieval System). The ETIC data base is one of fifteen component subfiles that provide material to TOXLINE and its BACK files. Instructions for searching the ETIC files on TOXLINE are in the addendum to this chapter. The ETIC file as a part of TOXLINE is available in Japan through the Japan Information Center of Science and Technology's On-Line Information System (JOIS), and it is available through other on-line systems throughout the world.

2.2 Teratology Data Extraction File

In order to better access, utilize, and interpret existing teratology and reproduction toxicity data, a comprehensive data extraction project funded by the EPA is in progress at ETIC. Specific experimental data are extracted from selected ETIC master file documents. These data are entered in approximately 60 data fields, which comprise a data extraction file record. These data fields include information such as the identification of the test agent, test animals, experimental protocol, and results. Data field identifiers are listed in Table 6.

The data extraction file is networked with all other Environmental Mutagen, Carcinogen, and Teratogen Information Program files including the ETIC master file, the Teratology Scanning Data Base (which contains the results of a screening process by which documents are selected as data extraction file candidates), the Environmental Mutagen Information Center master file, and the Environmental Carcinogen Information Center master file. Currently, there are approximately 5400 records in the combined data extraction files with data on 95 chemical agents which are primarily drugs and environmental pollutants (Table 7). The next set of documents to be added to the file will come from the U.S. Environmental Protection Agency Genetic Toxicology (Gene-Tox) Program classification scheme, Class 2. This Category 2 consists of acyl halides, aryl halides, halogenated ethers and halohydrins, saturated alkyl halides, and unsaturated alkyl halides. Information about this file may be obtained by contacting the ETIC office at Oak Ridge, Tennessee.

TABLE 6.
Teratology data extraction file field identifiers[a]

Field	Description	Field	Description
RECID	Record identification number	NUMRESOR	Number of resorbed fetuses
ACCNO	Accession number	PCTLIV	Percentage of live fetuses
AGENT	Agent	PCTDEAD	Percentage of dead fetuses
CASRN	CAS Registry Number of the agent	PCTLITMF	Percentage of litters malformed or affected
STUDYSIT	Study site	PCTRESOR	Percentage of resorbed fetuses
SOURCE	Source of agent	NUMRD	Number of fetuses resorbed and dead
PURITY	Purity of agent	PCTRD	Percentage of fetuses resorbed and dead
ANMLCMMN*	Test animals-common name	NUMFET	Total number of fetuses
ANMLTAXN*	Test animals-taxonomic name	DATACOM	Comments on numeric data
SUPPLIER	Supplier of test animals	EXAMTYPE@	Examination type (coded)
AGE	Age of test animals	EXAMDESC	Examination description
BODYWT	Body weight of test animals	MATEFFEC*#	Maternal effects
VEHICLE*	Solvent, vehicle, or carrier	MATDESC	Maternal toxicity effects description
SEX	Sex of test animals	FETEFFEC*#	Fetal effect: observed malformations and other effects
DAY0@	Day zero of gestation		
ROUTE@$	Route of administration of the agent	FETDESC	Fetal effects description
ANALTYPE	Analysis type (by fetus or litter)	NUMMALF#	Number of malformed or affected fetuses
STATMETH@#	Statistical methods used (coded)	PCTMALF#	Percentage malformed or affected fetuses
STATDESC	Other statistical methods used (uncoded)	QUALTERA	Qualitative results - teratogenicity
EXTCOM	Extractor's comments	QUALLETH	Qualitative results - embryo-fetal lethality
AUTHCOM	Author's comments	QUALGROW	Qualitative results - growth retardation
IRLGCOM	Peer review comments	QUALMTOX	Qualitative results - maternal toxicity
EXPID$	Experimental test identification	QUALETOX	Qualitative results - embryo-fetal toxicity
EXPDESIG#	Experimental design	IRLGTERA	Peer review evaluation of results - teratogenicity
DOSE	Dose, concentration or level of agent tested		
DOSPERD	Dosing period or treatment schedule	IRLGLETH	Peer review evaluation of results - embryo-fetal lethality
NUMTRTD	Number of animals treated		
NUMIMPL	Number of implantation sites	IRLGGROW	Peer review evaluation of results - growth retardation
NUMLIT	Number of litters		
DAYEXAM	Day of examination	IRLGMTOX	Peer review evaluation of results - maternal toxicity
NUMLIV	Number of live fetuses		
NUMDEAD	Number of dead fetuses	IRLGETOX	Peer review evaluation of results - embryo-fetal toxicity
NUMLITMF	Number of litters malformed or affected		

[a] *, controlled vocabulary; @, coded field; #, repeating field; $, authority list.

TABLE 7.
List of chemical agents (CAS Registry Numbers)
in the Teratology Data Extraction File
_____

Acetylsalicylic acid (00050-78-2)
Alcohol (00064-17-5)
Amethopterin (00059-05-2)
Aminopterin (00054-62-6)
Azathioprine (00446-86-6)
Bendectin (08064-77-5)
Bisphenol A (00080-05-7)
Busulfan (00055-98-1)
Butylated hydroxytoluene (00128-37-0)
Caffeine (00058-08-2)
Carbaryl (00063-25-2)
Carbon tetrachloride (00056-23-5)
Chlorambucil (00305-03-3)
Chloramphenicol (00056-75-7)
Chloramphenicol hemisuccinate (03544-94-3)
Chloroform (00067-66-3)
Chloroquine diphosphate (00050-63-5)
Clomiphene (00911-45-5)
Clomiphene citrate (00050-41-9)
Colchicine (00064-86-8)
Cortisone (00053-06-5)
Cortisone acetate (00050-04-4)
Cyclohexylamine (00108-91-8)
Cyclohexylamine sulfate (19834-02-7)
Cyclophosphamide (00050-18-0)
Cytosine arabinoside (00147-94-4)
Daunomycin (20830-81-3)
Diazepam (00439-14-5)
Dibromochloropropane (00096-12-8)
Diethylene glycol dimethyl ether (00111-96-6)
Diethylstilbestrol (00056-53-1)
Diethylstilbestrol, disodium salt (63528-82-5)
Diphenhydramine hydrochloride (00147-24-0)
Diuron (00330-54-1)
Ethylene chlorohydrin (00107-07-3)
Ethylene glycol (00107-21-1)
gamma-Lindane (00058-89-9)
Haloperidol (00052-86-8)
Halothane (00151-67-7)
Hydrochlorothiazide (00058-93-5)
Lithium carbonate (10377-37-4)
LSD (00050-37-3)
LSD tartrate (17676-08-3)
Mercuric acetate (01600-27-7)
Methotrexate (00059-05-2)
Methotrexate, sodium (15475-56-6)
Methylmercuric chloride (00115-09-3)
Methylmercury chloride (00115-09-3)
Methylmercury dicyandiamide (00502-39-6)
Methylmercury hydroxide (01184-57-2)
Mirex (02385-85-5)
Misulban (00055-98-1)
Myelosan (00055-98-1)

Table 7. (continued)

Myleran (00055-98-1)
N-Desacetyl-methylcolchicine (00477-30-5)
N-Desacetyl-thiocolchicine (02371-16-0)
Nicotine (00054-11-5)
Nicotine sulfate (00065-30-5)
Nitrofen (01836-75-5)
Nitrofurazone (00059-87-0)
Nitrogen mustard (00055-86-7)
Nitrous oxide (10024-97-2)
Phenobarbital (00050-06-6)
Phenobarbital, sodium (00057-30-7)
Phenytoin (00057-41-0)
Phenytoin, sodium (00630-93-3)
Prednisolone (00050-24-8)
Progesterone (00057-83-0)
Propylthiouracil (00051-52-5)
Pyrimethamine (00058-14-0)
Retinoic acid, sodium salt (13497-05-7)
Retinol (00068-26-8)
Salicylamide (00065-45-2)
Salicylic acid (00069-72-7)
Salicylic acid, isobutyl ester (00087-19-4)
Salicylic acid, methyl ester (00119-36-8)
Salicylic acid, phenyl (00118-55-8)
Salicylic acid, sodium (00054-21-7)
Salicylic acid, thio (00147-93-3)
Serotonin (00050-67-9)
Serotonin creatinine sulfate monohydrate (00061-47-2)
Sodium fluoride (07681-49-4)
Styrene (00100-42-5)
Sulfisoxazole (00127-69-5)
Testosterone (00058-22-0)
Thalidomide (00050-35-1)
Theophylline (00058-55-9)
Tolbutamide (00064-77-7)
Tolbutamide, sodium salt (00473-41-6)
Triethylene-melamine (00051-18-3)
Vinylidene chloride (00075-35-4)
Vitamin A (11103-57-4)
Vitamin A acetate (00127-47-9)
Vitamin A acid (00302-79-4)
Vitamin A acid, sodium salt (13497-05-7)
Vitamin A palmitate (00079-81-2)
Warfarin, sodium (00129-06-6)
1-Methyl-1-nitrosourea (00684-93-5)
1,2,4,5-T (00093-76-5)
2,4,5-T (58% as amyl ester)(00093-76-5)
2,4,5-T, butoxyethyl ester (02545-59-7)
2,4,5-T, sodium salt (00136-32-3)
2,3,7,8-Tetrachlorodibenzo-P-dioxin (01746-01-6)
5-Fluorouracil (00051-21-8)
6-Mercaptopurine (00050-44-2)
6-Methylthiouracil (00056-04-2)

2.3 Human Drug-Related Teratogenicity Risks Data Base

Dr. Tomas Pexieder, Associate Professor at the Universite de Lausanne in Switzerland, has created a data base on human drug-related teratogenicity risks (ref. 1). The stored information was excerpted from published monographs and original papers describing human experiences with drugs during pregnancy. Some data elements are: active substance name and synonyms, commercial drug name, drug group, number of drug-exposed pregnancies and number of abnormal children resulting, type of malformations, and natural and drug-dependent risk for a given malformation. The data base is continuously updated and contains over a thousand active substances or combinations thereof. The value of the data base is enhanced by the immediate availability of numbers necessary for risk assessment. Single case reports can be given a lesser weight when compared with epidemiological studies covering hundreds of thousands of pregnancies, and thereby the degree of risk is put into proper perspective for clinical decisions. The main purpose of this data base is to provide facts for counseling physicians when a drug has to be prescribed for a pregnant woman or in the case of inadvertent drug intake. Requesters are sent a pregnancy outcome form to be returned after delivery or pregnancy termination. When these case result forms are returned, the data are entered into a data base as reference for subsequent counseling. For inquiries address:

>Tomas Pexieder, M.D., Associate Professor
>Institut d'Histologie et d'Embryologie
>Universite de Lausanne
>Rue du Bugnon 9
>CH-1011 Lausanne CHUV, Switzerland
>Phone: (021) 23 22 92, extension 71

2.4 Teratology Lookout

The Toxicology Information Services at the Karolinska Institutet in Stockholm, Sweden, publish a monthly bulletin entitled Teratology Lookout. This excellent source of references of interest to experimental teratologists and clinicians is compiled by an advisory panel. The secondary sources Biological Abstracts, Biological Abstracts/RRM, and Chemical Abstracts and the MEDLARS data bases are scanned by the use of computer profiles to spot pertinent material. Keywords have been added to each reference, and most references include author addresses. The contents are divided into seven sections entitled Clinical Cases and Syndromes, Genetic Factors, Environmental Agents, Embryology and Developmental Physiology and Pharmacology, Placental Function, Epidemiology, and Techniques.

2.5 Teratogen Information System

The Teratogen Information System of The University of Texas Health Science Center at Dallas is being developed to provide clinicians with accurate and current information on the effects of drugs and other agents to which women may be exposed during pregnancy (ref. 2). The system consists of a series of agent summaries, each of which is based on a comprehensive literature search. All summaries are reviewed by local specialists, and summaries on suspected and probable teratogens are also reviewed by an Advisory Board comprised of nationally recognized authorities in the field of human teratology. They are R.L. Brent, M.D., Ph.D.; J.F. Cordero, M.D.; J.M. Friedman, Ph.D.; J.W. Hanson, M.D.; and T.H. Shepard, M.D. Each summary is updated every 18 months. This Teratogen Information System is accessible through an extensive index of drug and chemical names and CAS Registry Numbers via a local terminal with modem.

2.6 Catalog of Teratogenic Agents, Update Version

Dr. Thomas H. Shepard at the University of Washington, Seattle, is offering dial-up access to the data in his Catalog of Teratogenic Agents: Fifth Edition (ref. 3). This on-line system is updated on a regular basis to include the state-of-the-art teratology information. Agents may be accessed via synonyms or CAS Registry Numbers.

2.7 Reproductive Toxicology Center

Another center that provides teratology information for the obstetrician, neonatologist, or researcher in reproductive toxicology is in Washington, D.C. (ref. 4). Membership in the center ($100 annual contribution required) entitles an individual to an unlimited number of clinical inquiries regarding the potential reproductive hazards of drugs and other chemical or physical agents by an on-line interactive computer system called REPROTOX. Access to up-to-date information on the etiology and prevention of environmentally induced birth defects and mental retardation is available 24 hours a day at this center. The address is:

    Reproductive Toxicology Center
    Columbia Hospital for Women Medical Center
    2425 L Street, N.W.
    Washington, D.C. 20037
    Phone: (202) 293-5137

2.8 Human Teratogen Information System

The Food and Drug Administration (FDA) maintains a computerized human teratogen information system as part of its adverse drug reaction reporting program. This FDA system has access to first-trimester drug-exposure information on more than 25,000 birth defect cases, 4,500 spontaneous abortions, and 130,000 normal outcomes. Possible associations of several hundred drugs with several hundred types of specific defect outcomes in many data sources on a worldwide basis are accessible (ref. 5). Case reports are solicited from health professionals, and the FDA receives from the World Health Organization a tabulation of birth defects by suspected drug exposure. A varied scope of information is obtained from pregnancy cohort studies such as Michigan Medicaid pregnancy data (ref. 6), the Collaborative Perinatal Project (ref. 7), the Group Health Cooperative of Puget Sound (ref. 8), the University of California Child Development Study, and others. Retrospective case control data are gathered from the Boston University Drug Epidemiology Unit Birth Defect Study, Yale University, the International Clearinghouse for Birth Defect Surveillance, and other sources. The FDA Division of Epidemiology and Surveillance handles about 500 pregnancy drug-exposure queries and reports annually and welcomes information exchange. The telephone number is (301) 443-6410.

2.9 National Cancer Institute

The Clinical Epidemiology Branch of the National Cancer Institute (NCI) has developed a computerized registry of pregnancies exposed to chemotherapeutic agents (ref. 9). Information is compiled on medical and obstetric history, drug and radiation exposure, and birth outcome, and there is a weekly chronicle of the pregnancy. Most of the case histories were extracted from the English language literature, but some are from women who have been patients at NCI. Doctors at the Clinical Genetics section welcome the opportunity to counsel women who have received chemotherapy and who are considering having a child or women who are already pregnant.

3 SECONDARY LITERATURE SOURCES CONTAINING TOXICOLOGICAL INFORMATION
3.1 Publications

Sometimes it is necessary to use the resources of large abstracting services to scan the literature for teratology information. In 1977 there were no less than 3000 abstracting and indexing services throughout the world engaged in the surveillance of published literature (ref. 10). Those of most value in the area of toxicology are listed in Table 8, not in any order of precedence.

3.2 On-line computer systems

Large abstracting facilities employ automated methods in the retrieval and transfer of information. A list of on-line computer systems containing bibliographies that include toxicology information is given in Table 9.

TABLE 8.
Secondary literature sources (publications) containing toxicological information

Publication title	Publisher	Subject matter and numerical information	Description
Biological Abstracts	BioSciences Information Service, Philadelphia, Pennsylvania	Life sciences. 9,000 source publications from 110 countries	A subject-oriented, author-indexed collection of abstracts published bimonthly under the title Biological Abstracts. Computerized searches available from either the producer or the institutions that have purchased these tapes for use in their search services (Table 9)
Biological Abstracts/RRM	BioSciences Information Service, Philadelphia, Pennsylvania	Life sciences. Over 160,000 articles from the following sources are reported annually: institutional reports, bibliographies, letters, notes, preliminary reports, reviews, government reprints, semipopular journals, symposia, trade journals	A monthly publication containing bibliographical information and some abstracts. Computerized searches available from either the producer or institutions that have purchased these tapes for use in their search services (Table 9)
Chemical Abstracts	American Chemical Society, Columbus, Ohio	World chemical literature. Approximately 12,000 journals plus 2,000 proceedings of symposia	A weekly collection of abstracted information that has been indexed according to subject keyword, numerical patent, patent concordance, and author. Magnetic tapes available from producer for sale to customers for searching; searches also available from institutions that have purchased these tapes for use in their search services (Table 9)

Table 8. (continued)

Publication title	Publisher	Subject matter and numerical information	Description
Current Contents	Institute for Scientific Information, Philadelphia, Pennsylvania	Life sciences. Approximately 6,000 journals	A weekly collection of the tables of contents of screened journals. Computerized searches of tables of contents of key journals by journal name and/or title keywords available; service called ASCA (Automated Science Center Alert)
Excerpta Medica	Excerpta Medica Foundation, Amsterdam, The Netherlands	World biomedical literature. Approximately 3,500 journals	A monthly collection of subject- and author-indexed abstracts
Genetics Abstracts	Cambridge Scientific Abstracts, Bethesda, Maryland	Literature of genetics and related disciplines. 5,000 journals	A monthly collection of subject-indexed abstracts
Index Medicus	National Library of Medicine, Washington, D.C.	Biomedical literature. Approximately 2,600 sources of periodical literature	A monthly subject- and author-indexed bibliography; information computerized and searchable via MEDLINE (Table 9)
Science Citation Index	Institute for Scientific Information, Philadelphia, Pennsylvania	Biomedical and physical sciences and technology. Over 3,300 journals	A bimonthly integrated literature search system consisting of three separate but related indexes: the Citation Index, the Source Index, and the Permuterm Subject Index. Computerized searches available either from the producer or institutions that have purchased these tapes for use in their search services (Table 9)

TABLE 9.
Secondary information sources (on-line computer systems) containing toxicological information

Name	File, number of records, and period covered	File description
BRS Bibliographic Retrieval Services, Latham, New York	AGRICOLA Agriculture On-Line Access 1,345,000 1970-present	NATIONAL AGRICULTURAL LIBRARY Worldwide index to the literature of agriculture and allied sciences. Cites journal articles, monographs, government documents, special reports, and proceedings. Corresponds to the Bibliography of Agriculture and the National Agricultural Library Catalog
	BIOSIS Previews 3,700,000 1969-present	BIOSCIENCES INFORMATION SERVICE Worldwide coverage of research in the life sciences from more than 9,000 journals, as well as monographs, reports, and symposia proceedings. Subjects include microbiology, plant and animal science, biochemistry, botany, environmental biology, experimental medicine, genetics, public health, toxicology, virology, and other interdisciplinary areas. Citations from both Biological Abstracts and Biological Abstracts/RRM
	CA SEARCH 2,500,000 1967-present	CHEMICAL ABSTRACTS SERVICE (CAS) Bibliographic data, keyword phrases, index entries, general subject headings, and CAS Registry Number(s) for documents covered by Chemical Abstracts Service
	DISSERTATION ABSTRACTS ON-LINE 845,000 1861-present	UNIVERSITY MICROFILMS INTERNATIONAL Subject, title, and author guide to doctoral dissertations from accredited universities (predominantly U.S.). Based on Dissertation Abstracts International, American Doctoral Dissertation, and Comprehensive Dissertation Index
	HAZARDLINE 3,900 substances	OCCUPATIONAL HEALTH SERVICES, INC. Provides chemical names, formula, CAS Registry Number(s), RTECS number, physical description, chemical and physical properties, toxicology, permissible exposure levels, symptoms of exposure, disposal methods, protective procedures, text references, government regulations and many other areas of information on specific chemical substances

Table 9. (continued)

Name	File, number of records, and period covered	File description
	MEDLINE MEDLARS On-Line 4,450,000 1966-present	NATIONAL LIBRARY OF MEDICINE Contains references from more than 3,000 biomedical journals published throughout the world. Monographs and conference proceedings added in 1976. Corresponds to <u>Index Medicus</u>. Contains full bibliographic citations and index terms for all records. Some abstracts included. <u>SDILINE</u>, the monthly update to the main file, used for current awareness service
	NTIS 1,540,000 1964-present	NATIONAL TECHNICAL INFORMATION SERVICE A broad interdisciplinary file containing citations and abstracts of government-sponsored R&D reports and other reports prepared by contractors and grantees of the federal government. Some foreign language translations included. Corresponds to <u>Weekly Government Abstracts</u> and <u>Government Reports Announcements</u>
	POLLUTION ABSTRACTS 102,000 1970-present	CAMBRIDGE SCIENTIFIC ABSTRACTS Covers foreign and domestic reports, journals, contracts, and symposia in the areas of pollution, its sources, and its control. Includes air, water, and land pollution, sewage and water treatment, and legal developments
CAS ONLINE American Chemical Society, Columbus, Ohio	CAS ONLINE The Chemical Search System From Chemical Abstracts Service 1967-present	CHEMICAL ABSTRACTS SERVICE Equivalent of the printed <u>Chemical Abstracts</u>(CA). Bibliographic data, keyword phrases, index entries, general subject headings, and CAS Registry Number(s) for chemistry-related publications in 50 languages from 150 countries. Includes worldwide patent documents. Easy cross-over to the <u>CAS CHEMICAL REGISTRY</u>

Table 9. (continued)

Name	File, number of records, and period covered	File description
CIS Chemical Information Systems, Inc., Baltimore, Maryland	CAS CHEMICAL REGISTRY 8,000,000 compounds	CHEMICAL ABSTRACTS SERVICE The world's largest file of substance information, including coordination compounds, polymers, incompletely defined substances, alloys, mixtures, and minerals. In each record, the registry number is linked to molecular structure diagram, molecular formula, CA index name, synonyms, and the ten most recent references in Chemical Abstracts. Easy crossover to the bibliographic file
	CESARS Chemical Evaluation Search and Retrieval System 189 chemicals	OFFICE OF MATERIALS CONTROL OF THE STATE OF MICHIGAN'S DEPARTMENT OF NATURAL RESOURCES Detailed information and evaluations on a group of chemicals of particular importance in the Great Lakes Basin. Each record contains up to 185 data fields with references to the studies used in their documentation
	CHRIS Chemical Hazard Information System 1,016 substances	U.S. COAST GUARD Information on labeling, physical and chemical properties, health hazards, fire hazards, chemical reactivity, water pollution, and hazard classification
	CTCP Clinical Toxicology of Commercial Products 23,000 products	CLINICAL TOXICOLOGY OF COMMERCIAL PRODUCTS Based on the Fifth Edition of the book of the same title by Drs. Gosselin, Smith, and Hodge. Information on manufacturer, uses, composition, and toxicity
	FRSS Federal Register Search System 150,000 references 1977-present	ENVIRONMENTAL PROTECTION AGENCY A chemical index to the daily Federal Register

Table 9. (continued)

Name	File, Number of records, and period covered	File description
	OHMTADS Oil and Hazardous Materials Technical Assistance Data System 1,402 substances	ENVIRONMENTAL PROTECTION AGENCY The 126 different data fields contain physical, chemical, biological, toxicological, and commercial data with emphasis on the harmful effects to water quality
	RTECS Registry of Toxic Effects of Chemical Substances 80,000 chemicals	NATIONAL INSTITUTE OF OCCUPATIONAL SAFETY AND HEALTH Contains information about chemical substances, including threshold limit values, recommended standards in air, aquatic toxicity data, toxic effects data, regulatory information, review information, and references to specific toxicity data. The on-line version of NIOSH's Registry of Toxic Effects of Chemical Substances, revised quarterly
	TSCATS Toxic Substances Control Act Test Submissions 4,200 submissions on 2,228 substances	ENVIRONMENTAL PROTECTION AGENCY Unpublished health and safety studies submitted to the EPA. Provides a mechanism for ordering microfiche copies of studies
DIALOG Dialog Information Services, Inc., Palo Alto, California	AGRICOLA	See entry under BRS system
	BIOSIS Previews	See entry under BRS system
	CA SEARCH	See entry under BRS system
	DISSERTATION ABSTRACTS	See entry under BRS system
	EMBASE 2,999,200 June 1974-present	EXCERPTA MEDICA Abstracts and citations of articles from over 4,000 biomedical journals published throughout the world. Covers entire field of human medicine and related disciplines

27

Table 9. (continued)

Name	File, number of records, and period covered	File description
	ENERGYLINE approximately 68,000 1971-present	ENVIRONMENT INFORMATION CENTER Comprehensive coverage of 20 different energy-related areas, including environmental impact
	ENVIROLINE 81,000 1971-present	ENVIRONMENT INFORMATION CENTER Covers the world's environmental information by indexing and abstracting more than 5,000 international primary and secondary source publications reporting on all aspects of the environment. Also includes rulings from the Federal Register and patents from the Official Gazette.
	INTERNATIONAL PHARMACEUTICAL ABSTRACTS 90,000 1970-present	AMERICAN SOCIETY OF HOSPITAL PHARMACISTS More than 500 pharmaceutical, medical, and related journals are indexed and abstracted
	LIFE SCIENCES COLLECTION 624,000 1978-present	CAMBRIDGE SCIENTIFIC ABSTRACTS Abstracts of worldwide literature in the fields of animal behavior, biochemistry, ecology, entomology, genetics, immunology, microbiology, toxicology, and virology
	MEDLINE	See entry under BRS system
	NTIS	See entry under BRS system
	OCCUPATIONAL SAFETY AND HEALTH (NIOSH) 106,000 1972-present	U.S. NATIONAL INSTITUTE FOR OCCUPATIONAL SAFETY AND HEALTH TECHNICAL INFORMATION CENTER Includes citations to more than 400 journal titles as well as over 70,000 monographs and technical reports
	POLLUTION ABSTRACTS	See entry under BRS system

Table 9. (continued)

Name	File, number of records, and period covered	File description
	SCISEARCH 6,969,500 1974-present	INSTITUTE FOR SCIENTIFIC INFORMATION Multidisciplinary index to the literature of science and technology, including animal and plant science, biochemistry, drug research, experimental medicine, and microbiology. Unique feature is indexing cited papers. Corresponds to the printed Science Citations Index
MEDLARS National Library of Medicine, Bethesda, Maryland	CANCERLIT Cancer Literature 572,904 1963-present	NATIONAL CANCER INSTITUTE Cancer therapy and chemical, physical, and viral carcinogenesis from Carcinogenesis Abstracts and Cancer Therapy Abstracts
	CANCERPROJ Cancer Projects 10,183 Current research (3 fiscal years)	NATIONAL CANCER INSTITUTE, CURRENT CANCER RESEARCH PROJECTS ANALYSIS CENTER Contains summaries of ongoing cancer research projects that have been provided by cancer scientists in many countries
	MEDLINE	See entry under BRS system
	RTECS	See entry under CIS system
	TOXNET Toxicology Data Network 4,100 chemicals	NATIONAL LIBRARY OF MEDICINE; OAK RIDGE NATIONAL LABORATORY An interactive file of biological, chemical, pharmacological, toxicological, and environmental information on selected chemical substances that are potentially hazardous to man and the environment. Each record contains approximately 140 data elements

Table 9. (continued)

Name	File, number of records, and period covered	File description
TOXLINE Toxicology Information On-Line Current file 931,000 1981-present Backfiles (TOXBACK) 1,154,200 1980 and older material		NATIONAL LIBRARY OF MEDICINE, TOXICOLOGY INFORMATION PROGRAM An extensive collection of toxicology information with references to human and animal toxicity studies, effects of environmental chemicals, pesticides, and pollutants, adverse drug reactions, and analytical methodology. Abstracts and/or indexing terms included in addition to full bibliographic citations. Information derived from five major secondary sources and eight special collections of material: 1. CBAC (Chemical-Biological Activities) from CAS; 1965-present 2. HEEP (Health Effects of Environmental Pollutants) from BIOSIS; 1970-present 3. IPA (International Pharmaceutical Abstracts) from American Society of Hospital Pharmacists; 1969-present 4. TOXBIB (Toxicity Bibliography) from NLM; 1965-present 5. PESTAB (Pesticides Abstracts, formerly HAPAB) from EPA; 1966-1981 6. Fayes File on Pesticides from EPA; 1940-1968 7. EMIC (Environmental Mutagen Information Center) from ORNL; 1950-present 8. TMIC (Toxic Materials Information Center) from ORNL; 1940-1973 9. ETIC (Environmental Teratology Information Center) from ORNL; 1950-present 10. RPROJ (Current Government Supported Research Projects in Toxicology) from Smithsonian Science Information Exchange 11. TD3 (Database of government reports and other sources) from NTIS; 12. HMTC (Hazardous Materials Technical Center) from Dynamac Corporation; 1981-present 13. ILO (International Labor Office) from United Nations' International Occupational Safety and Health Information Center; 1981-present 14. ANEUPL (Aneuploidy File) from ORNL; 1970-present 15. EIS (Epidemiology Information System) from ORNL; 1930-present

Table 9. (continued)

Name	File, number of records, and period covered	File description
ORBIT System Development Corporation, Santa Monica, California	CAS82, CAS77, CAS72, CAS67	See entry entitled CA SEARCH under BRS system
	ENVIROLINE	See entry under DIALOG system
	NTIS	See entry under BRS system
	PESTDOC approx. 130,000 1968-present	DERWENT PUBLICATIONS LIMITED Covers worldwide journal literature on pesticides, herbicides, and plant protection. Includes analysis, biology, chemistry, and toxicology
	RINGDOC Pharmaceutical Literature Documentation approx. 450,000 1976-present	DERWENT PUBLICATIONS LIMITED Covers scientific journal literature on pharmaceuticals. Specifically designed to meet the information requirements of manufacturers. Includes papers from over 750 worldwide journals
	TSCA PLUS Toxic Substances Control Act 58,000 chemicals	OFFICE OF TOXIC SUBSTANCES, ENVIRONMENTAL PROTECTION AGENCY Chemical substances, complex reaction products, and biological materials in TSCA publications. Includes information on manufacturers
	VETDOC Veterinary Literature Documentation approx. 70,000 1968-present	DERWENT PUBLICATIONS LIMITED Covers journal literature concerning developments and usage of drugs, hormones, vaccines, growth promoters, etc., in farm and domestic animals. Includes analysis, chemistry, therapeutics, pharmacology, toxicology, and management

3.3 Designing profiles

When searching by computer those bibliographic data bases as listed in Table 9, one has to devise a group of words and/or word fragments that will result in the retrieval of a citation. This grouping of words and/or word fragments along with their associated Boolean logic is called a profile. Designing a profile that generates a useful bibliography is a process requiring some trial-and-error. Several revisions may be necessary to limit retrieval to that which satisfies particular interests. In the area of teratology a searcher must use certain terms to find relevant citations (hits). With the colon as a truncation symbol, these terms are TERATOG:, TERATOL:, FETOTOX:, FOETOTOX:, EMBRYOLETHAL:, TRANSPLACENTAL:, and EMBRYOTOX:. The term TERATO: is not sufficiently discriminating, as its use retrieves literature on teratomas. Other suggested terms are:

ABORT:	GESTAT:	RESORP:
EMBRYO:	:NATAL	PREGNANC:
FETAL	CLEFT LIP	PREGNANT:
ORGANOGEN:	CLEFT PALATE	
FETUS:	PLACENT:	

An example of an effective teratology profile is one in which the terms BIRTH:, CONGENITAL:, DEVELOPMENT:, LITTER:, OFFSPRING, or PROGENY should not cause a hit unless one of the following terms also appears in the record — ABNORMAL:, ANOMAL:, DEFECT:, DEFORM:, MALFORM:, or TOXIC:. The latter terms should not cause a hit unless one of the former terms also appears.

Dr. Robert Brent (ref. 11) has helped construct the profile on teratology that is in use at the Institute for Scientific Information. This profile contains over 50 terms. To reduce false hits, some terms carry a negative citation; if the word and its negative citation occur in the same title, the article will not be retrieved. For example, the stem word FETUS will not cause a hit if the term CAMPYLOBACTER also appears in the citation. Twenty-three botanical journals have been given a negative citation to eliminate references in which the term EMBRYO refers only to a plant embryo.

MEDLINE (MEDlars on-LINE), NLM's on-line data base on the medical literature of the world, indexes its entries by use of MESH (MEdical Subject Heading) terms, which is a controlled vocabulary. When searching on-line, terms entered default to the MESH heading index unless a modifier specifies that another index is searched. The following MESH headings are useful for finding teratology information on MEDLINE:

    TERATOGENS
    PRENATAL EXPOSURE DELAYED EFFECTS
    ABNORMALITIES, DRUG-INDUCED*
    MATERNAL-FETAL EXCHANGE
    FETAL ALCOHOL SYNDROME

*MEDLINE defines the term ABNORMALITIES as congenital abnormalities.

Topical subheadings can modify the MESH headings and narrow their scope. These subheadings are entered with a slash after the MESH term. For example, CLEFT PALATE/CHEMICALLY INDUCED is useful to the experimental teratologist by eliminating papers dealing with correction of cleft palate. It is recommended that the following MESH headings be modified with /CHEMICALLY INDUCED:

    CLEFT PALATE   CLEFT LIP
    HEART DEFECTS, CONGENITAL SPINA BIFIDA
    NEURAL TUBE DEFECTS   FETAL DISEASES
    FETAL DEATH   FETAL GROWTH RETARDATION
    ABORTION

The subheading /DRUG EFFECTS can be used with MESH terms FETUS, EMBRYO, and BIRTH WEIGHT. The subheading /ETIOLOGY is useful to modify terms describing abnormalities and FETAL GROWTH RETARDATION, FETAL DEATH, and ABORTION. The subheading /OCCURRENCE can be used to retrieve references on epidemiology of specific defects that are MESH terms or can be used to modify the broad term ABNORMALITIES. The subheading /CONGENITAL can be used with disease states.

4 REFERENCE BOOKS

There are several books that are essential reference sources for those seeking summarized information on the teratogenicity of chemicals.

The annotated Catalog of Teratogenic Agents: Fifth Edition (ref. 3) includes discussions of 1553 agents that have been tested for their teratogenic potential in animals and man and is useful for acquiring information regarding specific chemical compounds, viruses, and physical agents. When possible, CAS Registry Numbers have been added to each agent entry.

Chemically Induced Birth Defects (ref. 12) is a review of the teratogenicity of drugs and other chemicals. Drugs are grouped into 18 chapters by their therapeutic use. Chemicals are grouped into 11 chapters such as pesticides, metals, and food additives. Each chapter has one or two detailed tables to indicate if an agent was teratogenic in the various animals used in testing, and each chapter has an extensive bibliography.

Drugs in Pregnancy and Lactation: A Reference Guide to Fetal and Neonatal Risk (ref. 13) contains short monographs arranged in alphabetical order by generic drug name. Each drug has been assigned a risk classification, and available information on fetal risk is summarized. Tables are included when birth defects are suggested in association with use of the drug.

Reproductive Hazards of Industrial Chemicals (ref. 14) reviews in detail 48 industrial compounds in a consistent format comprising animal studies, human studies, and a summary with evaluation. Animal and human studies are subdivided into sections on pharmacology and toxicology, endocrine and gonadal effects, fertility, pregnancy, mutagenicity, and carcinogenicity. Data on fertility and pregnancy include teratogenicity and multigeneration studies where available. The 48 compounds include many substances with widespread use as solvents and chemical reaction intermediates.

Mutagenicity, Carcinogenicity, and Teratogenicity of Industrial Pollutants (ref. 15) contains summaries of teratogenicity information about industrial pollutants. Discussions of these pollutants are divided into four groups: heavy metals, insecticides, monomers, and halogenated hydrocarbon solvents.

In Birth Defects and Drugs in Pregnancy (ref. 7), the authors report outcomes of drug-exposed women in more than 50,000 pregnancies and include tables proposing the risk rates in pregnant women taking various medicines. Many of the newest drugs are not included since the pregnancies reviewed were between 1959 and 1965. For those drugs listed, an anxious woman who has been exposed to a drug can be reassured that a certain number of pregnant women were exposed to the drug without adverse effects in their babies.

Clinical Aspects of the Teratogenicity of Drugs (ref. 16) provides a tabular compilation of data extracted from teratology papers. The authors reviewed and interpreted more than 2000 references; this book is a substantial aid to physicians and others working in health sciences.

5 TERATOLOGY INFORMATION SERVICES

5.1 California Teratogen Registry

Numerous centers in the United States can readily supply to individuals or physicians information about drugs, chemicals, and physical agents which may be teratogenic. One of the first of these centers was the California Teratogen Registry, which is a state-wide program operated by the Department of Pediatrics at the University of California, San Diego (refs. 17,18). The staff includes two coordinators, a pediatric dysmorphologist, and 30 highly trained volunteers. The staff collects, analyzes, and disseminates information on potential teratogens. The Registry provides community education through lectures and displays and offers a referral system for related services. Information concerning potential teratogens is provided by the Registry to pregnant women, doctors, and other health professionals. For those in the San Diego area, a free pediatric dysmorphologic examination is offered after the birth of the child. Data from these examinations are added to the Registry data base and used in subsequent counseling. Services are limited to the state of California; out-of-state calls are not accepted. The center is open Monday through Friday from 9 a.m. to 5 p.m. The address is:

California Teratogen Registry
Department of Pediatrics, H-814B
University of California Medical Center, San Diego
La Jolla, California 92093
Phone: (619) 294-3584
Toll free: (800) 532-3749 (in California)

5.2 Genetic Amniocentesis Office of the University of Michigan

Michigan's counseling center, which is located at the University of Michigan, Ann Arbor (refs. 19,20), has provided a state-wide prenatal counseling service for obstetricians and pregnant patients since 1974. By use of a toll-free telephone number, thousands of inquiries have been made related to genetic conditions, exposure to potential teratogens, and obstetric or medical complications during early pregnancy. Up-to-date and accurate information is supplied by a team of nurses and physicians with backgrounds in genetics or maternal-fetal medicine. Calls are taken by perinatal nurse counselors and referred to the appropriate medical specialist. This center receives inquiries on weekdays between 8 a.m. and 5 p.m. by telephone: (313) 763-4264 or Michigan WATS (800) 482-1545.

5.3 Other information services

Many other medical centers offer counseling concerning teratogenicity. Those which have been described in the literature are at the University of Kansas Medical Center, Kansas City (ref. 21); National Birth Defects Center in Boston (refs. 22,23); Pennsylvania Hospital in Philadelphia (refs. 24,25); University of Colorado Health Sciences Center, Denver (ref. 26); University of Arkansas Medical School, Little Rock (ref. 27); two locations in Wisconsin (ref. 28); University of Washington, Seattle (ref. 29); University of Connecticut, Farmington (ref. 30); University of Utah, Salt Lake City (ref. 31); University of Vermont College of Medicine, Burlington (ref. 32); University of Medicine and Dentistry of New Jersey, Camden (ref. 33); and Tufts New England Medical Center, Boston (ref. 34).

5.4 European information services

The Dutch Teratology Information Center of The Netherlands is consulted by physicians, pharmacists, midwives, clinical geneticists, and veterinarians. Relevant patient data are stored in a computer. Whether a pregnancy is aborted or carried to term, information is kept on the conception products involved in each case (ref. 35).

In Paris, the Centre de Renseignements sur les Agents Teratogenes supplies to medical professionals information on teratogenic risk when conception is followed by exposure to various agents. The clinical findings on the outcome of these pregnancies are recorded. These case histories are aides in subsequent counseling as they augment the data provided by the literature (ref. 36).

6 CONCLUSION

To a society concerned with the health and quality of life of its progeny, the finding of specific information in the fields of teratogenicity and reproductive toxicology is vital as humans are exposed to increasingly complex therapeutic agents and environmental pollutants. Many resources are available today to those seeking information on developmental and reproductive toxicology. Sometimes teratology reference books provide the answer, or an expert in the field may be consulted. When these sources prove insufficient, on-line computer searching of files concerned with toxicology is essential. The use of these computerized information systems is necessary to keep current with the enormous volume of papers published annually in the research area.

ETIC is the most comprehensive of the on-line computer systems that provide access to the worldwide literature of teratology and reproductive toxicology. The ETIC file is continuously updated and improved to meet the changing needs of those responsible for testing, evaluating, and regulating substances to which humans are exposed.

The focus of this chapter has been on information resources available primarily in the United States. There are, no doubt, resources in other countries that have not been covered. The authors welcome inquiries concerning the topics discussed in this paper.

ADDENDUM

SEARCHING ETIC ON TOXLINE

The ETIC file has been divided into three different portions by the MEDLARS system. The ETIC citations from 1981 to the current date are found on TOXLINE. References dated 1976 to 1980 appear in a separate file entitled TOXBACK76, while those citations through 1975 and previous years are found in TOXBACK65. Search strategy on these three files is identical. Terms may be entered singly or may be combined by means of the Boolean operators AND, OR, and AND NOT.

The most important step in obtaining teratology information from the TOXLINE, TOXBACK76, and TOXBACK65 files is to separate the ETIC references from those of the other subfiles. Type in the acronym ETIC as a search term and then, by using the operator AND, join the subsequent search terms with the subset number formed by the term ETIC. This procedure assures that your search will be limited to developmental toxicology without selecting terms that will create a subset of this information and avoids duplicate references (the same citation often appears on several of the component files). Use of the term ETIC eliminates the need for thinking of all possible terms to indicate teratology. If specific terms such as teratology or teratogenicity are used with the ETIC file, references that would be useful may be lost because those terms may not appear in the titles or abstracts of these records.

On TOXLINE, field names are identified by a two-letter mnemonic. A list of ETIC fields and their field identifiers on TOXLINE appears in Table 10. If the two-letter identifier is not used in searching, retrieval defaults to free-text searching of an index created by single words from all searchable fields. Thus, if one does not use identifiers, a search for acetylsalicylic acid must be worded ETIC AND ACETYLSALICYLIC AND ACID. Individual words in only the TI, KW, and AB fields are searchable via text words (TW). Indexing terms in most of the technical fields have been put into the keyword (KW) field.

TABLE 10.
ETIC fields on TOXLINE

Field name	Prefix
ACCESSION NUMBER	SI
AUTHOR	AU
TITLE	TI
CITATION	SO
JOURNAL ABBREVIATION, VOLUME (ISSUE NUMBER): PAGES, YEAR	
OR	
PUBLISHER, PLACE OF PUBLICATION, PAGES, YEAR	
PUBLICATION TYPE	PT
LANGUAGE	LA
CODEN	CD
SECONDARY SOURCE	AB
ABSTRACT	AB
AGENT TESTED	KW
CLASS OF TEST OBJECT	KW
COMMON NAME OF TEST OBJECT	KW
SCIENTIFIC NAME OF TEST OBJECT	KW
STRAIN OF TEST OBJECT	KW
TISSUE CULTURED	KW
SEX TREATED (F, M, or B)	KW
EXPERIMENTAL CONDITIONS	KW
BIOLOGICAL END POINT ASSAYED	KW
MATERNAL EFFECTS	KW
INDUCER	KW
STAGE TREATED	KW
CAS REGISTRY NUMBER	RN

Searching for information on the teratogenicity of a single chemical is most efficiently achieved by entering the CAS Registry Number of the chemical. For example, on TOXBACK65, the entry of ETIC AND 50-78-2 retrieves 201 references for acetylsalicylic acid and its synonyms, aspirin and acetylsalicylate. The search statement ETIC AND ACETYLSALICYLIC ACID (KW) retrieves only 41 references. The keywords are directly searchable up to the first 39 characters, including spaces. For example, each of the following is a valid, logical search statement:

    ETIC AND 17BETA-HYDROXY-4,4,17ALPHA-TRI: (KW)
    ETIC AND VITAMIN A DEFICIENCY (KW)
    ETIC AND 64-17-5 AND SPRAGUE-DAWLEY (KW) AND CARDIOVASCULAR SYSTEM (KW)

When searching specific keywords, entries must be made exactly as they have been entered into the data base. For example, ETIC and ALL SMOK: will retrieve all publications which have smoke, smoking, smokes, smoked, etc. in any of the searchable fields. To select only those that deal with smoking tobacco rather than with industrial smoke, one must use ETIC AND CIGARETTE SMOKE (KW). Agents with commas in the term usually have no space after the comma. Examples are OCCUPATION,PATERNAL and PLANT,VERATRUM CALIFORNICUM. The user needs to browse through one or more records to find the correct indexing term. For example, one can enter the terms ETIC AND SMOKING and then ask for a detailed print format (PRT DL). By scanning the keywords, the term CIGARETTE SMOKE is located.

Searches may be limited to specific years of publication, secondary source, author, language, or publication type; these are all searchable elements. TOXLINE allows only one publication type (PT) per record and limits its acceptable terms to the following: journal article, letter to editor, meeting abstract, meeting paper, monograph, patent, technical report, thesis, and other. Languages appear in the LA field as three-letter abbreviations such as ENG, JPN, GER, FRE, and SPA. All foreign languages are eliminated by the phrase AND NOT FOR (LA). Examples of search statements that limit retrieval are as follows:

    ETIC AND 50-00-0 AND FROM 81 TO 83
    ETIC AND BRENT RL AND NOT MEETING ABSTRACT (PT)
    ETIC AND DOG AND NOT FOR (LA)

If a keyword consists of a phrase which contains a word identical to a Boolean operator, this word must be changed (e.g., A$D can be substituted for AND). This is important to remember when using the terms describing biological end points as listed in Table 3. A search for craniofacial defects resulting from dichlorvos exposure can be worded ETIC AND 62-73-7 AND CRANIUM A$D FACE (KW).

Citations may be printed on-line at the user's terminal or off-line and mailed to the user from the National Library of Medicine. Users may select a print format varying from a brief identification of author(s), title, and source to a complete listing of the bibliographic record, including all technical indexing and, in some records, the abstract. If a detailed print format (PRT DL) is requested, all fields are printed in the order presented in Table 10. The TOXLINE files are scheduled to be regenerated the summer of 1987. It is recommended that users obtain detailed instructions from NLM for searching TOXLINE. Inquiries should be directed to:

MEDLARS Management Section
National Library of Medicine
8600 Rockville Pike
Bethesda, Maryland 20894
Phone: (301) 496-6193

ACKNOWLEDGEMENTS

The authors acknowledge the helpful support of the Environmental Mutagen, Carcinogen, and Teratogen Information Program staff and the staff of the Oak Ridge National Laboratory Biology Division Library. The basic work of ETIC is funded in part by the National Toxicology Program/National Institute of Environmental Health Sciences under contract number Y01-ES-40128; the ETIC data extraction project was funded by the U.S. Environmental Protection Agency under contract number 1181-1181-A1. These contracts are administered for the U.S. Department of Energy by Martin Marietta Energy Systems, Inc. under contract number DE-AC05-84OR21400. The authors also wish to express their appreciation to Ms. Florence Jordan, ETIC's NTP/NIEHS Project Officer, for all her help and encouragement during the preparation of this chapter.

REFERENCES

1. T. Pexieder, Five years experience with the human drug-related teratogenicity risks data base operation, Teratology, 33(3) (1986) 52C.
2. B. Little, J. M. Friedman, R. Bost, L. Gerrity, S. Mize and W. Singleton, Teratogen Information System: authoritative information on potential human teratogens for clinicians, J. Am. Coll. Toxicol., 4 (1985) 367.
3. T. H. Shepard, Catalog of Teratogenic Agents, 5th edn., Johns Hopkins University Press, Baltimore, 1986.
4. N.A. Brown and A.R. Scialli, REPROTOX: a computerized information system in reproductive toxicology, Teratology, 33(3) (1986) 50C-51C.
5. F.W. Rosa, C. Hernandez and W.A. Carlo, Griseofulvin teratology, including two thoracopagus conjoined twins, Lancet, 1 (1987) 171.
6. F.W. Rosa, Computerized on-line Medicaid pharmaceutical surveillance system (COMPASS) human teratology, Teratology, 33(3) (1986) 54C.
7. O. P. Heinonen, D. Slone and S. Shapiro, Birth Defects and Drugs in Pregnancy, Publishing Sciences Group, Inc., Littleton, Massachusetts, 1977.
8. H. Jick, L. B. Holmes, J. R. Hunter, S. Madsen and A. Stergachis, First trimester drug use and congenital disorders, J. Am. Med. Ass., 246 (1981) 343-346.

9 J.J. Mulvihill and K.R. Stewart, A registry of pregnancies exposed to chemotherapeutic agents, Teratology, 33(3) (1986) 80C.
10 E. L. Hess, Secondary science information, Fed. Proc., 36 (1977) 1.
11 R. L. Brent, Computer program for searching the biomedical literature in teratology, developmental biology, and reproductive biology, Teratology, 25 (1982) 273-275.
12 J. L. Schardein, Chemically Induced Birth Defects, Marcel-Dekker, Inc., New York, 1985.
13 G. G. Briggs, T. W. Bodendorfer, R. K. Freeman and S. J. Yaffee, Drugs in Pregnancy and Lactation: A Reference Guide to Fetal and Neonatal Risk, Williams and Wilkins, Baltimore, 1983.
14 S. M. Barlow and F. M. Sullivan, Reproductive Hazards of Industrial Chemicals. An Evaluation of Animal and Human Data, Academic Press, London, 1982.
15 M. Kirsch-Volders, Mutagenicity, Carcinogenicity, and Teratogenicity of Industrial Pollutants, Plenum Press, New York, 1981.
16 H. Nishimura and T. Tanimura, Clinical Aspects of the Teratogenicity of Drugs, Excerpta Medica, Amsterdam, 1976.
17 K.L. Jones, K.A. Johnson, A.R. Aylor and L.M. Dick, The California Teratogen Registry, Teratology, 33(3) (1986) 54C.
18 J. Adams, K. L. Jones and E. Courchesne, A postnatal follow-up program established with the California Teratogen Registry, Teratology, 33(3) (1986) 54C-55C.
19 W.F. Rayburn, J. Hamman, G.I. Louwsma and M.Z. Johnson, Counseling by telephone: a toll-free service to improve prenatal care, J. Reprod. Med., 27 (1982) 551-556.
20 W. Rayburn, G. Wilson, J. Schreck, G. Louwsma and J. Hamman, Prenatal counseling: a state-wide telephone service, Obstet. Gynecol., 60 (1982) 243-246.
21 C. R. King, Genetic counseling for teratogen exposure, Obstet. Gynecol., 67 (1986) 843.
22 J. O'Brien, S. Rosenwasser and M. Feingold, Teratogen Information Service preliminary analysis of data, Teratology, 33(3) (1986) 50C.
23 S. Rosenwasser, J. O'Brien and M. Feingold, Teratogen Information Service, Teratology, 33(3) (1986) 94C.
24 B. L. Vogt and R. J. Librizzi, The Pregnancy Healthline: characteristics of callers, exposures and utilization, Teratology, 33(3) (1986) 51C.
25 B. L. Vogt, R. J. Librizzi and S. Weiner, Prenatal testing referrals of patients calling teratogen information programs: impact and income, Teratology, 33(3) (1986) 95C.
26 D. Manchester, B. Petersen, E. Sujansky, J. Capra, A. Davis, L. Golightly, K. Wruk and B. Rumack, Teratogen information: use of existing resources to contain costs, Teratology, 33(3) (1986) 51C.
27 J. G. Quirk, D. Hill, L. Keppen, F. Char, M. Brewster, B. Butler, F. Hawks, M. Hale and D. R. Mattison, Teratology information and counseling in a rural state, Teratology, 33(3) (1986) 52C.
28 B. B. Biesecker, P. Feldman and L. Weik, Clinical teratology projects in Wisconsin, Teratology, 33(3) (1986) 52C.
29 T. H. Shepard, A. G. Fantel, E. Mirkes and D. Nelson, Teratogen Information Service: 25 years of experience by the Central Laboratory for Human Embryology, Teratology, 33(3) (1986) 53C.
30 S. A. Shulman, D. L. Quinn and S.B. Cassidy, Connecticut Pregnancy Exposure Information Service, Teratology, 33(3) (1986) 53C.
31 L. P. Martinez, S. A. Gunderson, J. C. Carey, N. K. Kochenour, M. G. Emery, C. Stock, M. McCormick, T. Wells and P. C. Van Dyck, Pregnancy Risk Line: teratology information service for the state of Utah, Teratology, 33(3) (1986) 53C.
32 E. F. Allen and H. E. Hoyme, The Vermont Teratogen Information Network, Teratology, 33(3) (1986) 55C.
33 M. K. McCormack, Clinical teratology, Am. Fam. Physician, 28(6) (1983) 153-161.

34 J. Lockwood, S. Koch, D. Dubner and M. Feingold, A telephone service for questions related to genetics and environmental exposures during pregnancy, Birth Defects Orig. Artic. Ser., 19 (1983) 218-219.
35 P.W.J. Peters and J.M. Garbis, The operation of the Dutch Teratology Information Center, Teratology, 33(3) (1986) 55C-56C.
36 E. Elefant and C. Roux, Risk evaluation and information about drug-induced teratogenesis, Therapie, 40 (1985) 297-300.

CHAPTER 2

REGISTRY OF TOXIC EFFECTS OF CHEMICAL SUBSTANCES AS A SOURCE FOR COMPILING A LIST OF TERATOGENS

VERA KOLB MEYERS

For the past several years the number of publications in the field of teratology has been about 2,500 per year (ref. 1). However, this explosion of information did not lead to any significant breakthroughs in the understanding of the mechanism of teratogenesis or the structure-activity relationship (SAR) of teratogenic chemicals. The old dream that one can predict teratogenicity of a chemical just by looking at its structure is still far from becoming true. However, steady progress is being made in this complex field.

Significant efforts have been made to assemble teratogenic data bases with peer-reviewed evaluations (ref. 1). New avenues for the SAR studies have been opened, such as quantitative methods for structural superposition of molecules and for superposition of their reactivity characteristics (ref. 2). Emphasis has been placed on the electrostatic properties of the molecules, such as the molecular electrostatic potential, the electric fields, and the polarizability terms calculated from perturbation expansions (ref. 2). Computer-assisted multivariate SAR which deals with many variables simultaneously has been advanced (ref. 3).

Predictive value of animal data for the human situation has been thoroughly analyzed by Schardein et al. (ref. 4). These authors pointed out that there are many chemicals which are teratogenic in laboratory animals but whose teratogenicity in humans is not yet certain. A table listing 84 such chemicals was given. Possibly this discrepancy could be associated with the low sensitivity of humans to certain teratogens or the lack of appropriate data in humans. However, these authors also pointed out that the animal data predict the effects of most chemicals for which adequate human data are available (mostly drugs). They concluded that it is prudent to assume that animal data are also predictive of the human responses to chemicals for which adequate human data (mostly environmental and occupational chemicals) are not available. They suggested that all reproductive and developmental data should be used to predict the safety of a chemical, not just data on malformation. Their analysis of the successful use of various animal species in modeling the human reaction gave the following results. The rat and mouse were the best, but the rabbit gave the fewest false positive findings. The greater the number of species with positive results, the greater the likelihood of teratogenic effect in humans.

Chemists and workers in the chemical industry and various laboratories represent the population group most exposed to various chemicals of unknown teratogenicity. Often, this exposure stretches over a period of many years of reproductive potential. A question is posed about the best way of deciding whether a particular chemical should or should not be considered teratogenic, and, thus, how it should be handled.

The Registry of Toxic Effects of Chemical Substances (RTECS)(ref. 5) represents a valuable basic guide in making such decisions. RTECS is a compendium of toxicity/teratogenicity data abstracted from the scientific literature. RTECS is available in a printed edition or on computer tape, but updated annually, microfiche issues, updated quarterly, and via on-line computer data bases, also updated quarterly.

The annual printing of the complete file of the RTECS became impractical due to the rapid growth of the data base and the resultant bulk of the book edition. For this reason a 1983 Supplement to the 1981-82 Printed Edition was published in place of the complete Registry. This supplement contains 18,893 entries (and 93,263 synonyms) and the complete Registry (as of January 1984) lists 66,957 substances and 180,638 synonyms. Since approximately 6,000 new substance entries are made each year, the printed edition of the Registry becomes rapidly outdated.

Due to a large number of entries in the RTECS, chemists need to have a subfile on teratogens, so that they can quickly check to determine if the compounds or types of compounds they are working with are listed as teratogens.

In 1979, the subfile of the RTECS "Tumorigenic, Teratogenic, and Mutagenic Citations" was published in microfiche form (ref. 6). In 1980 a list of 527 teratogenic chemicals from the RTECS was published (ref. 7). In 1981 a new list with 86 additional substances became available (ref. 8). The computer search of the RTECS was reasonably straightforward at that time. The key word "teratogen" was used and the RTECS data base searched for the names of compounds under this classification. The size of the printed file was reasonable (500-600 entries). A copy of the file could be posted in the laboratory, with a short explanation that the list of teratogens should be viewed with caution due to the fact that data from the RTECS are unevaluated and that uncertainties exist about animal-human extrapolations. Any librarian having access to NLM-MEDLARS (National Library of Medicine-

Medical Literature Analysis and Retrieval System), for example, could do the search. The list could be quickly updated as needed.

However, with the recent reorganization of the RTECS, such a simple search became impossible. In October 1985 when this author ordered a computer search of the RTECS under the keyword "teratogens," the librarian reported back that this key word does not exist in the RTECS. The librarian must have erred, we thought. However, it was discovered that the classification of compounds as teratogens under the old RTECS code "TER" indeed had been abandoned. Instead, in the new RTECS (printed edition of 1981-1982) 91 different reproductive effects were introduced and classified as toxic effects coded T01-T91: <u>Paternal Effects</u>, T01-T09, relating to effects on spermatogenesis, testes, prostate, impotence, breast enlargement, etc; <u>Maternal Effects</u>, T11-T19, related to oogenesis, ovaries, fallopian tubes, uterus, cervix, vagina, menstrual cycle, breasts, lactation, parturition, postpartum, etc.; <u>Effects of Fertility</u>, T21-T29, such as mating performance, female fertility, male fertility, pre- and post- implantation mortality, litter size, abortion, etc.; <u>Effects on Embryo or Fetus</u>, T31-T39, related to extra embryonic structures, maternal-fetal exchange, cytological changes, fetotoxicity, fetal death, etc; <u>Specific Development Abnormalities</u>, T41-T69, such as central nervous system, eye, ear, craniofacial, skin, body wall, musculoskeletal, cardiovascular, blood, respiratory, gastrointestinal, hepatobiliary, endocrine, urogenital, and immune systems, genital tumors, transplacental tumorigenesis, etc.; <u>Effects on Newborn</u>, T71-T91, such as stillbirths, live-birth index, sex ratio, apgar score, viability index, weaning or lactation index, growth statistics, germ-cell effects in offspring, drug dependence, behavioral, physical, and delayed effects, etc.

These new classifications of reproductive effects appear to be scientifically quite precise. It requires a good deal of knowledge of anatomy, physiology, and general medical science to understand, even vaguely, what the various classifications mean. While this new format may be considered an improvement by the various specialists in the field, such as teratologists, embryologists, and medical doctors, it is undoubtedly a step in the wrong direction for chemists, let alone the average worker in the chemical industry.

To a chemist or other non-medical specialist, some uncertainty may exist about the meaning of the RTECS reproductive-effect codes. For example, it may not be clear how code T27, abortion, compares with code T35, fetal death, and how the latter code compares with code T25, the

post-implantation mortality. Likewise, the significance of
classification of developmental abnormalities into 28 categories is not
obvious, except when it pertains to humans, since the organ systems or
tissues affected in laboratory animals are not necessarily predictive of
the type of response in humans (ref. 4).

Having to create 91 different files for 91 reproductive effects is
impractical, time consuming, and expensive. The overlap of effects
listed in files is, moreover, substantial.

For example, on October 8, 1985, we wanted to obtain the subfile of
chemicals associated with reproductive effects and the corresponding T
codes. To do this we obtained an off-line citation list, generated by
MEDLAR II, which contained 308 pages with 4,508 names in alphabetical
order. However, no T codes were given with the chemical names, and thus
teratogens could not be singled out from other entries. Thus, although
the MEDLAR list is reasonably easy to obtain, it suffers a disadvantage
in that it is not specific for teratogens.

The list of 4,508 names of chemicals associated with reproductive
effects is given in the Appendix I to this chapter. This list could be
made more practical in a shorter version, to post in the laboratory, for
example. The list of 4,508 names contains many clusters of names of
various derivatives of a particular compound. For example, entry #239
in the list is androsta-1,4-diene-3,17-dione, the first of 110
androstane derivatives listed in numerical order. Thus, the list could
be shortened by containing only the first of the derivatives under its
original entry #239, followed by the next type of compound under its
entry (in this case, angiotensin II, #349). The gap between the entries
would indicate the number of toxic derivatives of the foregoing entry
type. A quick check of the "androsta" entry and the gap between the
entries provides a chemist with the valuable information that a large
number of androstane derivatives exhibit reproductive effects.
Similarly, a cluster of 13 derivatives of barbituric acid can be
identified (compounds #452-462).

Such shortening of the list must be done carefully, keeping in mind
that certain derivatives bear little resemblance to the parent entry
other than prime name. For example, acetic acid is given in the list as
entry #52. Its derivatives are the next 61 compounds. Although acetic
acid itself is not a dangerous teratogen, certain types of its
derivatives can be highly teratogenic, e.g., 2,4-dichlorophenoxy- and
2,4,5-trichlorophenoxyacetic acid. Such clusters could be singled out
under headings like "acetic acid, chlorophenoxy cluster, compounds 67-

80," for example, when the shorter list is prepared.

The February 1987 update of the October 1985 RTECS list of chemicals which cause reproductive hazards, had 6,917 entries. We selected the following T codes: T01-T09 (paternal effects), T25 (postimplantation mortality), T31-T59 (effects on embryo or fetus, and specific developmental abnormalities), and T65 (transplacental tumorigenesis). All but the first ones (T01-T09) would fit into a classical definition of teratogens. The paternal effects were included in line with the recommendation by Schardein (*vide supra*), and also to incorporate the newest data on this long neglected subject.

We were successful in obtaining the list with the above T codes from CIS (Chemical Information System) in February, 1987. The original list which we ordered through CIS contained the names of 1301 chemicals, their Chemical Abstract numbers (CAS), NIOSH numbers, and teratogenic data broken down by T codes. Type of animals tested and route of administration were also given. Surprisingly, there is a great overlap between the paternal effects (T01-T09) and other T codes above. All of the chemicals listed under these codes were classified as "teratogens" in this CIS search. The original list was 325 pages long. It was arranged in order of increasing CAS numbers and not alphabetically. Out of 1301 chemicals, 841 were already contained in the above described list of 4,508 names (Appendix I). The names of 460 chemicals were separated. These chemicals, arranged in alphabetical order, appear as Appendix II to this chapter.

In cases where there is a recognized possibility of birth defects, such as pregnant chemists working with chemicals which are known or suspected teratogens or structurally related to them, more and better quality information is needed. These women may need to consult the Environmental Teratology Information Center (ETIC) (described in the chapter by Morgan et al. in this monograph) for peer-reviewed results of teratogenicity studies on the types of compounds they are working with.

Thanks are expressed to Professor Cal Y. Meyers for editorial help and fruitful discussion.

REFERENCES

1 J.S. Wasson, Use of Selected Toxicology Information Resources in Assessing Relationships between Chemical Structure and Biological Activity, Environmental Health Perspectives, 61, (1985) 287-294.
2 H. Weinstein, J. Rabinowitz, M.N. Liebman, and R. Osman, Determinants of Molecular Reactivity as Criteria for Predicting Toxicity: Problems and Approaches, ibid., pp. 147-162.
3 T.R. Stouch and P.C. Jurs, Computer-Assisted Studies of Molecular Structure and Genotoxic Activity by Pattern Recognition Techniques, ibid., pp. 329-343.

4   J.L. Schardein, B.A. Schwetz, and M.F. Kenel, Species Sensitivities and Prediction of Teratogenic Potential, ibid., pp. 55-67.
5   Registry of Toxic Effects of Chemical Substances, National Institute for Occupational Safety and Health, Cincinnati, Ohio 45226.
6   NIOSH. Tumorigenic, Teratogenic, and Mutagenic Citations: Subfiles of the Registry of Toxic Effects of Chemical Substances, NIOSH, GPO Stock 017-033-00352-1, 1979 (microfiche).
7   V. Kolb Meyers and C.Y. Meyers, Chemicals which Cause Birth Defects--Teratogens. A Brief Guide", paperback printed at Southern Illinois University, Carbondale, Illinois, 1980, 37 pp.
8   V. Kolb Meyers and R.E. Beyler, How to make an "educated guess" about the teratogenicity of chemical compounds, in S.M. Somani and F.L. Cavender (Eds.), Charles O. Thomas, Publ., Springfield, Illinois, 1981, pp. 124-161.

Appendix I

CHEMICALS IN RTECS AS OF 10/8/85 CAUSING REPRODUCTIVE EFFECTS

1   N1 - ABROMA AUGUSTA Linn., root extract

2   N1 - ABRUS PRECATORIUS Linn., root extract

3   N1 - ACENAPHTHENE, 5-NITRO-
    RN - 602-87-9

4   N1 - ACETALDEHYDE
    RN - 75-07-0

5   N1 - ACETAMIDE
    RN - 60-35-5

6   N1 - ACETAMIDE, N-(2-BENZIMIDAZOLYL)-
    RN - 21202-05-1

7   N1 - ACETAMIDE, 2-(p-(BIS(2-CHLOROETHYL)AMINO)PHENYL)-N-ETHYL-
    RN - 40068-20-0

8   N1 - ACETAMIDE, N-(2-(6-CHLORO-5-METHOXY-1H-INDOL-3-YL)ETHYL)-
    RN - 63762-74-3

9   N1 - ACETAMIDE, N-(2-(6-CHLORO-5-METHOXY-3-INDOLYL)-1-METHYLETHYL)-
    RN - 68935-46-6

10 N1 - ACETAMIDE, 2-(p-CHLOROPHENOXY)-N-(2-(DIETHYLAMINO)ETHYL)- compd.
          with 4-BUTYL-1,2-DIPHENYL- 3,5-PYRAZOLIDINEDIONE (1:1)
    RN - 17449-96-6

11 N1 - ACETAMIDE,
          2,2-DICHLORO-N-(beta-HYDROXY-alpha-(HYDROXYMETHYL)-p-(METHYLSULFO-
          NYL)PHENETHYL)-, D-threo-(+)
    RN - 15318-45-3

12 N1 - ACETAMIDE,
          2,2-DICHLORO-N-(beta-HYDROXY-alpha-(HYDROXYMETHYL)-p-NITROPHENETH-
          YL)-, D-(-)-threo-
    RN - 56-75-7

13 N1 - ACETAMIDE,
          2,2-DICHLORO-N-(beta-HYDROXY-alpha-(HYDROXYMETHYL)-p-NITROPHENETH-
          YL-, alpha ESTER with SODIUM SUCCINATE
    RN - 982-57-0

14 N1 - ACETAMIDE, N,N-DIETHYL-N'-(1,2,3,4-TETRAHYDRO-1-NAPHTHYL)-

15 N1 - ACETAMIDE,
          2-((1,2-DIHYDRO-5,6,17,19,21-PENTAHYDROXY-23-METHOXY-2,4,12,16,18-
          ,20,22-
          HEPTAMETHYL-1,11-DIOXO-2,7-(EPOXYPENTADECA(1,11,13)TRIENIMINO)NAP-
          HTHO(2,1-b)FURAN-9-YL)OXY)- N,N-DIETHYL-, 21-ACETATE
    RN - 2750-76-7

16 N1 - ACETAMIDE, N,N-DIMETHYL-
    RN - 127-19-5

17 N1 - ACETAMIDE,
          N-(5-(((1,1-DIMETHYLETHYL)AMINO)SULFONYL)-1,3,4-THIADIAZOL-2-YL)--
          , MONOSODIUM SALT

18 N1 - ACETAMIDE, N-FLUOREN-1-YL-
    RN - 28314-03-6

19 N1 - ACETAMIDE, N-FLUOREN-2-YL-
    RN - 53-96-3

20 N1 - ACETAMIDE, N-FLUOREN-4-YL-
    RN - 28322-02-3

21 N1 - ACETAMIDE, 2-FLUORO-
    RN - 640-19-7

```
22  N1  - ACETAMIDE, N-(2-(6-FLUORO-5-METHOXY-1H-INDOL-3-YL)ETHYL)-
    RN  - 62106-00-7

23  N1  - ACETAMIDE, 2-FLUORO-N-METHYL-N-(1-NAPHTHYL)-
    RN  - 5903-13-9

24  N1  - ACETAMIDE, N,N'-HEXAMETHYLENEBIS(2,2-DICHLORO-N-ETHYL-
    RN  - 3613-89-6

25  N1  - ACETAMIDE, 2-(p-(2-HYDROXY-3-(ISOPROPYLAMINO)PROPOXY)PHENYL)-
    RN  - 29122-68-7

26  N1  - ACETAMIDE, N-(2-(5-METHOXYINDOL-3-YL)ETHYL)-
    RN  - 73-31-4

27  N1  - ACETAMIDE, N-(2-(5-METHOXY-2-METHYL-3-INDOLYL)ETHYL)-
    RN  - 68935-42-2

28  N1  - ACETAMIDE, N-METHYL-
    RN  - 79-16-3

29  N1  - ACETAMIDE, N-(4-(5-NITRO-2-FURYL)-2-THIAZOLYL)-2,2,2-TRIFLUORO-
    RN  - 42011-48-3

30  N1  - ACETAMIDE, N,N'-OCTAMETHYLENEBIS(2,2-DICHLORO-
    RN  - 1477-57-2

31  N1  - ACETAMIDE, N,N'-(p-PHENYLENEDIMETHYLENE)BIS(2,2-DICHLORO-N-ETHYL-
    RN  - 1477-20-9

32  N1  - ACETAMIDE, N-(2-QUINOLYL)THIO-, HYDROCHLORIDE
    RN  - 69365-68-0

33  N1  - ACETAMIDE, N-(5-SULFAMOYL-1,3,4-THIADIAZOL-2-YL)-
    RN  - 59-66-5

34  N1  - ACETAMIDE, N-(5-SULFAMOYL-1,3,4-THIADIAZOL-2-YL)-, MONOSODIUM SALT
    RN  - 1424-27-7

35  N1  - ACETAMIDE, N-SULFANILYL-
    RN  - 144-80-9

36  N1  - ACETAMIDE, N-(2-(4-THIAZOLYL)-5-BENZIMIDAZOLYL)-
    RN  - 27192-25-2

37  N1  - ACETAMIDE, THIO-
    RN  - 62-55-5

38  N1  - ACETAMIDINE, 2-ANILINO-N-(2-(m-CHLOROPHENOXY)PROPYL)-,
          MONOHYDROCHLORIDE, MONOHYDRATE
    RN  - 30123-86-5

39  N1  - ACETAMIDINE, N-(2-(m-METHOXYPHENOXY)PROPYL)-2-(m-TOLYL)-,
          MONO-p-TOLUENESULFONATE
    RN  - 6443-40-9

40  N1  - ACETANILIDE, 3'-(2-(BIS(2-BROMOETHYL)AMINO)ETHYL)-4-METHOXY-

41  N1  - ACETANILIDE, 3'-((BIS(2-BROMOETHYL)AMINO)METHYL)-4'-ETHOXY-
    RN  - 56266-58-1

42  N1  - ACETANILIDE, 4'-(BIS(2-CHLOROETHYL)AMINO)-
    RN  - 1215-16-3

43  N1  - ACETANILIDE, 3'-(2-(BIS(2-CHLOROETHYL)AMINO)ETHYL)-4'-ETHOXY-

44  N1  - ACETANILIDE, 4'-(BIS(2-CHLOROETHYL)AMINO)-2-FLUORO-
    RN  - 1492-93-9

45  N1  - ACETANILIDE, 3'-((BIS(2-CHLOROETHYL)AMINO)METHYL)-4'-METHOXY-
    RN  - 56288-29-0

46  N1  - ACETANILIDE, 3'-((2-BROMOETHYLAMINO)METHYL)-4'-ETHOXY-
    RN  - 56266-61-6

47  N1  - ACETANILIDE, 4'-HYDROXY-
    RN  - 103-90-2

48  N1  - ACETANILIDE, 4'-HYDROXY-, compd. with o-ETHOXYBENZAMIDE and
          CAFFEINE
```

```
49  N1  - ACETANILIDE, 4'-(2-HYDROXY-3-(ISOPROPYLAMINO)PROPOXY)-
    RN  - 6673-35-4

50  N1  - ACETANILIDE, 2'-PHENYL-
    RN  - 2113-47-5

51  N1  - ACETANILIDE, m-TOLYLAZO-
    RN  - 64046-59-9

52  N1  - ACETIC ACID
    RN  - 64-19-7

53  N1  - ACETIC ACID, 4-ALLYLOXY-3-CHLOROPHENYL-
    RN  - 22131-79-9

54  N1  - ACETIC ACID, (2-BENZOYL-4-METHYLPHENOXY)-, ETHYL ESTER
    RN  - 72942-62-2

55  N1  - ACETIC ACID, 2-(p-(BIS(2-CHLOROETHYL)AMINO)PHENYL)-
    RN  - 10477-72-2

56  N1  - ACETIC ACID, (p-(BIS(2-CHLOROETHYL)AMINO)PHENYL)-,
          2-HYDROXY-1,3-PROPANEDIYL ESTER
    RN  - 38358-06-4

57  N1  - ACETIC ACID, BIS(p-CHLOROPHENYL)-
    RN  - 83-05-6

58  N1  - ACETIC ACID, BIS(4-HYDROXY-2-OXO-2H-1-BENZOPYRAN-3-YL)-, ETHYL
          ESTER
    RN  - 548-00-5

59  N1  - ACETIC ACID, BUTYL ESTER
    RN  - 123-86-4

60  N1  - ACETIC ACID, (p-CHLOROPHENOXY)-, 2-ISOPROPYLHYDRAZIDE
    RN  - 3544-35-2

61  N1  - ACETIC ACID, ((4-CHLORO-o-TOLYL)OXY)-
    RN  - 94-74-6

62  N1  - ACETIC ACID, ((4-CHLORO-o-TOLYL)OXY)-, ETHYL ESTER
    RN  - 2698-38-6

63  N1  - ACETIC ACID, ((4-CHLORO-o-TOLYL)OXY)-, SODIUM SALT
    RN  - 3653-48-3

64  N1  - ACETIC ACID, COPPER(2+) SALT
    RN  - 142-71-2

65  N1  - ACETIC ACID, ((DIBENZYLSTANNYLENE)DITHIO)DI-, DIISOOCTYL ESTER
    RN  - 28675-83-4

66  N1  - ACETIC ACID, o-(2,6-DICHLOROANILINO)PHENYL-, MONOSODIUM SALT
    RN  - 15307-79-6

67  N1  - ACETIC ACID, (2,4-DICHLOROPHENOXY)-
    RN  - 94-75-7

68  N1  - ACETIC ACID, (3,4-DICHLOROPHENOXY)-
    RN  - 588-22-7

69  N1  - ACETIC ACID, (2,4-DICHLOROPHENOXY)-, AMMONIUM SALT
    RN  - 2307-55-3

70  N1  - ACETIC ACID, (2,4-DICHLOROPHENOXY)-, BUTOXYETHYL ESTER
    RN  - 1929-73-3

71  N1  - ACETIC ACID, 2,4-DICHLOROPHENOXY-, BUTOXYPROPYL ESTER
    RN  - 1928-45-6

72  N1  - ACETIC ACID, (2,4-DICHLOROPHENOXY)-, BUTYL ESTER
    RN  - 94-80-4

73  N1  - ACETIC ACID, 2,4-DICHLOROPHENOXY-, BUTYL ESTER and
          2,4,5-TRICHLOROPHENOXYACETIC ACID (45.5%: 48.2%)
    RN  - 39277-47-9

74  N1  - ACETIC ACID, (2,4-DICHLOROPHENOXY)-, compd. with DIMETHYLAMINE
          (1:1)
    RN  - 2008-39-1
```

75 N1 - ACETIC ACID, (2,4-DICHLOROPHENOXY)-, ETHYL ESTER
    RN - 533-23-3

76 N1 - ACETIC ACID, (2,4-DICHLOROPHENOXY)-, ISOOCTYL ESTER
    RN - 25168-26-7

77 N1 - ACETIC ACID, (2,4-DICHLOROPHENOXY)-, ISOPROPYL ESTER
    RN - 94-11-1

78 N1 - ACETIC ACID, (2,4-DICHLOROPHENOXY)-, METHYL ESTER
    RN - 1928-38-7

79 N1 - ACETIC ACID, (2,4-DICHLOROPHENOXY)-, SODIUM SALT
    RN - 2702-72-9

80 N1 - ACETIC ACID, (2,4-DICHLOROPHENOXY)- mixed with
          (2,4,5-TRICHLOROPHENOXY)ACETIC ACID (2:1)
    RN - 8015-35-8

81 N1 - ACETIC ACID, DICHLORO-, SODIUM SALT
    RN - 2156-56-1

82 N1 - ACETIC ACID, (4-((DIETHYLCARBAMOYL)METHOXY)-3-METHOXYPHENYL)-,
          PROPYL ESTER
    RN - 1421-14-3

83 N1 - ACETIC ACID,
          ((2,3-DIHYDRO-6,7-DICHLORO-2-METHYL-1-OXO-2-PHENYL-1H-INDEN-5-YL)-
          OXY)-, (-)-
    RN - 56049-89-9

84 N1 - ACETIC ACID,
          ((2,3-DIHYDRO-6,7-DICHLORO-2-METHYL-1-OXO-2-PHENYL-1H-INDEN-5-YL)-
          OXY)-, (+)-
    RN - 57297-16-2

85 N1 - ACETIC ACID,
          ((2,3-DIHYDRO-6,7-DICHLORO-2-METHYL-1-OXO-2-PHENYL-1H-INDEN-5-YL)-
          OXY)-, (+-)-
    RN - 57296-63-6

86 N1 - ACETIC ACID, ETHOXY-
    RN - 627-03-2

87 N1 - ACETIC ACID,
          2-(2-((5-ETHOXY-1-METHYL-6-OXO-1,6-DIHYDROPYRIDAZIN-4-YL)AMINO)ET-
          HOXY)-

88 N1 - ACETIC ACID, (ETHYLENEDINITRILO)TETRA-
    RN - 60-00-4

89 N1 - ACETIC ACID, (ETHYLENEDINITRILO)TETRA-, DISODIUM SALT
    RN - 139-33-3

90 N1 - ACETIC ACID, FLUORO-, SODIUM SALT
    RN - 62-74-8

91 N1 - ACETIC ACID, (4-(4-HYDROXY-3-IODOPHENOXY)-3,5-DIIODOPHENYL)-,
          DIETHANOLAMINE SALT

92 N1 - ACETIC ACID, IODO-
    RN - 64-69-7

93 N1 - ACETIC ACID, LEAD(2+) SALT
    RN - 301-04-2

94 N1 - ACETIC ACID, MERCURY(2+) SALT
    RN - 1600-27-7

95 N1 - ACETIC ACID, METHOXY-
    RN - 625-45-6

96 N1 - ACETIC ACID, 2-(p-(4-METHOXYSALICYLOYL)PHENOXY)-, ETHYL ESTER

97 N1 - ACETIC ACID,
          (5((3-METHYL-2-BUTENYL)OXY)-2-(3-(4-((3-METHYL-2-BUTENYL)OXY)PHEN-
          YL)-1-OXO-2- PROPENYL)PHENOXY)-
    RN - 64506-49-6

98 N1 - ACETIC ACID, METHYLNITROSAMINOMETHYL ESTER
    RN - 56856-83-8

99 N1 - ACETIC ACID, (3-METHYL-4-OXO-5-PIPERIDINO-2-THIAZOLIDINYLIDENE)-, ETHYL ESTER
    RN - 73-09-6

100 N1 - ACETIC ACID, NITRILOTRI-, TRISODIUM SALT, MONOHYDRATE
    RN - 18662-53-8

101 N1 - ACETIC ACID, 2-(2-OXEPINYLAMINO)OXY-, ETHYL ESTER

102 N1 - ACETIC ACID, PHENYL-
    RN - 103-82-2

103 N1 - ACETIC ACID, 2-PROPOXYETHYL ESTER

104 N1 - ACETIC ACID, PROPYLDIPHENYL-, 2-(DIETHYLAMINO)ETHYL ESTER
    RN - 302-33-0

105 N1 - ACETIC ACID, SODIUM SALT, MONOHYDRATE
    RN - 31304-44-6

106 N1 - ACETIC ACID, THALLIUM(I) SALT
    RN - 563-68-8

107 N1 - ACETIC ACID, (2,4,5-TRICHLOROPHENOXY)-
    RN - 93-76-5

108 N1 - ACETIC ACID, 2,4,5-TRICHLOROPHENOXY-, 2-BUTOXYPROPYL ESTER
    RN - 3084-62-6

109 N1 - ACETIC ACID, (2,4,5-TRICHLOROPHENOXY)-, BUTYL ESTER
    RN - 93-79-8

110 N1 - ACETIC ACID, 2,4,5-TRICHLOROPHENOXY-, ISOOCTYL ESTER
    RN - 25168-15-4

111 N1 - ACETIC ACID, (2,4,5-TRICHLOROPHENOXY)-, SODIUM SALT
    RN - 13560-99-1

112 N1 - ACETIC ACID, VINYL ESTER
    RN - 108-05-4

113 N1 - ACETIC ACID, ZINC(II) SALT
    RN - 557-34-6

114 N1 - ACETOHYDROXAMIC ACID
    RN - 546-88-3

115 N1 - ACETOHYDROXAMIC ACID, 2-(p-BUTOXYPHENYL)-
    RN - 2438-72-4

116 N1 - ACETOHYDROXAMIC ACID, N-FLUOREN-2-YL-
    RN - 53-95-2

117 N1 - ACETOHYDROXAMIC ACID, N-METHYL-
    RN - 13115-24-7

118 N1 - ACETONE
    RN - 67-64-1

119 N1 - ACETONITRILE
    RN - 75-05-8

120 N1 - ACETONITRILE, AMINO-, BISULFATE
    RN - 151-63-3

121 N1 - ACETONITRILE, 2,2'-(N-NITROSOIMINO)DI-
    RN - 16339-18-7

122 N1 - p-ACETOPHENETIDIDE
    RN - 62-44-2

123 N1 - ACETOPHENONE, 2-AMINO-
    RN - 613-89-8

124 N1 - ACETOPHENONE, 2-ANILINO-4'-(BENZYLOXY)-2-PHENYL-
    RN - 14293-15-3

125 N1 - ACETOPHENONE, 2-ANILINO-4'-(2-(DIETHYLAMINO)ETHOXY)-2-PHENYL-, HYDROCHLORIDE
    RN - 14406-57-6

126 N1 - ACETOPHENONE,
           4'-CHLORO-2-((3-(10,11-DIHYDRO-5H-DIBENZ(b,f)AZEPIN-5-YL)PROPYL)M-
           ETHYLAMINO)-, HYDROCHLORIDE
     RN - 26786-32-3

127 N1 - ACETOPHENONE, 2-CHLORODIHYDROXY-

128 N1 - ACETOPHENONE,
           3'-((8-CINNAMOYL-5,7-DIHYDROXY-2,2-DIMETHYL-2H-1-BENZOPYRAN-6-YL)-
           METHYL)- 2',4',6'-TRIHYDROXY-5'-METHYL-
     RN - 82-08-6

129 N1 - ACETOPHENONE,
           4'-(2-(DIETHYLAMINO)ETHOXY)-2-(p-METHOXYANILINO)-2-PHENYL-

130 N1 - ACETOPHENONE, 2',4'-DIHYDROXY-
     RN - 89-84-9

131 N1 - ACETOPHENONE,
           3'-((2,2-DIMETHYL-5-HYDROXY-8-PHENYL-6,7-DIHYDRO-2H,8H-BENZO(1,2--
           b:5,4-b') DIPYRAN-10-YL)METHYL)-5'-METHYL-2',4',6'-TRIHYDROXY-

132 N1 - ACETOPHENONE,
           2-(m-METHOXYPHENYL)-2-PHENYL-4'-(2-(1-PYRROLIDINYL)ETHOXY)-

133 N1 - ACHYRANTHES ASPERA Linn., stem bark extract

134 N1 - ACHYRANTHES ASPERA (AMARANTHRACEAE) STEM, BENZENE EXTRACT

135 N1 - ACHYRANTHES ASPERA (AMARANTHRACEAE), BENZENE EXTRACT

136 N1 - ACRIDAN, 9,9-DIMETHYL-10-(3-(DIMETHYLAMINO)PROPYL)-
     RN - 4757-55-5

137 N1 - 9-ACRIDANONE, 6-METHOXY-10-(p-TOLYLSULFONYL)-

138 N1 - ACRIDINE,
           6-CHLORO-9-(3-(N-(2-CHLOROETHYL)-N-ETHYLAMINO)PROPYLAMINO)-2-METH-
           OXY-, DIHYDROCHLORIDE
     RN - 146-59-8

139 N1 - ACRIDINE,
           6-CHLORO-9-((4-(DIETHYLAMINO)-1-METHYLBUTYL)AMINO)-2-METHOXY-
     RN - 83-89-6

140 N1 - ACRIDINE,
           6-CHLORO-9-((4-(DIETHYLAMINO)-1-METHYLBUTYL)AMINO)-2-METHOXY-,
           DIHYDROCHLORIDE
     RN - 69-05-6

141 N1 - ACRIDINE,
           6-CHLORO-9-((4-(DIETHYLAMINO)-1-METHYLBUTYL)AMINO)-2-METHOXY-,
           DIHYDROCHLORIDE, DIHYDRATE
     RN - 6151-30-0

142 N1 - ACRIDINE, 9,9-DIMETHYL-10-(3-(N,N-DIMETHYLAMINO)PROPYL)-, TARTRATE
     RN - 3759-07-7

143 N1 - ACRIDINE, 1,2,3,4-TETRAHYDRO-4-(N-BUTYLAMINO)-, HYDROCHLORIDE
     RN - 82636-28-0

144 N1 - ACROLEIN
     RN - 107-02-8

145 N1 - ACROSTICHUM AUREUM Linn., extract

146 N1 - ACRYLAMIDE
     RN - 79-06-1

147 N1 - ACRYLAMIDE, 2-(2-FURYL)-3-(5-NITRO-2-FURYL)-
     RN - 3688-53-7

148 N1 - ACRYLAMIDE, N-(HYDROXYMETHYL)-
     RN - 924-42-5

149 N1 - ACRYLAMIDE, N-ISOPROPYL-
     RN - 2210-25-5

150 N1 - ACRYLAMIDE, N-METHYL-
     RN - 1187-59-3

151 N1 - ACRYLAMIDE, N,N'-METHYLENEBIS-
     RN - 110-26-9

152 N1 - ACRYLIC ACID
     RN - 79-10-7

153 N1 - ACRYLIC ACID, 3-p-ANISOYL-3-BROMO-, SODIUM SALT, (E)-
     RN - 21739-91-3

154 N1 - ACRYLIC ACID, 2-CYANO-, METHYL ESTER
     RN - 137-05-3

155 N1 - ACRYLONITRILE
     RN - 107-13-1

156 N1 - ACRYLOPHENONE,
            3-(m-CHLOROPHENYL)-2-PHENYL-4'-(2-(1-PYRROLIDINYL)ETHOXY)-

157 N1 - ACRYLOPHENONE, 4'-(2-(DIETHYLAMINO)ETHOXY)-2,3-DIPHENYL-
     RN - 17575-62-1

158 N1 - ACRYLOPHENONE, 3-(p-(2-(DIETHYLAMINO)ETHOXY)PHENYL)-2-PHENYL-

159 N1 - ACRYLOPHENONE,
            3-(3,4-DIMETHOXYPHENYL)-2-PHENYL-4'-(2-(1-PYRROLIDINYL)ETHOXY)-

160 N1 - ACRYLOPHENONE, 2,3-DIPHENYL-4'-(2-(1-PYRROLIDINYL)ETHOXY)-
     RN - 17575-63-2

161 N1 - ACRYLOPHENONE,
            3-(p-FLUOROPHENYL)-2-PHENYL-4'-(2-(1-PYRROLIDINYL)ETHOXY)-

162 N1 - ACRYLOPHENONE,
            3-(p-METHOXYPHENYL)-2-PHENYL-4'-(2-(1-PYRROLIDINYL)ETHOXY)-

163 N1 - ACTIHAEMYL
     RN - 37239-28-4

164 N1 - ACTINOMYCIN
     RN - 1402-38-6

165 N1 - ACTINOMYCIN C
     RN - 8052-16-2

166 N1 - ACTINOMYCIN D
     RN - 50-76-0

167 N1 - 1-ADAMANTANAMINE, HYDROCHLORIDE
     RN - 665-66-7

168 N1 - ADENINE
     RN - 73-24-5

169 N1 - ADENINE, 9-beta-D-ARABINOFURANOSYL-
     RN - 5536-17-4

170 N1 - ADENINE, N-HYDROXY-
     RN - 5667-20-9

171 N1 - ADENINE, N-HYDROXY-9-RIBOFURANOSYL-
     RN - 3414-62-8

172 N1 - ADENOSINE, 3'-AMINO-3'-DEOXY-N,N-DIMETHYL-
     RN - 58-60-6

173 N1 - ADENOSINE,
            3'-(alpha-AMINO-p-METHOXYHYDROCINNAMAMIDO)-3'-DEOXY-N,N-DIMETHYL
     RN - 53-79-2

174 N1 - ADENOSINE, 2-CHLORO-
     RN - 146-77-0

175 N1 - ADENOSINE, N-(1-METHYL-2-PHENYLETHYL)-, (R)-
     RN - 38594-96-6

176 N1 - ADENOSINE 5'-(PENTAHYDROGEN TETRAPHOSPHATE)
     RN - 1062-98-2

177 N1 - 5'-ADENYLIC ACID
     RN - 61-19-8

178 N1 - ADIPIC ACID, BIS(2-ETHYLHEXYL) ESTER
     RN - 103-23-1

179 N1 - ADIPIC ACID, DIBUTYL ESTER
     RN - 105-99-7

180 N1 - ADIPIC ACID, DICYCLOHEXYL ESTER
     RN - 849-99-0

181 N1 - ADIPIC ACID, DIETHYL ESTER
     RN - 141-28-6

182 N1 - ADIPIC ACID, DIISOBUTYL ESTER
     RN - 141-04-8

183 N1 - ADIPIC ACID, DIMETHYL ESTER
     RN - 627-93-0

184 N1 - ADIPIC ACID, DIPROPYL ESTER
     RN - 106-19-4

185 N1 - ADRIAMYCIN
     RN - 23214-92-8

186 N1 - AFLATOXIN
     RN - 1402-68-2

187 N1 - AFLATOXIN G1 mixed with AFLATOXIN B1

188 N1 - AJMALANIUM, 17R,21-alpha-DIHYDROXY-4-PROPYL-, HYDROGEN TARTRATE
     RN - 2589-47-1

189 N1 - ALANINE, N-BENZYLOXYCARBONYL-3-PHENYL-, 1,2-DIBROMOETHYL ESTER, L-
     RN - 64187-43-5

190 N1 - ALANINE, 3-(p-BIS(2-CHLOROETHYL)AMINO)PHENYL)-, DL-
     RN - 531-76-0

191 N1 - ALANINE, 3-(p-(BIS(2-CHLOROETHYL)AMINO)PHENYL)-, L-
     RN - 148-82-3

192 N1 - ALANINE, N-CARBOXY-N-(CHLOROACETYL)-, N-BENZYL ESTER

193 N1 - ALANINE, 3-((CARBOXYMETHYL)THIO)-, L-
     RN - 638-23-3

194 N1 - ALANINE, N-CARBOXY-3-PHENYL-, N-BENZYL ESTER, L-
     RN - 1161-13-3

195 N1 - ALANINE, N-CARBOXY-3-PHENYL-, N-BENZYL 1-VINYL ESTER, L-

196 N1 - ALANINE, N-(CHLOROACETYL)-3-PHENYL-N-(p-TOLYLSULFONYL)-

197 N1 - ALANINE,
           N-((5-CHLORO-8-HYDROXY-3-METHYL-1-OXO-7-ISOCHROMANYL)CARBONYL)-3--
           PHENYL-, (-)-
     RN - 303-47-9

198 N1 - ALANINE,
           N-((5-CHLORO-8-HYDROXY-3-METHYL-1-OXO-7-ISOCHROMANYL)CARBONYL)-3--
           PHENYL-, SODIUM SALT, (-)-
     RN - 89930-55-2

199 N1 - ALANINE, 3-(p-CHLOROPHENYL)-
     RN - 1991-78-2

200 N1 - ALANINE, 3-(p-CHLOROPHENYL)-, DL-
     RN - 7424-00-2

201 N1 - ALANINE, 3-(p-CHLOROPHENYL)-, METHYL ESTER, HYDROCHLORIDE

202 N1 - ALANINE, 3-(p-CHLOROPHENYL)-, METHYL ESTER, HYDROCHLORIDE, DL-

203 N1 - ALANINE, 3-(3,4-DIHYDROXYPHENYL)-, L-
     RN - 59-92-7

204 N1 - ALANINE, 3-(3,4-DIHYDROXYPHENYL)-2-METHYL-, L-(-)-
     RN - 555-30-6

205 N1 - ALANINE, N-L-gamma-GLUTAMYL-3-(METHYLENECYCLOPROPYL)-
     RN - 502-37-4

206 N1 - ALANINE, 3-(4-(4-HYDROXY-3-IODOPHENOXY)-3,5-DIIODOPHENYL)-, L-
     RN - 6893-02-3
207 N1 - ALANINE, PHENYL-, L-
     RN - 63-91-2
208 N1 - ALANINE, 3-PHENYL-, DL-, and L-3-(p-HYDROXYPHENYL)ALANINE (1:1)
209 N1 - ALANINE, 3-PHENYL-N-TRYPTOPHYL-, L-
210 N1 - ALANINE, 3-(2,4,5-TRIHYDROXYPHENYL)-, L-
     RN - 27244-64-0
211 N1 - ALAZOPEPTIN
     RN - 1397-84-8
212 N1 - ALBITOCIN
     RN - 39301-00-3
213 N1 - ALCOHOL SULPHATE
     RN - 61711-25-9
214 N1 - ALFALFA
215 N1 - ALLIUM SATIVUM Linn., powder
216 N1 - ALLOPHANIC ACID, 4,4'-o-PHENYLENEBIS(3-THIO-, DIETHYL ESTER
     RN - 23564-06-9
217 N1 - ALLOPHANIC ACID, 4,4'-o-PHENYLENEBIS(3-THIO-, DIMETHYL ESTER
     RN - 23564-05-8
218 N1 - ALLOXAN
     RN - 50-71-5
219 N1 - ALOSENN
220 N1 - ALUMINUM CHLORIDE
     RN - 7446-70-0
221 N1 - ALUMINUM CHLORIDE, HEXAHYDRATE
     RN - 7784-13-6
222 N1 - ALUMINUM SULFATE (3:2)
     RN - 10043-01-3
223 N1 - AMBISTRIN
     RN - 8017-59-2
224 N1 - AMMONIUM,
           (4-(BIS(p-(DIMETHYLAMINO)PHENYL)METHYLENE)-2,5-CYCLOHEXADIEN-1-YL-
           IDENE) DIMETHYL-, CHLORIDE
     RN - 548-62-9
225 N1 - AMMONIUM DIHEXADECYLDIMETHYL-, CHLORIDE
     RN - 1812-53-9
226 N1 - AMMONIUM, HEXADECYLTRIMETHYL-, BROMIDE
     RN - 57-09-0
227 N1 - AMMONIUM, HEXAMETHYLENEBIS((CARBOXYMETHYL)DIMETHYL-, DICHLORIDE,
           DIDODECYL ESTER
     RN - 3818-69-7
228 N1 - AMMONIUM, HEXAMETHYLENEBIS(TRIMETHYL-, DIBROMIDE
     RN - 55-97-0
229 N1 - AMMONIUM,
           (2-HYDROXYETHYL)DIMETHYL(1-METHYL-2-PHENOTHIAZIN-10-YLETHYL)-,
           CHLORIDE
     RN - 2090-54-2
230 N1 - AMPHOTERICIN B
     RN - 1397-89-3
231 N1 - AMPHOTERICIN B, 5,8,9-TRIDEOXY-7,10-DIHYDROXY-5-OXO-
     RN - 12609-89-1
232 N1 - AMSINCKIA INTERMEDIA
233 N1 - ANABASAMINE, (+)-
     RN - 20410-87-1

234 N1 - ANABASINE
     RN - 494-52-0
235 N1 - ANAGYRINE
     RN - 486-89-5
236 N1 - ANANAS COMOSUS L., unripe fruit extract
237 N1 - ANATOXIN, STAPHYLOCOCCAL
238 N1 - ANDROGRAPHIS WALL
239 N1 - ANDROSTA-1,4-DIENE-3,17-DIONE
     RN - 897-06-3
240 N1 - ANDROSTA-1,4-DIENE-3,17-DIONE, 19-HYDROXY-, ACETATE
241 N1 - ANDROSTA-1,4-DIENEDIONE, METHYLHYDROXY-
242 N1 - ANDROSTA-2,5-DIENO(2,3-d)ISOXAZOL-17-beta-OL, 4,4,17-TRIMETHYL-
     RN - 13074-00-5
243 N1 - ANDROSTA-1,4-DIEN-3-ONE, 17-beta,19-DIHYDROXY-, 19-ACETATE
244 N1 - ANDROSTA-1,4-DIEN-3-ONE, 2,17-beta-DIHYDROXY-17-METHYL-
245 N1 - ANDROSTA-1,4-DIEN-3-ONE, 17-beta-HYDROXY-
246 N1 - ANDROSTA-1,4-DIEN-3-ONE, 17-beta-HYDROXY-,
           O-(2,4-DINITROPHENYL)OXIME
     RN - 33514-82-8
247 N1 - ANDROSTA-1,4-DIEN-3-ONE, 17-beta-HYDROXY-17-alpha-METHYL-
     RN - 72-63-9
248 N1 - ANDROSTA-1,4-DIEN-3-ONE, 17-beta-HYDROXY-, 10-UNDECENOATE
     RN - 13103-34-9
249 N1 - ANDROSTANE-2-alpha-CARBONITRILE,
           4-alpha,5-alpha-EPOXY-17-beta-HYDROXY-4,17-DIMETHYL-3-OXO-
     RN - 71507-79-4
250 N1 - 5-alpha-ANDROSTANE-2-alpha-CARBONITRILE,
           4-alpha,5-EPOXY-17-beta-HYDROXY-3-OXO-
     RN - 13647-35-3
251 N1 - ANDROSTANE-3-alpha,17-beta-DIOL
252 N1 - 5-alpha-ANDROSTANE-3-alpha,17-beta-DIOL
253 N1 - 5-alpha-ANDROSTANE-3-beta,17-beta-DIOL
254 N1 - 5-alpha-ANDROSTANE-3,17-DIONE, 2-alpha-BROMO-,
           3-(O-(p-NITROPHENYL)OXIME)
     RN - 51354-35-9
255 N1 - 5-alpha-ANDROSTANE-3,17-DIONE, 2-alpha-CHLORO-,
           3-(O-(p-NITROPHENYL)OXIME)
     RN - 51354-33-7
256 N1 - 5-alpha-ANDROSTANE-3,17-DIONE, 3-(O-(p-NITROPHENYL)OXIME)
     RN - 33510-45-1
257 N1 - 5-alpha-ANDROSTANE,
           2-alpha,3-alpha-EPITHIO-17-beta-(1-METHOXYCYCLOPENTYLOXY)-
     RN - 21362-69-6
258 N1 - ANDROSTANE-3,7,17-TRIONE
259 N1 - ANDROSTAN-3-ONE, 17-(ACETYLOXY)-2-CHLORO-,
           3-(O-(4-NITROPHENYL)OXIME), (2-alpha,5-alpha, 17-beta)-
     RN - 51354-31-5
260 N1 - 5-alpha-ANDROSTAN-3-ONE, 2-alpha-BROMO-17-beta-HYDROXY-,
           O-(p-NITROPHENYL)OXIME
     RN - 51354-34-8
261 N1 - 5-alpha-ANDROSTAN-3-ONE, 2-BROMO-17-beta-HYDROXY-,
           O-(p-NITROPHENYL)OXIME, ACETATE (ester)
     RN - 33510-44-0

262 N1 - 5-alpha-ANDROSTAN-3-ONE, 2-alpha-CHLORO-17-beta-HYDROXY-,
         O-(p-NITROPHENYL)OXIME
     RN - 64584-59-4

263 N1 - ANDROSTAN-17-ONE, 16-((DIMETHYLAMINO)METHYLENE)-3-beta-HYDROXY-

264 N1 - 5-alpha-ANDROSTAN-3-ONE,
         2-alpha,17-alpha-DIMETHYL-17-beta-HYDROXY-

265 N1 - ANDROSTAN-17-ONE, 3-HYDROXY-, (3-alpha,5-alpha)-
     RN - 53-41-8

266 N1 - 5-alpha-ANDROSTAN-3-ONE, 17-beta-HYDROXY-
     RN - 521-18-6

267 N1 - 5-alpha-ANDROSTAN-17-ONE, 3-alpha-HYDROXY-

268 N1 - 5-beta-ANDROSTAN-3-ONE, 17-beta-HYDROXY-
     RN - 571-22-2

269 N1 - ANDROSTAN-17-ONE, 3-(HYDROXYACETYL)-3-HYDROXY-, DIACETATE (ester)

270 N1 - 5-alpha-ANDROSTAN-3-ONE, 17-beta-HYDROXY-, BENZOATE
     RN - 1057-07-4

271 N1 - 5-alpha-ANDROSTAN-3-ONE, 17-beta-HYDROXY-, O-BENZYLOXIME
     RN - 64584-65-2

272 N1 - ANDROSTAN-3-ONE, 17-beta-HYDROXY-2-alpha-(HYDROXYMETHYL)-

273 N1 - ANDROSTAN-3-ONE,
         17-beta-HYDROXY-2-(HYDROXYMETHYLENE)-17-alpha-METHYL-

274 N1 - 5-alpha,17-beta-ANDROSTAN-3-ONE,
         17-HYDROXY-2-(HYDROXYMETHYLENE)-17-METHYL-
     RN - 434-07-1

275 N1 - ANDROSTAN-3-ONE,
         17-beta-HYDROXY-2-(HYDROXYMETHYL)-17-alpha-METHYL-

276 N1 - 5-alpha-ANDROSTAN-3-ONE,
         17-beta-HYDROXY-2-alpha-(HYDROXYMETHYL)-17-METHYL-

277 N1 - 5-alpha-ANDROSTAN-3-ONE, 17-beta-HYDROXY-2-alpha-METHYL-
     RN - 58-19-5

278 N1 - 5-alpha-ANDROSTAN-3-ONE, 17-beta-HYDROXY-17-METHYL-
     RN - 521-11-9

279 N1 - 5-alpha-ANDROSTAN-3-ONE, 2-alpha-(HYDROXYMETHYL)-17-beta-HYDROXY-

280 N1 - 5-alpha-ANDROSTAN-3-ONE, 17-beta-HYDROXY-17-METHYL-,
         O-(p-NITROPHENYL)OXIME
     RN - 64584-51-6

281 N1 - 5-alpha-ANDROSTAN-3-ONE, 17-beta-HYDROXY-, O-METHYLOXIME
     RN - 64625-46-3

282 N1 - 5-alpha-ANDROSTAN-3-ONE, 17-beta-HYDROXY-, O-(p-NITROPHENYL)OXIME

283 N1 - 5-beta-ANDROSTAN-3-ONE, 17-beta-HYDROXY-, O-(p-NITROPHENYL)OXIME
     RN - 64584-72-1

284 N1 - 5-alpha-ANDROSTAN-3-ONE, 17-beta-HYDROXY-,
         O-(p-NITROPHENYL)OXIME, ACETATE (ester)
     RN - 33510-68-8

285 N1 - 5-alpha-ANDROSTAN-3-ONE, 17-beta-HYDROXY-,
         O-(p-NITROPHENYL)OXIME, HEPTANOATE (ester)
     RN - 64584-47-0

286 N1 - 5-alpha-ANDROSTAN-3-ONE, 17-beta-HYDROXY-,
         O-(p-NITROPHENYL)OXIME, NITRATE (ester)
     RN - 64584-48-1

287 N1 - 5-alpha-ANDROSTAN-3-ONE, 17-beta-HYDROXY-,
         O-(4-NITRO-m-TOLYL)OXIME
     RN - 64584-61-8

288 N1 - 5-beta-ANDROSTAN-3-ONE, 17-beta-HYDROXY-, O-PHENYLOXIME
     RN - 64584-74-3

289 N1 - 5-alpha-ANDROSTAN-3-ONE, 17-beta-HYDROXY-, PROPIONATE
     RN - 855-22-1

290 N1 - 5-alpha-ANDROSTANO(2,3-c)(1,2,5)OXADIAZOL-17-beta-OL, 17-METHYL-
     RN - 1239-29-8

291 N1 - ANDROSTANO(16,17)PYRAZOL-3-beta-OL

292 N1 - 1'H-ANDROSTANO(3,2-c)PYRAZOL-17-OL, 17-METHYL-, (5-alpha,17-beta)-
     RN - 302-96-5

293 N1 - ANDROST-5-ENE-17-alpha-CARBONITRILE, 3-beta,17-beta-DIHYDROXY-,
           DIACETATE

294 N1 - 5-alpha-ANDROST-2-ENE-2-CARBONITRILE, 17-beta-HYDROXY-
     RN - 1093-60-3

295 N1 - ANDROST-4-ENE-17-alpha-CARBONITRILE, 17-HYDROXY-3-OXO-, ACETATE

296 N1 - ANDROST-5-ENE-2-alpha-CARBONITRILE,
           17-beta-HYDROXY-4,4,17-TRIMETHYL-3-OXO-
     RN - 4248-66-2

297 N1 - 5-alpha-ANDROST-2-ENE-2-CARBOXALDEHYDE, 17-beta-HYDROXY-
     RN - 601-16-1

298 N1 - ANDROST-5-ENE-3-beta,17-beta-DIOL
     RN - 521-17-5

299 N1 - ANDROST-5-ENE-3-beta,17-beta-DIOL, 17-alpha-BUTADIYNYL-

300 N1 - ANDROST-5-ENE-3-beta,17-beta-DIOL, DIPROPIONATE
     RN - 2297-30-5

301 N1 - ANDROST-5-ENE-3,17-DIOL, 17-METHYL-, (3-beta,17-beta)
     RN - 521-10-8

302 N1 - ANDROST-4-ENE-3-beta,17-beta-DIOL, 17-(1-METHYLALLYL)-, 3-ACETATE

303 N1 - ANDROST-5-ENE-3-beta,17-beta-DIOL, 17-PROPIONATE (ester)

304 N1 - ANDROST-4-ENE-3,17-DIONE
     RN - 63-05-8

305 N1 - ANDROST-4-ENE-3,17-DIONE, 9-FLUORO-11-beta-HYDROXY-
     RN - 357-09-5

306 N1 - ANDROST-4-ENE-3,11-DIONE, 9-FLUORO-17-beta-HYDROXY-17-METHYL-
     RN - 465-69-0

307 N1 - ANDROST-4-ENE-3,17-DIONE, 9-FLUORO-11-beta-HYDROXY- and PROLACTIN

308 N1 - ANDROST-4-ENE-3,17-DIONE, 4-HYDROXY-
     RN - 566-48-3

309 N1 - ANDROST-4-ENE-3,17-DIONE, 4-HYDROXY-, ACETATE (ester)

310 N1 - ANDROST-4-ENE-3,11-DIONE, 17-beta-HYDROXY-17-METHYL-
     RN - 5419-48-7

311 N1 - 5-alpha-ANDROST-4-ENE-3,17-DIONE, 16-(METHYLENEPIPERIDINO)-

312 N1 - 5-alpha-ANDROST-2-ENE-2-METHANOL, 17-beta-HYDROXY-
     RN - 566-53-0

313 N1 - 16-alpha-ANDROST-5-ENO(16,17-c)FURAN-2'-ONE,
           3-beta-HYDROXY-5'-METHYLENE-, ACETATE (ester)

314 N1 - ANDROST-5-ENO(2,3-d)ISOXAZOL-17-beta-OL, 4,4,17-TRIMETHYL-

315 N1 - 5-alpha-ANDROST-2-EN-17-beta-OL, 2,17-alpha-DIMETHYL-

316 N1 - ANDROST-5-EN-3-OL, 17-((2-HYDROXYETHYL)IMINO)-, 3-ACETATE

317 N1 - 5-alpha-ANDROST-2-EN-17-beta-OL, 17-METHYL-

318 N1 - ANDROST-5-EN-3-OL, 17-((3-(1-PYRROLIDINYL)PROPYL)IMINO)-,
           3-ACETATE

319 N1 - ANDROST-4-EN-3-ONE, 4-CHLORO-17-beta-HYDROXY-, ACETATE
     RN - 855-19-6

320 N1 - ANDROST-4-EN-3-ONE, 17-beta-CINNAMOYL-

321 N1 - ANDROST-4-EN-3-ONE, 1,17-beta-DIHYDROXY-, 17-ACETATE

322 N1 - ANDROST-4-EN-3-ONE, 17-beta,19-DIHYDROXY-, 19-ACETATE

323 N1 - ANDROST-4-EN-3-ONE, 11-beta,17-beta-DIHYDROXY-17-METHYL-
     RN - 1043-10-3

324 N1 - ANDROST-4-EN-3-ONE, 9-FLUORO-11-beta,17-beta-DIHYDROXY-17-METHYL-
     RN - 76-43-7

325 N1 - ANDROST-4-EN-3-ONE, 17-alpha-HYDROXY-
     RN - 481-30-1

326 N1 - ANDROST-5-EN-17-ONE, 3-beta-HYDROXY-
     RN - 53-43-0

327 N1 - 9-beta,10-alpha-ANDROST-4-EN-3-ONE, 17-beta-HYDROXY-
     RN - 571-41-5

328 N1 - ANDROSTEN-17-ONE, 3-beta-HYDROXY-, ACETATE

329 N1 - ANDROST-4-EN-3-ONE, 17-beta-HYDROXY-, O-(2,4-DINITROPHENYL)OXIME
     RN - 33514-83-9

330 N1 - ANDROST-5-EN-17-ONE, 3-beta-HYDROXY-, ESTER with SODIUM SULFATE

331 N1 - ANDROST-5-EN-17-ONE, 3-HYDROXY-16-IODO-

332 N1 - ANDROST-4-EN-3-ONE, 17-beta-HYDROXY-17-METHYL-
     RN - 58-18-4

333 N1 - ANDROST-5-EN-17-ONE, 3-beta-HYDROXY-METHYL-

334 N1 - ANDROST-5-EN-3-ONE, 17-HYDROXY-7-METHYL-, (7-alpha,17-beta)-
     RN - 50880-57-4

335 N1 - 5-alpha-ANDROST-1-EN-3-ONE, 17-beta-HYDROXY-1-METHYL-, ACETATE
     RN - 434-05-9

336 N1 - 9-beta,10-alpha-ANDROST-4-EN-3-ONE,
          17-beta-HYDROXY-17-(2-METHYLALLYL)-
     RN - 2824-50-2

337 N1 - ANDROST-4-EN-3-ONE, 17-beta-HYDROXY-17-METHYL-, and
          19-NOR-17-alpha-PREGNA-1,3,5(10)-TRIEN- 20-YNE-3,17-DIOL (300:1)

338 N1 - ANDROST-4-EN-3-ONE,
          17-beta-HYDROXY-6-alpha-METHYL-17-(1-PROPYNYL)-
     RN - 79-64-1

339 N1 - ANDROST-4-EN-3-ONE,
          17-beta-HYDROXY-6-alpha-METHYL-17-(1-PROPYNYL)-, and
          19-NOR-17-alpha- PREGNA-1,3,5(10)-TRIEN-20-YNE-3,17-DIOL
     RN - 8015-19-8

340 N1 - ANDROST-4-EN-3-ONE, 17-beta-HYDROXY-17-METHYL- with TESTOSTERONE,
          PROPIONATE
     RN - 72030-21-8

341 N1 - ANDROST-4-EN-3-ONE, 17-beta-HYDROXY-, O-(p-NITROPHENYL)OXIME
     RN - 33514-91-9

342 N1 - ANDROST-4-EN-3-ONE,
          17-(4-(((3-beta,17-alpha)-17-HYDROXY-19-NORPREGN-4-EN-20-YN-3-YL)-
          OXY)- 1,4-DIOXOBUTOXY)-, (17-beta)-
     RN - 61083-04-3

343 N1 - ANDROST-4-EN-3-ONE, 17-beta-HYDROXY-, O-(2-PYRIDYL)OXIME
     RN - 53224-68-3

344 N1 - ANDROST-5-EN-17-ONE, 3-beta-HYDROXY-, SULFONATE (ester)

345 N1 - ANDROST-4-EN-3-ONE, 17-beta-HYDROXY-,
          O-(alpha,alpha,alpha-TRIFLUORO-p-TOLYL)OXIME
     RN - 64584-80-1

346 N1 - ANDROST-4-EN-3-ONE, 17-(2-IMIDAZOLIN-4-YL)-

347 N1 - ANDROST-4-EN-3-ONE, 17-beta-(p-METHOXYCINNAMOYL)-

348 N1 - 1'H-ANDROST-5-ENO(16,17-c)PYRAZOL-3-beta-OL, 5'-METHYL-

349 N1 - ANGIOTENSIN II
     RN - 11128-99-7

350 N1 - ANGIOTONIN
     RN - 1407-47-2

351 N1 - ANILINE, N,N-DIMETHYL-p-((p-CHLOROPHENYL)AZO)-
     RN - 2491-76-1

352 N1 - ANILINE, N,N-DIMETHYL-p-((p-FLUOROPHENYL)AZO)-
     RN - 150-74-3

353 N1 - ANILINE, N,N-DIMETHYL-p-(3-FLUOROPHENYLAZO)-
     RN - 332-54-7

354 N1 - ANILINE, N,N-DIMETHYL-p-(6-METHOXY-2-PHENYL-3,4-DIHYDRO-1-NAPHTHYL)-

355 N1 - ANILINE, N,N-DIMETHYL-p-(2-(1-NAPHTHYL)VINYL)-
     RN - 63019-14-7

356 N1 - ANILINE, N,N-DIMETHYL-p-PHENYLAZO-
     RN - 60-11-7

357 N1 - ANILINE, N,N-DIMETHYL-p-(m-TOLYLAZO)-
     RN - 55-80-1

358 N1 - ANILINE, N,N-DIMETHYL-4-(p-TOLYLAZO)-
     RN - 3010-57-9

359 N1 - ANILINE, N,N-DIMETHYL-p-((alpha,alpha,alpha-TRIFLUORO-m-TOLYL)AZO)-

360 N1 - ANILINE, 2,4-DINITRO-
     RN - 97-02-9

361 N1 - ANILINE, N-ETHYL-p-((p-NITROPHENYL)THIO)-

362 N1 - ANILINE, N-ETHYL-N-NITROSO-
     RN - 612-64-6

363 N1 - ANILINE, N-ETHYL-p-(PHENYLAZO)-
     RN - 2058-67-5

364 N1 - ANILINE, N-METHYL-N-NITROSO-
     RN - 614-00-6

365 N1 - ANILINE, N-METHYL-p-(PHENYLAZO)-
     RN - 621-90-9

366 N1 - ANILINE, 4,4'-OXYDI-
     RN - 101-80-4

367 N1 - ANILINE, p-(PHENYLAZO)-
     RN - 60-09-3

368 N1 - ANILINE, 4,4'-SULFINYLDI-
     RN - 119-59-5

369 N1 - ANILINE, 4,4'-THIODI-
     RN - 139-65-1

370 N1 - n-ANISAMIDE, 4-AMINO-5-CHLORO-N-(2-(DIETHYLAMINO)ETHYL)-
     RN - 364-62-5

371 N1 - o-ANISAMIDE, 4-AMINO-5-CHLORO-N-(2-(DIETHYLAMINO)ETHYL)-, DIHYDROCHLORIDE, MONOHYDRATE

372 N1 - o-ANISAMIDE, N-((1-ETHYL-2-PYRROLIDINYL)METHYL)-5-SULFAMOYL-
     RN - 15676-16-1

373 N1 - ANNONA SQUAMOSA Linn., seed extract

374 N1 - ANTERIOR PITUITARY EXTRACT (OX)

375 N1 - 2-ANTHRACENAMINE
     RN - 613-13-8

376 N1 - 2-ANTHRACENECARBOXYLIC ACID,
           9,10-DIHYDRO-9,10-DIOXO-7-(alpha-D-GLUCOPYRANOSYL)-1-METHYL-3,
           5,6,8-TETRAHYDROXY-, SODIUM SALT

377 N1 - 2-ANTHRACENECARBOXYLIC ACID,
           7-alpha-D-GLUCOPYRANOSYL-9,10-DIHYDRO-3,5,6,5-TETRAHYDROXY-1-
           METHYL-9,10-DIOXO-, MONOLITHIUM SALT
     RN - 12772-56-4

378 N1 - ANTHRANILIC ACID
     RN - 118-92-3

379 N1 - ANTHRANILIC ACID, 4-CHLORO-N-FURFURYL-5-SULFAMOYL-
     RN - 54-31-9

380 N1 - ANTHRANILIC ACID, N-(3-CHLORO-o-TOLYL)-
     RN - 13710-19-5

381 N1 - ANTHRANILIC ACID, N-(2,6-DICHLORO-m-TOLYL)-
     RN - 644-62-2

382 N1 - ANTHRANILIC ACID, N-(2,6-DICHLORO-m-TOLYL)-, MONOSODIUM SALT
     RN - 6385-02-0

383 N1 - ANTHRANILIC ACID, METHYL ESTER
     RN - 134-20-3

384 N1 - ANTHRANILIC ACID, N-(alpha,alpha,alpha-TRIFLUORO-m-TOLYL)-
     RN - 530-78-9

385 N1 - ANTHRANILIC ACID, N-(alpha,alpha,alpha-TRIFLUORO-m-TOLYL)-,
           2-(2-HYDROXYETHOXY)ETHYL ESTER
     RN - 30544-47-9

386 N1 - ANTHRANILIC ACID, N-(2,3-XYLYL)-
     RN - 61-68-7

387 N1 - ANTHRAQUINONE, 1,4-BIS((2-((2-HYDROXYETHYL)AMINO)ETHYL)AMINO)-,
           DIACETATE
     RN - 70711-40-9

388 N1 - ANTHRAQUINONE, 1,8-DIHYDROXY-, mixed with BIS(2-ETHYLHEXYL)
           2-SULFOSUCCINATE SODIUM SALT
     RN - 75418-11-0

389 N1 - ANTIBIOTIC 6059-S

390 N1 - ANTIBLASTOKININ

391 N1 - ANTI-alpha-FETOPROTEIN IMMUNOGLOBULIN G

392 N1 - ANTIMONY OXIDE
     RN - 1309-64-4

393 N1 - ANTIPYRINE, 4-(DIMETHYLAMINO)-
     RN - 58-15-1

394 N1 - ANTIPYRINE, 4-(DIMETHYLAMINO)- molecular complex with
           5,5-DIETHYLBARBITURIC ACID (2:1)
     RN - 69401-33-8

395 N1 - ANTISERUM, to CYCLOOXYGENASE

396 N1 - ANTISERUM, MONKEY, to LUTEINIZING HORMONE, OVINE

397 N1 - ANTISERUM, to PROLACTIN

398 N1 - ANTISERUM, against PROSTAGLANDIN F2-alpha, lyophilized

399 N1 - APOPLECTAL
     RN - 8053-47-2

400 N1 - ARACHIDONIC ACID
     RN - 506-32-1

401 N1 - ARGININE, MONOHYDROCHLORIDE, L-
     RN - 1119-34-2

402 N1 - ARISTOLOCHIA INDICA L., bitter root extract

```
403  N1  - ARISTOLOCHIA INDICA Linn., extract

404  N1  - ARSENIC
     RN  - 7440-38-2

405  N1  - ARSENIC ACID
     RN  - 7778-39-4

406  N1  - ARSENIC ACID, DISODIUM SALT, HEPTAHYDRATE
     RN  - 10048-95-0

407  N1  - ARSENIC ACID, SODIUM SALT
     RN  - 7631-89-2

408  N1  - ARSENIC ACID, TRICESIUM SALT
     RN  - 61136-62-7

409  N1  - ARSENIC PENTOXIDE
     RN  - 1303-28-2

410  N1  - ARSENIC TRIOXIDE
     RN  - 1327-53-3

411  N1  - ARSENIOUS ACID, DISODIUM SALT

412  N1  - ARSENIOUS ACID, MONOSODIUM SALT
     RN  - 7784-46-5

413  N1  - ARSINE OXIDE, DIMETHYLHYDROXY-
     RN  - 75-60-5

414  N1  - ARSINE OXIDE, DIMETHYLHYDROXY-, SODIUM SALT
     RN  - 124-65-2

415  N1  - ARSINE OXIDE, HYDROXYDIMETHYL-, SODIUM SALT, TRIHYDRATE

416  N1  - ARTOBOTRYS ODORATISSIMUS Linn., leaf extract

417  N1  - L-ASCORBIC ACID
     RN  - 50-81-7

418  N1  - L-ASPARAGINASE
     RN  - 9015-68-3

419  N1  - L-ASPARAGINASE, from ERWINIA CAROTOVORA

420  N1  - ASPARTIC ACID, DISODIUM SALT, L-
     RN  - 5598-53-8

421  N1  - L-ASPARTIC ACID, N-(PHOSPHONOACETYL)-
     RN  - 51321-79-0

422  N1  - ASPARTIC ACID, N-PHTHALOYL-L-
     RN  - 66968-12-5

423  N1  - ASPARTIC ACID, SODIUM SALT, L-
     RN  - 17090-93-6

424  N1  - ASPARTIMIDE, N-PHTHALYL-, (d,l)-

425  N1  - ATROPINE
     RN  - 51-55-8

426  N1  - ATROPINE, SULFATE (2:1)
     RN  - 55-48-1

427  N1  - ATROPINIUM, 8-METHYL-, NITRATE
     RN  - 52-88-0

428  N1  - ATROPINIUM, 8-(p-PHENYLBENZYL)-, BROMIDE
     RN  - 511-55-7

429  N1  - AVIDIN

430  N1  - AVRODHAK

431  N1  - AYUSH-47

432  N1  - 5-alpha-4-AZAANDROSTANE-17-beta-CARBOXAMIDE,
           N,N-DIETHYL-4-METHYL-3-OXO-
     RN  - 73671-86-0
```

433 N1 - 3-AZABICYCLO(3.3.1)NONANE, 9-METHOXY-3-METHYL-9-PHENYL-, CITRATE
           (1:1), stereoisomer
     RN - 21650-02-2

434 N1 - 17-AZA-D-HOMOPREGN-4-EN-3,20-DIONE, 21-CHLORO-

435 N1 - 8-AZA-19-NOR-17-alpha-PREGNA-1,3,5(10)-TRIEN-20-YN-17-OL,
           3-(CYCLOPENTYLOXY)-
     RN - 29199-51-7

436 N1 - 1H-AZEPINE-1-CARBOTHIOIC ACID, HEXAHYDRO-, S-ETHYL ESTER
     RN - 2212-67-1

437 N1 - 1H-AZEPINE, HEXAHYDRO-1-NITROSO-
     RN - 932-83-2

438 N1 - 1H-AZEPINIUM,
           HEXAHYDRO-1-(3-CARBAMOYL-3,3-DIPHENYLPROPYL)-1-METHYL-, IODIDE
     RN - 15351-05-0

439 N1 - 2H-AZEPIN-2-ONE, HEXAHYDRO-
     RN - 105-60-2

440 N1 - AZETIDINE-2-CARBOXYLIC ACID, L-
     RN - 2133-34-8

441 N1 - 1-AZIRIDINEACETAMIDE, N,N'-(1,4-CYCLOHEXYLENEDIMETHYLENE)BIS-
     RN - 10328-51-5

442 N1 - 1-AZIRIDINEACETAMIDE, N,N'-(HEPTAMETHYLENE)BIS-

443 N1 - 1-AZIRIDINEACETAMIDE, N,N'-(OCTAMETHYLENE)BIS-

444 N1 - 1-AZIRIDINEACETAMIDE, N,N'-(p-PHENYLENEDIMETHYLENE)BIS-
     RN - 10328-31-1

445 N1 - 1-AZIRIDINECARBOXAMIDE, N,N-DIMETHYL-
     RN - 3715-67-1

446 N1 - 1-AZIRIDINECARBOXAMIDE, N-METHYL-
     RN - 13279-24-8

447 N1 - AZOXYBENZENE, 3,3',4,4'-TETRACHLORO-
     RN - 21232-47-3

448 N1 - BALAGRIN
     RN - 71330-43-3

449 N1 - BALANITES ROXBURGHII, FRUIT PULP, ETHANOL EXTRACT

450 N1 - BARBITURIC ACID, 5-ALLYL-5-(1-METHYLBUTYL)-2-THIO-, SODIUM SALT
     RN - 337-47-3

451 N1 - BARBITURIC ACID, 5-BUTYL-1-CYCLOHEXYL-
     RN - 841-73-6

452 N1 - BARBITURIC ACID, 5-BUTYL-5-ETHYL-
     RN - 77-28-1

453 N1 - BARBITURIC ACID, 5-CYCLOHEXENYLMETHYL-5-METHYL-, SODIUM SALT

454 N1 - BARBITURIC ACID, 5,5-DIALLYL-
     RN - 52-43-7

455 N1 - BARBITURIC ACID, 5,5-DIETHYL-, SODIUM SALT
     RN - 144-02-5

456 N1 - BARBITURIC ACID, 5-ETHYL-5-(1-METHYLBUTYL)-
     RN - 76-74-4

457 N1 - BARBITURIC ACID, 5-ETHYL-5-(1-METHYLBUTYL)-, SODIUM SALT
     RN - 57-33-0

458 N1 - BARBITURIC ACID, 5-ETHYL-5-(1-METHYLBUTYL)-2-THIO-
     RN - 76-75-5

459 N1 - BARBITURIC ACID, 5-ETHYL-5-(1-METHYLBUTYL)-2-THIO-, SODIUM SALT
     RN - 71-73-8

460 N1 - BARBITURIC ACID, 5-ETHYL-1-METHYL-5-PHENYL-
     RN - 115-38-8

461 N1 - BARBITURIC ACID, 5-ETHYL-5-PHENYL-
     RN - 50-06-6

462 N1 - BARBITURIC ACID, 5-ETHYL-5-PHENYL-, SODIUM SALT
     RN - 57-30-7

463 N1 - BARIUM CARBONATE (1:1)
     RN - 513-77-9

464 N1 - BARIUM CHLORIDE
     RN - 10361-37-2

465 N1 - BARIUM FLUORIDE
     RN - 7787-32-8

466 N1 - BARIUM IRON OXIDE
     RN - 12047-11-9

467 N1 - BENZALDEHYDE, o-(5-(m-METHOXYPHENYL)-s-TRIAZOL-3-YL)-
     RN - 76217-33-9

468 N1 - BENZAMIDE, 4-AMINO-5-CHLORO-2-METHOXY-N-(1-BENZYL-4-PIPERIDYL)-,
           MALATE
     RN - 57645-91-7

469 N1 - BENZAMIDE, 4-AMINO-5-CHLORO-2-METHOXY-N-(4-PIPERIDYL)-
     RN - 57645-49-5

470 N1 - BENZAMIDE,
           4-CHLORO-N-(HEXAHYDRO-4,7-METHANOISOINDOL-2-YL)-3-SULFAMOYL-,
           endo-

471 N1 - BENZAMIDE, N-(3-CHLORO-2-HYDROXYPROPYL)-p-NITRO-

472 N1 - BENZAMIDE, 4-CHLORO-N-(2-METHYL-1-INDOLINYL)-3-SULFAMOYL-
     RN - 26807-65-8

473 N1 - BENZAMIDE,
           N-((1-ETHYL-2-PYRROLIDINYL)METHYL)-5-(ETHYLSULFONYL)-2-METHOXY-,
           HYDROCHLORIDE

474 N1 - BENZAMIDE,
           2-HYDROXY-5-(1-HYDROXY-2-((1-METHYL-3-PHENYLPROPYL)AMINO)ETHYL)-,
           MONOHYDROCHLORIDE
     RN - 32780-64-6

475 N1 - BENZAMIDINE, p-AMINO-
     RN - 3858-83-1

476 N1 - BENZANILIDE, 5-BROMO-2-(2-(DIETHYLAMINO)ETHOXY)-
     RN - 5014-35-7

477 N1 - BENZANILIDE, 2'-CHLORO-2-(2-(DIETHYLAMINO)EHOXY)-
     RN - 17822-72-9

478 N1 - BENZANILIDE, 3-CHLORO-2-(2-(DIETHYLAMINO)ETHOXY)-
     RN - 7432-27-1

479 N1 - BENZANILIDE, 3'-CHLORO-2-(2-(DIETHYLAMINO)ETHOXY)-
     RN - 17822-73-0

480 N1 - BENZANILIDE, 4'-CHLORO-2-(2-(DIETHYLAMINO)ETHOXY)-
     RN - 17822-71-8

481 N1 - BENZANILIDE, 2-(2-(DIETHYLAMINO)ETHOXY)-
     RN - 6376-26-7

482 N1 - BENZANILIDE, 2-(2-(DIETHYLAMINO)ETHOXY)-3-METHYL-
     RN - 17822-74-1

483 N1 - BENZ(a)ANTHRACENE-3,9-DIOL
     RN - 56614-97-2

484 N1 - BENZ(a)ANTHRACENE-3,9-DIOL, 7,12-DIMETHYL-
     RN - 67448-92-4

485 N1 - BENZ(a)ANTHRACENE-3,9-DIOL, 7,12-DIMETHYL-, DIACETATE (ester)
     RN - 80150-01-2

486 N1 - BENZ(a)ANTHRACENE-3,9-DIOL, 7-METHYL-
     RN - 80150-03-4

487 N1 - BENZ(a)ANTHRACENE-3,9-DIOL, 12-METHYL-
     RN - 80150-02-3

488 N1 - BENZ(a)ANTHRACENE-7-METHANOL, 12-METHYL-
     RN - 568-75-2

489 N1 - BENZ(a)ANTHRACENE, 7,8,12-TRIMETHYL-
     RN - 13345-64-7

490 N1 - BENZENAMINE, N-((2-CHLORO-1-NAPHTHALENYL)METHYLENE)-2-METHOXY-
     RN - 40226-25-3

491 N1 - BENZENAMINE, N-((2-CHLORO-1-NAPHTHALENYL)METHYLENE)-2-METHYL-
     RN - 40226-23-1

492 N1 - BENZENAMINIUM, 3-(((DIMETHYLAMINO)CARBONYL)OXY)-N,N,N-TRIMETHYL-,
           METHYL SULFATE
     RN - 51-60-5

493 N1 - BENZENE
     RN - 71-43-2

494 N1 - BENZENEACETAMIDE, N-(AMINOIMINOMETHYL)-2,6-DICHLORO-,
           MONOHYDROCHLORIDE
     RN - 29110-48-3

495 N1 - BENZENEACETIC ACID, alpha-((AMINOCARBONYL)AMINO)-alpha-PHENYL-
     RN - 6802-95-5

496 N1 - BENZENEACETIC ACID, 3-BENZOYL-alpha-METHYL-, SODIUM SALT
     RN - 57495-14-4

497 N1 - BENZENEACETIC ACID, alpha-METHYL-4-(2-METHYLPROPYL)-,
           2-PYRIDINYLMETHYL ESTER
     RN - 64622-45-3

498 N1 - BENZENE, 4-ALLYL-1,2-(METHYLENEDIOXY)-
     RN - 94-59-7

499 N1 - BENZENE, CHLORO-
     RN - 108-90-7

500 N1 - 1,3-BENZENEDIMETHANOL, alpha(sup 1)-(((1,1-DIMETHYLETHYL)AMINO)METHYL)-4-HYDROXY-, SULFATE (2:1)
           (SALT)
     RN - 51022-70-9

501 N1 - BENZENE, m-DINITRO-
     RN - 99-65-0

502 N1 - 1,2-BENZENEDIOL,
           4-(2-((3-(4-HYDROXYPHENYL)-1-METHYLPROPYL)AMINO)ETHYL)-,
           HYDROCHLORIDE, (+-)-
     RN - 52663-81-7

503 N1 - m-BENZENEDISULFONAMIDE, 4,5-DICHLORO-
     RN - 120-97-8

504 N1 - BENZENE, (EPOXYETHYL)-
     RN - 96-09-3

505 N1 - BENZENE, ETHYL-
     RN - 100-41-4

506 N1 - BENZENE, HEXACHLORO-
     RN - 118-74-1

507 N1 - BENZENE, 1,2-(METHYLENEDIOXY)-4-(2-(OCTYLSULFINYL)PROPYL)-
     RN - 120-62-7

508 N1 - BENZENE, NITRO-
     RN - 98-95-3

509 N1 - BENZENE, PENTACHLORO-
     RN - 608-93-5

510 N1 - BENZENE, PENTACHLORONITRO-
     RN - 82-68-8

511 N1 - BENZENESULFONAMIDE, 4-AMINO-N-(4,6-DIMETHOXY-2-PYRIMIDINYL)-
     RN - 155-91-9

512 N1 - BENZENESULFONAMIDE, 4-AMINO-N-(4,5-DIMETHYL-2-OXAZOLYL)-, mixt.
          with 5-((3,4,5- TRIMETHOXYPHENYL)METHYL)-2,4-PYRIMIDINEDIAMINE
     RN - 57197-43-0

513 N1 - BENZENESULFONAMIDE, N-(5-tert-BUTYL-1,3,4-THIADIAZOL-2-YL)-
     RN - 1492-02-0

514 N1 - BENZENESULFONAMIDE, 4-CHLORO-N-((CYCLOHEXYLCARBONYL)AMINO)-
     RN - 963-03-1

515 N1 - BENZENESULFONAMIDE, 2-CHLORO-5-(1-HYDROXY-3-OXO-1-ISOINDOLINYL)-
     RN - 77-36-1

516 N1 - BENZENESULFONAMIDE, N,N-DIETHYL-
     RN - 1709-50-8

517 N1 - BENZENESULFONIC ACID, ALKYL deriv.
     RN - 42615-29-2

518 N1 - BENZENESULFONIC ACID, linear ALKYL-, SODIUM SALT
     RN - 68411-30-3

519 N1 - BENZENESULFONIC ACID, ALKYL deriv. and TALLOW ALKYL ETHOXYLATE
          SULFATE

520 N1 - BENZENESULFONIC ACID, ((3-AMINO-2,4,6-TRICHLOROPHENYL)METHYLENE)
          HYDRAZIDE
     RN - 53516-81-7

521 N1 - BENZENESULFONIC ACID, 2,2'-(4,4'-BIPHENYLYLENEDIVINYLENE)DI-,
          DISODIUM SALT
     RN - 27344-41-8

522 N1 - BENZENESULFONIC ACID, 2,5-DIHYDROXY-, POLYMER with FORMALDEHYDE
     RN - 70244-08-5

523 N1 - BENZENESULFONIC ACID, 4-((2-HYDROXY-1-NAPHTHALENYL)AZO)-,
          MONOSODIUM SALT
     RN - 633-96-5

524 N1 - BENZENESULFONIC ACID, 3-((4-(PHENYLAMINO)PHENYL)AZO)-, MONOSODIUM
          SALT
     RN - 587-98-4

525 N1 - BENZENESULFONIC ACID, p-VINYL-, SODIUM SALT, POLYMERS
     RN - 25704-18-1

526 N1 - BENZENE, 1,2,3,4-TETRACHLORO-
     RN - 634-66-2

527 N1 - BENZENE, 1,2,3,5-TETRACHLORO-
     RN - 634-90-2

528 N1 - BENZENE, 1,2,4-TRICHLORO-
     RN - 120-82-1

529 N1 - BENZENE,
          1,3,5-TRIMETHYL-2,4,6-TRIS(3,5-DI-t-BUTYL-4-HYDROXYBENZYL)-
     RN - 1709-70-2

530 N1 - 1,2,4-BENZENETRIOL, 5-(2-AMINOETHYL)-
     RN - 1199-18-4

531 N1 - BENZHYDROL, 2-CHLORO-alpha-(2-(DIMETHYLAMINO)ETHYL)-,
          HYDROCHLORIDE
     RN - 511-13-7

532 N1 - BENZIDINE, 3,3'-DICHLORO-
     RN - 91-94-1

533 N1 - BENZIDINE, 3,3'-DIMETHOXY-, DIHYDROCHLORIDE
     RN - 20325-40-0

534 N1 - BENZILIC ACID, 2-(DIETHYLAMINO)ETHYL ESTER HYDROCHLORIDE
     RN - 57-37-4

535 N1 - BENZILIC ACID, 2-PIPERIDINOETHYL ESTER, HYDROCHLORIDE
     RN - 4544-15-4

536 N1 - BENZIMIDAZOLE, 2-AMINO-
     RN - 934-32-7

537 N1 - BENZIMIDAZOLE, 2-AMINO-5-BUTYL-

538 N1 - BENZIMIDAZOLE, 2-BENZYL-
     RN - 621-72-7

539 N1 - 2-BENZIMIDAZOLECARBAMIC ACID
     RN - 18538-45-9

540 N1 - 5-BENZIMIDAZOLECARBAMIC ACID, 1-AMINO-2-(4-THIAZOLYL)-, ISOPROPYL
           ESTER

541 N1 - 2-BENZIMIDAZOLECARBAMIC ACID, 1-(BUTYLCARBAMOYL)-, METHYL ESTER
     RN - 17804-35-2

542 N1 - 2-BENZIMIDAZOLECARBAMIC ACID, 5-BUTYL-, METHYL ESTER
     RN - 14255-87-9

543 N1 - 2-BENZIMIDAZOLECARBAMIC ACID, 5-(CYCLOPROPYLCARBONYL)-, METHYL
           ESTER

544 N1 - 2-BENZIMIDAZOLECARBAMIC ACID, 5-(alpha-HYDROXYBENZYL)-, METHYL
           ESTER

545 N1 - 2-BENZIMIDAZOLECARBAMIC ACID, 5-HYDROXY-, METHYL ESTER,
           BENZENESULFONATE (ester)

546 N1 - 2-BENZIMIDAZOLECARBAMIC ACID, METHYL ESTER
     RN - 10605-21-7

547 N1 - 2-BENZIMIDAZOLECARBAMIC ACID, METHYL ESTER and SODIUM NITRITE
           (5:1)

548 N1 - 2-BENZIMIDAZOLECARBAMIC ACID, N-NITROSO-, METHYL ESTER

549 N1 - 2-BENZIMIDAZOLECARBAMIC ACID, 5-(PROPYLSULFONYL)-, METHYL ESTER
     RN - 76567-28-7

550 N1 - 5-BENZIMIDAZOLECARBAMIC ACID, 2-(4-THIAZOLYL)-, ISOPROPYL ESTER
     RN - 26097-80-3

551 N1 - 5-BENZIMIDAZOLECARBAMIC ACID, 2-(4-THIAZOLYL)-, METHYL ESTER

552 N1 - BENZIMIDAZOLE,
           1-(2-DIETHYLAMINOETHYL)-2-(p-ETHOXYBENZYL)-5-NITRO-, HYDROCHLORIDE

553 N1 - BENZIMIDAZOLE, 2-METHYL-
     RN - 615-15-6

554 N1 - BENZIMIDAZOLE, 2-(4-THIAZOLYL)-
     RN - 148-79-8

555 N1 - 2-BENZIMIDAZOLINEBUTRYRIC ACID,
           1-METHYL-5-BIS(2-CHLOROETHYL)AMINO-, HYDROCHLORIDE
     RN - 3543-75-7

556 N1 - 2-BENZIMIDAZOLINONE,
           1-(1-(4,4-BIS(p-FLUOROPHENYL)BUTYL)-4-PIPERIDYL)-
     RN - 2062-78-4

557 N1 - 2-BENZIMIDAZOLINONE,
           1-(1-(4,4-BIS(p-FLUOROPHENYL)BUTYL)-4-PIPERIDYL)-
     RN - 2062-78-4

558 N1 - 2H-BENZIMIDAZOL-2-ONE,
           1,3-DIHYDRO-5-CHLORO-1-(1-(3-(2,3-DIHYDRO-2-OXO-1H-BENZIMIDAZOL-
           1-YL)PROPYL)-4-PIPERIDINYL)-
     RN - 57808-66-9

559 N1 - 2H-BENZIMIDAZOL-2-ONE,
           1,3-DIHYDRO-1-(3-(4-(DIPHENYLMETHYL)-1-PIPERAZINYL)PROPYL)-
     RN - 60607-34-3

560 N1 - 1,2-BENZISOTHIAZOLIN-3-ONE, 1,1-DIOXIDE
     RN - 81-07-2

561 N1 - 1,2-BENZISOTHIAZOLIN-3-ONE, 1,1-DIOXIDE, SODIUM SALT
     RN - 128-44-9

562 N1 - 10H-BENZO(4,5)CYCLOHEPTA(1,2-b)THIOPHEN-10-ONE,
           4,9-DIHYDRO-4-(1-METHYL-4- PIPERIDINYLIDENE)-, (E)-2-BUTENEDIOATE
           (1:1)
     RN - 34580-14-8

563 N1 - BENZODIAZEPINE
     RN - 12794-10-4

564 N1 - 1H-1,4-BENZODIAZEPINE-3-CARBOXYLIC ACID,
           7-CHLORO-2,3-DIHYDRO-2-OXO-5-PHENYL-, MONOPOTASSIUM SALT, compd.
           with POTASSIUM HYDROXIDE
     RN - 57109-90-7

565 N1 - 1H-1,4-BENZODIAZEPINE, 7-CHLORO-2,3-DIHYDRO-1-METHYL-5-PHENYL-
     RN - 2898-12-6

566 N1 - 1H-1,4-BENZODIAZEPINE, 7-CHLORO-2,3-DIHYDRO-1-METHYL-5-PHENYL-,
           MONOHYDROCHLORIDE
     RN - 2898-11-5

567 N1 - 3H-1,4-BENZODIAZEPINE, 7-CHLORO-2-(METHYLAMINO)-5-PHENYL-, 4-OXIDE
     RN - 58-25-3

568 N1 - 3H-1,4-BENZODIAZEPINE, 7-CHLORO-2-METHYLAMINO-5-PHENYL-, 4-OXIDE,
           MONOHYDROCHLORIDE
     RN - 438-41-5

569 N1 - 5H-2,3-BENZODIAZEPINE,
           1-(3,4-DIMETHOXYPHENYL)-5-ETHYL-7,8-DIMETHOXY-4-METHYL-
     RN - 22345-47-7

570 N1 - 1H-1,5-BENZODIAZEPINE-2,4(3H,5H)-DIONE,
           7-CHLORO-1-METHYL-5-PHENYL-
     RN - 22316-47-8

571 N1 - 2H-1,4-BENZODIAZEPIN-2-ONE,
           7-BROMO-5-(2-CHLOROPHENYL)-1,3-DIHYDRO-
     RN - 51753-57-2

572 N1 - 2H-1,4-BENZODIAZEPIN-2-ONE, 7-BROMO-1,3-DIHYDRO-5-(2-PYRIDYL)-
     RN - 1812-30-2

573 N1 - 2H,1,4-BENZODIAZEPIN-2-ONE,
           7-CHLORO-5-(o-CHLOROPHENYL)-1,3-DIHYDRO-3-HYDROXY-
     RN - 846-49-1

574 N1 - 2H-1,4-BENZODIAZEPIN-2-ONE,
           7-CHLORO-1-(CYCLOPROPYLMETHYL)-5-(o-FLUOROPHENYL)-1,3-DIHYDRO-
     RN - 25967-29-7

575 N1 - 2H-1,4-BENZODIAZEPIN-2-ONE,
           7-CHLORO-1,3-DIHYDRO-3-HYDROXY-5-PHENYL-
     RN - 604-75-1

576 N1 - 2H-1,4-BENZODIAZEPIN-2-ONE,
           7-CHLORO-1,3-DIHYDRO-1-METHYL-5-PHENYL-
     RN - 439-14-5

577 N1 - 2H-1,4-BENZODIAZEPIN-2-ONE, 7-CHLORO-1,3-DIHYDRO-5-PHENYL-
     RN - 1088-11-5

578 N1 - 2-H-1,4-BENZODIAZEPIN-2-ONE,
           5-(o-CHLOROPHENYL)-1,3-DIHYDRO-7-NITRO-
     RN - 1622-61-3

579 N1 - 2H-1,4-BENZODIAZEPIN-2-ONE,
           1,3-DIHYDRO-7-CHLORO-1-(CYCLOPROPYLMETHYL)-5-PHENYL-
     RN - 2955-38-6

580 N1 - 2H-1,4-BENZODIAZEPIN-2-ONE,
           1,3-DIHYDRO-7-CHLORO-1-(2-(DIETHYLAMINO)ETHYL)-5-(o-
           FLUOROPHENYL)-
     RN - 17617-23-1

581 N1 - 2H-1,4-BENZODIAZEPIN-2-ONE,
           1,3-DIHYDRO-5-(2-FLUOROPHENYL)-1-METHYL-7-NITRO-
     RN - 1622-62-4

582 N1 - 2H-1,4-BENZODIAZEPIN-2-ONE, 1,3-DIHYDRO-7-NITRO-5-PHENYL-
     RN - 146-22-5

583 N1 - BENZO(6,7)-1,4-DIAZEPINO-(5,4-b)-OXAZOL-6-ONE,
           10-CHLORO-2,3,5,6,7,11b- HEXAHYDRO-2-METHYL-11b-PHENYL-
     RN - 24143-17-7

584 N1 - 1,3-BENZODIOXOLE-5-ACETALDEHYDE,
         beta-(2,4-BIS(PHENYLMETHOXY)BENZOYL)-
    RN - 40321-72-0

585 N1 - 1,3-BENZODIOXOLE, 5-(3,7-DIMETHYL-6,7-EPOXY-2-OCTENYLOXY)-

586 N1 - 1,3-BENZODIOXOLE, 5-((6,7-EPOXY-3-ETHYL-7-METHYL-2-OCTENYL)OXY)-

587 N1 - 2-BENZOFURANCARBOXAMIDE, N-(p-METHOXYPHENYL)-3-METHYL-
    RN - 34319-22-7

588 N1 - BENZOFURAN,
         3-(p-(2-(DIETHYLAMINO)ETHOXY)PHENYL)-6-METHOXY-2-PHENYL-,
         HYDROCHLORIDE

589 N1 - BENZOFURAN, 3-(2-(DIETHYLPYRROLIDINO)ETHOXY)-6-METHOXY-2-PHENYL-,
         HYDROCHLORIDE

590 N1 - 2-BENZOFURANPROPANOIC ACID, alpha,alpha-DIMETHYL-beta-ETHYL-
    RN - 72236-76-1

591 N1 - 6H-BENZOFURO(3,2-c)(1)BENZOPYRAN-6-ONE, 3,9-DIHDYROXY-
    RN - 479-13-0

592 N1 - BENZO(a)HEPTALEN-9(5H)-ONE, 6,7-DIHYDRO-1,2,3,10-TETRAMETHOXY-
    RN - 1420-08-2

593 N1 - BENZOIC ACID, 4-(4-ACETYL-3-IODOPHENOXY)-3,5-DIIODO-
    RN - 1160-36-7

594 N1 - BENZOIC ACID, p-AMINO-
    RN - 150-13-0

595 N1 - BENZOIC ACID, 2-AMINO-3-HYDROXY-
    RN - 548-93-6

596 N1 - BENZOIC ACID, 4-((6-((AMINOIMINOMETHYL)AMINO)-1-OXOHEXYL)OXY)-,
         ETHYL ESTER, MONOMETHANESULFONATE
    RN - 56974-61-9

597 N1 - BENZOIC ACID, 3-(AMINOSULFONYL)-4-PHENOXY-5-(PYRROLIDINYL)-
    RN - 55837-27-9

598 N1 - BENZOIC ACID, p-tert-BUTYL
    RN - 98-73-7

599 N1 - BENZOIC ACID, 2-((3-(3,4-DIMETHOXYPHENYL)-1-OXO-2-PROPENYL)AMINO)-
    RN - 53902-12-8

600 N1 - BENZOIC ACID, p-GUANIDINO-, 4-METHYL-2-OXO-2H-1-BENZOPYRAN-7-YL
         ESTER

601 N1 - BENZOIC ACID, p-GUANIDINO-, p-NITROPHENYL ESTER
    RN - 21658-26-4

602 N1 - BENZOIC ACID, m-HYDROXY-
    RN - 99-06-9

603 N1 - BENZOIC ACID, 2-HYDROXY-, 2-CARBOXYPHENYL ESTER
    RN - 552-94-3

604 N1 - BENZOIC ACID, p-HYDROXY-, ETHYL ESTER
    RN - 120-47-8

605 N1 - BENZOIC ACID, 2-HYDROXY-, MONOSODIUM SALT mixed with
         3,7-DIHYDRO-3,7-DIMETHYL-1H-PURINE-2, 6-DIONE SODIUM SALT
    RN - 8048-31-5

606 N1 - BENZOIC ACID, 2-HYDROXY-, 3-PYRIDINYLMETHYL ESTER, HYDROCHLORIDE
    RN - 53890-73-6

607 N1 - BENZOIC ACID, SODIUM SALT
    RN - 532-32-1

608 N1 - BENZOIC ACID, SODIUM SALT, mixt. with
         3,7-DIHYDRO-1,3,7-TRIMETHYL-1H-PURINE-2,6-DIONE,
         5,5-DIPHENYL-2,4-IMIDAZOLIDINEDIONE MONOSODIUM SALT and
         5-ETHYL-5-PHENYL-2,4,6- PYRIMIDINETRIONE
    RN - 72981-86-3

609 N1 - BENZOIC ACID, 2-((3-(TRIFLUOROMETHYL)PHENYL)AMINO)-, BUTYL ESTER
    RN - 67330-25-0

610 N1 - BENZOIC ACID, 2-(8'-TRIFLUOROMETHYL-4'-QUINOLYLAMINO)-,
          2,3-DIHYDROXYPROPYL ESTER
     RN - 23779-99-9

611 N1 - BENZOIC ACID, 3,4,5-TRIMETHOXY-,
          2-(4-(3-(2-CHLOROPHENOTHIAZIN-10-YL)PROPYL)-1-PIPERAZINYL) ETHYL
          ESTER
     RN - 388-51-2

612 N1 - BENZOIC ACID, 3,4,5-TRIMETHOXY-,
          2-(4-(3-(2-CHLOROPHENOTHIAZIN-10-YL)PROPYL)- 1-PIPERAZINYL)ETHYL
          ESTER, DIFUMARATE
     RN - 522-23-6

613 N1 - BENZOIC ACID, 3,4,5-TRIMETHOXY-, DIESTER with
          TETRAHYDRO-1H-1,4-DIAZEPINE-1,4(5H)DIPROPANOL, DIHYDROCHLORIDE
     RN - 20153-98-4

614 N1 - BENZOIC ACID, 3,4,5-TRIMETHOXY-,
          beta-(DIMETHYLAMINO)-beta-ETHYLPHENETHYL ESTER, MALEATE (1:1)
     RN - 34140-59-5

615 N1 - BENZOIC ACID, 3,4,5-TRIMETHOXY-,
          3-((3,3-DIPHENYLPROPYL)AMINO)PROPYL ESTER, HYDROCHLORIDE
     RN - 24050-58-6

616 N1 - BENZOIC ACID, 3,4,5-TRIMETHOXY-,
          1,2-ETHANEDIYLBIS(METHYLIMINO)(2-ETHYL-2,1-ETHANEDIYL) ESTER,
          DIHYDROCHLORIDE, (S-(R*,R*))-
     RN - 55769-64-7

617 N1 - BENZONITRILE, o-(3-(tert-BUTYLAMINO)-2-HYDROXYPROPOXY)-,
          MONOHYDROCHLORIDE
     RN - 23093-74-5

618 N1 - BENZONITRILE,
          p-(((17-beta-HYDROXY-5-alpha-ANDROSTAN-3-YLIDENE)AMINO)OXY)-
     RN - 64584-57-2

619 N1 - BENZONITRILE, p-(IMIDAZO(2,1-a)ISOQUINOLIN-2-YL)-

620 N1 - BENZO(c)PHENANTHRENE, 2-METHYL-
     RN - 2606-85-1

621 N1 - BENZO(c)PHENANTHRIDIN-7(8H)-ONE, 9,10-DIHYDRO-
     RN - 2827-28-3

622 N1 - BENZOPHENONE, 2-HYDROXY-4-METHOXY-
     RN - 131-57-7

623 N1 - 4H-1-BENZOPYRAN-2-CARBOXYLIC ACID,
          3-(p-CHLOROPHENYL)-5,7-DIHYDROXY-4-OXO-, ETHYL ESTER
     RN - 13004-40-5

624 N1 - 3H-2-BENZOPYRAN-7-CARBOXYLIC ACID,
          4,6-DIHYDRO-8-HYDROXY-3,4,5-TRIMETHYL-6-OXO-
     RN - 518-75-2

625 N1 - 4H-1-BENZOPYRAN-8-CARBOXYLIC ACID, 3-METHYL-4-OXO-2-PHENYL-,
          2-PIPERIDINOETHYL ESTER, HYDROCHLORIDE
     RN - 3717-88-2

626 N1 - 1H-2-BENZOPYRAN-3-METHANAMINE, 7-FLUORO-3,4-DIHYDRO-1-PHENYL-,
          (-)-

627 N1 - 1H-2-BENZOPYRAN-3-METHANAMINE, 7-FLUORO-3,4-DIHYDRO-1-PHENYL-,
          (+)-

628 N1 - 1H-2-BENZOPYRAN-3-METHANAMINE, 7-FLUORO-3,4-DIHYDRO-1-PHENYL-,
          cis-
     RN - 34887-52-0

629 N1 - (1)BENZOPYRANO(5,4,3-cde)(1)BENZOPYRAN-5,10-DIONE,
          2,3,7,8-TETRAHYDROXY-
     RN - 476-66-4

630 N1 - (1)BENZOPYRANO(3,4-b)FURO(2,3-h)(1)BENZOPYRAN-6(6aH)-ONE,
          1,2,12,12a- TETRAHYDRO-2-alpha-ISOPROPENYL-8,9-DIMETHOXY-
     RN - 83-79-4

631 N1 - 2H-1-BENZOPYRAN-7-OL,
         3,4-DIHYDRO-2,2-DIMETHYL-3-PHENYL-4-(4-(2-(1-PYRROLIDINYL)ETHOXY)-
         - PHENYL)-, (E)-
     RN - 84394-36-5

632 N1 - 2H-1-BENZOPYRAN-6-OL,
         3,4-DIHYDRO-2,5,7,8-TETRAMETHYL-2-(4,8,12-TRIMETHYLTRIDECYL)-,
         (2R-(2R*(4R*,8R*)))-
     RN - 59-02-9

633 N1 - 4H-1-BENZOPYRAN-4-ONE,
         7-((6-O-(6-DEOXY-alpha-L-MANNOPYRANOSYL)-beta-D-GLUCOPYRANOSYL)
         OXY)-2,3-DIHYDRO-5-HYDROXY-2-(3-HYDROXY-4-METHOXYPHENYL)-,
         MONOMETHYL ETHER
     RN - 11013-97-1

634 N1 - 5H-(1)BENZOPYRANO(2,3,-b)PYRIDINE-7-ACETIC ACID, alpha-METHYL-
     RN - 52549-17-4

635 N1 - 5H-1-BENZOPYRANO(2,3-b)PYRIDIN-5-ONE,
         9-CHLORO-7-(1H-TETRAZOL-5-YL)-, SODIUM SALT, PENTAHYDRATE

636 N1 - 2H-1-BENZOPYRAN-3,5,7-TRIOL,
         2-(3,4-DIHYDROXYPHENYL)-3,4-DIHYDRO-, (2R-trans)-
     RN - 154-23-4

637 N1 - BENZO(e)PYRENE
     RN - 192-97-2

638 N1 - 2H-BENZO(a)QUINOLIZIN-2-ONE,
         1,3,4,6,7,11b-HEXAHYDRO-3-ISOBUTYL-9,10-DIMETHOXY-
     RN - 58-46-8

639 N1 - p-BENZOQUINONE,
         2,5-BIS(1-AZIRIDINYL)-3-(2-HYDROXY-1-METHOXYETHYL)-6-METHYL-,
         CARBAMATE (ester)
     RN - 24279-91-2

640 N1 - p-BENZOQUINONE,
         2-(3,7,11,15,19,23,27,31,35,39-DECAMETHYL-2,6,10,14,18,22,26,30,3-
         4,38- TETRACONTADECAENYL)-5,6-DIMETHOXY-3-METHYL-
     RN - 303-98-0

641 N1 - p-BENZOQUINONE, 2,5-DIHYDROXY-3-UNDECYL-
     RN - 550-24-3

642 N1 - p-BENZOQUINONE,
         2-(3-HYDROXY-3,7,11,15-TETRAMETHYLHEXADECYL)-3,5,6-TRIMETHYL-
     RN - 7559-04-8

643 N1 - p-BENZOQUINONE,
         2-(3-HYDROXY-3,7,11,15-TETRAMETHYLHEXADECYL)-3,5,6-TRIMETHYL-, dl-

644 N1 - p-BENZOQUINONE, PHENYL
     RN - 363-03-1

645 N1 - p-BENZOQUINONE, 2,3,5-TRIS(1-AZIRIDINYL)-
     RN - 68-76-8

646 N1 - 2H-1,2,4-BENZOTHIADIAZINE-3-CARBOXYLIC ACID,
         7-(AMINOSULFONYL)-6-CHLORO-3,4-DIHYDRO- 2-METHYL-, METHYL ESTER,
         1,1-DIOXIDE
     RN - 42583-55-1

647 N1 - 2H-1,2,4-BENZOTHIADIAZINE, 7-CHLORO-3-METHYL-, 1,1-DIOXIDE
     RN - 364-98-7

648 N1 - 2H-1,2,4-BENZOTHIADIAZINE-7-SULFONAMIDE, 6-CHLORO-3,4-DIHYDRO-,
         1,1-DIOXIDE
     RN - 58-93-5

649 N1 - 2H-1,2,4-BENZOTHIADIAZINE-7-SULFONAMIDE, 6-CHLORO-, 1,1-DIOXIDE
     RN - 58-94-6

650 N1 - 1,5-BENZOTHIAZEPIN-4(5H)-ONE,
         2,3-DIHYDRO-3-(ACETYLOXY)-5-(2-(DIMETHYLAMINO)ETHYL)-2-(4-
         METHOXYPHENYL)-, MONOHYDROCHLORIDE, cis-(+)-
     RN - 33286-22-5

651 N1 - 2H-1,2-BENZOTHIAZINE-3-CARBOXAMIDE,
         4-HYDROXY-2-METHYL-N-2-PYRIDINYL-, 1,1-DIOXIDE
     RN - 36322-90-4

652 N1 - 5-BENZOTHIAZOLEACETIC ACID, 2-PHENYL-
     RN - 36774-74-0

653 N1 - BENZOTHIAZOLE, 2-(p-(DIMETHYLAMINO)STYRYL)-
     RN - 1628-58-6

654 N1 - BENZOTHIAZOLE, 2-(MORPHOLINOTHIO)-
     RN - 102-77-2

655 N1 - 2-BENZOTHIAZOLESULFONAMIDE, 6-ETHOXY-
     RN - 452-35-7

656 N1 - 2-BENZOTHIAZOLETHIOL
     RN - 149-30-4

657 N1 - BENZO(b)THIOPHENE, 2,3-DIPHENYL-6-METHOXY-

658 N1 - BENZO(b)THIOPHENE, 3-(p-METHOXYPHENYL)-5-NITRO-2-PHENYL-
     RN - 36266-70-3

659 N1 - BENZO(b)THIOPHEN-6-OL, 2,3-DIPHENYL-

660 N1 - 1H-2-BENZOTHIOPYRAN-4-OL,
           3,4-DIHYDRO-7-METHOXY-3-PHENYL-4-(4-(2-(1-PYRROLIDINYL)ETHOXY)
           PHENYL)-, HYDROCHLORIDE
     RN - 34289-02-6

661 N1 - 2H-1-BENZOTHIOPYRAN-4-OL,
           3,4-DIHYDRO-7-METHOXY-3-PHENYL-4-(4-(2-(1-PYRROLIDINYL)ETHOXY)
           PHENYL)-, HYDROCHLORIDE
     RN - 16879-01-9

662 N1 - o-BENZOTOLUIDIDE,
           3'-CHLORO-alpha-(METHYL((MORPHOLINOCARBONYL)METHYL)AMINO)-,
           HYDROCHLORIDE
     RN - 24600-36-0

663 N1 - 3H-1,2,3-BENZOTRIAZIN-4-ONE

664 N1 - 1H-2-BENZOXACYCLOTETRADECIN-1-ONE,
           3,4,5,6,7,8,9,10,11,12-DECAHYDRO-7,14,16-TRIHYDROXY-3- METHYL-,
           (3S,7X)-
     RN - 26538-44-3

665 N1 - 1H-2-BENZOXACYCLOTETRADECIN-1-ONE,
           3,4,5,6,7,8,9,10-OCTAHYDRO-14,16-DIHYDROXY-3-METHYL- 7-OXO-, (E)-
     RN - 17924-92-4

666 N1 - 2H-3,1-BENZOXAZINE-2,4(1H)-DIONE
     RN - 118-48-9

667 N1 - 2H-3,1-BENZOXAZINE-2,4(1H)-DIONE, 6-CHLORO-1-METHYL-

668 N1 - 2H-3,1-BENZOXAZINE-2,4(1H)-DIONE, 1-METHYL-
     RN - 10328-92-4

669 N1 - 2H-3,1-BENZOXAZINE-2,4(1H)-DIONE, 6-NITRO-
     RN - 4693-02-1

670 N1 - 5-BENZOXAZOLEACETIC ACID, 2-(4-CHLOROPHENYL)-alpha-METHYL-
     RN - 51234-28-7

671 N1 - BENZYL ALCOHOL,
           4-AMINO-alpha-((tert-BUTYLAMINO)METHYL)-3,5-DICHLORO-,
           MONOHYDROCHLORIDE
     RN - 21898-19-1

672 N1 - BENZYL ALCOHOL, alpha-(1-AMINOETHYL)-2,5-DIMETHOXY-, HYDROCHLORIDE
     RN - 61-16-5

673 N1 - BENZYL ALCOHOL, alpha-(1-AMINOETHYL)-, HYDROCHLORIDE, (+-)-
     RN - 154-41-6

674 N1 - BENZYL ALCOHOL, alpha-(AMINOMETHYL)-3,4-DIHYDROXY-, (-)-
     RN - 51-41-2

675 N1 - BENZYL ALCOHOL, alpha-BUTYL-
     RN - 583-03-9

676 N1 - BENZYL ALCOHOL, alpha-(tert-BUTYLAMINO)METHYL-2-CHLORO-,
           HYDROCHLORIDE
     RN - 56776-01-3

677 N1 - BENZYL ALCOHOL, alpha-(BUTYLAMINO)METHYL)-3,5-DIHYDROXY-, SULFATE
           (2:1)
     RN - 23031-32-5

678 N1 - BENZYL ALCOHOL,
           3,5-DIHYDROXY-alpha-(((p-HYDROXY-alpha-METHYLPHENETHYL)AMINO)METH-
           YL)-
     RN - 13392-18-2

679 N1 - BENZYL ALCOHOL,
           3,5-DIHYDROXY-alpha-(((p-HYDROXY-alpha-METHYLPHENETHYL)AMINO)METH-
           YL)-, HYDROBROMIDE
     RN - 1944-12-3

680 N1 - BENZYL ALCOHOL, 3,4-DIHYDROXY-alpha-((ISOPROPYLAMINO)METHYL)-
     RN - 7683-59-2

681 N1 - BENZYL ALCOHOL, 3,5-DIHYDROXY-alpha-((ISOPROPYLAMINO)METHYL)-
     RN - 586-06-1

682 N1 - BENZYL ALCOHOL, 3,4-DIHYDROXY-alpha-((ISOPROPYLAMINO)METHYL)-,
           HYDROCHLORIDE
     RN - 51-30-9

683 N1 - BENZYL ALCOHOL, 3,4-DIHYDROXY-alpha-((ISOPROPYLAMINO)METHYL)-,
           HYDROCHLORIDE, (-)-
     RN - 5984-95-2

684 N1 - BENZYL ALCOHOL, 3,4-DIHYDROXY-alpha-((ISOPROPYLAMINO)METHYL)-,
           HYDROCHLORIDE, (+-)-
     RN - 949-36-0

685 N1 - BENZYL ALCOHOL, 3,4-DIHYDROXY-alpha-((METHYLAMINO)METHYL-, (-)-
     RN - 51-43-4

686 N1 - BENZYL ALCOHOL, 3,4-DIHYDROXY-alpha-((METHYLAMINO)METHYL)-,
           HYDROCHLORIDE, (-)-
     RN - 55-31-2

687 N1 - BENZYL ALCOHOL, 3,4-DIHYDROXY-alpha-((METHYLAMINO)METHYL)-, (-)-,
           TARTRATE (1:1), (+)-
     RN - 51-42-3

688 N1 - BENZYL ALCOHOL,
           alpha,alpha'-(HEXAMETHYLENEBIS(IMINOMETHYLENE))BIS(3,4-DIHYDROXY--
           , DIHYDROCHLORIDE
     RN - 4323-43-7

689 N1 - BENZYL ALCOHOL,
           alpha,alpha'-(HEXAMETHYLENEBIS(IMINOMETHYLENE))BIS(3,4-DIHYDROXY--
           , SULFATE (1:1) (SALT)
     RN - 32266-10-7

690 N1 - BENZYL ALCOHOL, o-HYDROXY-
     RN - 90-01-7

691 N1 - BENZYL ALCOHOL,
           4-HYDROXY-3,5-DIMETHOXY-alpha-((METHYLAMINO)METHYL)-,
           HYDROCHLORIDE
     RN - 22775-12-8

692 N1 - BENZYL ALCOHOL,
           p-HYDROXY-alpha-(1-((p-HYDROXYPHENETHYL)AMINO)ETHYL)-,
           HYDROCHLORIDE, erythro-
     RN - 23239-51-2

693 N1 - BENZYL ALCOHOL, m-HYDROXY-alpha-((METHYLAMINO)METHYL)-, (-)-
     RN - 59-42-7

694 N1 - BENZYL ALCOHOL, m-HYDROXY-alpha-((METHYLAMINO)METHYL)-,
           HYDROCHLORIDE, (-)-
     RN - 61-76-7

695 N1 - BENZYL ALCOHOL, p-HYDROXY-alpha-((METHYLAMINO)METHYL)-, TARTRATE
           (2:1) (salt)
     RN - 67-04-9

696 N1 - BENZYL ALCOHOL,
           p-HYDROXY-alpha-(1-((1-METHYL-2-PHENOXYETHYL)AMINO)ETHYL)-
     RN - 395-28-8

697 N1 - BENZYL ALCOHOL, p-(ISOPROPYLTHIO)-alpha-(1-(OCTYLAMINO)ETHYL)-,
              erythro-
     RN - 54767-75-8

698 N1 - BENZYL ALCOHOL, o-(5-(m-METHOXYPHENYL)-s-TRIAZOL-3-YL)-
     RN - 75318-77-3

699 N1 - BENZYLAMINE, N,N-BIS(2-BROMOETHYL)-2-METHOXY-5-NITRO-
     RN - 56537-95-2

700 N1 - BENZYLAMINE, N-(2-BROMOETHYL)-2-METHOXY-5-NITRO-
     RN - 61361-58-8

701 N1 - BENZYLAMINE, N-(2-CHLOROETHYL)-2-ETHOXY-5-NITRO-
     RN - 56538-02-4

702 N1 - BENZYLAMINE, N-(2-CHLOROETHYL)-2-METHOXY-5-NITRO-
     RN - 56538-01-3

703 N1 - BENZYLAMINE, N-(2-CHLOROETHYL)-N-(1-METHYL-2-PHENOXYETHYL)-
     RN - 59-96-1

704 N1 - BENZYLAMINE, N-(2-CHLOROETHYL)-N-(1-METHYL-2-PHENOXYETHYL)-,
              HYDROCHLORIDE
     RN - 63-92-3

705 N1 - BENZYLAMINE, N-METHYL-N-2-PROPYNYL-
     RN - 555-57-7

706 N1 - BENZYLAMINE, N-METHYL-N-2-PROPYNYL-, HYDROCHLORIDE
     RN - 306-07-0

707 N1 - 13a-alpha-BERBINE, 2,3,9,10-TETRAMETHOXY-, HYDROCHLORIDE
     RN - 4880-82-4

708 N1 - BERYLLIUM NITRATE
     RN - 13597-99-4

709 N1 - BETEL NUT

710 N1 - BIBENZYL-4,4'-DISULFONIC ACID, alpha,alpha'-DIETHYL-, DIPOTASSIUM
              SALT, meso-
     RN - 13517-49-2

711 N1 - BICYCLO(2.2.1)HEPTANE,
              2,2,5,6-TETRACHLORO-1,7,7-TRIS(CHLOROMETHYL)-, (5-endo,6-exo)-
     RN - 51775-36-1

712 N1 - BIGUANIDE, 1-(p-CHLOROPHENYL)-5-ISOPROPYL-
     RN - 500-92-5

713 N1 - BIGUANIDE, 1-(p-CHLOROPHENYL)-5-ISOPROPYL-, MONOHYDROCHLORIDE
     RN - 637-32-1

714 N1 - BIGUANIDE, 1,1-DIMETHYL-
     RN - 657-24-9

715 N1 - BIGUANIDE, 1,1'-HEXAMETHYLENEBIS(5-(p-CHLOROPHENYL)-
     RN - 55-56-1

716 N1 - BILINE-8,12-DIPROPIONIC ACID,
              1,10,19,22,23,24-HEXAHYDRO-2,7,13,17-TETRAMETHYL-1,19-DIOXO-
              3,18-DIVINYL-
     RN - 635-65-4

717 N1 - (2,2'-BINAPHTHALENE)-8,8'-DICARBOXALDEHYDE,
              1,1',6,6',7,7'-HEXAHYDROXY-5,5'-DIISOPROPYL- 3,3'-DIMETHYL-
     RN - 303-45-7

718 N1 - (2,2'-BINAPHTHALENE)-8,8'-DICARBOXALDEHYDE,
              1,1',6,6',7,7'-HEXAHYDROXY-5,5'-DIISOPROPYL- 3,3'-DIMETHYL-, (+)-
     RN - 20300-26-9

719 N1 - (2,2'-BINAPHTHALENE)-8,8'-DICARBOXALDEHYDE,
              1,1',6,6',7,7'-HEXAHYDROXY-5,5'-DIISOPROPYL- 3,3'-DIMETHYL-,
              HEXAACETATE
     RN - 30719-67-6

720 N1 - (2,2-BINAPHTHALENE)-8,8'-DICARBOXALDEHYDE,
              1,1',6,6',7,7'-HEXAHYDROXY-3,3'-DIMETHYL-5,5'-BIS
              (1-METHYLETHYL)-, (+-)-
     RN - 40112-23-0

721 N1 - (8,8'-BI-1H-NAPHTHO(2,3-c)PYRAN)-3,3'-DIACETIC ACID,
         3,3',4,4'-TETRAHYDRO-
         9,9',10,10'-TETRAHYDRO-7,7'-DIMETHOXY-1,1'-DIOXO-, DIMETHYL ESTER
    RN - 35483-50-2

722 N1 - BIODIASTASE 1000

723 N1 - 4-BIPHENYLACETIC ACID, alpha-METHYL-

724 N1 - 4-BIPHENYLAMINE, 3,2'-DIMETHYL-
    RN - 13394-86-0

725 N1 - (1,1'-BIPHENYL)-4-BUTANOIC ACID, gamma-OXO-
    RN - 36330-85-5

726 N1 - BIPHENYL, 4-(CHLOROMETHYL)-
    RN - 1667-11-4

727 N1 - BIPHENYL, 2,2'-DICHLORO-
    RN - 13029-08-8

728 N1 - (1,1'-BIPHENYL)-2,2'-DIOL, 5,5'-DICHLORO-3,3'-DINITRO-
    RN - 10331-57-4

729 N1 - BIPHENYL, HEXABROMO-
    RN - 36355-01-8

730 N1 - BIPHENYL, 2,2',4,4',5,5'-HEXACHLORO-
    RN - 35065-27-1

731 N1 - BIPHENYL, 3,3',4,4',5,5'-HEXACHLORO-
    RN - 32774-16-6

732 N1 - 1,1'-BIPHENYL, 2,2',3,3',4,4'-HEXACHLORO-
    RN - 38380-07-3

733 N1 - 1,1'-BIPHENYL, 2,2',3,3',6,6'-HEXACHLORO-
    RN - 38411-22-2

734 N1 - 4-BIPHENYLMETHANOL
    RN - 3597-91-9

735 N1 - BIPHENYL, OCTABROMO-
    RN - 27858-07-7

736 N1 - 2-BIPHENYLOL
    RN - 90-43-7

737 N1 - (1,1'-BIPHENYL)-4-OL, 3-(1-PYRROLIDINYLMETHYL)-
    RN - 66839-97-2

738 N1 - 2-BIPHENYLOL, SODIUM SALT
    RN - 132-27-4

739 N1 - BIPHENYL, 3,3',4,4'-TETRACHLORO-
    RN - 32598-13-3

740 N1 - BIPHENYL, 2,4',5-TRICHLORO-
    RN - 16606-02-3

741 N1 - (1,4'-BIPIPERIDINE)-4'-CARBOXAMIDE,
         1'-(3-(p-FLUOROBENZOYL)PROPYL)-
    RN - 1893-33-0

742 N1 - 2,2'-BIPYRIDINE
    RN - 366-18-7

743 N1 - 4,4'-BIPYRIDINIUM, 1,1'-DIMETHYL-, DICHLORIDE
    RN - 1910-42-5

744 N1 - BISMUTH NITRATE
    RN - 10361-44-1

745 N1 - BIUREA, 1-METHYL-6-(1-METHYLALLYL)-2,5-DITHIO-
    RN - 926-93-2

746 N1 - BIURET, 1-ETHYL-1-NITROSO-
    RN - 32976-88-8

747 N1 - (7,7'-BI-4aH-XANTHENE)-4a,4'a-DICARBOXYLIC ACID,
         2,2',3,3',4,4',9,9'-OCTAHYDRO-1,1',4,4',8,
         8'-HEXAHYDROXY-3,3'-DIMETHYL-9,9'-DIOXO-, DIMETHYL ESTER,
         (3S-(3-alpha,4-beta,4a-beta, 7(3'R,4'S,4'aS)))
    RN - 35287-69-5

748 N1 - BLEOMYCIN
    RN - 11056-06-7

749 N1 - BOERHAAVIA CHINENSIS (L.) Asch. & Schew., root extract

750 N1 - BOMBIX MORI, crude extract

751 N1 - BORIC ACID
    RN - 10043-35-3

752 N1 - BRACKEN FERN see also:1-CYCLOHEXENE-1-CARBOXYLIC ACID,
         3,4,5-TRIHYDROXY-

753 N1 - BRADYKININ
    RN - 58-82-2

754 N1 - 14-beta-BUFA-4,20,22-TRIENOLIDE,
         3-beta-((6-DEOXY-4-O-METHYL-alpha-L-MANNOPYRANOSYL)OXY)-
         14-HYDROXY-

755 N1 - BUSCOPAN COMPOSITUM
    RN - 8059-83-4

756 N1 - 1,3-BUTADIENE
    RN - 106-99-0

757 N1 - 1,3-BUTADIENE, 2-CHLORO-
    RN - 126-99-8

758 N1 - 1,3-BUTADIENE, DICHLORO-
    RN - 28577-62-0

759 N1 - 1,3-BUTADIENE, HEXACHLORO-
    RN - 87-68-3

760 N1 - BUTANAMIDE,
         N-(3-ACETYL-4-(2-HYDROXY-3-((1-METHYLETHYL)AMINO)PROPOXY)PHENYL)--
         , (+-)-
    RN - 37517-30-9

761 N1 - 1-BUTANAMINE, N-BUTYL-N-NITROSO-
    RN - 924-16-3

762 N1 - 1,4-BUTANEDIAMINE
    RN - 110-60-1

763 N1 - BUTANEDIOIC ACID, compd. with
         N,N-DIMETHYL-2-(1-PHENYL-1-(2-PYRIDINYL)ETHOXY)ETHANAMINE (1:1),
         mixt. with 2-(DIETHYLAMINO)ETHYL(1,1'-BICYCLOHEXYL)-1-CARBOXYLATE
         HYDROCHLORIDE and 5-HYDROXY-6-METHYL-3,4-PYRIDINEDIMETHANOL
         HYDROCHLORIDE
    RN - 8064-77-5

764 N1 - BUTANEDIOIC ACID, SULFO-, 1,4-BIS(2-ETHYLHEXYL) ESTER, SODIUM
         SALT, mixt. with (2-PYRIDINYLMETHYLENE)DI-4,1-PHENYLENE DIACETATE
         and RHUBARB extract
    RN - 66813-55-6

765 N1 - 1,4-BUTANEDIOL, DIMETHANESULFONATE
    RN - 55-98-1

766 N1 - BUTANE, 1,2-EPOXY-
    RN - 106-88-7

767 N1 - BUTANOIC ACID, 2-METHYL-,
         1,2,3,7,8,8a-HEXAHYDRO-3,7-DIMETHYL-8-(2-(TETRAHYDRO-4-HYDROXY-
         6-OXO-2H-PYRAN-2-YL)ETHYL)-1-NAPHTHALENYL ESTER,
         (1S-(1-alpha-(R*),3-alpha,7-beta, 8-beta-(2S*,4S*),8a-beta))-
    RN - 75330-75-5

768 N1 - 1-BUTANOL,
         1,2-BIS(p-METHOXYPHENYL)-1-(p-(2-(DIMETHYLAMINO)ETHOXY)PHENYL)-,
         HYDROCHLORIDE

769 N1 - 1-BUTANOL,
           1,2-BIS(p-METHOXYPHENYL)-1-(p-(2-(1-PYRROLIDINYL)ETHOXY)PHENYL)-
     RN - 35263-94-6

770 N1 - 1-BUTANOL, 4-(BUTYLNITROSOAMINO)-
     RN - 3817-11-6

771 N1 - 1-BUTANOL, 4-(p-CHLOROPHENYL)THIO-

772 N1 - 2-BUTANOL, 4-(DIMETHYLAMINO)-3-METHYL-1,2-DIPHENYL-, PROPIONATE
           (ester)
     RN - 77-50-9

773 N1 - 2-BUTANOL, 4-(DIMETHYLAMINO)-3-METHYL-1,2-DIPHENYL-, PROPIONATE
           (ester), HYDROCHLORIDE, (+)-
     RN - 1639-60-7

774 N1 - 2-BUTANOL, 4-(DIMETHYLAMINO)-3-METHYL-1,2-DIPHENYL-, PROPIONATE
           (ester), NAPSYLATE
     RN - 72050-78-3

775 N1 - 2-BUTANONE
     RN - 78-93-3

776 N1 - 1-BUTANONE,
           4-(4-(2,3-DIHYDRO-2-THIOXO-1H-BENZIMIDAZOL-1-YL)-1-PIPERIDINYL)-1-
           - (4-FLUOROPHENYL)-
     RN - 57648-21-2

777 N1 - 1-BUTANONE, 2,3-DIPHENYL-1-(4-(2-(1-PYRROLIDINYL)ETHOXY)PHENYL)-
     RN - 55620-98-9

778 N1 - 2-BUTANONE, 3-HYDROXY-
     RN - 513-86-0

779 N1 - BUTEA FRONDOSA, seed

780 N1 - BUTEA MONOSPERMA (Lam.) Kuntze, flower extract

781 N1 - BUTEA MONOSPERMA (Lam.) Taub., seed extract

782 N1 - 2-BUTENE, 1,4-DICHLORO-
     RN - 764-41-0

783 N1 - 3-BUTEN-2-ONE, 3,4-BIS(p-METHOXYPHENYL)-

784 N1 - tert-BUTYL ALCOHOL
     RN - 75-65-0

785 N1 - BUTYRAMIDE, N-(2-(6-CHLORO-5-METHOXY-3-INDOLYL)ETHYL)-
     RN - 63762-76-5

786 N1 - BUTYRAMIDE,
           N,N'-(DITHIOBIS(ETHYLENEIMINOCARBONYLETHYLENE))BIS(2,4-DIHYDROXY--
           3,3-DIMETHYL-, D-(+)-
     RN - 16816-67-4

787 N1 - BUTYRAMIDE, N-(2-ETHYLHEXYL)-3-HYDROXY-, SUCCINATE (monoester),
           CALCIUM SALT (2:1)

788 N1 - BUTYRAMIDE, N-(9-beta-D-RIBOFURANOSYL-9H-PURIN-6-YL)-, CYCLIC
           3',5'-(HYDROGEN PHOSPHATE) 2'-BUTYRATE, SODIUM SALT

789 N1 - BUTYRANILIDE,
           3'-ACETYL-4'-(2-HYDROXY-3-(ISOPROPYLAMINO)PROPOXY)-,
           MONOHYDROCHLORIDE, (+-)-
     RN - 34381-68-5

790 N1 - BUTYRIC ACID, 4-ACETAMIDO-
     RN - 3025-96-5

791 N1 - BUTYRIC ACID, 2-AMINO-4-(ETHYLTHIO)-, DL-
     RN - 67-21-0

792 N1 - BUTYRIC ACID, 2-AMINO-4-(METHYLSULFINYL)-
     RN - 454-41-1

793 N1 - BUTYRIC ACID, 4-(p-BIS(2-CHLOROETHYL)AMINOPHENYL)-
     RN - 305-03-3

794 N1 - BUTYRIC ACID, 4-(p-(BIS(2-CHLOROETHYL)AMINO)PHENYL)-, SODIUM SALT
     RN - 1030-06-4

```
795  N1  - BUTYRIC ACID, 4-(2,4-DICHLOROPHENOXY)-
     RN  - 94-82-6

796  N1  - BUTYRIC ACID, 4-(2,4-DIHYDROXY-3,3-DIMETHYLBUTYRAMIDO)-, CALCIUM
           SALT, HYDRATE (4:2:1)

797  N1  - BUTYRIC ACID,
           4-(2-(5-HYDROXY-2-(3-HYDROXY-1-OCTENYL)-3-OXOCYCLOPENTYL)ETHOXY)--
           , (1R-(1-alpha,2-beta(1E,3S),5-alpha))-
     RN  - 85235-27-4

798  N1  - BUTYRIC ACID, 4-HYDROXY-, SODIUM SALT
     RN  - 502-85-2

799  N1  - BUTYRIC ACID, 2-PHENYL-, 2-(2-(DIETHYLAMINO)ETHOXY)ETHYL ESTER,
           CITRATE
     RN  - 18109-81-4

800  N1  - BUTYRIC ACID, 4-(2,4,5-TRICHLOROPHENOXY)-
     RN  - 93-80-1

801  N1  - BUTYRONITRILE, 2,4-DIHYDROXY-3,3-DIMETHYL-
     RN  - 10232-92-5

802  N1  - BUTYROPHENONE,
           4-(4-(p-CHLOROPHENYL)-4-HYDROXYPIPERIDINO)-4'-FLUORO-
     RN  - 52-86-8

803  N1  - BUTYROPHENONE,
           3-(p-CHLOROPHENYL)-2-PHENYL-4'-(2-(1-PYRROLIDINYL)ETHOXY)-,
           erythro-
     RN  - 31301-20-9

804  N1  - BUTYROPHENONE,
           3-(p-CHLOROPHENYL)-2-PHENYL-4'-(2-(1-PYRROLIDINYL)ETHOXY)-, threo-
     RN  - 32719-36-1

805  N1  - BUTYROPHENONE,
           4'-FLUORO-4-(4-HYDROXY-4-(alpha,alpha,alpha-TRIFLUORO-m-TOLYL)PIP-
           ERIDINO)-
     RN  - 749-13-3

806  N1  - BUTYROPHENONE, 4'-FLUORO-4-(4-(o-METHOXYPHENYL)-1-PIPERAZINYL)-
     RN  - 1480-19-9

807  N1  - BUTYROPHENONE, 4'-FLUORO-4-(4-METHYLPIPERIDINO)-, HYDROCHLORIDE
     RN  - 1622-79-3

808  N1  - CADMIUM
     RN  - 7440-43-9

809  N1  - CADMIUM(II) ACETATE
     RN  - 543-90-8

810  N1  - CADMIUM CHLORIDE
     RN  - 10108-64-2

811  N1  - CADMIUM CHLORIDE, DIHYDRATE

812  N1  - CADMIUM CHLORIDE, HYDRATE (2:5)
     RN  - 7790-78-5

813  N1  - CADMIUM OXIDE
     RN  - 1306-19-0

814  N1  - CADMIUM SULFATE (1:1)
     RN  - 10124-36-4

815  N1  - CADMIUM SULFATE, HYDRATE

816  N1  - CADMIUM SULFATE (1:1) HYDRATE (3:8)
     RN  - 7790-84-3

817  N1  - CAFFEINE
     RN  - 58-08-2

818  N1  - CAFFEINE and SODIUM BENZOATE

819  N1  - CALATROPIS GIGANTEA, liquid extract

820  N1  - CALCIDRINE
```

821 N1 - CALCIUM FLUORIDE
    RN - 7789-75-5

822 N1 - CALOTROPIS PROCERA (Ait.) R.Br., flower extract

823 N1 - CAMPHORATED OIL
    RN - 8011-47-0

824 N1 - CANDICIDIN
    RN - 1403-17-4

825 N1 - CANNABIS
    RN - 8063-14-7

826 N1 - CANNABIS SATIVA, extract

827 N1 - CAPSELLA BURSAPASTORIS (L.) Medic.

828 N1 - CARBAMIC ACID, N-(5-BENZOYLBENZIMIDAZOL-2-YL)-, METHYL ESTER
    RN - 31431-39-7

829 N1 - CARBAMIC ACID, BUTYL ESTER
    RN - 592-35-8

830 N1 - CARBAMIC ACID, BUTYL-, ETHYL ESTER
    RN - 591-62-8

831 N1 - CARBAMIC ACID, N-BUTYL-N-NITROSO-, ETHYL ESTER
    RN - 6558-78-7

832 N1 - CARBAMIC ACID, 3-(p-CHLOROPHENOXY)-2-HYDROXYPROPYL ESTER
    RN - 886-74-8

833 N1 - CARBAMIC ACID, DIETHYLDITHIO-, SODIUM SALT
    RN - 148-18-5

834 N1 - CARBAMIC ACID, DIMETHYLDITHIO-
    RN - 79-45-8

835 N1 - CARBAMIC ACID, DIMETHYL-, ETHYL ESTER
    RN - 687-48-9

836 N1 - CARBAMIC ACID, ETHYLENEBIS(DITHIO-, DISODIUM SALT
    RN - 142-59-6

037 N1 - CARBAMIC ACID, ETHYL ESTER
    RN - 51-79-6

838 N1 - CARBAMIC ACID, ETHYLNITROSO-, ETHYL ESTER
    RN - 614-95-9

839 N1 - CARBAMIC ACID, HYDROXY-, ETHYL ESTER
    RN - 589-41-3

840 N1 - CARBAMIC ACID, 2-HYDROXYETHYL ESTER
    RN - 5395-01-7

841 N1 - CARBAMIC ACID, METHYL-, 2,3-DIHYDRO-2,2-DIMETHYL-7-BENZOFURANYL ESTER
    RN - 1563-66-2

842 N1 - CARBAMIC ACID, METHYL-, 4-DIMETHYLAMINO-3,5-XYLYL ESTER
    RN - 315-18-4

843 N1 - CARBAMIC ACID, METHYL-, ETHYL ESTER
    RN - 105-40-8

844 N1 - CARBAMIC ACID, METHYL-, o-ISOPROPOXYPHENYL ESTER
    RN - 114-26-1

845 N1 - CARBAMIC ACID, METHYL-, 1-NAPHTHYL ESTER
    RN - 63-25-2

846 N1 - CARBAMIC ACID, N-METHYL-N-NITROSO-, ETHYL ESTER
    RN - 615-53-2

847 N1 - CARBAMIC ACID, (5-(PHENYLSULFINYL)-1H-BENZIMIDAZOL-2-YL)-, METHYL ESTER
    RN - 53716-50-0

848 N1 - CARBAMIC ACID, (5-PROPOXY-2H-BENZIMIDAZOL-2-YL)-, METHYL ESTER
    RN - 67049-95-0

849 N1 - CARBAMIC ACID, PROPYL ESTER
     RN - 627-12-3

850 N1 - CARBAMIC ACID, (5-(PROPYLTHIO)-1H-BENZIMIDAZOL-2-YL)-, METHYL
          ESTER
     RN - 54965-21-8

851 N1 - CARBAMIC ACID, THIO-, S,S'-(2-(DIMETHYLAMINO)TRIMETHYLENE) ESTER,
          HYDROCHLORIDE
     RN - 15263-52-2

852 N1 - CARBANILIC ACID, m-CHLORO-, ISOPROPYL ESTER
     RN - 101-21-3

853 N1 - CARBANILIC ACID, m,N-DIMETHYLTHIO-, O-2-NAPHTHYL ESTER
     RN - 2398-96-1

854 N1 - CARBANILIC ACID, ISOPROPYL ESTER
     RN - 122-42-9

855 N1 - CARBANILIDE, 3,4,4'-TRICHLORO- mixed with
          4,4'-DICHLORO-3-TRIFLUOROMETHYLCARBANILIDE (2:1)

856 N1 - CARBAZIC ACID, 3-(1-PHTHALAZINYL)-, ETHYL ESTER, HYDROCHLORIDE,
          HYDRATE

857 N1 - 9H-CARBAZOLE-2-ACETIC ACID, 6-CHLORO-alpha-METHYL-, (+-)-
     RN - 53716-49-7

858 N1 - CARBON
     RN - 7440-44-0

859 N1 - CARBON DIOXIDE
     RN - 124-38-9

860 N1 - CARBON DISULFIDE
     RN - 75-15-0

861 N1 - CARBON DISULFIDE and HYDROGEN SULFIDE

862 N1 - CARBONIC ACID, CYCLIC 3-CHLOROPROPYLENE ESTER

863 N1 - CARBONIC ACID, CYCLIC
          ((p-(6-METHOXY-2-PHENYL-3,4-DIHYDRO-1-NAPHTHYL)PHENOXY)METHYL)ETH-
          YLENE ESTER

864 N1 - CARBONIC ACID, DIETHYL ESTER
     RN - 105-58-8

865 N1 - CARBONIC ACID, DILITHIUM SALT and
          2-CHLORO-10-(3-(DIMETHYLAMINO)PROPYL)PHENOTHIAZINE (9:2)

866 N1 - CARBONIC ACID, ZINC SALT (1:1)
     RN - 3486-35-9

867 N1 - CARBON MONOXIDE
     RN - 630-08-0

868 N1 - CARBON TETRACHLORIDE
     RN - 56-23-5

869 N1 - CARD-20(22)-ENOLIDE,
          3-((O-2,6-DIDEOXY-4-O-METHYL-beta-D-ribo-HEXOPYRANOSYL-(1-4)-O-2,-
          6-
          DIDEOXY-beta-D-ribo-HEXOPYRANOSYL-(1-4)-2,6-DIDEOXY-beta-D-ribo-H-
          EXOPYRANOSYL)OXY)- 12,14-DIHYDROXY-, (3-beta,5-beta,12-beta)-
     RN - 30685-43-9

870 N1 - CARD-20(22)-ENOLIDE, 1,3,5,14,19-PENTAHYDROXY-, HYDRATE

871 N1 - CARICA PAPAYA Linn., unripe fruit pulp extract

872 N1 - CARRAGEENAN, CALCIUM(II) SALT
     RN - 9049-05-2

873 N1 - CARVACROL, 5-(2-(N,N-DIMETHYLAMINO)ETHOXY)-, ACETATE,
          HYDROCHLORIDE
     RN - 964-52-3

874 N1 - CARZINOPHILIN
     RN - 1403-28-7

```
875  N1  - CASSAVA, MANIHOT UTILISSIMA

876  N1  - CELLRYL

877  N1  - CELLULOSE ACETATE PHTHALATE

878  N1  - CELLULOSE, CARBOXYMETHYL ETHER, SODIUM SALT
     RN  - 9004-32-4

879  N1  - CELLULOSE, 2-HYDROXYETHYL ETHER
     RN  - 9004-62-0

880  N1  - CERIUM CITRATE
     RN  - 512-24-3

881  N1  - CERIUM(III) NITRATE
     RN  - 10108-73-3

882  N1  - alpha-CHACONINE
     RN  - 20562-03-2

883  N1  - CHALCONE, 4-CHLORO-4'-(2-(DIETHYLAMINO)ETHOXY)-alpha-PHENYL-
     RN  - 15272-68-1

884  N1  - CHALCONE, 2'-CHLORO-4,4'-DIFLUORO-

885  N1  - CHALCONE, 2'-CHLORO-4'-FLUORO-3,4-METHYLENEDIOXY-

886  N1  - CHALCONE, 2-CHLORO-alpha-PHENYL-4'-(2-(1-PYRROLIDINYL)ETHOXY)-
     RN  - 24845-21-4

887  N1  - CHALCONE, 3'-CHLORO-alpha-PHENYL-4'-(2-(1-PYRROLIDINYL)ETHOXY)-
     RN  - 24845-22-5

888  N1  - CHALCONE, 4-CHLORO-alpha-PHENYL-4'-(2-(1-PYRROLIDINYL)ETHOXY)-
     RN  - 15272-64-7

889  N1  - CHALCONE, 4-CHLORO-alpha-(p-(2-(1-PYRROLIDINYL)ETHOXY)PHENYL)-
     RN  - 17599-75-6

890  N1  - CHALCONE, 3,4-DICHLORO-alpha-PHENYL-4'-(2-(1-PYRROLIDINYL)ETHOXY)-
     RN  - 15272-67-0

891  N1  - CHALCONE,
           3,4-DIMETHOXY-alpha-PHENYL-4'-(2-(1-PYRROLIDINYL)ETHOXY)-
     RN  - 15272-66-9

892  N1  - CHALCONE, 4'-FLUORO-2'-HYDROXY-3,4-METHYLENEDIOXY-

893  N1  - CHALCONE,
           3-(p-FLUOROPHENYL)-alpha-PHENYL-4'-(2-(1-PYRROLIDINYL)ETHOXY)-
     RN  - 24845-27-0

894  N1  - CHALCONE, 2-FLUORO-alpha-PHENYL-4'-(2-(1-PYRROLIDINYL)ETHOXY)-
     RN  - 24845-25-8

895  N1  - CHALCONE, 3-METHOXY-alpha-PHENYL-4'-(2-(1-PYRROLIDINYL)ETHOXY)-
     RN  - 15288-31-0

896  N1  - CHALCONE,
           3,4-(METHYLENEDIOXY)-alpha-PHENYL-4'-(2-(1-PYRROLIDINYL)ETHOXY)-
     RN  - 15272-65-8

897  N1  - CHALCONE, 2',3,4'-TRIHYDROXY-4,6'-DIMETHOXY-,
           4'-(6-O-(6-DEOXY-alpha-L-MANNOPYRANOSYL)- beta-D-GLUCOPYRANOSIDE)
     RN  - 24292-52-2

898  N1  - CHLORIC ACID, MAGNESIUM SALT
     RN  - 10326-21-3

899  N1  - CHLORINE OXIDE
     RN  - 10049-04-4

900  N1  - CHLOROFORM
     RN  - 67-66-3

901  N1  - 5-beta-CHOLAN-24-OIC ACID, 3-alpha,7-alpha-DIHYDROXY-
     RN  - 474-25-9

902  N1  - 5-beta-CHOLAN-24-OIC ACID, 3-alpha,7-beta-DIHYDROXY-
     RN  - 128-13-2
```

903 N1 - 5-beta-CHOLAN-24-OIC ACID, 3-alpha,12-alpha-DIHYDROXY-, SODIUM SALT
     RN - 302-95-4
904 N1 - CHOLANTHRENE, 3-METHYL-
     RN - 56-49-5
905 N1 - 1-CHOLANTHRENOL, 3-METHYL-
     RN - 3342-98-1
906 N1 - CHOLECALCIFEROL, 1a,25-DIHYDROXY-
     RN - 32222-06-3
907 N1 - CHOLECALCIFEROL, alpha-HYDROXY-
     RN - 57651-82-8
908 N1 - CHOLESTAN-3-alpha-OL
909 N1 - 3-alpha-CHOLESTANOL, HYDROGEN PHOSPHATE, MONOSODIUM SALT
910 N1 - CHOLEST-5-EN-3-beta-OL, 24-beta-ETHYL-, SULFATE SALT (1:1)
911 N1 - CHOLEST-5-EN-3-beta-OL, 14-METHYLHEXADECANOATE
     RN - 19477-24-8
912 N1 - CHOLESTEROL
     RN - 57-88-5
913 N1 - CHOLESTYRAMINE
     RN - 11041-12-6
914 N1 - CHOLINE, HYDROXIDE, 5'-ESTER with CYTIDINE 5'-(TRIHYDROGEN PYROPHOSPHATE), inner salt
     RN - 987-78-0
915 N1 - CHONDROITIN, HYDROGEN SULFATE, SODIUM SALT
     RN - 9082-07-9
916 N1 - CHROMAN, 3,4-trans-2,2-DIMETHYL-3-PHENYL-4-p-(beta-PYRROLIDINOETHOXY)PHENYL-7-METHOXY-, HYDROCHLORIDE
     RN - 51023-56-4
917 N1 - 6-CHROMANOL, 2,5,7,8-TETRAMETHYL-2-(4,8,12-TRIMETHYLTRIDECYL)-, ACETATE
     RN - 7695-91-2
918 N1 - CHROMIC ACID, CALCIUM SALT (1:1)
     RN - 13765-19-0
919 N1 - CHROMIC ACID, DIPOTASSIUM SALT
     RN - 7789-00-6
920 N1 - CHROMIUM(III) CHLORIDE (1:3)
     RN - 10025-73-7
921 N1 - CHROMIUM(III) CHLORIDE, HEXAHYDRATE (1:3:6)
     RN - 10060-12-5
922 N1 - CHROMIUM(VI) OXIDE (1:3)
     RN - 1333-82-0
923 N1 - CHROMOMYCIN A3
     RN - 7059-24-7
924 N1 - CICHORIUM INTYBUS, ETHANOL EXTRACT
925 N1 - CINNAMALDEHYDE, 3,4,5-TRIMETHOXY-
     RN - 34346-90-2
926 N1 - CINNAMIC ACID, 3,4-DIHYDROXY-
     RN - 331-39-5
927 N1 - CINNAMIC ACID, p-HYDROXY-
     RN - 7400-08-0
928 N1 - CINNAMIC ACID, 4-HYDROXY-3-METHOXY-, (E)-
     RN - 537-98-4
929 N1 - CISTANCHE TUBULOSA Wight, extract
930 N1 - CITRIC ACID, TRISODIUM SALT, complex with CERIUM CHLORIDE

931 N1 - CITRIC ACID, ZINC SALT (2:3)
     RN - 546-46-3

932 N1 - CLAY (KAOLIN)
     RN - 1332-58-7

933 N1 - CLD
     RN - 56939-74-3

934 N1 - CLOPHEN A 50
     RN - 8068-44-8

935 N1 - CNICUS SPICATUS, crude extract

936 N1 - COAL TAR CREOSOTE
     RN - 8001-58-9

937 N1 - COBALTATE(3-), HEXANITRO-, TRISODIUM
     RN - 13600-98-1

938 N1 - COBALT(2+) CHLORIDE
     RN - 7646-79-9

939 N1 - COBALT(2+) CHLORIDE HEXAHYDRATE
     RN - 7791-13-1

940 N1 - COBALT(II) NITRATE (1:2)
     RN - 10141-05-6

941 N1 - COBINAMIDE, CYANIDE PHOSPHATE 3'-ESTER with
           5,6-DIMETHYL-1-alpha-D- RIBOFURANOSYLBENZIMIDAZOLE, inner SALT
     RN - 68-19-9

942 N1 - COCOA FATTY ACIDS, POTASSIUM SALTS

943 N1 - COFFEE

944 N1 - COLA NITIDA, nut extract

945 N1 - COLCHICINE
     RN - 64-86-8

946 N1 - COLCHICINE, N-DEACETYL-N-METHYL-
     RN - 477-30-5

947 N1 - COLCHICINE, N-DEACETYL-10-THIO-
     RN - 2731-16-0

948 N1 - COLISTINMETHANESULFONIC ACID, TETRASODIUM SALT
     RN - 8068-28-8

949 N1 - COMBRETODENDRON AFRICANUM (Welw), extract

950 N1 - CONCANAVALIN A
     RN - 11028-71-0

951 N1 - CONJUGATED ESTROGENIC HORMONES

952 N1 - COPPER
     RN - 7440-50-8

953 N1 - COPPER(I) CITRATE
     RN - 866-82-0

954 N1 - COPPER(I) OXIDE
     RN - 1317-39-1

955 N1 - COPPER (II) SULFATE (1:1)
     RN - 7758-98-7

956 N1 - CORN OIL
     RN - 8001-30-7

957 N1 - CORTICOSTERONE
     RN - 50-22-6

958 N1 - CORTICOSTERONE, 21-ACETATE
     RN - 1173-26-8

959 N1 - CORTICOTROPIN
     RN - 9002-60-2

```
960  N1  - alpha(sup 1-24)-CORTICOTROPIN mixt. with ZINC PHOSPHATE (3:2)
     RN  - 53468-06-7

961  N1  - CORTISOL
     RN  - 50-23-7

962  N1  - CORTISOL, 21-ACETATE
     RN  - 50-03-3

963  N1  - CORTISOL, 17-BUTYRATE
     RN  - 13609-67-1

964  N1  - CORTISOL, 17-BUTYRATE, 21-PROPIONATE
     RN  - 72590-77-3

965  N1  - CORTISOL, 21-(DIHYDROGEN PHOSPHATE)
     RN  - 3863-59-0

966  N1  - CORTISOL, SUCCINATE, SODIUM SALT
     RN  - 125-04-2

967  N1  - CORTISONE
     RN  - 53-06-5

968  N1  - CORTISONE 21-ACETATE
     RN  - 50-04-4

969  N1  - CORYDALOID

970  N1  - COTTONSEED OIL (Deodorized winterized)
     RN  - 8001-29-4

971  N1  - COUMARIN
     RN  - 91-64-5

972  N1  - COUMARIN, 3-(alpha-ACETONYLBENZYL)-4-HYDROXY-
     RN  - 81-81-2

973  N1  - COUMARIN, 3-(alpha-ACETONYLBENZYL)-4-HYDROXY-, SODIUM SALT
     RN  - 129-06-6

974  N1  - COUMARIN, 3-(alpha-ACETONYLBENZYL)-4-HYDROXY-, SODIUM SALT
     RN  - 129-06-6

975  N1  - COUMARIN, 3-(alpha-ACETONYL-p-NITROBENZYL)-4-HYDROXY-
     RN  - 152-72-7

976  N1  - COUMARIN, 7-(2-(DIETHYLAMINO)ETHOXY)-3,4-DIPHENYL-

977  N1  - COUMARIN, 6,7-DIMETHOXY-
     RN  - 120-08-1

978  N1  - COUMARIN, 3,4-DIPHENYL-7-HYDROXY-, ACETATE (ester)

979  N1  - COUMARIN, 4-ETHYL-7-HYDROXY-3-(p-METHOXYPHENYL)-

980  N1  - COUMARIN, 7-HYDROXY-3-(p-METHOXYPHENYL)-4-PHENYL-

981  N1  - COUMARIN, 7-HYDROXY-3-(p-METHOXYPHENYL)-4-PHENYL-, ACETATE (ester)

982  N1  - COUMARIN, 7-HYDROXY-4-METHYL-
     RN  - 90-33-5

983  N1  - COUMARIN, 4-(p-HYDROXYPHENYL)-3-(p-METHOXYPHENYL)-, ACETATE
           (ester)

984  N1  - COUMARIN, 3,3'-METHYLENEBIS(4-HYDROXY-
     RN  - 66-76-2

985  N1  - CRESOATE, WOOD
     RN  - 8021-39-4

986  N1  - m-CRESOL
     RN  - 108-39-4

987  N1  - m-CRESOL, alpha-(AMINOOXY)-6-BROMO-
     RN  - 555-65-7

988  N1  - p-CRESOL, alpha-CYCLOHEXYLIDENE-alpha-(p-HYDROXYPHENYL)-
     RN  - 5189-40-2
```

989 N1 - p-CRESOL, alpha-CYCLOHEXYLIDENE-alpha-(p-HYDROXYPHENYL)-,
         DIACETATE
     RN - 2624-43-3

990 N1 - p-CRESOL, 2,6-DI-tert-BUTYL-
     RN - 128-37-0

991 N1 - m-CRESOL, 4,4'-(1,2-DIETHYLETHYLENE)DI-
     RN - 85720-57-6

992 N1 - o-CRESOL, 4,4'-(1,2-DIETHYLETHYLENE)DI-
     RN - 10465-10-8

993 N1 - p-CRESOL, alpha-(2,2-DIMETHYLVINYL)-alpha-ETHYNYL-
     RN - 63141-79-7

994 N1 - o-CRESOL, 4,6-DINITRO-, AMMONIUM SALT
     RN - 2980-64-5

995 N1 - p-CRESOL,
         alpha-(p-HYDROXYPHENYL)-alpha-(2-METHYLCYCLOHEXYLIDENE)-,
         DIACETATE
     RN - 21327-74-2

996 N1 - CROTALARIA JUNCEA Linn., seed extract

997 N1 - CUMINUM CYMINUM, seed extract

998 N1 - CURCUMA LONGA Linn., rhizome extract

999 N1 - CURCUMA ZEDOARIA Roscoe, root extract

1000 N1 - CUSCUTA REFLEXA Roxb., extract excluding roots

1001 N1 - CYCLIC(L-ALANYL-L-alpha-GLUTAMYL-L-ALANYL-L-LYSYL),
         MONOHYDROCHLORIDE
     RN - 53665-78-4

1002 N1 - CYCLOGUANIDE

1003 N1 - 1,4-CYCLOHEXADIENE-1-CARBOXYLIC ACID,
         3-(BIS(3-CARBOXY-4-HYDROXYPHENYL)METHYLENE)-6-OXO-, TRIAMMONIUM
         SALT
     RN - 569-58-4

1004 N1 - 2,5-CYCLOHEXADIEN-1-ONE, 4-IMINO-
     RN - 3009-34-5

1005 N1 - 1,4-CYCLOHEXANEBIS(METHYLAMINE), N,N'-BIS(2-CHLOROBENZYL)-,
         DIHYDROCHLORIDE, (E)-
     RN - 366-93-8

1006 N1 - CYCLOHEXANECARBOXYLIC ACID, 4-(AMINOMETHYL)-, trans-
     RN - 1197-18-8

1007 N1 - CYCLOHEXANECARBOXYLIC ACID,
         3-((3-(3,4-DIHYDROXYPHENYL)-1-OXO-2-PROPENYL)OXY)-
         1,4,5-TRIHYDROXY-, (1S-(1-alpha,3-beta,4-alpha,5-alpha))-
     RN - 327-97-9

1008 N1 - CYCLOHEXANEGLYCOLIC ACID, alpha-PHENYL-,
         4-(DIETHYLAMINO)-2-BUTYNYL ESTER, HYDROCHLORIDE
     RN - 1508-65-2

1009 N1 - CYCLOHEXANE, 1,2,3,4,5,6-HEXACHLORO-
     RN - 608-73-1

1010 N1 - CYCLOHEXANE, 1,2,3,4,5,6-HEXACHLORO-, gamma-isomer
     RN - 58-89-9

1011 N1 - CYCLOHEXANESULFAMIC ACID, CALCIUM SALT (2:1)
     RN - 139-06-0

1012 N1 - CYCLOHEXANESULFAMIC ACID, MONOSODIUM SALT
     RN - 139-05-9

1013 N1 - CYCLOHEXANOL
     RN - 108-93-0

1014 N1 - CYCLOHEXANOL, 4-(N-(2-AMINO-3,5-DIBROMOBENZYL)AMINO)-,
         HYDROCHLORIDE (E)-

1015 N1 - CYCLOHEXANOL, 2-((DIMETHYLAMINO)METHYL)-1-(m-METHOXYPHENYL)-,
            HYDROCHLORIDE, (E)-
      RN - 73806-49-2

1016 N1 - CYCLOHEXANOL, 4-(DIPHENYLMETHYLENE)-2-ETHYL-3-METHYL-, ACETATE
      RN - 52236-34-7

1017 N1 - CYCLOHEXANONE
      RN - 108-94-1

1018 N1 - CYCLOHEXANONE, 2-(o-CHLOROPHENYL)-2-(METHYLAMINO)-, (+-)-
      RN - 6740-88-1

1019 N1 - CYCLOHEXANONE, 2-(o-CHLOROPHENYL)-2-(METHYLAMINO)-, HYDROCHLORIDE
      RN - 1867-66-9

1020 N1 - 3-CYCLOHEXENE-1-CARBOXYLIC ACID, 2-(DIMETHYLAMINO)-1-PHENYL-,
            ETHYL ESTER, HYDROCHLORIDE, trans-(+-)-
      RN - 27107-79-5

1021 N1 - 3-CYCLOHEXENE-1-CARBOXYLIC ACID,
            5-ETHYL-4-(p-HYDROXYPHENYL)-6-METHYL-, ACETATE (ester)
      RN - 21161-63-7

1022 N1 - 3-CYCLOHEXENE-1-CARBOXYLIC ACID,
            5-ETHYL-4-(p-HYDROXYPHENYL)-6-METHYL-, SODIUM SALT
      RN - 22921-18-2

1023 N1 - 3-CYCLOHEXENE-1-CARBOXYLIC ACID,
            3-ETHYL-4-(p-METHOXYPHENYL)-2-METHYL-
      RN - 1755-52-8

1024 N1 - 3-CYCLOHEXENE-1-CARBOXYLIC ACID, 5-ETHYL-6-METHYL-4-PHENYL-
      RN - 7698-97-7

1025 N1 - 3-CYCLOHEXENE-1-CARBOXYLIC ACID, 5-ETHYL-6-METHYL-4-PHENYL-,
            SODIUM SALT
      RN - 16550-39-3

1026 N1 - CYCLOHEXENE-1,2-DICARBOXIMIDE
      RN - 27813-21-4

1027 N1 - 1-CYCLOHEXENE-1,2-DICARBOXIMIDE
      RN - 4720-86-9

1028 N1 - 4-CYCLOHEXENE-1,2-DICARBOXIMIDE
      RN - 85-40-5

1029 N1 - 4-CYCLOHEXENE-1,2-DICARBOXIMIDE, N-(2,6-DIOXO-3-PIPERIDYL)-
      RN - 69352-90-5

1030 N1 - 1-CYCLOHEXENE-1,2-DICARBOXIMIDE, N-METHYL-

1031 N1 - 4-CYCLOHEXENE-1,2-DICARBOXIMIDE, N-METHYL-

1032 N1 - 4-CYCLOHEXENE-1,2-DICARBOXIMIDE,
            N-((1,1,2,2-TETRACHLOROETHYL)THIO)-
      RN - 2425-06-1

1033 N1 - CYCLOHEXENE-1,2-DICARBOXIMIDE, N-((TRICHLOROMETHYL)THIO)-

1034 N1 - 4-CYCLOHEXENE-1,2-DICARBOXIMIDE, N-(TRICHLOROMETHYL)THIO-
      RN - 133-06-2

1035 N1 - CYCLOHEXENE, 1-METHYL-4-(1-METHYLETHENYL)-, (R)-
      RN - 5989-27-5

1036 N1 - CYCLOHEXYLAMINE
      RN - 108-91-8

1037 N1 - CYCLOHEXYLAMINE, 4,4-DIPHENYL-N-ISOPROPYL-, HYDROCHLORIDE
      RN - 14334-41-9

1038 N1 - CYCLOHEXYLAMINE, HYDROCHLORIDE
      RN - 4998-76-9

1039 N1 - CYCLOHEXYLAMINE, SULFATE
      RN - 19834-02-7

1040 N1 - 1H-CYCLONONA(1,2-c:5,6-c')DIFURAN-1,3,6,8(4H)-TETRONE,
          10-((3,6-DIHYDRO-6-OXO-2H-PYRAN-2-YL)
          HYDROXYMETHYL)-5,9,10,11-TETRAHYDRO-4-HYDROXY-5-(1-HYDROXYHEPTYL)-
     RN - 21794-01-4

1041 N1 - CYCLOPAMINE
     RN - 4449-51-8

1042 N1 - 1,3-CYCLOPENTADIENE, 1,2,3,4,5,5-HEXACHLORO-
     RN - 77-47-4

1043 N1 - CYCLOPENTA(c)FURO(3',2':4,5)FURO(2,3-h)(1)BENZOPYRAN-11(1H)-ONE,
          2,3,6a,9a-TETRAHYDRO- 1-HYDROXY-4-METHOXY-
     RN - 29611-03-8

1044 N1 - CYCLOPENTA(5,6)NAPHTH(1,2-d)AZEPIN-2(3H)-ONE,
          4,5,6,7,7a,8,9,10,10a,10b,11,12-DODECAHYDRO-
          8-alpha-ETHYNYL-8-beta-HYDROXY-7a-METHYL-, ACETATE (ester)

1045 N1 - CYCLOPENTANEHEPTANOIC ACID, 3,5-DIHYDROXY-2-(3-HYDROXY-1-OCTENYL)-
     RN - 745-62-0

1046 N1 - CYCLOPENTANEHEPTANOIC ACID,
          3-HYDROXY-2-(3-HYDROXY-1-NONENYL)-5-OXO-, (E)-trans-1,2,cis-1,3-
     RN - 17711-13-6

1047 N1 - CYCLOPENTANEHEPTANOIC ACID,
          3-HYDROXY-2-(3-HYDROXY-1-OCTENYL)-5-OXO-, 1-
     RN - 745-65-3

1048 N1 - CYCLOPENTANEHEPTANOIC ACID,
          5-HYDROXY-2-(3-HYDROXY-1-OCTENYL)-3-OXO-
     RN - 17968-82-0

1049 N1 - CYCLOPENTA(c)PYRAN-4-CARBOXYLIC ACID,
          1,4a-alpha,5,7a-alpha-TETRAHYDRO-1-HYDROXY-7- (HYDROXYMETHYL)-,
          METHYL ESTER
     RN - 6902-77-8

1050 N1 - 3-CYCLOPENTENE-1-HEPTANOIC ACID, 2-(3-HYDROXY-1-OCTENYL)-5-OXO-
     RN - 14152-28-4

1051 N1 - 5H-CYCLOPENT(e)OXACYCLOTRIDECIN-5-ONE,
          3,6,7,8,11,11a,12,13,14,14a-DECAHYDRO-
          12,14-DIHYDROXY-3-(PHENOXYMETHYL)-,
          (3R-(1E,3R*,9Z,11aR*,12S*,14R*,14aR*))
     RN - 62411-17-0

1052 N1 - 5H-CYCLOPENT(e)OXACYCLOTRIDECIN-5-ONE,
          3,6,7,8,11,11a,12,13,14,14a-DECAHYDRO-
          12,14-DIHYDROXY-3-(2-PHENYLETHYL)-,
          (3S-(1E,3R*,9Z,11aS*,12R*,14S*,14aS*))-
     RN - 62411-15-8

1053 N1 - 3H-CYCLOPENT(e)OXACYCLOTRIDECIN-5,12-DIONE,
          6,7,8,11,11a,13,14,14a-OCTAHYDRO-14-HYDROXY- 3-(2-PHENYLETHYL)-,
          (3S-(1E,3R*,8Z,11aS*,14S*,14aS*))-
     RN - 62411-16-9

1054 N1 - 3H-CYCLOPENT(b)OXECIN-2-ONE,
          4,5,8,8a,9,10,11,11a-OCTAHYDRO-10-HYDROXY-9-(3-HYDROXY-
          3-METHYL-4-PHENYL-1-BUTENYL)-
     RN - 85761-26-8

1055 N1 - 5H-CYCLOPROPA(3,4)BENZ(1,2-e)AZULEN-5-ONE,
          1,1a-beta,1b-alpha,4,4a,7a-beta,7b,8,9,9a-
          DECAHYDRO-4a-alpha,7b-alpha,9-beta,9a-alpha-TETRAHYDROXY-3-(HYDRO-
          XYMETHYL)-1,1,6,8-alpha- TETRAMETHYL-
     RN - 17673-25-5

1056 N1 - 5H-CYCLOPROPA(3,4)BENZ(1,2-e)AZULEN-5-ONE,
          1,1a-beta,1b-alpha,4,4a,7a-beta,7b,8,9,9a-
          DECAHYDRO-4a-alpha,7b-beta,9-alpha,9a-beta-TETRAHYDROXY-3-(HYDROX-
          YMETHYL)-1,1,6,8-beta- TETRAMETHYL-, 9a-ACETATE 9-MYRISTATE
     RN - 16561-29-8

1057 N1 - CYCLOPROPANECARBOXYLIC ACID, 3-(2,2-DIBROMOVINYL)-2,2-DIMETHYL-,
          CYANO(3-PHENOXYPHENYL) METHYL ESTER, cis-(+)-
     RN - 52820-00-5

1058 N1 - CYCLOPROPANECARBOXYLIC ACID, 3-(2,2-DICHLOROVINYL)-2,2-DIMETHYL-,
            3-PHENOXYBENZYL ESTER, (+-)-, (cis,trans)-
      RN - 52645-53-1

1059 N1 - CYCLOPROPANECARBOXYLIC ACID, 2,2-DIMETHYL-3-(2-METHYLPROPENYL)-,
            5-(2-PROPYNYL)FURFURYL ESTER
      RN - 23031-38-1

1060 N1 - CYCLOPROPANEPROPIONIC ACID, alpha-AMINO-2-METHYLENE-, L-(+)-
      RN - 156-56-9

1061 N1 - 3'H-CYCLOPROPA(1,2)PREGNA-4,6-DIENE-3,20-DIONE,
            6-CHLORO-17-HYDROXY-, ACETATE (ester)

1062 N1 - 3'H-CYCLOPROPA(1,2)PREGNA-4,6-DIENE-3,20-DIONE, 17-HYDROXY-,
            ACETATE

1063 N1 - 3'H-CYCLOPROPA(1,2)PREGNA-1,4,6-TRIENE-3,20-DIONE,
            6-CHLORO-1-beta,2-beta-DIHYDRO- 17-HYDROXY-
      RN - 2098-66-0

1064 N1 - 3'H-CYCLOPROPA(1,2)PREGNA-1,4,6-TRIENE-3,20-DIONE,
            6-CHLORO-1-beta,2-beta-DIHYDRO- 17-HYDROXY-,ACETATE
      RN - 427-51-0

1065 N1 - CYCLOPROPA(16,17)PREGN-5-EN-20-ONE, 1',3'-DIHYDRO-3-beta-HYDROXY-

1066 N1 - 3'H-CYCLOPROP(14,15)ESTRA-1,3,5(10)-TRIEN-17-beta-OL, 3-METHOXY-,
            (14-beta,15-beta)-
      RN - 68247-73-4

1067 N1 - CYCLOPROPYLAMINE, 2-PHENYL-, trans-
      RN - 3721-28-6

1068 N1 - CYCLOSILOXANE, PHENYLMETHYL-, mixed copolymer

1069 N1 - CYCLOSILOXANE, PHENYLMETHYL-, mixed copolymer and
            1,1,1,3,5,5,5-HEPTAMETHYL-3-(3,3,3- TRIFLUOROPROPYL)TRISILOXANE

1070 N1 - CYCLOTETRASILOXANE, 2,4-DIPHENYL-2,4,6,6,8,8-HEXAMETHYL-, (E)-

1071 N1 - CYCLOTETRASILOXANE, 2,4-DIPHENYL-2,4,6,6,8,8-HEXAMETHYL-, racemic
            mixture

1072 N1 - CYCLOTETRASILOXANE, 2,4-DIPHENYL-2,4,6,6,8,8-HEXAMETHYL-, (Z)-

1073 N1 - CYCLOTETRASILOXANE, 2,6-DIPHENYL-2,4,4,6,8,8-HEXAMETHYL-

1074 N1 - CYCLOTETRASILOXANE, 2,6-DIPHENYL-2,4,4,6,8,8-HEXAMETHYL-, (E)-

1075 N1 - CYCLOTETRASILOXANE, 2,6-DIPHENYLHEXAMETHYL-, Z-
      RN - 33204-76-1

1076 N1 - CYCLOTETRASILOXANE, HEPTAMETHYLPHENYL-

1077 N1 - CYCLOTETRASILOXANE, 2,2,4,4,6,6-HEXAMETHYL-8-PHENYL-

1078 N1 - CYCLOTETRASILOXANE, PENTAMETHYLTRIPHENYL-

1079 N1 - CYCLOTRISILOXANE, 2,4-DIPHENYL-2,4,6,6-TETRAMETHYL-, (E)-

1080 N1 - CYCLOTRISILOXANE, 2,4-DIPHENYL-2,4,6,6-TETRAMETHYL-, (83% trans,
            17% cis)-

1081 N1 - CYCLOTRISILOXANE, 2,4,4,6,6-PENTAMETHYL-2-PHENYL-

1082 N1 - CYCLOTRISILOXANE, 2,4,6-TRIMETHYL-2,4,6-TRIPHENYL-, (Z)-

1083 N1 - 1H-CYCLOUNDEC(d)ISOINDOLE-1,11(2H)-DIONE,
            3-BENZYL-3,3-alpha,4,5,6,6-alpha,9,10,12,15-
            DECAHYDRO-6,12,15-TRIHYDROXY-4,10,12-TRIMETHYL-5-METHYLENE-,
            15-ACETATE
      RN - 22144-77-0

1084 N1 - CYSTEINE, L-
      RN - 52-90-4

1085 N1 - CYSTEINE, HYDROCHLORIDE, DL-
      RN - 10318-18-0

1086 N1 - CYSTEINE, METHYL ESTER, HYDROCHLORIDE, L-
      RN - 18598-63-5

1087 N1 - CYSTINE, L-
      RN - 56-89-3

1088 N1 - CYTIDINE, 2'-DEOXY-
      RN - 951-77-9

1089 N1 - CYTIDINE, 2'-DEOXY-5-FLUORO-
      RN - 10356-76-0

1090 N1 - CYTOCHALASIN E
      RN - 36011-19-5

1091 N1 - CYTOCHROME C
      RN - 9007-43-6

1092 N1 - CYTOSINE, 1-beta-D-ARABINOFURANOSYL-
      RN - 147-94-4

1093 N1 - CYTOSINE, 1-beta-D-ARABINOFURANOSYL-, MONOHYDROCHLORIDE
      RN - 69-74-9

1094 N1 - DAPHNE GENKWA Sieb et Zucc., crude extract

1095 N1 - DATURALACTONE DQ

1096 N1 - DAUCUS CAROTA Linn., root extract

1097 N1 - DAUCUS CAROTA Linn., seed extract

1098 N1 - DAUNOMYCIN
      RN - 20830-81-3

1099 N1 - DEBENDOX

1100 N1 - 2,4-DECADIENAMIDE, N-ISOBUTYL-, (E,E)-

1101 N1 - 1,10-DECANEDIAMIDE, N,N'-BIS(1-METHYL-4-PHENYL-4-PIPERIDYLMETHYL)-
      RN - 13018-50-3

1102 N1 - DECANOIC ACID, NONADECAFLUORO-
      RN - 335-76-2

1103 N1 - DECANOPHENONE, 2,3,4-TRIHYDROXY-

1104 N1 - 2,4,6,8-DECATETRAENEDIOIC ACID,
            4-(1,2-EPOXY-1,5-DIMETHYL-4-HEXENYL)-5-METHOXY-1-
            OXASPIRO(2,5)OCT-6-YL ESTER
      RN - 23110-15-8

1105 N1 - DENON 331P
      RN - 56996-48-6

1106 N1 - 11-DEOXYCORTICOSTERONE
      RN - 64-85-7

1107 N1 - 11-DEOXYCORTICOSTERONE, ACETATE
      RN - 56-47-3

1108 N1 - DETERGENTS, LIQUID CONTAINING AES

1109 N1 - DETERGENTS, LIQUID CONTAINING LAS

1110 N1 - DEXTRAN 1
      RN - 9004-54-0

1111 N1 - DEXTRAN 2
      RN - 9004-54-0

1112 N1 - DEXTRAN 70
      RN - 9004-54-0

1113 N1 - DIANTHUS SUPERBUS L., extract

1114 N1 - DIAZENE, DIETHYL-, 1-OXIDE
      RN - 16301-26-1

1115 N1 - 1H-1,4-DIAZEPINE,
           HEXAHYDRO-1-(4-AMINO-6,7-DIMETHOXY-2-QUINAZOLINYL)-4-(1-OXOBUTYL)-
           -, MONOHYDROCHLORIDE
      RN - 52712-76-2

1116 N1 - DIBENZ(a,j)ACRIDINE
      RN - 224-42-0

1117 N1 - 5H-DIBENZ(b,f)AZEPINE-5-CARBOXAMIDE
      RN - 298-46-4

1118 N1 - 5H-DIBENZ(b,f)AZEPINE,
           3-CHLORO-5-(3-(4-CARBAMOYL-4-PIPERIDINOPIPERIDINO)PROPYL)-10,11-
           DIHYDRO-, DIHYDROCHLORIDE, MONOHYDRATE
      RN - 28058-62-0

1119 N1 - 5H-DIBENZ(b,f)AZEPINE,
           10,11-DIHYDRO-3-CHLORO-5-(3-(DIMETHYLAMINO)PROPYL)-
      RN - 303-49-1

1120 N1 - 5H-DIBENZ(b,f)AZEPINE,
           10,11-DIHYDRO-3-CHLORO-5-(3-DIMETHYLAMINO)PROPYL)-
           MONOHYDROCHLORIDE
      RN - 17321-77-6

1121 N1 - 5H-DIBENZ(b,f)AZEPINE,
           10,11-DIHYDRO-5-(3-(DIMETHYLAMINO)-2-METHYLPROPYL)-, MALEATE (1:1)
      RN - 521-78-8

1122 N1 - 5H-DIBENZ(b,f)AZEPINE, 10,11-DIHYDRO-5-(3-(METHYLAMINO)PROPYL)-,
           MONOHYDROCHLORIDE
      RN - 58-28-6

1123 N1 - 5H-DIBENZ(b,f)AZEPINE, 5-(3-(DIMETHYLAMINO)PROPYL)-10,11-DIHYDRO-
      RN - 50-49-7

1124 N1 - 5H-DIBENZ(b,f)AZEPINE,
           5-(3-(DIMETHYLAMINO)PROPYL)-10,11-DIHYDRO-, and
           2-((p-CHLOROBENZYL) (2-(DIMETHYLAMINO)ETHYL)AMINO)PYRIDINE (1:1)

1125 N1 - 5H-DIBENZ(b,f)AZEPINE,
           5-(3-(DIMETHYLAMINO)PROPYL)-10,11-DIHYDRO-, MONOHYDROCHLORIDE
      RN - 113-52-0

1126 N1 - 5H-DIBENZ(b,f)AZEPINE, 5-(3-DIMETHYLAMINO)PROPYL)-10,11-DIHYDRO-,
           5-OXIDE, MONOHYDROCHLORIDE
      RN - 19864-71-2

1127 N1 - DIBENZO(a,g)BIPHENYLENE-3,9-DIOL,
           5,6,6a-alpha,6b-beta,11,12,12a-beta,12b-alpha-OCTAHYDRO-

1128 N1 - 5H-DIBENZO(a,d)CYCLOHEPTENE-5-PROPANAMINE,
           10-11-DIHYDRO-N,N,beta-TRIMETHYL-, (+-)-
      RN - 35941-65-2

1129 N1 - 5H-DIBENZO(a,d)CYCLOHEPTENE-delta(sup 5),gamma-PROPYLAMINE,
           10,11-DIHYDRO-N,N-DIMETHYL-
      RN - 50-48-6

1130 N1 - 5H-DIBENZO(a,d)CYCLOHEPTENE-delta(sup 5),gamma-PROPYLAMINE,
           10,11-DIHYDRO-N,N-DIMETHYL-, HYDROCHLORIDE
      RN - 549-18-8

1131 N1 - 5H-DIBENZO(a,d)CYCLOHEPTENE-delta(sup 5),gamma-PROPYLAMINE,
           10,11-DIHYDRO-N,N-DIMETHYL-N- OXIDE
      RN - 4317-14-0

1132 N1 - 5H-DIBENZO(a,d)CYCLOHEPTEN-5-OL, 10,11-DIHYDRO-5-CYCLOHEXYL-

1133 N1 - 5H-DIBENZO(a,d)CYCLOHEPTEN-5-ONE, 10,11-DIHYDRO-,
           O-(2-(DIMETHYLAMINO)ETHYL)OXIME, HYDROCHLORIDE
      RN - 4985-15-3

1134 N1 - DIBENZO(a,e)CYCLOOCTENE,
           5,6-DIHYDRO-3-(ALLYLOXY)-11-ETHYL-12-PHENYL-
      RN - 85850-83-5

1135 N1 - DIBENZO(a,e)CYCLOOCTENE,
           5,6-DIHYDRO-8-(2-(DIMETHYLAMINO)ETHOXY)-12-ETHYL-11-PHENYL-,
           HYDRATE (1:4)
      RN - 85850-78-8

1136 N1 - 5H-DIBENZO(b,e)(1,4)DIAZEPINE,
          8-CHLORO-11-(4-METHYL-1-PIPERAZINYL)-
      RN - 5786-21-0

1137 N1 - DIBENZO(b,f)(1,5)DIAZOCINE, 2,8-DICHLORO-6,12-DIPHENYL-
      RN - 3646-61-5

1138 N1 - DIBENZO-p-DIOXIN, 2,7-DICHLORO-
      RN - 33857-26-0

1139 N1 - DIBENZO-p-DIOXIN, HEXACHLORO-
      RN - 34465-46-8

1140 N1 - DIBENZO-p-DIOXIN, 1,2,3,4,6,7,8,9-OCTACHLORO-
      RN - 3268-87-9

1141 N1 - DIBENZO-p-DIOXIN, 1,3,6,8-TETRACHLORO-
      RN - 33423-92-6

1142 N1 - DIBENZO-p-DIOXIN, 2,3,7,8-TETRACHLORO-
      RN - 1746-01-6

1143 N1 - 3(9bH)-DIBENZOFURANONE,
          2,6-DIACETYL-1,7,9-TRIHYDROXY-8,9b-DIMETHYL-, D-

1144 N1 - DIBENZOFURAN, 2,3,7,8-TETRACHLORO-
      RN - 51207-31-9

1145 N1 - 6H-DIBENZO(b,d)PYRAN-1-OL,
          6a,7,8,10a-TETRAHYDRO-6,6,9-TRIMETHYL-3-PENTYL-
      RN - 1972-08-3

1146 N1 - 6H-DIBENZO(b,d)PYRAN-1-OL, 6,6,9-TRIMETHYL-3-PENTYL-
      RN - 521-35-7

1147 N1 - 6H-DIBENZO(b,d)PYRAN-6-ONE, 3,7-DIHYDROXY-9-METHOXY-1-METHYL-
      RN - 23452-05-3

1148 N1 - 9H-DIBENZO(b,d)PYRAN-9-ONE,
          3-(1,1-DIMETHYLHEPTYL)-6,6a,7,8,10,10a-HEXAHYDRO-1-HYDROXY-
          6,6-DIMETHYL-, trans-(+-)-
      RN - 51022-71-0

1149 N1 - 6H-DIBENZO(b,d)PYRAN-6-ONE, 1-METHYL-3,7,9-TRIHYDROXY-
      RN - 641-38-3

1150 N1 - 6H-DIBENZO(b,d)PYRAN-6-ONE, 1-METHYL-3,7,9-TRIHYDROXY- and
          3,9-DIHYDROXY-7-METHOXY-1- METHYL-DIBENZO(b,d)PYRAN-6-ONE (1:1)

1151 N1 - DIBENZO(c,f)PYRAZINO(1,2-a)AZEPINE,
          1,2,3,4,10,14b-HEXAHYDRO-2-METHYL-, MONOHYDROCHLORIDE
      RN - 21535-47-7

1152 N1 - 2H-DIBENZO(b,f)PYRAZINO(1,2-d)(1,4)OXAZEPINE,
          1,3,4,14b-TETRAHYDRO-2,7-DIMETHYL-, (Z)-2- BUTENEDIOATE (1:1)
      RN - 40132-36-3

1153 N1 - DIBENZO(b,f)(1,4)THIAZEPINE, 2-CHLORO-11-(4-METHYL-1-PIPERAZINYL)-
      RN - 2058-52-8

1154 N1 - DIBENZO(b,f)(1,4)THIAZEPINE, 2-METHYL-11-(4-METHYL-1-PIPERAZINYL)-
      RN - 5800-19-1

1155 N1 - DIBENZO(b,f)THIEPIN, 3-(ALLYLOXY)-10-ETHYL-11-PHENYL-
      RN - 85850-82-4

1156 N1 - DIBENZO(b,f)THIEPIN, 2-CHLORO-11-(2-(DIMETHYLAMINO)ETHOXY)-

1157 N1 - DIBENZO(b,f)THIEPIN,
          7-(2-(DIMETHYLAMINO)ETHOXY)-11-ETHYL-10-PHENYL-
      RN - 85850-77-7

1158 N1 - DIBENZO(b,f)THIEPIN, 3-METHOXY-10-METHYL-11-PHENYL-
      RN - 83807-06-1

1159 N1 - DIBENZO(b,e)THIEPIN-11-OL,
          6,11-DIHYDRO-8-METHOXY-11-(p-(2-(1-PYRROLIDINYL)ETHOXY)PHENYL)-,
          HYDROCHLORIDE
      RN - 36547-32-7

1160 N1 - DIBENZO(b,e)THIEPIN-delta(sup 11(6H),gamma)-PROPYLAMINE,
              N,N-DIMETHYL-, HYDROCHLORIDE
      RN - 897-15-4

1161 N1 - 6H-DIBENZO(b,f)THIOCIN, 3-(ALLYLOXY)-11-ETHYL-12-PHENYL-
      RN - 85850-84-6

1162 N1 - 6H-DIBENZO(b,f)THIOCIN,
              3-(2-(DIMETHYLAMINO)ETHOXY)-11-ETHYL-12-PHENYL-
      RN - 85850-79-9

1163 N1 - DIBENZ(b,f)(1,4)OXAZEPINE
      RN - 257-07-8

1164 N1 - DIBENZ(b,f)(1,4)OXAZEPINE, 2-CHLORO-11-(4-METHYL-1-PIPERAZINYL)-
      RN - 1977-10-2

1165 N1 - DIBENZ(b,e)OXEPIN-3-ACETIC ACID, 6,11-DIHYDRO-11-OXO-
      RN - 55689-65-1

1166 N1 - DIBENZ(b,f)OXEPINE, 3-(ALLYLOXY)-10-ETHYL-11-PHENYL-
      RN - 83807-07-2

1167 N1 - DIBENZ(b,f)OXEPINE,
              7-(2-(DIMETHYLAMINO)ETHOXY)-11-ETHYL-10-PHENYL-
      RN - 85850-76-6

1168 N1 - DIBENZ(b,e)OXEPIN-delta(sup 11(6H),gamma)-PROPYLAMINE,
              N,N-DIMETHYL-, HYDROCHLORIDE
      RN - 1229-29-4

1169 N1 - DIBENZYLAMINE, N-(2-CHLOROETHYL)-
      RN - 51-50-3

1170 N1 - DICARBADODECABORANE(12), HEXYL-
      RN - 20740-05-0

1171 N1 - DICHROMIC ACID, DIPOTASSIUM SALT
      RN - 7778-50-9

1172 N1 - DICYCLOPENTA(a,f)NAPHTHALENE-2-beta,7-beta-DIOL,
              HEXADECAHYDRO-2-alpha,7-alpha-DIETHYNYL- 8a,10a-DIMETHYL-

1173 N1 - DIETHYLAMINE,
              2-(p-(2-(p-CHLOROPHENYL)-1,2,3,4-TETRAHYDRO-1-NAPHTHYL)PHENOXY)-,
              HYDROCHLORIDE

1174 N1 - DIETHYLAMINE, 2,2'-DICHLORO-, HYDROCHLORIDE
      RN - 821-48-7

1175 N1 - DIETHYLAMINE, 2,2'-DICHLORO-N-METHYL-
      RN - 51-75-2

1176 N1 - DIETHYLAMINE, 2,2'-DICHLORO-N-METHYL, HYDROCHLORIDE
      RN - 55-86-7

1177 N1 - DIETHYLAMINE, 2,2'-DICHLORO-N-METHYL-, N-OXIDE
      RN - 126-85-2

1178 N1 - DIETHYLAMINE, N-NITROSO-
      RN - 55-18-5

1179 N1 - DIETHYLENE GLYCOL
      RN - 111-46-6

1180 N1 - DIGITOXIN
      RN - 71-63-6

1181 N1 - DIGOXIN
      RN - 20830-75-5

1182 N1 - 1,4:5,8-DIMETHANONAPHTHALENE,
              1,2,3,4,10,10-HEXACHLORO-6,7-EPOXY-1,4,4a,5,6,7,8,8a- OCTAHYDRO-,
              endo,endo-
      RN - 72-20-8

1183 N1 - 1,4:5,8-DIMETHANONAPHTHALENE,
              1,2,3,4,10,10-HEXACHLORO-6,7-EPOXY-1,4,4a,5,6,7,8,8a- OCTAHYDRO,
              endo,exo-
      RN - 60-57-1

```
1184  N1  - 1,4:5,8-DIMETHANONAPHTHALENE,
            1,2,3,4,10,10-HEXACHLORO-1,4,4a,5,8,8a-HEXAHYDRO-, endo,exo-
      RN  - 309-00-2

1185  N1  - 19,24-DINOR-17-alpha-CHOLA-1,3,5(10),7,20,22-HEXAENE-3,17-DIOL,
            21,23-EPOXY-, 3-ACETATE
      RN  - 10322-73-3

1186  N1  - 18,19-DINORPREGNA-1,3,5(10)-TRIEN-20-ONE, 16-HYDROXY-3-METHOXY-

1187  N1  - 18,19-DINORPREGNA-1,3,5(10)-TRIENE-20-YNE-3,17-DIOL, 13-ETHYL-,
            3-(DIMETHYLSULFAMATE), (17-alpha)-
      RN  - 65323-80-0

1188  N1  - 18,19-DINOR-17-alpha-PREGNA-4,9,11-TRIEN-20-YN-3-ONE,
            13-ETHYL-17-HYDROXY-
      RN  - 16320-04-0

1189  N1  - 18,19-DINOR-17-alpha-PREGNA-4,9,11-TRIEN-20-YN-3-ONE,
            13-ETHYL-17-HYDROXY-, and TESTOSTERONE

1190  N1  - 18,19-DINORPREGN-4-ENE-3,20-DIONE
      RN  - 2299-98-1

1191  N1  - 18,19-DINOR-17-alpha-PREGN-4-EN-3-ONE, 13-ETHYL-17-HYDROXY-
      RN  - 797-58-0

1192  N1  - 18,19-DINOR-17-alpha-PREGN-4-EN-3-ONE, 13-ETHYL-17-HYDROXY-, (+-)-
      RN  - 1235-15-0

1193  N1  - 18,19-DINORPREGN-4-EN-20-YN-17-OL, 13-ETHYL-11-METHYLENE-,
            (17-alpha)-
      RN  - 54024-22-5

1194  N1  - 18,19-DINORPREGN-4-EN-20-YN-3-ONE, 17-(ACETYLOXY)-13-ETHYL-,
            3-OXIME, (17-alpha)-
      RN  - 35189-28-7

1195  N1  - 18,19-DINOR-17-alpha-PREGN-4-EN-20-YN-3-ONE,
            21-CHLORO-13-ETHYL-17-HYDROXY-, (+-)-
      RN  - 2415-28-3

1196  N1  - 18,19-DINOR-17-alpha-PREGN-4-EN-20-YN-3-ONE,
            13-ETHYL-17-HYDROXY-, (+)-

1197  N1  - 18,19-DINOR-17-alpha-PREGN-4-EN-20-YN-3-ONE,
            13-ETHYL-17-HYDROXY-, (+-)-
      RN  - 6533-00-2

1198  N1  - 18,19-DINORPREGN-4-EN-20-YN-3-ONE, 13-ETHYL-17-HYDROXY-,
            (8-alpha,9-beta,10-alpha,13-alpha, 14-beta)-
      RN  - 797-64-8

1199  N1  - 18,19-DINORPREGN-4-EN-20-YN-3-ONE,
            13-ETHYL-17-HYDROXY-11-METHYLENE-, (17-alpha)-
      RN  - 54048-10-1

1200  N1  - 18,19-DINOR-17-alpha-PREGN-4-EN-20-YN-3-ONE, 13-ETHYL-17-HYDROXY-
            mixed with 19-NOR- 17-alpha-PREGNA-1,3,5(10)-TRIEN-2-YNE-3,17-DIOL
      RN  - 8056-51-7

1201  N1  - 18,19-DINOR-17-alpha-PREGN-4-EN-20-YN-3-ONE,
            13-ETHYL-17-HYDROXY-, (+-)-, and
            19-NOR-17-alpha-PREGNA-1,3,5(10)-TRIEN-20-YNE-3,17-DIOL

1202  N1  - 18,19-DINOR-17-alpha-PREGN-4-EN-20-YN-3-ONE, 17-HYDROXY-13-PROPYL-
      RN  - 1044-96-8

1203  N1  - A,19-DINORPREGN-20-YNE-2,17-DIOL, 2-ETHYNYL-,
            (2-alpha,5-alpha,17-alpha)-

1204  N1  - A,19-DINORPREGN-20-YNE-2,17-DIOL, 2-ETHYNYL-, DIACETATE,
            (2-beta,5-alpha,17-alpha)-

1205  N1  - A,19-DINORPREGN-20-YNE-2,17-DIOL, 2-ETHYNYL-, DIPROPANOATE,
            (2-alpha,5-alpha,17-alpha)-
      RN  - 64675-10-1

1206  N1  - A,19-DINORPREGN-20-YNE-2,17-DIOL, 2-ETHYNYL-, DIPROPANOATE,
            (2-beta,5-alpha,17-alpha)-
      RN  - 64675-08-7
```

```
1207  N1   - 3,8-DIOXABICYCLO(3.2.1)OCTANE-1-beta-ACETIC ACID,
             4-beta-(4,8-DIMETHYL-5-HYDROXY- 7-NONENYL)-, 5-alpha-

1208  N1   - p-DIOXANE, DIMETHYL-
      RN   - 25136-55-4

1209  N1   - m-DIOXANE, 4,4-DIMETHYL
      RN   - 766-15-4

1210  N1   - 1,3-DIOXA-2-SILACYCLOPENTANE, 4-(CHLOROMETHYL)-2,2-DIMETHYL-
      RN   - 73639-62-0

1211  N1   - 1,3-DIOXOLANE, 4-CHLOROMETHYL-2,2-DIMETHYL-
      RN   - 4362-40-7

1212  N1   - 1,3-DIOXALANE, 4-CHLOROMETHYL-2-METHYL-2-PENTYL-
      RN   - 36236-73-4

1213  N1   - 1,3-DIOXOLANE, 4-(CHLOROMETHYL)-2-(o-NITROPHENYL)-

1214  N1   - 1,3-DIOXOLANE, 4-CHLOROMETHYL-2-PHENYL-

1215  N1   - 1,3-DIOXOLANE-4-METHANOL
      RN   - 5464-28-8

1216  N1   - (1,3)DIOXOLO(4,5-g)CINNOLINE-3-CARBOXYLIC ACID,
             1,4-DIHYDRO-1-ETHYL-4-OXO-
      RN   - 28657-80-9

1217  N1   - 1,3-DIOXOLO(4,5-g)QUINOLINE-7-CARBOXYLIC ACID,
             5,8-DIHYDRO-5-METHOXY-8-OXO-
      RN   - 37065-29-5

1218  N1   - DIPHENYLAMINE
      RN   - 122-39-4

1219  N1   - DIPHOSPHONIC ACID, (1-HYDROXYETHYLIDENE)-, DISODIUM SALT
      RN   - 7414-83-7

1220  N1   - DIPROPYLAMINE, 2,2'-DIHYDROXY-N-NITROSO-
      RN   - 53609-64-6

1221  N1   - DIPROPYLAMINE, 2,2'-DIOXO-N-NITROSO-
      RN   - 60599-38-4

1222  N1   - DIPROPYLAMINE, N-NITROSO-
      RN   - 621-64-7

1223  N1   - DIPYRIDO(1,2-a;2',1'-c)PYRAZINEDIIUM, 6,7-DIHYDRO-, DIBROMIDE
      RN   - 85-00-7

1224  N1   - DISILOXANE, 1,3-DIPHENYL-1,1,3,3-TETRAMETHYL-

1225  N1   - DISULFIDE, BIS(DIETHYLTHIOCARBAMOYL)
      RN   - 97-77-8

1226  N1   - DISULFIDE, BIS(DIMETHYLTHIOCARBAMOYL)
      RN   - 137-26-8

1227  N1   - 1,3,2-DITHIARSOLANE-4,5-DICARBOXYLIC ACID,
             2-(p-((4,6-DIAMINO-s-TRIAZIN-2-YL)AMINO)PHENYL)-, DIPOTASSIUM SALT
      RN   - 13355-00-5

1228  N1   - 1,2,4-DITHIAZOL-1-IUM, 3,5-BIS(DIMETHYLAMINO)-, CHLORIDE
      RN   - 1007-22-3

1229  N1   - p-DITHIIN-2,3-DICARBOXIMIDE, 5,6-DIHYDRO-
      RN   - 24519-85-5

1230  N1   - p-DITHIIN-2,3-DICARBOXIMIDE,
             5,6-DIHYDRO-N-(2,6-DIOXO-3-PIPERIDYL)-

1231  N1   - 6H-p-DITHIINO(2,3-c)PYRROLE-5,7-DIONE,
             2,3,5,7-TETRAHYDRO-6-METHYL-

1232  N1   - 3H-1,2-DITHIOLE-3-THIONE, 5-(p-METHOXYPHENYL)-
      RN   - 532-11-6

1233  N1   - 2,4-DODECADIENOIC ACID, 11-METHOXY-3,7,11-TRIMETHYL-, ISOPROPYL
             ESTER
```

1234 N1 - DODECA-2,4-DIENOIC ACID, 3,7,11-TRIMETHYL-, ETHYL ESTER, (2E,4E)-
      RN - 41096-46-2

1235 N1 - DOW CORNING 360 FLUID
      RN - 63148-62-9

1236 N1 - DRYOPTERIS FILIX-MAS, extract

1237 N1 - DUAZOMYCIN
      RN - 1403-47-0

1238 N1 - DYE C

1239 N1 - EBIMAR
      RN - 9013-42-7

1240 N1 - EBURNAMENINE-14-CARBOXYLIC ACID,
            14,15-DIHYDRO-11-BROMO-14-HYDROXY-, METHYL ESTER, (3-alpha,
            14-beta,16-alpha)-, (E)-2-BUTENEDIOATE (1:1) (SALT)
      RN - 84964-12-5

1241 N1 - EBURNAMENINE-14-CARBOXYLIC ACID, ETHYL ESTER, (3-alpha,16-alpha)-
      RN - 42971-09-5

1242 N1 - ELASIOMYCIN
      RN - 50814-62-5

1243 N1 - EMBELIA RIBES

1244 N1 - EMBELIA RIBES, BENZENE EXTRACT

1245 N1 - EMBELIA RIBES, dried berry extract

1246 N1 - EMBELIA RIBES, METHANOL EXTRACT

1247 N1 - EMBELIA RIBES, PETROLEUM ETHER EXTRACT

1248 N1 - EMBELIA RIBES Burm., root extract

1249 N1 - EMBELIA RIBES Burm. f., seed extract

1250 N1 - EMETINE, DIHYDROCHLORIDE, HYDRATE
      RN - 7083-71-8

1251 N1 - EMETINE DIMER

1252 N1 - ENDOTOXIN, E. COLI

1253 N1 - ENDOTOXIN, SALMONELLA ENTERITIDIS

1254 N1 - ENDOTOXIN, SERRATIA MARCESCENS

1255 N1 - ENDOTOXIN, VIBRIO CHOLERAE

1256 N1 - ENTERO-EXOTOXIN, CHOLERA

1257 N1 - EPHEDRINE COMPOUND ELIXIR

1258 N1 - 1,5-EPIDITHIOPREGNANE-3,20-DIONE

1259 N1 - EPIPODOPHYLLOTOXIN, 4'-DEMETHYL-,
            9-(4,6-O-2-THENYLIDENE-beta-D-GLUCOPYRANOSIDE)
      RN - 29767-20-2

1260 N1 - EPIPODOPHYLLOTOXIN-beta-D-ETHYLIDEN-GLUCOSIDE, 4'-DEMETHYL-
      RN - 33419-42-0

1261 N1 - 2-alpha,3-alpha-EPITHIO-5-alpha-ANDROSTAN-17-beta-OL
      RN - 2363-58-8

1262 N1 - 2,7-(EPOXYPENTADECA(1,11,13)TRIENIMINO)NAPHTHO(2,1-b)FURAN-1,11(2-
            H)-DIONE,
            5,6,9,17,19,21-HEXAHYDROXY-23-METHOXY-2,4,12,16,18,20,22-HEPTAMET-
            HYL-, 21-ACETATE
      RN - 6998-60-3

1263 N1 - EQUILENIN, BENZOATE
      RN - 604-58-0

1264 N1 - EQUILIN, BENZOATE
      RN - 6030-80-4

1265 N1 - ERGOCALCIFEROL
      RN - 50-14-6

1266 N1 - ERGOCORNINE, 9,10-DIHYDRO-
      RN - 25447-65-8

1267 N1 - ERGOCRYPTINE
      RN - 511-09-1

1268 N1 - alpha-ERGOCRYPTINE, 2-BROMO-, METHANESULFONATE
      RN - 22260-51-1

1269 N1 - ERGOCRYPTINE, MONOMETHANESULFONATE (salt)
      RN - 2706-66-3

1270 N1 - ERGOLINE-8-ACETAMIDE, 6-METHYL-, (8-beta)-,
            (R-(R*,R*))-2,3-DIHYDROXYBUTANEDIOATE (1:2)
      RN - 41562-69-0

1271 N1 - ERGOLINE-8-beta-ACETONITRILE, 6-METHYL-

1272 N1 - ERGOLINE-8-ACETONITRILE, 6-METHYL-, D-

1273 N1 - ERGOLINE-8-beta-CARBOXAMIDE,
            2-BROMO-9,10-DIDEHYDRO-N,N-DIETHYL-6-METHYL-
      RN - 478-84-2

1274 N1 - ERGOLINE-8-beta-CARBOXAMIDE, 9,10-DIDEHYDRO-N,N-DIETHYL-6-METHYL-
      RN - 50-37-3

1275 N1 - ERGOLINE-8-beta-CARBOXAMIDE,
            9,10-DIDEHYDRO-N,N-DIETHYL-6-METHYL-, TARTRATE (1:1), d-

1276 N1 - ERGOLINE-8-beta-CARBOXAMIDE,
            9,10-DIDEHYDRO-N,N-DIETHYL-6-METHYL-, TARTRATE (2:1)
      RN - 17676-08-3

1277 N1 - ERGOLINE-8-beta-CARBOXAMIDE,
            9,10-DIDEHYDRO-N,N-DIETHYL-6-METHYL-, D-, TARTRATE with METHYL
            ALCOHOL (1:2)

1278 N1 - ERGOLINE-8-CARBOXAMIDE,
            9,10-DIDEHYDRO-N-(1-HYDROXYETHYL)-6-METHYL-, (8-beta)-
      RN - 3343-15-5

1279 N1 - ERGOLINE-8-beta-CARBOXAMIDE,
            9,10-DIDEHYDRO-N-((S)-2-HYDROXY-1-METHYLETHYL)-6-METHYL-, MALEATE
            (1:1) (salt)
      RN - 129-51-1

1280 N1 - ERGOLINE-8-beta-CARBOXAMIDE,
            9,10-DIDEHYDRO-N-(1-(HYDROXYMETHYL)PROPYL)-1,6-DIMETHYL-,
            DIMALEATE
      RN - 29605-96-7

1281 N1 - ERGOLINE-8-beta-CARBOXAMIDE,
            9,10-DIDEHYDRO-N-(S)-1-(HYDROXYMETHYL)PROPYL)-6-METHYL-
      RN - 113-42-8

1282 N1 - ERGOLINE, 8,9-DIDEHYDRO-6,8-DIMETHYL-
      RN - 548-42-5

1283 N1 - ERGOLINE-8-METHANOL, 8,9-DIDEHYDRO-6-METHYL-
      RN - 548-43-6

1284 N1 - ERGOLINE-8-beta-PROPIONAMIDE, alpha-ACETYL-6-METHYL-

1285 N1 - ERGOLINE-8-PROPIONAMIDE, 6-ALLYL-alpha-CYANO-

1286 N1 - ERGOLINE-8-beta-PROPIONAMIDE,
            N-BENZYL-6-METHYL-alpha-(METHYLSULFONYL)-

1287 N1 - ERGOLINE-8-PROPIONAMIDE, 2-CHLORO-alpha-CYANO-6-METHYL-

1288 N1 - ERGOLINE-8-PROPIONAMIDE, alpha-CYANO-6-(CYCLOPROPYLMETHYL)-

1289 N1 - ERGOLINE-8-PROPIONAMIDE, alpha-CYANO-2,6-DIMETHYL-

1290 N1 - ERGOLINE-8-beta-PROPIONAMIDE, alpha-CYANO-N-ETHYL-6-METHYL-

1291 N1 - ERGOLINE-8-PROPIONAMIDE, alpha-CYANO-6-ISOBUTYL-

1292 N1 - ERGOLINE-8-alpha-PROPIONAMIDE, alpha-CYANO-6-METHYL-

1293 N1 - ERGOLINE-8-beta-PROPIONAMIDE, alpha-CYANO-6-METHYL-

1294 N1 - ERGOLINE-8-PROPIONAMIDE, 9,10-DIDEHYDRO-alpha-CYANO-6-METHYL-

1295 N1 - ERGOLINE-8-beta-PROPIONAMIDE,
           N-ETHYL-6-METHYL-alpha-(METHYLSULFONYL)-

1296 N1 - ERGOLINE-8-beta-PROPIONAMIDE, 6-METHYL-

1297 N1 - ERGOLINE-8-beta-PROPIONITRILE,
           6-METHYL-alpha-(4-METHYL-1-PIPERAZINYLCARBONYL)-

1298 N1 - ERGOLINE-8-beta-PROPIONITRILE,
           6-METHYL-alpha-(MORPHOLINOCARBONYL)-

1299 N1 - ERGOLINE-8-beta-PROPIONITRILE,
           6-METHYL-alpha-(PIPERIDINOCARBONYL)-

1300 N1 - ERGOLINE-8-beta-PROPIONITRILE,
           6-METHYL-alpha-(1-PYRROLIDINYLCARBONYL)-

1301 N1 - ERGOSTA-2,24-DIEN-26-OIC ACID,
           6,7-EPOXY-1,12-DIOXO-5,17,22-TRIHYDROXY-, delta-LACTONE, (5-
           alpha,6-alpha,7-alpha,12-alpha,22S)-

1302 N1 - ERGOSTA-2,24-DIEN-26-OIC ACID,
           6,7-EPOXY-5,12,17-22-TETRAHYDROXY-1-OXO-, delta-LACTONE,
           (5-alpha,6-alpha,7-alpha,12-alpha,22S)-
      RN - 41093-93-0

1303 N1 - ERGOSTA-2,24-DIEN-26-OIC ACID,
           6,7-EPOXY-5,12,17,22-TETRAHYDROXY-1-OXO-, delta-LACTONE mixed
           with BORON FLUORIDE

1304 N1 - 5-alpha,8-alpha-ERGOSTA-6,22-DIEN-3-beta-OL, 5,8-EPIDIOXY-
      RN - 2061-64-5

1305 N1 - ERGOST-24-EN-26-OIC ACID,
           6,7-EPOXY-1-OXO-5,12,17,22-TETRAHYDROXY-, delta-LACTONE,
           (5-alpha, 6-alpha,7-alpha,12-alpha,22S)-

1306 N1 - ERGOTAMAN-3',6',18-TRIONE, 12'-HYDROXY-2',5'-BIS(1-METHYLETHYL)-,
           (5'-alpha)-
      RN - 564-36-3

1307 N1 - ERGOTAMAN-3',6',18-TRIONE, 12'-HYDROXY-2',5'-BIS(1-METHYLETHYL)-,
           (5'-alpha)-, (Z)-2- BUTENEDIOATE (1:1) (SALT)
      RN - 57432-60-7

1308 N1 - ERGOTAMAN-3',6',18-TRIONE, 12'-HYDROXY-2',5'-BIS(1-METHYLETHYL)-,
           (5'-alpha)-, METHANESULFONATE (salt)
      RN - 2207-69-4

1309 N1 - ERGOTAMAN-3',6',18-TRIONE,
           12'-HYDROXY-2'-METHYL-5'-(2-METHYLPROPYL)-, (5'-alpha)- mixt.
           with ERGOSININE (3:2)

1310 N1 - ERGOTAMAN-3',6',18-TRIONE,
           12'-HYDROXY-2'-METHYL-5'-(2-METHYLPROPYL)-, (5'-alpha)-,
           MONOMETHANESULFONATE (salt)
      RN - 2624-03-5

1311 N1 - ERGOTAMAN-3',6',18-TRIONE,
           12'-HYDROXY-2'-METHYL-5'-(PHENYLMETHYL)-, (5'-alpha)-,
           MONOMETHANESULFONATE (SALT)
      RN - 6045-59-6

1312 N1 - ERGOTAMINE TARTRATE
      RN - 379-79-3

1313 N1 - ERGOTAMIN-3',6',18-TRIONE,
           2-BROMO-12'-HYDROXY-2'-(1-METHYLETHYL)-5'-alpha-(2-METHYLPROPYL)-
      RN - 25614-03-3

1314 N1 - ERGOTOXINE
      RN - 8006-25-5

1315 N1 - ERGOTOXINE, METHANESULFONATE

```
1316  N1  - ERGOTOXINE, MONOETHANESULFONATE (SALT)
      RN  - 8047-28-7

1317  N1  - ERGOT SCLEROTIA

1318  N1  - ERGOVALINE, METHANESULFONATE

1319  N1  - ERYTHROMYCIN
      RN  - 114-07-8

1320  N1  - ESCIN, SODIUM SALT

1321  N1  - ESSENTIAL PHOSPHOLIPIDS

1322  N1  - ESTRA-1,4-DIENE-3,17-DIONE, 10-HYDROXY-

1323  N1  - ESTRA-1,4-DIENE-3,17-DIONE, 10-HYDROXY-, ACETATE

1324  N1  - ESTRA-1,4-DIEN-3-ONE, 10-beta-CHLORO-17-beta-HYDROXY-

1325  N1  - ESTRA-1,4-DIEN-3-ONE, 10,17-beta-DIHYDROXY-, 10-ACETATE

1326  N1  - ESTRA-1,4-DIEN-3-ONE, 10,19-DIHYDROXY-, 10-ACETATE

1327  N1  - ESTRADIOL
      RN  - 50-28-2

1328  N1  - 17-alpha-ESTRADIOL
      RN  - 57-91-0

1329  N1  - ESTRADIOL, 3-BENZOATE
      RN  - 50-50-0

1330  N1  - ESTRADIOL, 17-BENZOATE-3-n-BUTYRATE
      RN  - 63042-19-3

1331  N1  - ESTRADIOL, 3-BENZOATE mixed with PROGESTERONE (1:14 moles)

1332  N1  - ESTRADIOL, 17-CAPRYLATE
      RN  - 63042-22-8

1333  N1  - ESTRADIOL, 17-CYCLOPENTANEPROPIONATE
      RN  - 313-06-4

1334  N1  - ESTRADIOL, DIPROPIONATE
      RN  - 113-38-2

1335  N1  - ESTRADIOL, 17-HEMISUCCINATE, conjugated to BOVINE SERUM ALBUMIN

1336  N1  - ESTRADIOL, POLYESTER with PHOSPHORIC ACID
      RN  - 28014-46-2

1337  N1  - ESTRADIOL, 17-VALERATE
      RN  - 979-32-8

1338  N1  - 5-alpha-ESTRAN-3-ONE, 17-beta-HYDROXY-, O-(2,4-DINITROPHENYL)OXIME
      RN  - 64584-77-6

1339  N1  - ESTRAN-3-ONE, 17-beta-HYDROXY-17-alpha-METHYL-

1340  N1  - 5-alpha-ESTRAN-3-ONE, 17-beta-HYDROXY-17-METHYL-
      RN  - 6424-04-0

1341  N1  - alpha-ESTRA-1,3,5,7,9-PENTAEN-3,17-DIOL
      RN  - 6639-99-2

1342  N1  - beta-ESTRA-1,3,5,7,9-PENTAEN-3,17-DIOL
      RN  - 1423-97-8

1343  N1  - ESTRA-1,3,5,7,9-PENTAEN-17-ONE, 3-HYDROXY-
      RN  - 517-09-9

1344  N1  - ESTRA-1,3,5(10),16-TETRAEN-3-OL, 17-(METHYLTHIO)-

1345  N1  - 8-alpha-ESTRA-1,3,5(10)-TRIENE-3,17-beta-DIOL

1346  N1  - ESTRA-1,3,5(10)-TRIENE-3,17-DIOL, (6,7-(sup 3)H,17-beta)-

1347  N1  - ESTRA-1,3,5(10)-TRIENE-3,17-DIOL (17-beta)-,
            3-(BIS(2-CHLOROETHYL)CARBAMATE) 17-(DIHYDROGEN PHOSPHATE),
            DISODIUM SALT
      RN  - 52205-73-9
```

1348 N1 - ESTRA-1,3,5(10)-TRIENE-3,17-beta-DIOL, 17-alpha-BUTADIYNYL-

1349 N1 - ESTRA-1,3,5(10)-TRIENE-16-alpha,17-beta-DIOL, 3-(CYCLOPENTYLOXY)-
      RN - 1169-79-5

1350 N1 - ESTRA-1,3,5(10)-TRIENE-16-alpha,17-alpha-DIOL,
            3-(CYCLOPENTYLOXY)-, DIACETATE

1351 N1 - ESTRA-1,3,5(10)-TRIENE-16-alpha,17-alpha-DIOL,
            3-(CYCLOPENTYLOXY)-, DIPROPIONATE

1352 N1 - ESTRA-1,3,5(10)-TRIENE-3,17-DIOL, DIBENZOATE

1353 N1 - 17-beta-ESTRA 1,3,5(10)-TRIENE-3,17-DIOL, 17-DIHYDROGEN
            PHOSPHATE, HOMOPOLYMER
      RN - 34828-67-6

1354 N1 - ESTRA-1,3,5(10)-TRIENE-3,17-DIOL (17-beta)-,
            17-(2,2-DIMETHYLHYDRAZINECARBOXYLATE)
      RN - 55081-70-4

1355 N1 - 8-alpha-ESTRA-1,3,5(10)-TRIENE-3,17-beta-DIOL, 2-ETHYL-

1356 N1 - 8-alpha-ESTRA-1,3,5(10)-TRIENE-3,17-beta-DIOL, 16-beta-ETHYL-

1357 N1 - ESTRA-1,3,5(10)-TRIENE-16-alpha,17-beta-DIOL, 3-METHOXY-
      RN - 1474-53-9

1358 N1 - ESTRA-1,3,5(10)-TRIENE-16-beta,17-beta-DIOL, 3-METHOXY-16-METHYL-
      RN - 5108-94-1

1359 N1 - ESTRA-1,3,5(10)-TRIENE-16-beta,17-beta-DIOL,
            3-METHOXY-16-alpha-METHYL-

1360 N1 - 8-alpha-ESTRA-1,3,5(10)-TRIENE-3,17-beta-DIOL, 2-METHYL-

1361 N1 - 8-alpha-ESTRA-1,3,5(10)-TRIENE-3,17-beta-DIOL, 16-METHYL-

1362 N1 - 8-alpha-ESTRA-1,3,5(10)-TRIENE-3,17-beta-DIOL, 16-beta-PROPYL-

1363 N1 - ESTRA-1,3,5(10)-TRIENE-3,17-beta-DIOL,
            17-(3,3,3-TRIFLUORO-1-PROPYNYL)-
      RN - 2061-56-5

1364 N1 - ESTRA-1,3,5(10)-TRIENE-17-THIOL, 3-METHOXY-

1365 N1 - ESTRA-1,3,5(10)-TRIENE-17-alpha-THIOL, 3-METHOXY-

1366 N1 - ESTRA-1,3,5(10)-TRIENE-1,3,17-beta-TRIOL

1367 N1 - ESTRA-1,3,5(10)-TRIENE-3,16-alpha,17-beta-TRIOL, 3-BENZOATE,
            16,17-DIACETATE
      RN - 2508-47-6

1368 N1 - ESTRA-1,3,5(10)-TRIENE-1,3,17-TRIOL, TRIACETATE

1369 N1 - ESTRA-1,3,5(10)-TRIENE-1,3,17-beta-TRIOL, TRIACETATE

1370 N1 - ESTRA-1,3,5(10)-TRIEN-3-OL
      RN - 53-63-4

1371 N1 - ESTRA-1,3,5(10)-TRIEN-17-beta-OL, 17-alpha-BUTADIYNYL-3-METHOXY-

1372 N1 - ESTRA-1,3,5(10)-TRIEN-17-beta-OL, 17-alpha-ETHYNYL-3-METHOXY-

1373 N1 - ESTRA-1,3,5(10)-TRIEN-3-OL, 17-MERCAPTO-

1374 N1 - ESTRA-1,3,5(10)-TRIEN-3-OL, 17-alpha-MERCAPTO-

1375 N1 - ESTRA-1,3,5(10)-TRIEN-17-OL, 3-METHOXY-

1376 N1 - ESTRA-1,3,5(10)-TRIEN-17-beta-OL, 3-METHOXY-
      RN - 1035-77-4

1377 N1 - ESTRA-1,3,5(10)-TRIEN-17-OL, 3-METHOXY-4-METHYL-

1378 N1 - ESTRA-1,3,5(10)-TRIEN-17-beta-OL, 3-METHOXY-4-METHYL-

1379 N1 - ESTRA-1,3,5(10)-TRIEN-17-OL, 3-METHOXY-, PHENYLCARBAMATE,
            (17-beta)-
      RN - 43085-16-1

1380	N1	-	ESTRA-1,3,5(10)-TRIEN-3-OL, 17-beta-(METHYLTHIO)-
1381	N1	-	ESTRA-1,3,5(10)-TRIEN-3-OL, 17-beta-(TETRAHYDRO-2H-PYRAN-2-YLOXY)-
1382	N1	-	ESTRA-1,3,5(10)-TRIEN-17-ONE
	RN	-	53-45-2
1383	N1	-	ESTRA-4,9,11-TRIEN-3-ONE, 17-alpha-ALLYL-17-HYDROXY-
	RN	-	850-52-2
1384	N1	-	ESTRA-1,3,5(10)-TRIEN-17-ONE, 16-alpha-CHLORO-
	RN	-	20377-68-8
1385	N1	-	ESTRA-1,3,5(10)-TRIEN-17-ONE, DIHYDRO-3-HYDROXY-
1386	N1	-	ESTRA-1,3,5(10)-TRIEN-17-ONE, 1,3-DIHYDROXY-
	RN	-	60966-54-3
1387	N1	-	ESTRA-1,3,5(10)-TRIEN-17-ONE, 3,4-DIHYDROXY-
1388	N1	-	ESTRA-1,3,5(10)-TRIEN-17-ONE, 1,4-DIHYDROXY-, DIACETATE
1389	N1	-	ESTRA-1,3,5(10)-TRIEN-17-ONE, 4-HYDROXY-3-METHOXY-
1390	N1	-	ESTRA-1,3,5(10)-TRIEN-17-ONE, 2-HYDROXY-3-METHYL-
1391	N1	-	ESTRA-1,3,5(10)-TRIEN-17-ONE, 1,3,16-alpha-TRIHYDROXY-, 1,3-DIACETATE
1392	N1	-	ESTR-5(10)-ENE-3,17-DIOL
1393	N1	-	ESTR-5(10)-ENE-3,17-beta-DIOL
1394	N1	-	ESTR-4-ENE-3,17-beta-DIOL, DIPROPIONATE
1395	N1	-	ESTR-4-ENE-3-beta,17-beta-DIOL, DIPROPIONATE
	RN	-	1986-53-4
1396	N1	-	ESTR-4-EN-17-beta-OL, 17-ALLYL-
	RN	-	432-60-0
1397	N1	-	ESTR-4-EN-3-ONE, 17-alpha-ALLYL-17-HYDROXY-
1398	N1	-	ESTR-4-EN-3-ONE, 17-alpha-ALLYL-17-beta-HYDROXY-
1399	N1	-	ESTR-4-EN-3-ONE, 17-alpha-ALLYL-17-beta-HYDROXY-
1400	N1	-	ESTR-4-EN-3-ONE, 17-alpha-BUTADIYNYL-17-beta-HYDROXY-
1401	N1	-	ESTR-5(10)-EN-3-ONE, 17-alpha-BUTADIYNYL-17-beta-HYDROXY-
1402	N1	-	ESTR-4-EN-3-ONE, 17-alpha-(1-BUTYNYL)-17-beta-HYDROXY-
1403	N1	-	ESTR-4-EN-3-ONE, 17-alpha-(2-BUTENYL)-17-HYDROXY-
1404	N1	-	ESTR-4-EN-3-ONE, 16-beta,17-DIHYDROXY-16-METHYL-
1405	N1	-	ESTR-4-EN-3-ONE, 16-beta,17-beta-DIHYDROXY-16-METHYL-
1406	N1	-	ESTR-4-EN-3-ONE, 16-beta,17-beta-DIHYDROXY-16-PROPYL-, 17-ACETATE
1407	N1	-	ESTR-4-EN-3-ONE, 16-beta-ETHYL-17-beta-HYDROXY-
1408	N1	-	ESTR-4-EN-3-ONE, 16-beta-ETHYL-17-beta-HYDROXY-, ACETATE
	RN	-	33765-80-9
1409	N1	-	ESTR-4-EN-3-ONE, 17-beta-HYDROXY-
	RN	-	434-22-0
1410	N1	-	ESTR-4-EN-3-ONE, 17-beta-HYDROXY-, BROMOACETATE
1411	N1	-	ESTR-4-EN-3-ONE, 17-beta-HYDROXY-, 3-CYCLOPENTYLPROPIONATE (ester)
1412	N1	-	ESTR-4-EN-3-ONE, 17-beta-HYDROXY-, DECANOATE
	RN	-	360-70-3
1413	N1	-	ESTR-4-EN-3-ONE, 17-beta-HYDROXY-7-alpha,17-DIMETHYL-
	RN	-	3704-09-4
1414	N1	-	ESTR-4-EN-3-ONE, 17-beta-HYDROXY-, O-(2,4-DINITROPHENYL)OXIME
	RN	-	33514-81-7

1415 N1 - ESTR-4-EN-3-ONE, 17-HYDROXY-17-ETHYNYL-, HEXANOATE, OXIME

1416 N1 - ESTR-4-EN-3-ONE, 17-beta-HYDROXY-, HYDROCINNAMATE
      RN - 62-90-8

1417 N1 - ESTR-4-EN-3-ONE, 17-beta-HYDROXY-6-alpha-METHYL-

1418 N1 - ESTR-4-EN-3-ONE, 17-beta-HYDROXY-17-alpha-METHYL-

1419 N1 - ESTR-5(10)-EN-3-ONE, 17-beta-HYDROXY-17-alpha-METHYL-

1420 N1 - ESTR-4-EN-3-ONE, 17-HYDROXY-7-alpha-METHYL-, 17-ACETATE

1421 N1 - ESTR-5-EN-3-ONE, 17-beta-HYDROXY-7-alpha-METHYL-, 17-ACETATE

1422 N1 - ESTR-4-EN-3-ONE, 17-beta-HYDROXY-17-alpha-(1-METHYLALLYL)-

1423 N1 - ESTR-4-EN-3-ONE, 17-beta-HYDROXY-17-(2-METHYLALLYL)-
      RN - 2529-46-6

1424 N1 - ESTR-4-EN-3-ONE, 17-beta-HYDROXY-, O-(o-NITROPHENYL)OXIME
      RN - 64584-78-7

1425 N1 - ESTR-4-EN-3-ONE, 17-beta-HYDROXY-, O-(p-NITROPHENYL)OXIME
      RN - 33510-67-7

1426 N1 - ESTR-4-EN-3-ONE, 17-beta-HYDROXY-, O-PHENYLOXIME
      RN - 53224-67-2

1427 N1 - ESTR-4-ENE-3-ONE, 17-beta-HYDROXY-, 3-PHENYLPROPIONATE

1428 N1 - ESTR-4-EN-3-ONE, 17-beta-HYDROXY-17-PROPYL-
      RN - 27984-91-4

1429 N1 - ESTR-5(10)-EN-3-ONE, 17-beta-HYDROXY-17-PROPYL-

1430 N1 - ESTR-4-EN-3-ONE, 17-beta-HYDROXY-17-alpha-(1-PROPYNYL)-
      RN - 7359-79-7

1431 N1 - ESTR-4-EN-3-ONE, 17-beta-HYDROXY-, O-(2-PYRIDYL)OXIME
      RN - 53290-01-0

1432 N1 - ESTR-4-EN-3-ONE, 17-beta-METHOXY-17-METHYL-

1433 N1 - ESTRIOL
      RN   50-27-1

1434 N1 - ESTRIOL, TRIACETATE

1435 N1 - ESTROGENS, extract from plant RED CLOVER

1436 N1 - ESTROGENS, extract from plants RED CLOVER AND TIMOTHY

1437 N1 - ESTRONE
      RN - 53-16-7

1438 N1 - ESTRONE, HYDROGEN SULFATE, SODIUM SALT
      RN - 438-67-5

1439 N1 - ESTRONE, O-METHYLOXIME

1440 N1 - ETHANAMINE,
            2-(4-(3,4-DIHYDRO-2,2-DIMETHYL-7-METHOXY-3-PHENYL-2H-1-BENZOPYRAN-
            -4-YL)PHENOXY)- N,N-DIETHYL-, HYDROCHLORIDE, trans-
      RN - 84394-07-0

1441 N1 - ETHANAMINE,
            2-(4-(3,4-DIHYDRO-2,2-DIMETHYL-7-METHOXY-3-PHENYL-2H-1-BENZOPYRAN-
            -4-YL)PHENOXY)- N,N-DIMETHYL-, HYDROCHLORIDE, trans-
      RN - 84394-08-1

1442 N1 - ETHANAMINE, 2-(4-(1,2-DIPHENYL-1-BUTENYL)PHENOXY)-N,N-DIMETHYL-,
            (Z)-, 2-HYDROXY- 1,2,3-PROPANETRICARBOXYLATE (1:1)
      RN - 54965-24-1

1443 N1 - ETHANAMINIUM, 2-(2-(ACETYLOXY)-1-OXOPROPOXY)-N,N,N-TRIMETHYL-,
            1,5-NAPHTHALENEDISULFONATE (2:1)
      RN - 55077-30-0

1444 N1 - ETHANAMINIUM,
           2-((BICYCLO(2.2.1)HEPT-5-EN-2-YLHYDROXYPHENYLACETYL)OXY)-N,N,N-TR-
           IMETHYL-, BROMIDE
      RN - 52080-56-5

1445 N1 - ETHANE, AZO-
      RN - 821-14-7

1446 N1 - ETHANE, AZO-
      RN - 821-14-7

1447 N1 - ETHANE, 2,2-BIS(p-ETHYLPHENYL)-1,1-DICHLORO-
      RN - 72-56-0

1448 N1 - ETHANE, 2-BROMO-2-CHLORO-1,1,1-TRIFLUORO-
      RN - 151-67-7

1449 N1 - ETHANE, 2-(o-CHLOROPHENYL)-2-(p-CHLOROPHENYL)-1,1-DICHLORO-
      RN - 53-19-0

1450 N1 - ETHANE, 2-(o-CHLOROPHENYL)-2-(p-CHLOROPHENYL)-1,1,1-TRICHLORO-
      RN - 789-02-6

1451 N1 - ETHANE, 1,2-DIBROMO-
      RN - 106-93-4

1452 N1 - ETHANE, DICHLORO-
      RN - 1300-21-6

1453 N1 - ETHANE, 1,1-DICHLORO-
      RN - 75-34-3

1454 N1 - ETHANE, 1,2-DICHLORO-
      RN - 107-06-2

1455 N1 - ETHANE, 1,2-DIETHOXY-
      RN - 629-14-1

1456 N1 - ETHANE, 1,2-DIMETHOXY-
      RN - 110-71-4

1457 N1 - ETHANE, 1,1-DIPHENYL-2-(o-FLUOROPHENYL)-

1458 N1 - ETHANE, HEXACHLORO-
      RN - 67-72-1

1459 N1 - ETHANESULFONIC ACID, ETHYL ESTER
      RN - 1912-30-7

1460 N1 - ETHANESULFONIC ACID, METHYL ESTER
      RN - 1912-28-3

1461 N1 - ETHANE, TETRACHLORO-
      RN - 25322-20-7

1462 N1 - ETHANETHIOL, 2-AMINO-
      RN - 60-23-1

1463 N1 - ETHANE, 1,1,1-TRICHLORO-
      RN - 71-55-6

1464 N1 - ETHANE, 1,1,1-TRICHLORO-2,2-BIS(p-CHLOROPHENYL)-
      RN - 50-29-3

1465 N1 - ETHANE, 1,1,1-TRICHLORO-2,2-BIS(p-METHOXYPHENYL)-
      RN - 72-43-5

1466 N1 - ETHANE, 1,1,1-TRICHLORO-2,2,2-TRIFLUORO-
      RN - 354-58-5

1467 N1 - 9,10-ETHANOANTHRACENE-9-(10H)-METHYLAMINE, N-METHYL-,
           HYDROCHLORIDE
      RN - 10085-81-1

1468 N1 - 9,10-ETHANOANTHRACENE-9(10H)-PROPYLAMINE, N-METHYL-, HYDROCHLORIDE
      RN - 10347-81-6

1469 N1 - 7,14-ETHANODIBENZ(a,b)ANTHRACENE-15,16-DICARBOXYLIC ACID,
           7,14-DIHYDRO-
      RN - 4665-48-9

1470 N1 - 7,14-ETHANODIBENZ(a,b)ANTHRACENE-15,16-DICARBOXYLIC ACID,
           7,14-DIMETHYL-

```
1471  N1  - ETHANOL, 1,1-BIS(4-CHLOROPHENYL)-, mixed with
            4-CHLOROPHENYL-2,4,5-TRICHLOROPHENYLAZO- SULFIDE
      RN  - 8072-20-6

1472  N1  - ETHANOL, 2-BUTOXY-
      RN  - 111-76-2

1473  N1  - ETHANOL, 2-CHLORO-
      RN  - 107-07-3

1474  N1  - ETHANOL, 2-CHLORO-, METHANESULFONATE
      RN  - 3570-58-9

1475  N1  - ETHANOL,
            2-(2-(4-(p-CHLORO-alpha-PHENYLBENZYL)-1-PIPERAZINYL)ETHOXY)-
      RN  - 68-88-2

1476  N1  - ETHANOL,
            2-(2-(2-(4-(p-CHLORO-alpha-PHENYLBENZYL)-1-PIPERAZINYL)ETHOXY)ETH-
            OXY)-, DIMALEATE

1477  N1  - ETHANOL,
            2-(2-(4-(p-CHLORO-alpha-PHENYLBENZYL)-1-PIPERAZINYL)ETHOXY)-,
            MONOHYDROCHLORIDE
      RN  - 1244-76-4

1478  N1  - ETHANOL,
            2-(p-CHLOROPHENYL)-1-(p-(2-(DIETHYLAMINO)ETHOXY)PHENYL)-1-p-TOLYL-
      RN  - 78-41-1

1479  N1  - ETHANOL, 2-CHLORO-, PHOSPHATE (3:1)
      RN  - 115-96-8

1480  N1  - ETHANOL, 2-(CYCLOHEXYLAMINO)-
      RN  - 2842-38-8

1481  N1  - ETHANOL,
            1-(p-(2-(DIETHYLAMINO)ETHOXY)PHENYL)-2-(p-METHOXYPHENYL)-1-PHENYL-
      RN  - 67-98-1

1482  N1  - ETHANOL, 2-(2-(4-(DIPHENYLMETHYL)-1-PIPERAZINYL)ETHOXY)-
      RN  - 3733-63-9

1483  N1  - ETHANOL, 2-ETHOXY-
      RN  - 110-80-5

1484  N1  - ETHANOL, 2-ETHOXY-, ACETATE
      RN  - 111-15-9

1485  N1  - ETHANOL, 2-(2-ETHOXYETHOXY)-
      RN  - 111-90-0

1486  N1  - ETHANOL, 2,2'-(((2-ETHOXY-5-NITROPHENYL)METHYL)IMINO)BIS-
      RN  - 58952-78-6

1487  N1  - ETHANOL,
            2,2'-((3-(N-(2-HYDROXYETHYL)-N-OCTADECYLAMINO)PROPYL)IMINO)DI-,
            DIHYDROFLUORIDE
      RN  - 6818-37-7

1488  N1  - ETHANOL, 2-(ISOPROPYLAMINO)-
      RN  - 109-56-8

1489  N1  - ETHANOL, 2-(ISOPROPYLAMINO)-, HYDROCHLORIDE

1490  N1  - ETHANOL, 2-METHOXY-
      RN  - 109-86-4

1491  N1  - ETHANOL, 2-METHOXY-, ACETATE
      RN  - 110-49-6

1492  N1  - ETHANOL, 2-(2-METHOXYETHOXY)-
      RN  - 111-77-3

1493  N1  - ETHANOL, TRIBROMO-
      RN  - 1329-86-8

1494  N1  - ETHANOL, 2,2,2-TRIFLUORO-
      RN  - 75-89-8

1495  N1  - ETHANONE, 1-(9-AZABICYCLO(4.2.1)NON-2-EN-2-YL)-, (1R)-
      RN  - 64285-06-9
```

```
1496  N1  - ETHANONE,
            1-(7-(2-HYDROXY-3-((1-METHYLETHYL)AMINO)PROPOXY)-2-BENZOFURANYL)--
            , HYDROCHLORIDE
      RN  - 39543-79-8

1497  N1  - 6,14-ETHENOMORPHINAN-7-METHANOL,
            17-(CYCLOPROPYLMETHYL)-alpha-(1,1-DIMETHYLETHYL)-4,5-EPOXY-
            18,19-DIHYDRO-3-HYDROXY-6-METHOXY-alpha-METHYL-, HYDROCHLORIDE,
            (5-alpha,7-alpha(S))-
      RN  - 53152-21-9

1498  N1  - 6,14-endo-ETHENOTETRAHYDROORIPAVINE,
            7-alpha-(1-HYDROXY-1-METHYLBUTYL)-
      RN  - 14521-96-1

1499  N1  - ETHER, BIS(2-BUTOXYETHYL)
      RN  - 112-73-2

1500  N1  - ETHER, BIS(2-ETHOXYETHYL)
      RN  - 112-36-7

1501  N1  - ETHER, BIS(2-METHOXYETHYL)
      RN  - 111-96-6

1502  N1  - ETHER, BIS(PENTABROMOPHENYL)
      RN  - 1163-19-5

1503  N1  - ETHER, 1-CHLORO-2,2,2-TRIFLUOROETHYL DIFLUOROMETHYL
      RN  - 26675-46-7

1504  N1  - ETHER, 2-CHLORO-1,1,2-TRIFLUOROETHYL DIFLUOROMETHYL
      RN  - 13838-16-9

1505  N1  - ETHER, 2,2-DICHLORO-1,1-DIFLUOROETHYL METHYL
      RN  - 76-38-0

1506  N1  - ETHER, 2,4-DICHLOROPHENYL p-NITROPHENYL
      RN  - 1836-75-5

1507  N1  - ETHER, p-NITROPHENYL 2,4,5-TRICHLOROPHENYL
      RN  - 22532-68-9

1508  N1  - ETHER, 2,2,2-TRIFLUOROETHYL VINYL
      RN  - 406-90-6

1509  N1  - ETHODUOMEEN
      RN  - 53127-17-6

1510  N1  - ETHODUOMEEN, HYDROFLUORIDE

1511  N1  - ETHYL ALCOHOL
      RN  - 64-17-5

1512  N1  - ETHYLAMINE,
            2-(p-(1,2-BIS(p-METHOXYPHENYL)-1-BUTENYL)PHENOXY)-N,N-DIMETHYL-,
            HYDROCHLORIDE
      RN  - 42824-29-3

1513  N1  - ETHYLAMINE, N,N-DIMETHYL-2-(p-(1,2-DIPHENYL-1-BUTENYL)PHENOXY)-,
            (E)-
      RN  - 13002-65-8

1514  N1  - ETHYLAMINE, N,N-DIMETHYL-2-(p-(1,2-DIPHENYL-1-BUTENYL)PHENOXY)-,
            (Z)-
      RN  - 10540-29-1

1515  N1  - ETHYLAMINE,
            2,2'-(1,2-DIMETHYLETHYLENEBIS(p-PHENYLENEOXY))BIS(N,N-DIMETHYL-,
            meso-
      RN  - 15515-41-0

1516  N1  - ETHYLAMINE,
            2-(p-(alpha,beta-DIMETHYL-p-METHOXYPHENETHYL)PHENOXY)-N,N-DIMETHY-
            L-, erythro-
      RN  - 15515-43-2

1517  N1  - ETHYLAMINE, N,N-DIMETHYL-2-((o-METHYL-alpha-PHENYLBENZYL)OXY)-,
            HYDROCHLORIDE
      RN  - 341-69-5
```

1518 N1 - ETHYLAMINE,
            N,N-DIMETHYL-2-(p-(beta-NITRO-alpha-PHENYLSTYRYL)PHENOXY)-,
            CITRATE

1519 N1 - ETHYLAMINE, 2-(p-(1,2-DIPHENYL-1-BUTENYL)PHENOXY)-N,N-DIMETHYL-,
            CITRATE, (E)-

1520 N1 - ETHYLAMINE, 2-(p-(1,2-DIPHENYL-1-BUTENYL)PHENOXY)-N-METHYL-, (Z)-
      RN - 31750-48-8

1521 N1 - ETHYLAMINE, 2-(DIPHENYLMETHOXY)-N,N-DIMETHYL-
      RN - 58-73-1

1522 N1 - ETHYLAMINE, 2-(DIPHENYLMETHOXY)-N,N-DIMETHYL-, HYDROCHLORIDE
      RN - 147-24-0

1523 N1 - ETHYLAMINE, 2,2'-DITHIOBIS-, DIHYDROCHLORIDE
      RN - 56-17-7

1524 N1 - ETHYLAMINE, N-METHYL-N-NITROSO-
      RN - 10595-95-6

1525 N1 - ETHYLAMINE, 1-METHYL-2-(2,6-XYLYLOXY)-, HYDROCHLORIDE
      RN - 5370-01-4

1526 N1 - ETHYLENE,
            1-(p-(BENZYLOXY)PHENYL)-2-BROMO-2-(m-FLUOROPHENYL)-1-PHENYL-, (E)-

1527 N1 - ETHYLENE,
            1-(p-(BENZYLOXY)PHENYL)-2-BROMO-2-(m-FLUOROPHENYL)-1-PHENYL-, (Z)-

1528 N1 - ETHYLENE,
            1-(p-(BENZYLOXY)PHENYL)-2-BROMO-2-(o-FLUOROPHENYL)-1-PHENYL-, (E)-

1529 N1 - ETHYLENE,
            1-(p-(BENZYLOXY)PHENYL)-2-BROMO-2-(o-FLUOROPHENYL)-1-PHENYL-, (Z)-

1530 N1 - ETHYLENE,
            1-(p-(BENZYLOXY)PHENYL)-2-BROMO-2-(p-FLUOROPHENYL)-1-PHENYL-, (Z)-

1531 N1 - ETHYLENE, 1-(p-(BENZYLOXY)PHENYL)-2-(o-FLUOROPHENYL)-1-PHENYL-

1532 N1 - ETHYLENE, 1-BROMO-1-(p-CHLOROPHENYL)-2,2-DIPHENYL-

1533 N1 - ETHYLENE, 1-BROMO-1-(p-CHLOROPHENYL)-2-(p-METHOXYPHENYL)-2-PHENYL-

1534 N1 - ETHYLENE,
            1-BROMO-1-(p-CHLOROPHENYL)-2-(p-METHOXYPHENYL)-2-PHENYL-, (E)-

1535 N1 - ETHYLENE,
            1-BROMO-1-(p-CHLOROPHENYL)-2-(p-METHOXYPHENYL)-2-PHENYL-, (Z)-

1536 N1 - ETHYLENE, 1-BROMO-1,2-DIPHENYL-2-(p-ETHYLPHENYL)-, (E)-
      RN - 22393-62-0

1537 N1 - ETHYLENE, 1-BROMO-1,2-DIPHENYL-2-(p-ETHYLPHENYL)-, (Z)-
      RN - 22393-63-1

1538 N1 - ETHYLENE, 1-BROMO-2,2-DIPHENYL-1-(p-ETHYLPHENYL)-
      RN - 21141-45-7

1539 N1 - ETHYLENE, 1-BROMO-2,2-DIPHENYL-1-(m-FLUOROPHENYL)-

1540 N1 - ETHYLENE, 1-BROMO-2,2-DIPHENYL-1-(o-FLUOROPHENYL)-

1541 N1 - ETHYLENE, 1-BROMO-2,2-DIPHENYL-1-(p-FLUOROPHENYL)-

1542 N1 - ETHYLENE,
            1-BROMO-2,2-DIPHENYL-1-(alpha,alpha,alpha-TRIFLUORO-m-TOLYL)-

1543 N1 - ETHYLENE, 1-BROMO-1-(m-FLUOROPHENYL)-2-(p-METHOXYPHENYL)-2-PHENYL-

1544 N1 - ETHYLENE,
            1-BROMO-1-(m-FLUOROPHENYL)-2-(p-METHOXYPHENYL)-2-PHENYL-, (Z)-

1545 N1 - ETHYLENE, 1-BROMO-1-(o-FLUOROPHENYL)-2-(p-METHOXYPHENYL)-2-PHENYL-

1546 N1 - ETHYLENE,
            1-BROMO-1-(o-FLUOROPHENYL)-2-(p-METHOXYPHENYL)-2-PHENYL-, (Z)-

```
1547  N1  - ETHYLENE,
              1-BROMO-1-(p-FLUOROPHENYL)-2-(p-METHOXYPHENYL)-2-PHENYL-, (E)-
1548  N1  - ETHYLENE,
              1-BROMO-1-(p-FLUOROPHENYL)-2-(p-METHOXYPHENYL)-2-PHENYL-, (Z)-
1549  N1  - ETHYLENE, BROMOTRIPHENYL-
1550  N1  - ETHYLENE, CHLORO-
      RN  - 75-01-4
1551  N1  - ETHYLENE, 1-(p-CHLOROPHENYL)-2,2-DIPHENYL-
1552  N1  - ETHYLENE, 1-(p-CHLOROPHENYL)-2-(p-METHOXYPHENYL)-2-PHENYL-
1553  N1  - ETHYLENE, CHLOROTRIS(p-METHOXYPHENYL)-
      RN  - 569-57-3
1554  N1  - ETHYLENE, 1-CYCLOHEXYL-2-(o-FLUOROPHENYL)-1-(p-METHOXYPHENYL)-
1555  N1  - ETHYLENE, 1-CYCLOHEXYL-2-(o-FLUOROPHENYL)-1-PHENYL-
1556  N1  - ETHYLENEDIAMINE, DIHYDROCHLORIDE
      RN  - 333-18-6
1557  N1  - ETHYLENE, 1,1-DICHLORO-
      RN  - 75-35-4
1558  N1  - ETHYLENE, 1,1-DICHLORO-2,2-BIS(p-CHLOROPHENYL)-
      RN  - 72-55-9
1559  N1  - ETHYLENE, 1,2-DIPHENYL-1-(p-ETHYLPHENYL)-2-NITRO-, (E)-
      RN  - 22393-64-2
1560  N1  - ETHYLENE, 2,2-DIPHENYL-1-(p-ETHYLPHENYL)-1-NITRO-
      RN  - 21141-47-9
1561  N1  - ETHYLENE, 1,1-DIPHENYL-2-(m-FLUOROPHENYL)-
1562  N1  - ETHYLENE, 1,1-DIPHENYL-2-(o-FLUOROPHENYL)-
1563  N1  - ETHYLENE, 1,1-DIPHENYL-2-(p-FLUOROPHENYL)-
1564  N1  - ETHYLENE, 1,2-DIPHENYL-1-(p-METHOXYPHENYL)-
1565  N1  - ETHYLENE, 1-(m-FLUOROPHENYL)-2-(p-METHOXYPHENYL)-2-PHENYL-
1566  N1  - ETHYLENE, 1-(o-FLUOROPHENYL)-2-(p-METHOXYPHENYL)-2-PHENYL-
1567  N1  - ETHYLENE, 1-(p-FLUOROPHENYL)-2-(p-METHOXYPHENYL)-2-PHENYL-
1568  N1  - ETHYLENE GLYCOL
      RN  - 107-21-1
1569  N1  - ETHYLENE GLYCOL, DIMETHANESULFONATE
      RN  - 4672-49-5
1570  N1  - ETHYLENE OXIDE
      RN  - 75-21-8
1571  N1  - ETHYLENE, TETRACHLORO-
      RN  - 127-18-4
1572  N1  - ETHYLENE, TRICHLORO-
      RN  - 79-01-6
1573  N1  - ETHYLENE, TRIPHENYL-
      RN  - 58-72-0
1574  N1  - ETHYLENIMINE
      RN  - 151-56-4
1575  N1  - EUCADINE
1576  N1  - EUDESM-4-EN-12-OIC ACID, 6-HYDROXY-1-OXO-, gamma-LACTONE
      RN  - 23522-05-6
1577  N1  - EUPHORBIA LATHYRIS Linn., crude extract
1578  N1  - EVODIA RUTAECARPA, crude extract
1579  N1  - EXOTOXIN, VIBRIO CHOLERAE
```

1580 N1 - FELSOL

1581 N1 - FERASTRAL
      RN - 73361-47-4

1582 N1 - FERRATE(2-), PENTACYANONITROSYL-, DISODIUM
      RN - 14402-89-2

1583 N1 - FERRIC CHLORIDE
      RN - 7705-08-0

1584 N1 - alpha-FETOPROTEIN, neutralized

1585 N1 - FIREMASTER BP-6
      RN - 59536-65-1

1586 N1 - FIREMASTER FF-1
      RN - 67774-32-7

1587 N1 - FLAVANONE,
            7-((6-O-(6-DEOXY-alpha-L-MANNOPYRANOSYL)-beta-D-GLUCOPYRANOSYL)OX-
            Y)-4'-METHOXY- 3',5,7-TRIDEOXY-, phosphorylated

1588 N1 - FLAVONE, 3,3',4',5,7-PENTAHYDROXY-
      RN - 117-39-5

1589 N1 - FLAVONE, 3,3',4',5,7-PENTAHYDROXY-, DIHYDRATE
      RN - 6151-25-3

1590 N1 - FLUOREN-9-AMINE, N-(2-CHLOROETHYL)-N-ETHYL-, HYDROCHLORIDE
      RN - 13929-01-6

1591 N1 - FLUORESCEIN, DISODIUM SALT
      RN - 518-47-8

1592 N1 - FLUORESCEIN, 2',4',5',7'-TETRABROMO-4,7-DICHLORO-, DIPOTASSIUM
            SALT
      RN - 6441-77-6

1593 N1 - FLUORESCEIN, 2',4',5',7'-TETRABROMO-4,5,6,7-TETRACHLORO-,
            DISODIUM SALT
      RN - 18472-87-2

1594 N1 - FLUORESCEIN, 4,5,6,7-TETRACHLORO-2',4',5',7'-TETRAIODO-, DISODIUM
            SALT
      RN - 632-69-9

1595 N1 - FOIL ART ADHESIVE

1596 N1 - FOLIC ACID
      RN - 59-30-3

1597 N1 - FOLIC ACID, METHYL-

1598 N1 - FOLLICLE-STIMULATING HORMONE
      RN - 9002-68-0

1599 N1 - FOLLICULAR FLUID, PORCINE

1600 N1 - FOLLICULAR FLUID, PORCINE, retentate

1601 N1 - FORMALDEHYDE
      RN - 50-00-0

1602 N1 - FORMAMIDE
      RN - 75-12-7

1603 N1 - FORMAMIDE,
            N-((4-AMINO-2-METHYL-5-PYRIMIDINYL)METHYL)-N-(4-HYDROXY-1-METHYL--
            2-((TETRAHYDROFURFURYL)DITHIO)-1-BUTENYL)-, HYDROCHLORIDE

1604 N1 - FORMAMIDE, N,N-DI-n-BUTYL-
      RN - 761-65-9

1605 N1 - FORMAMIDE, N,N-DIMETHYL-
      RN - 68-12-2

1606 N1 - FORMAMIDE,
            N-(2-HYDROXY-5-(1-HYDROXY-2-((2-(4-METHOXYPHENYL)-1-METHYLETHYL)A-
            MINO)ETHYL) PHENYL)-, (E)-2-BUTENEDIOATE (2:1) (SALT), DIHYDRATE
      RN - 43229-80-7

1607 N1 - FORMAMIDE, N-METHYL-
      RN - 123-39-7

1608 N1 - FORMAMIDE, N-(4-(5-NITRO-2-FURYL)-2-THIAZOLYL)-
      RN - 24554-26-5

1609 N1 - FORMAMIDINE, N'-(4-CHLORO-o-TOLYL)-N,N-DIMETHYL-
      RN - 6164-98-3

1610 N1 - FORMHYDROXAMIC ACID
      RN - 4312-87-2

1611 N1 - FORMIC ACID, METHYLHYDRAZIDE
      RN - 758-17-8

1612 N1 - FREUND'S ADJUVANT
      RN - 9007-81-2

1613 N1 - FRUCTOSE, 6-CHLORO-6-DEOXY-

1614 N1 - 2-FURALDEHYDE, 5-NITRO-, 2-(2-HYDROXYETHYL)SEMICARBAZONE
      RN - 405-22-1

1615 N1 - 2-FURALDEHYDE, 5-NITRO-, SEMICARBAZONE
      RN - 59-87-0

1616 N1 - 2-FURANACRYLAMIDE, 5-NITRO-beta-PHENYL-
      RN - 53757-31-6

1617 N1 - 2-FURANMETHANETHIOL
      RN - 98-02-2

1618 N1 - 2(3H)-FURANONE, DIHYDRO-
      RN - 96-48-0

1619 N1 - 2-FURANPROPIONIC ACID, TETRAHYDRO-alpha-(1-NAPHTHYLMETHYL)-,
           2-(DIETHYLAMINO)ETHYL ESTER, OXALATE (1:1)
      RN - 3200-06-4

1620 N1 - 7H-FURO(3,2-g)(1)BENZOPYRAN-7-ONE,
           9-(2,3-DIHYDROXY-3-METHYLBUTOXY)-4-METHOXY-, (R)-
      RN - 482-25-7

1621 N1 - FURO(3',4':6,7)NAPHTHO(2,3-d)-1,3-DIOXOL-6(5aH)-ONE,
           5,8,8a,9-TETRAHYDRO-9-HYDROXY-5- (3,4,5-TRIMETHOXYPHENYL)-
      RN - 4354-76-1

1622 N1 - FURO(3',4':6,7)NAPHTHO(2,3-d)-1,3-DIOXOL-6(5aH)-ONE,
           5,8,8a,9-TETRAHYDRO-9-HYDROXY-5-(3,4,5- TRIMETHOXYPHENYL)-,
           (5R-(5-alpha,5a-beta,8a-alpha,9-beta))-
      RN - 4375-07-9

1623 N1 - 6H-FURO(2',3'':4,5)OXAZOLO(3,2-a)-PYRIMIDINE-2-METHANOL,
           2,3,3a,9a-TETRAHYDRO-3-HYDROXY- 6-IMINO-, MONOHYDROCHLORIDE,
           stereoisomer
      RN - 10212-25-6

1624 N1 - 4H-FURO(3,2-c)PYRAN-2(6H)-ONE, 4-HYDROXY-
      RN - 149 29 1

1625 N1 - beta-D-GALACTOPYRANOSIDE, (3-beta)-SOLANID-5-EN-3-YL
           O-6-DEOXY-alpha-L-MANNOPYRANOSYL-(1-2)-
           O-(beta-D-GLUCOPYRANOSYL-(1-3))-, HYDROCHLORIDE
      RN - 40816-40-8

1626 N1 - GALACTOSE, D-
      RN - 59-23-4

1627 N1 - GALLIC ACID
      RN - 149-91-7

1628 N1 - GALLIC ACID, PROPYL ESTER
      RN - 121-79-9

1629 N1 - GARBHANIVARANA AUSHADAM

1630 N1 - GELATINS
      RN - 9000-70-8

1631 N1 - GENTAMICIN
      RN - 1403-66-3

1632 N1 - GENTISIC ACID
      RN - 490-79-9

1633 N1 - GERMANIUM, (L-CYSTEINE)TETRAHYDROXY-
      RN - 51025-94-6

1634 N1 - GERMANIUM DIOXIDE
      RN - 1310-53-8

1635 N1 - GEUM ELATUM (Royle) Hook. f., extract

1636 N1 - GLEDITSCHIA HORRIDA Makino, crude extract

1637 N1 - GLUCAGON
      RN - 9007-92-5

1638 N1 - GLUCAGON, MONOHYDROCHLORIDE
      RN - 28270-04-4

1639 N1 - GLUCITOL, 6-CHLORO-6-DEOXY-

1640 N1 - D-GLUCITOL, 1-DEOXY-1-(METHYLAMINO)-,
            3,3'-((1,6-DIOXO-1,6-HEXANEDIYL)DIIMINO)BIS(2,4,6-
            TRIIODO-5-((METHYLAMINO)CARBONYL)BENZOATE) (2:1) (SALT)
      RN - 54605-45-7

1641 N1 - D-GLUCITOL, 1-DEOXY-1-(METHYLAMINO)-,
            3,3'-(OXYBIS(2,1-ETHANEDIYLOXY(1-OXO-2,1-ETHANEDIYL
            IMINO))BIS(2,4,6-TRIIODOBENZOATE) (1:1) (SALT)
      RN - 72704-51-9

1642 N1 - GLUCONIC ACID, IRON(2+) SALT (2:1)
      RN - 299-29-6

1643 N1 - GLUCOPYRANOSE, 2-DEOXY-2-(3-METHYL-3-NITROSOUREIDO)-, D-
      RN - 18883-66-4

1644 N1 - GLUCOPYRANOSE, 1-THIO-, 1-(3-BUTENOHYDROXIMATE)
            NO-(HYDROGENSULFATE), MONOPOTASSIUM SALT, beta-D-
      RN - 3952-98-5

1645 N1 - GLUCOPYRANOSE, 1-THIO-, 1-((S)-3-HYDROXY-4-PENTENOHYDROXIMATE)
            NO-(HYDROGEN SULFATE), beta-D-
      RN - 19237-18-4

1646 N1 - alpha-D-GLUCOPYRANOSIDE, 6-CHLORO-6-DEOXY-beta-D-FRUCTOFURANOSYL-
      RN - 50270-99-0

1647 N1 - alpha-D-GLUCOPYRANOSIDE,
            6-CHLORO-6-DEOXY-beta-D-FRUCTOFURANOSYL-6-CHLORO-6-DEOXY-
      RN - 40984-16-5

1648 N1 - alpha-D-GLUCOPYRANOSIDE, beta-D-FRUCTOFURANOSYL-6-CHLORO-6-DEOXY-

1649 N1 - beta-D-GLUCOPYRANOSIDE, (METHYL-ONN-AZOXY)METHYL-
      RN - 14901-08-7

1650 N1 - D-GLUCOSE
      RN - 50-99-7

1651 N1 - D-GLUCOSE,
            2-(3-ACETAMIDO-2,4,6-TRIIODO-5-(N-METHYLACETAMIDO)BENZAMIDO)-2-DE-
            OXY-
      RN - 31112-62-6

1652 N1 - GLUCOSE, 6-CHLORO-6-DEOXY-

1653 N1 - GLUCOSE, 6-DEOXY-6-FLUORO-

1654 N1 - GLUCOSE, 5-THIO-, D-
      RN - 20408-97-3

1655 N1 - GLUTAMIC ACID,
            N-(p-((2-(2-AMINO-4-HYDROXY-6-PTERIDINYL)ETHYL)AMINO)BENZOYL)-
      RN - 3566-25-4

1656 N1 - GLUTAMIC ACID,
            N-(p-((1-(2-AMINO-4-HYDROXY-6-PTERIDINYL)ETHYL)AMINO)BENZOYL)- L-
      RN - 2179-16-0

1657 N1 - GLUTAMIC ACID,
            N-(p-(((2,4-DIAMINO-6-PTERIDINYL)METHYL)AMINO)BENZOYL)-, L-
      RN - 54-62-6

1658 N1 - GLUTAMIC ACID,
            N-(p-(((2,4-DIAMINO-6-PTERIDINYL)METHYL)METHYLAMINO)BENZOYL)-, L-
      RN - 59-05-2

1659 N1 - GLUTAMIC ACID,
            N-(p-(((2,4-DIAMINO-6-PTERIDINYL)METHYL)METHYLAMINO)BENZOYL)-,
            DISODIUM SALT, L-(+)-
      RN - 7413-34-5

1660 N1 - GLUTAMIC ACID,
            N-(p-(((2,4-DIAMINO-6-PTERIDINYL)METHYL)METHYLAMINO)BENZOYL-,
            SODIUM SALT

1661 N1 - GLUTAMIC ACID, MONOSODIUM SALT, L-(+)-
      RN - 142-47-2

1662 N1 - D-alpha-GLUTAMINE, N(sup 2)-(N-(N-ACETYLMURAMOYL)-L-ALANYL)-
      RN - 53678-77-6

1663 N1 - GLUTAMINE,
            N,N'-((SELENODITHIO)BIS(1-((CARBOXYMETHYL)CARBAMOYL)ETHYLENE))DI--
            , L-
      RN - 33944-90-0

1664 N1 - GLUTARALDEHYDE
      RN - 111-30-8

1665 N1 - GLUTARAMIC ACID, 4-BENZAMIDO-N,N-DIPROPYL-, DL-
      RN - 6620-60-6

1666 N1 - GLUTARAMIC ACID, 2-(1,3-DIOXO-2-ISOINDOLYL)-, DL-

1667 N1 - GLUTARAMIC ACID, 4-PHTHALIMIDO-, METHYL ESTER, DL-
      RN - 19143-28-3

1668 N1 - GLUTARAMIC ACID, 4-PHTHALYL-
      RN - 69352-40-5

1669 N1 - GLUTARIC ACID, 2-PHTHALIMIDO-, DL-

1670 N1 - GLUTARIC ACID, 2-PHTHALIMIDO-, L-
      RN - 340-90-9

1671 N1 - GLUTARIC ANHYDRIDE, 2-PHTHALIMIDO-

1672 N1 - GLUTARIMIDE, 2-(p-AMINOPHENYL)-2-ETHYL-
      RN - 125-84-8

1673 N1 - GLUTARIMIDE, 2-(p-AMINOPHENYL)-2-ETHYL-, PHOSPHATE (1:1)
      RN - 23734-88-5

1674 N1 - GLUTARIMIDE, 2-(2-(DIETHYLAMINO)ETHYL)-2-PHENYL-, HYDROCHLORIDE

1675 N1 - GLUTARIMIDE, 3-(2-(3,5-DIMETHYL-2-OXOCYCLOHEXYL)-2-HYDROXYETHYL)-
      RN - 66-81-9

1676 N1 - GLUTARIMIDE, 3-(1,3-DIOXO-2-METHYLINDAN-2-YL)-

1677 N1 - GLUTARIMIDE, 3-(1,3-DIOXO-2-PHENYLINDAN-2-YL)-

1678 N1 - GLUTARIMIDE,
            3-(5,7-DIOXO-6-PHENYL-2,3,6,7-TETRAHYDRO-5H-CYCLOPENTA-p-DITHIIN--
            6-YL)-

1679 N1 - GLUTARIMIDE, 2-ETHYL-2-PHENYL-
      RN - 77-21-4

1680 N1 - GLUTARIMIDE, N-METHYL-2-PHTHALIMIDO-
      RN - 42472-93-5

1681 N1 - GLUTARIMIDE, 2-(1-OXO-2-ISOINDOLINYL)-

1682 N1 - GLUTARIMIDE, 2-SUCCINIMIDO-

1683 N1 - GLUTARONITRILE, 2-BROMO-2-(BROMOMETHYL)-

1684 N1 - GLYCEROL
      RN - 56-81-5

1685 N1 - GLYCINAMIDE,
            GLUTAMYL-D-PHENYLALANYL-TRYPTOPHYL-SERYL-TYROSYL-D-ALANYL-LEUCYL--
            ARGINYL- PROLYL-

1686 N1 - GLYCINE, N,N-BIS(2-(BIS(CARBOXYMETHYL)AMINO)ETHYL)-, CALCIUM
            TRISODIUM SALT
      RN - 12111-24-9

1687 N1 - GLYCINE, N,N-BIS(CARBOXYMETHYL)-, TRISODIUM SALT
      RN - 5064-31-3

1688 N1 - GLYCINE, N-CARBOXY-, ACETONYL ESTER, N-BENZYL ESTER

1689 N1 - GLYCINE, N-CARBOXY-, N-BENZYL ESTER
      RN - 1138-80-3

1690 N1 - GLYCINE, N-CARBOXY-, N-BENZYL ESTER, CYANOMETHYL ESTER

1691 N1 - GLYCINE, N-CARBOXY-, N-BENZYL ESTER, 1,2-DIBROMOETHYL ESTER

1692 N1 - GLYCINE, N-CARBOXY-, N-BENZYL ESTER, ETHYL ESTER

1693 N1 - GLYCINE, N-CARBOXY-, N-BENZYL ESTER, compd. with ETHYL GLYCOLATE

1694 N1 - GLYCINE, N-CARBOXY-, N-BENZYL ESTER, METHOXYETHYL ESTER

1695 N1 - GLYCINE, N-CARBOXY-, N-BENZYL ESTER, METHOXYMETHYL ESTER

1696 N1 - GLYCINE, N-CARBOXY-, N-BENZYL ESTER, compd. with METHYL GLYCOLATE

1697 N1 - GLYCINE, N-CARBOXY-, N-BENZYL ESTER, p-NITROPHENYL ESTER

1698 N1 - GLYCINE, 2,2-DIPHENYL-
      RN - 3060-50-2

1699 N1 - GLYCINE, alpha-ESTER with
            D-threo-(+)-2,2-DICHLORO-N-(beta-HYDROXY-alpha-(HYDROXYMETHYL)-
            p-(METHYLSULFONYL)PHENETHYL)ACETAMIDE, HYDROCHLORIDE

1700 N1 - GLYCINE, N-FORMYL-N-HYDROXY-
      RN - 689-13-4

1701 N1 - GLYCINE, N-FORMYL-N-HYDROXY-, SODIUM SALT

1702 N1 - GLYCINE, N-(N-L-gamma-GLUTAMYL-L-CYSTEINYL)-
      RN - 70-18-8

1703 N1 - GLYCINE,
            N-(2-HYDROXYETHYL)-N-(5-ETHOXY-1-METHYL-6-OXO-1,6-DIHYDROPYRIDAZI-
            N-4-YL)-

1704 N1 - GLYCINE, N-((PHENYLMETHOXY)CARBONYL)-, ETHENYL ESTER
      RN - 64187-24-2

1705 N1 - GLYCINE, N-(p-TOLYLSULFONYL)-, VINYL ESTER

1706 N1 - GLYCINE, N-(TRIFLUOROACETYL)-, VINYL ESTER

1707 N1 - GLYCINONITRILE, MONOHYDROCHLORIDE
      RN - 6011-14-9

1708 N1 - GLYCOGEN, TYPE II:from OYSTER, heat deaggregated

1709 N1 - GLYCOLIC ACID, DI-2-THIENYL-,
            6,6,9-TRIMETHYL-9-AZABICYCLO(3.3.1)NON-3-YL ESTER, HYDROCHLORIDE,
            MONOHYDRATE
      RN - 32891-29-5

1710 N1 - GLYCOLS, POLYETHYLENE, (ALKYLIMINO)DIETHYLENE ETHER, MONOFATTY
            ACID ESTER

1711 N1 - GLYCOLS, POLYETHYLENE, DIMETHYL ETHER
      RN - 24991-55-7

1712 N1 - GLYCOLS, POLYETHYLENE, MONO(p-(1,1,3,3-TETRAMETHYLBUTYL)PHENYL)
            ETHER
      RN - 9002-93-1

1713 N1 - GLYCOPROTEINS, from CANDIDA ALBICANS

1714 N1 - GLYCYRRHIZINIC ACID
      RN - 1405-86-3

1715 N1 - GLYOXYLONITRILE, PHENYL-, OXIME, O,O-DIETHYL PHOSPHOROTHIOATE
      RN - 14816-18-3

1716 N1 - GO-80

1717 N1 - GOLD CHLORIDE
      RN - 13453-07-1

1718 N1 - GOLD, CHLORO(TRIETHYLPHOSPHINE)-
      RN - 15529-90-5

1719 N1 - GOLD, ((1,2-DICARBOXYETHYL)THIO)-, DISODIUM SALT
      RN - 12244-57-4

1720 N1 - GOLD, (1-THIO-D-GLUCOPYRANOSATO)-
      RN - 12192-57-3

1721 N1 - GOLD, (1-THIO-beta-D-GLUCOPYRANOSATO-S)(TRIETHYLPHOSPHINE)-,
            2,3,4,6-TETRAACETATE
      RN - 34031-32-8

1722 N1 - GONA-4,12-DIEN-3-ONE, 17-METHYL-17-PROPYL-

1723 N1 - GONA-1,5(10)-DIEN-3-ONE, 4,4,17-TRIHYDROXY-, 4,4-DIACETATE

1724 N1 - GONADOTROPIN, CHORIONIC
      RN - 9002-61-3

1725 N1 - GONA-1,3,5(10)-TRIENE-3,16-alpha,17-beta-TRIOL, 13-ETHYL-
      RN - 19882-03-2

1726 N1 - GONA-1,3,5(10)-TRIEN-16-ONE, 13-HYDROXY-3-METHOXY-

1727 N1 - GONA-1,3,5(10)-TRIEN-17-ONE, 3-METHOXY-
      RN - 4147-10-8

1728 N1 - 13-alpha-GONA-1,3,5(10)-TRIEN-17-ONE, 3-METHOXY-
      RN - 4248-04-8

1729 N1 - GOSSYPIUM HERBACEUM L., extract

1730 N1 - GOSSYPOL ACETIC ACID
      RN - 12542-36-8

1731 N1 - GREWIA ASIATICA Linn., seed extract

1732 N1 - GUANIDINE, 1-AMINO-, HYDROGEN SULFATE
      RN - 2834-84-6

1733 N1 - GUANIDINE, 1-AZACYCLOOCT-2-YLMETHYL-

1734 N1 - GUANIDINE,
            N-CYANO-N'-METHYL-N''-(2-(((5-METHYL-1H-IMIDAZOL-4-YL)METHYL)THIO-
)ETHYL)-
      RN - 51481-61-9

1735 N1 - GUANIDINE, 1,3-DIPHENYL-
      RN - 102-06-7

1736 N1 - GUANIDINE, DODECYL-, ACETATE mixed with SODIUM NITRITE (3:5)

1737 N1 - GUANIDINE, (2-(HEXAHYDRO-1(2H)-AZOCINYL)ETHYL)-, MONOHYDROCHLORIDE
      RN - 76487-49-5

1738 N1 - GUANIDINE, (2-(HEXAHYDRO-1(2H)-AZOCINYL)ETHYL)-, SULFATE (2:1)
      RN - 60-02-6

1739 N1 - GUANIDINE, 1,1'-((METHYLETHANEDIYLIDENE)DINITRILO)BIS-,
            DIHYDROCHLORIDE, DIHYDRATE
      RN - 31959-87-2

1740 N1 - GUANIDINE, 1,2,3-TRIAMINO-, MONONITRATE
      RN - 4000-16-2

1741 N1 - 5'-GUANILIC ACID, DISODIUM SALT, mixed with DISODIUM 5'-INOSINATE

1742 N1 - GUANINE
      RN - 73-40-5

1743 N1 - GUANINE-3-N-OXIDE
      RN - 18905-29-8

1744 N1 - GUANOSINE
      RN - 118-00-3

1745 N1 - GV-523

1746 N1 - HAIR DYE FORMULATION 7402

1747 N1 - HELIOTRINE
      RN - 303-33-3

1748 N1 - HELIOTRINE, 3,8-DIDEHYDRO-
      RN - 23107-11-1

1749 N1 - 2,5-HEPTADIENOIC ACID,
            7-(2-(4-(3-CHLOROPHENOXY)-3-HYDROXY-1-BUTENYL)-3,5-
            DIHYDROXYCYCLOPENTYL)-,
            (1R-(1-alpha(2E,5Z),2-beta(1E,3R*),3-alpha,5-alpha))-
      RN - 73275-75-9

1750 N1 - 2,5-HEPTADIENOIC ACID,
            7-(2-(4-(3-CHLOROPHENOXY)-3-HYDROXY-1-BUTENYL)-3,5-
            DIHYDROXYCYCLOPENTYL)-, METHYL ESTER,
            (1R-(1-alpha(2E,5E),2-beta(1E,3R*),3-alpha,5-alpha))-
      RN - 68399-12-2

1751 N1 - 2,5-HEPTADIENOIC ACID,
            7-(2-(4-(3-CHLOROPHENOXY)-3-HYDROXY-1-BUTENYL)-3,5-
            DIHYDROXYCYCLOPENTYL)-, METHYL ESTER,
            (1R-(1-alpha(2E,5Z),2-beta(1E,3R*),3-alpha,5-alpha))-
      RN - 62524-99-6

1752 N1 - 2,5-HEPTADIENOIC ACID,
            7-(2-(4-(4-CHLOROPHENOXY)-3-HYDROXY-1-BUTENYL)-3,5-
            DIHYDROXYCYCLOPENTYL)-, METHYL ESTER,
            (1R-(1-alpha(2E,5E),2-beta(1E,3R*),3-alpha,5-alpha))-
      RN - 62525-22-8

1753 N1 - 2,5-HEPTADIENOIC ACID,
            7-(2-(4-(4-CHLOROPHENOXY)-3-HYDROXY-1-BUTENYL)-3,5-
            DIHYDROXYCYCLOPENTYL)-, METHYL ESTER,
            (1R-(1-alpha(2E,5Z),2-beta(1E,3R*),3-alpha,5alpha))-
      RN - 62525-22-8

1754 N1 - 3,5-HEPTADIENOIC ACID,
            7-(2-(4-(3-CHLOROPHENOXY)-3-HYDROXY-1-BUTENYL)-3,5-
            DIHYDROXYCYCLOPENTYL)-, METHYL ESTER,
            (1R-(1-alpha(3E,5E),2-beta(1E,3R*),3-alpha,5-alpha))-
      RN - 64812-79-9

1755 N1 - 3,5-HEPTADIENOIC ACID,
            7-(2-(4-(3-CHLOROPHENOXY)-3-HYDROXY-1-BUTENYL)-3,5-
            DIHYDROXYCYCLOPENTYL)-, METHYL ESTER,
            (1R-(1-alpha(3,5Z),2-beta(1E,3R*),3-alpha,5-alpha))-

1756 N1 - 3,5-HEPTADIENOIC ACID,
            7-(2-(4-(3-CHLOROPHENOXY)-3-HYDROXY-1-BUTENYL)-3,5-
            DIHYDROXYCYCLOPENTYL)-, METHYL ESTER,
            (1R-(1-alpha(3E,5Z),2-beta(1E,3R*),3-alpha,5-alpha))-
      RN - 64812-64-2

1757 N1 - 3,5-HEPTADIENOIC ACID,
            7-(2-(4-(3-CHLOROPHENOXY)-3-HYDROXY-1-BUTENYL)-3,5-
            DIHYDROXYCYCLOPENTYL)-, METHYL ESTER,
            (1R-(1-alpha(3Z,5Z),2-beta(1E,3R*),3-alpha,5-alpha))-
      RN - 64775-52-6

1758 N1 - 3,5-HEPTADIENOIC ACID,
            7-(2-(4-(4-CHLOROPHENOXY)-3-HYDROXY-1-BUTENYL)-3,5-
            DIHYDROXYCYCLOPENTYL)-, METHYL ESTER,
            (1R-(1-alpha(3,5Z),2-beta(1E,3R*),3-alpha,5-alpha))-

1759 N1 - 2,5-HEPTADIENOIC ACID,
            7-(3,5-DIHYDROXY-2-(3-HYDROXY-4-PHENOXY-1-BUTENYL)CYCLOPENTYL)-,
            METHYL ESTER,
            (1R-(1-alpha(2E,5E),2-beta(1E,3R*),3-alpha,5-alpha))-

1760 N1 - 2,5-HEPTADIENOIC ACID,
            7-(3,5-DIHYDROXY-2-(3-HYDROXY-4-PHENOXY-1-BUTENYL)CYCLOPENTYL)-,
            METHYL ESTER,
            (1R-(1-alpha(2E,5Z),2-beta(1E,3R*),3-alpha,5-alpha))-
      RN - 62524-94-1

```
1761  N1  - 3,5-HEPTADIENOIC ACID,
            7-(3,5-DIHYDROXY-2-(3-HYDROXY-4-PHENOXY-1-BUTENYL)CYCLOPENTYL)-,
            METHYL ESTER, (1R-(1-alpha(3,5Z),2-beta(1E,3R*),3-alpha,5-alpha))-
      RN  - 73364-95-1

1762  N1  - 3,5-HEPTADIENOIC ACID,
            7-(3,5-DIHYDROXY-2-(3-HYDROXY-4-PHENOXY-1-BUTENYL)CYCLOPENTYL)-,
            METHYL ESTER,
            (1R-(1-alpha(3E,5E),2-beta(1E,3R*),3-alpha,5-alpha))-
      RN  - 64812-77-7

1763  N1  - 3,5-HEPTADIENOIC ACID,
            7-(3,5-DIHYDROXY-2-(3-HYDROXY-4-PHENOXY-1-BUTENYL)CYCLOPENTYL)-,
            METHYL ESTER,
            (1R-(1-alpha(3E,5Z),2-beta(1E,3R*),3-alpha,5-alpha))-
      RN  - 64812-67-5

1764  N1  - 3,5-HEPTADIENOIC ACID,
            7-(3,5-DIHYDROXY-2-(3-HYDROXY-4-PHENOXY-1-BUTENYL)CYCLOPENTYL)-,
            METHYL ESTER,
            (1R-(1-alpha(3Z,5E),2-beta(1E,3R*),3-alpha,5-alpha))-

1765  N1  - 2,5-HEPTADIENOIC ACID,
            7-(3,5-DIHYDROXY-2-(3-HYDROXY-4-(3-(TRIFLUOROMETHYL)PHENOXY)-1-
            BUTENYL)CYCLOPENTYL)-, METHYL ESTER,
            (1R-(1-alpha(2E,5Z),2-beta(1E,3R*),3-alpha,5-alpha))-
      RN  - 62559-74-4

1766  N1  - 3,5-HEPTADIENOIC ACID,
            7-(3,5-DIHYDROXY-2-(3-HYDROXY-4-(3-(TRIFLUOROMETHYL)PHENOXY)-1-
            BUTENYL)CYCLOPENTYL)-, METHYL ESTER,
            (1R-(1-alpha(3,5Z),2-beta(1E,3R*),3-alpha,5-alpha))-

1767  N1  - 3-HEPTANOL, 6-(DIMETHYLAMINO)-4,4-DIPHENYL-, ACETATE (ester),
            (3S,6S)-(-)-
      RN  - 1477-40-3

1768  N1  - 3-HEPTANOL, 6-(DIMETHYLAMINO)-4,4-DIPHENYL-, ACETATE (ester),
            HYDROCHLORIDE, (3S,6S)-(-)-

1769  N1  - 3-HEPTANONE, 6-(DIMETHYLAMINO)-4,4-DIPHENYL-
      RN  - 76-99-3

1770  N1  - 3-HEPTANONE, 6-(DIMETHYLAMINO)-4,4-DIPHENYL-, (+-)-
      RN  - 297-88-1

1771  N1  - 3-HEPTANONE, 6-(DIMETHYLAMINO)-4,4-DIPHENYL-, L-
      RN  - 125-58-6

1772  N1  - 3-HEPTANONE, 6-(DIMETHYLAMINO)-4,4-DIPHENYL-, (S)-
      RN  - 5653-80-5

1773  N1  - 3-HEPTANONE, 5-DIMETHYLAMINO-4,4-DIPHENYL-, HYDROCHLORIDE
      RN  - 63834-33-3

1774  N1  - 3-HEPTANONE, 6-(DIMETHYLAMINO)-4,4-DIPHENYL-, HYDROCHLORIDE, (+-)-
      RN  - 125-56-4

1775  N1  - 3-HEPTANONE, 6-(DIMETHYLAMINO)-4,4-DIPHENYL-, HYDROCHLORIDE
      RN  - 1095-90-5

1776  N1  - 5-HEPTENAMIDE,
            7-(3-HYDROXY-2-(3-HYDROXY-4-PHENOXY-1-BUTENYL)-5-OXOCYCLOPENTYL)-
            N-(METHYLSULFONYL)-, (1R-(1-alpha(Z),2-beta(1E,3R*),3-alpha))-
      RN  - 60325-46-4

1777  N1  - 5-HEPTENOIC ACID,
            7-(2-(3-(2-BENZOFURANYL)-3-HYDROXY-1-PROPENYL)-3,5-DIHYDROXYCYCLO-
            PENTYL)-, METHYL ESTER,
            (1R-(1-alpha(Z),2-beta(1E,3S*),3-alpha,5-alpha))-
      RN  - 73285-87-7

1778  N1  - 5-HEPTENOIC ACID,
            7-(2-(3-BENZO(b)THIEN-2-YL-3-HYDROXY-1-PROPENYL)-3,5-
            DIHYDROXYCYCLOPENTYL)-, METHYL ESTER,
            (1R-(1-alpha(Z),2-beta(1E,3S*)-3-alpha,5-alpha))-
      RN  - 73285-86-6
```

1779 N1 - 5-HEPTENOIC ACID,
            7-(3,5-BIS((TETRAHYDRO-2H-PYRAN-2-YL)OXY)-2-(4-PHENOXY-3-((TETRAH-
            YDRO-
            2H-PYRAN-2-YL)OXY)-1-BUTENYL)CYCLOPENTYL)-2-(PHENYLSELENO)-,
            METHYL ESTER
      RN - 62524-93-0

1780 N1 - 5-HEPTENOIC ACID,
            7-(2-(4-(3-CHLOROPHENOXY)-3-HYDROXY-1-BUTENYL)-3,5-DIHYDROXYCYCLO-
            PENTYL)-, (1-alpha-(Z),2-beta-(1E,3R*),3-alpha,5-alpha)- (+-)-
      RN - 40665-92-7

1781 N1 - 5-HEPTENOIC ACID,
            7-(2-(4-(3-CHLOROPHENOXY)-3-HYDROXY-1-BUTENYL)-3,5-DIHYDROXYCYCLO-
            PENTYL)-, METHYL ESTER,
            (1R-(1-alpha(Z),2-beta(1E,3R*),3-alpha,5-alpha))-
      RN - 56687-85-5

1782 N1 - 5-HEPTENOIC ACID,
            7-(2-(4-(3-CHLOROPHENOXY)-3-((TETRAHYDRO-2H-PYRAN-2-YL)OXY)-1-BUT-
            ENYL)-
            3,5-BIS((TETRAHYDRO-2H-PYRAN-2-YL)OXY)CYCLOPENTYL)-2-(PHENYLSELEN-
            O)-, METHYL ESTER
      RN - 62559-75-5

1783 N1 - 5-HEPTENOIC ACID,
            7-(2-(2-(2-(4-CHLOROPHENYL)-1,3-DIOXOLAN-2-YL)ETHENYL)-3,5-
            DIHYDROXYCYCLOPENTYL)-, METHYL ESTER,
            (1R-(1-alpha(Z),2-beta(E),3-alpha,5-alpha))-
      RN - 66176-10-1

1784 N1 - 5-HEPTENOIC ACID,
            7-(2-(5-(3-CHLOROPHENYL)-3-HYDROXY-5-OXO-1-PENTENYL)-3,5-
            DIHYDROXYCYCLOPENTYL)-, METHYL ESTER,
            (1R-(1-alpha(Z),2-beta(1E,3S*),3-alpha,5-alpha))-
      RN - 62429-47-4

1785 N1 - 5-HEPTENOIC ACID,
            7-(2-(5-(4-CHLOROPHENYL)-3-HYDROXY-5-OXO-1-PENTENYL)-3,5-
            DIHYDROXYCYCLOPENTYL)-, METHYL ESTER,
            (1R-(1-alpha(Z),2-beta(1E,3S*),3-alpha,5-alpha))-
      RN - 62429-46-3

1786 N1 - 5-HEPTENOIC ACID,
            7-(2-(5-(3-CHLOROPHENYL)-3-HYDROXY-1-PENTEN-4-YNYL)-3,5-
            DIHYDROXYCYCLOPENTYL)-, METHYL ESTER,
            (1R-(1-alpha(Z),2-beta(1E,3S*),3-alpha,5-alpha))-
      RN - 73285-84-4

1787 N1 - 5-HEPTENOIC ACID,
            7-(2-(5-(4-CHLOROPHENYL)-3-HYDROXY-1-PENTEN-4-YNYL)-3,5-
            DIHYDROXYCYCLOPENTYL)-, METHYL ESTER,
            (1R-(1-alpha(Z),2-beta(1E,3S*),3-alpha,5-alpha))-
      RN - 73285-85-5

1788 N1 - 5-HEPTENOIC ACID,
            7-(2-(4-(1-CYCLOHEXEN-1-YLTHIO)-3-HYDROXY-1-BUTENYL)-3,5-
            DIHYDROXYCYCLOPENTYL)-, METHYL ESTER,
            (1R-(1-alpha(Z),2-beta(1E,3S*),3-alpha,5-alpha))-
      RN - 73285-92-4

1789 N1 - 5-HEPTENOIC ACID,
            7-(3,5-DIHYDROXY-2-(2-(2-((4-FLUOROPHENOXY)METHYL)-1,3-DIOXOLAN-2-
            -YL) ETHENYL)CYCLOPENTYL)-, METHYL ESTER,
            (1R-(1-alpha(Z),2-beta(E),3-alpha,5-alpha))-
      RN - 66176-11-2

1790 N1 - 5-HEPTENOIC ACID,
            7-(3,5-DIHYDROXY-2-(3-HYDROXY-1-DECENYL)CYCLOPENTYL)-,
            (1R-(1-alpha(Z), 2-beta(1E,3R*),3-alpha,5-alpha))-

1791 N1 - 5-HEPTENOIC ACID,
            7-(3,5-DIHYDROXY-2-(3-HYDROXY-1-DECENYL)CYCLOPENTYL)-,
            (1R-(1-alpha(Z),2-beta(1E,3S*),3-alpha,5-alpha))-
      RN - 36950-85-3

1792 N1 - 5-HEPTENOIC ACID,
            7-(3,5-DIHYDROXY-2-(3-HYDROXY-3(S)-METHYL-1-OCTENYL)CYCLOPENTYL)--
            , METHYL ESTER

1793 N1 - 5-HEPTENOIC ACID,
         7-(3,5-DIHYDROXY-2-(3-HYDROXY-3-METHYL-5-PHENYL-1-PENTEN-4-YNYL)
         CYCLOPENTYL)-, METHYL ESTER,
         (1R-(1-alpha(Z),2-beta(1E,3S*),3-alpha,5-alpha))-
     RN - 62475-37-0

1794 N1 - 5-HEPTENOIC ACID,
         7-(3,5-DIHYDROXY-2-(3-HYDROXY-1-OCTENYL)CYCLOPENTYL)-, dl-
     RN - 23518-25-4

1795 N1 - 5-HEPTENOIC ACID,
         7-(3,5-DIHYDROXY-2-(3-HYDROXY-1-OCTENYL)CYCLOPENTYL)-, l-

1796 N1 - 5-HEPTENOIC ACID,
         7-(3,5-DIHYDROXY-2-(3-HYDROXY-1-OCTENYL)CYCLOPENTYL)-,
         stereoisomer
     RN - 4510-16-1

1797 N1 - 5-HEPTENOIC ACID,
         7-(3,5-DIHYDROXY-2-(3-HYDROXY-1-OCTENYL)CYCLOPENTYL)-,
         METHOXAMINE SALT

1798 N1 - 5-HEPTENOIC ACID, 7-(3,5-DIHYDROXY-2-(3-HYDROXYOCTYL)CYCLOPENTYL)-
     RN - 27376-74-5

1799 N1 - 5-HEPTENOIC ACID,
         7-(3,5-DIHYDROXY-2-(3-HYDROXY-5-OXO-5-PHENYL-1-PENTENYL)CYCLOPENT-
         YL)-, METHYL ESTER,
         (1R-(1-alpha(Z),2-beta(1E,3S*),3-alpha,5-alpha))-
     RN - 62429-44-1

1800 N1 - 3-HEPTENOIC ACID,
         7-(3,5-DIHYDROXY-2-(3-HYDROXY-4-PHENOXY-1-BUTENYL)CYCLOPENTYL)-,
         METHYL ESTER, (1R-(1-alpha(E or
         Z),2-beta(1E,3R*),3-alpha,5-alpha))-

1801 N1 - 5-HEPTENOIC ACID,
         7-(3,5-DIHYDROXY-2-(3-HYDROXY-4-PHENOXY-1-BUTENYL)CYCLOPENTYL)-,
         METHYL ESTER, (1R-(1-alpha(E),2-beta(1E,3R*),3-alpha,5-alpha))-
     RN - 73275-73-7

1802 N1 - 5-HEPTENOIC ACID,
         7-(3,5-DIHYDROXY-2-(3-HYDROXY-4-PHENOXY-1-BUTENYL)CYCLOPENTYL)-,
         METHYL ESTER, (1R-(1-alpha(Z),2-beta(1E,3R*),3-alpha,5-alpha))-
     RN - 54348-08-2

1803 N1 - 2-HEPTENOIC ACID,
         7-(3,5-DIHYDROXY-2-(3-HYDROXY-4-(3-(TRIFLUOROMETHYL)PHENOXY)-1-BU-
         TENYL) CYCLOPENTYL)-,
         (1R-(1-alpha(E),2-beta(1E,3S*),3-alpha,5-alpha))-
     RN - 73307-37-6

1804 N1 - 2-HEPTENOIC ACID,
         7-(3,5-DIHYDROXY-2-(3-HYDROXY-4-(3-(TRIFLUOROMETHYL)PHENOXY)-1-BU-
         TENYL) CYCLOPENTYL)-,
         (1R-(1-alpha(Z),2-beta(1E,3S*),3-alpha,5-alpha))-
     RN - 73307-38-7

1805 N1 - 5-HEPTENOIC ACID,
         7-(3,5-DIHYDROXY-2-(3-HYDROXY-4-(3-(TRIFLUOROMETHYL)PHENOXY)-1-BU-
         TENYL) CYCLOPENTYL)-, METHYL ESTER,
         (1R-(1-alpha(Z),2-beta(1E,3R*),3-alpha,5-alpha))-
     RN - 73275-76-0

1806 N1 - 5-HEPTENOIC ACID,
         7-(3,5-DIHYDROXY-2-(3-HYDROXY-4-(3-(TRIFLUOROMETHYL)PHENOXY)-1-BU-
         TENYL) CYCLOPENTYL)-, MONOSODIUM SALT,
         (1-alpha-(Z),2-beta-(1E,3R*),3-alpha,5-alpha)-(+-)-
     RN - 55028-71-2

1807 N1 - 5-HEPTENOIC ACID,
         7-(3,5-DIHYDROXY-2-(2-(2-(PHENOXYMETHYL)-1,3-DIOXOLAN-2-YL)ETHENY-
         L) CYCLOPENTYL)-, (1R-(1-alpha(Z),2-beta(E),3-alpha,5-alpha))-
     RN - 59619-81-7

1808 N1 - 5-HEPTENOIC ACID,
         7-(3,5-DIHYDROXY-2-(2-(2-(PHENOXYMETHYL)-1,3-DIOXOLAN-2-YL)ETHENY-
         L) CYCLOPENTYL)-, BUTYL ESTER,
         (1R-(1-alpha(Z),2-beta(E),3-alpha,5-alpha))-
     RN - 66176-07-6

1809 N1 - 5-HEPTENOIC ACID,
         7-(3,5-DIHYDROXY-2-(2-(2-(PHENOXYMETHYL)-1,3-DIOXOLAN-2-YL)ETHENY-
         L)CYCLOPENTYL)-, METHYL ESTER,
         (1R-(1-alpha(Z),2-beta(E),3-alpha,5-alpha))-
     RN - 59619-78-2

1810 N1 - 5-HEPTENOIC ACID,
         7-(3,5-DIHYDROXY-2-(2-(2-(PHENOXYMETHYL)-1,3-DIOXOLAN-2-YL)ETHYL)
         CYCLOPENTYL)-, METHYL ESTER,
         (1R-(1-alpha(Z),2-beta,3-alpha,5-alpha))-
     RN - 66176-08-7

1811 N1 - 5-HEPTENOIC ACID,
         7-(3,5-DIHYDROXY-2-(2-(2-(2-PHENYLETHYL)-1,3-DIOXOLAN-2-YL)ETHENY-
         L)CYCLOPENTYL)-, METHYL ESTER,
         (1R-(1-alpha(Z),2-beta(E),3-alpha,5-alpha))-
     RN - 66176-09-8

1812 N1 - 5-HEPTENOIC ACID,
         7-(3,5-DIHYDROXY-2-(2-(2-((3-TRIFLUOROMETHYLPHENOXY)METHYL)-1,3-D-
         IOXOLAN- 2-YL)ETHENYL)CYCLOPENTYL)-, METHYL ESTER,
         (1R-(1-alpha(Z),2-beta(E),3-alpha,5-alpha))-
     RN - 66176-12-3

1813 N1 - 5-HEPTENOIC ACID,
         7-(5,5-DIMETHYL-3-HYDROXY-2-(3-HYDROXY-1-OCTENYL)CYCLOPENTYL)-

1814 N1 - 5-HEPTENOIC ACID,
         7-(2-(6,7-DIMETHYL-3-HYDROXY-1-NONENYL)-3-HYDROXY-5-OXOCYCLOPENTY-
         L)-

1815 N1 - 5-HEPTENOIC ACID,
         7-(2-(4,4-DIMETHYL-3-HYDROXY-1-OCTENYL)-3-HYDROXY-5-METHYLENECYCL-
         OPENTYL)-

1816 N1 - 5-HEPTENOIC ACID,
         7-(2-(4,4-DIMETHYL-3-HYDROXY-1-OCTENYL)-3-HYDROXY-5-OXOCYCLOPENTY-
         L)-, METHYL ESTER

1817 N1 - 5-HEPTENOIC ACID,
         7-(2-(4-(4-FLUOROPHENOXY)-3-HYDROXY-1-BUTENYL)-3,5-DIHYDROXYCYCLO-
         PENTYL)- (1-alpha-(Z),2-beta-(1E,3S*),3-alpha,5-alpha)-
     RN - 40666-04-4

1818 N1 - 5-HEPTENOIC ACID,
         7-(3-HYDROXY-2-(3-HYDROXY-3-METHYL-1-OCTENYL)-5-OXOCYCLOPENTYL)-,
         METHYL ESTER

1819 N1 - 5-HEPTENOIC ACID,
         7-(3-HYDROXY-2-(3-HYDROXY-1-OCTENYL)-5-OXOCYCLOPENTYL)-, 1-

1820 N1 - 5-HEPTENOIC ACID,
         7-(3-HYDROXY-2-(3-HYDROXY-1-OCTENYL)-5-OXOCYCLOPENTYL)-, METHYL
         ESTER, stereoisomer
     RN - 31753-17-0

1821 N1 - 5-HEPTENOIC ACID,
         7-(3-HYDROXY-2-(3-HYDROXY-1-OCTENYL)-5-OXOCYCLOPENTYL)-,
         METHYLHESPERIDIN COMPLEX

1822 N1 - 5-HEPTENOIC ACID,
         7-(5-HYDROXY-2-(3-HYDROXY-5-PHENYL-1-OCTENYL)-3-OXOCYCLOPENTYL)-
     RN - 85280-91-7

1823 N1 - HERBAL "SLIMMING TABLETS"

1824 N1 - 1-HEXADECANAMINE
     RN - 143-27-1

1825 N1 - HEXADECYLAMINE, HYDROFLUORIDE
     RN - 3151-59-5

1826 N1 - 2,5-HEXADIENOIC ACID, 3-METHOXY-5-METHYL-4-OXO-
     RN - 90-65-3

1827 N1 - HEXANE
     RN - 110-54-3

1828 N1 - 1,6-HEXANEDIAMINE
     RN - 124-09-4

1829 N1 - 2,5-HEXANEDIOL, DIMETHANESULFONATE, (+-)-
      RN - 33447-91-5

1830 N1 - 2,5-HEXANEDIOL, DIMETHANESULFONATE, meso-
      RN - 33447-90-4

1831 N1 - 2,5-HEXANEDIONE
      RN - 110-13-4

1832 N1 - HEXANE, 3-(p-METHOXYBENZYL)-4-(p-METHOXYPHENYL)-

1833 N1 - HEXANOIC ACID, 6-AMINO-
      RN - 60-32-2

1834 N1 - HEXANOIC ACID, 6-((2-(1-OCTYNYL)CYCLOPENTYL)OXY)-, (1S-trans)-
      RN - 27166-04-7

1835 N1 - 2-HEXANONE
      RN - 591-78-6

1836 N1 - 2-HEXANONE, 3,4-BIS(p-HYDROXYPHENYL)-

1837 N1 - 3-HEXENE, 3-(p-ETHOXYBENZYL)-4-(p-ETHOXYPHENYL)-

1838 N1 - 2-HEXENE, 4-(p-METHOXYBENZYL)-3-(p-METHOXYPHENYL)-

1839 N1 - 3-HEXENE, 3-(p-METHOXYBENZYL)-4-(p-METHOXYPHENYL)-

1840 N1 - 3-HEXENE, 3-(p-METHOXYBENZYL)-4-(p-METHOXYPHENYL)-, mixed with
            4-(p-METHOXYBENZYL)-3- (p-METHOXYPHENYL)-2-HEXENE (7:3)

1841 N1 - D-arabino-HEXOSE, 2-DEOXY-
      RN - 154-17-6

1842 N1 - HIBISCUS ROSA-SINENSIS, flower extract

1843 N1 - HIBISCUS ROSA-SINENSIS, ROOT EXTRACT

1844 N1 - HIPPOPHAE SALICIFOLIA D. Don, bark extract

1845 N1 - HISTAGLOBIN

1846 N1 - HISTAMINE, DIHYDROCHLORIDE
      RN - 56-92-8

1847 N1 - HISTIDINE, L-
      RN - 71-00-1

1848 N1 - L-HISTIDINE, N-beta-ALANYL-
      RN - 305-84-0

1849 N1 - DL-HOMOCYSTEINE, S-ETHENYL-

1850 N1 - D-HOMO-19-NOR-17-alpha-PREGN-4-EN-3-ONE, 17,20,21-TRIHYDROXY-

1851 N1 - D-HOMOPREGNA-4,16-DIENE-3,20-DIONE

1852 N1 - D-HOMOPREGNA-4,16-DIEN-3-ONE

1853 N1 - D-HOMOPREGN-4-ENE-3,20-DIONE
      RN - 56722-93-1

1854 N1 - HUMAN CHORIONIC GONADOTROPIN, deglycosylated

1855 N1 - HUMIC ACID, SODIUM SALT

1856 N1 - HUMULUS LUPULUS, extract

1857 N1 - HYDANTOIN
      RN - 461-72-3

1858 N1 - HYDANTOIN, 5,5-DIPHENYL-
      RN - 57-41-0

1859 N1 - HYDANTOIN, 5,5-DIPHENYL-, and
            5-ETHYLDIHYDRO-5-PHENYL-4,6(1H,5H)-PYRIMIDINEDIONE (1:2)

1860 N1 - HYDANTOIN, 5,5-DIPHENYL-, and 5-ETHYL-1-METHYL-5-PHENYLBARBITURIC
            ACID (1:2)

1861 N1 - HYDANTOIN, 5,5-DIPHENYL-, mixed with 5-ETHYL-5-PHENYLBARBITURIC
            ACID (6:1)

```
1862  N1  - HYDANTOIN, 5,5-DIPHENYL-, MONOSODIUM SALT
      RN  - 630-93-3

1863  N1  - HYDANTOIN, 5,5-DIPHENYL-, and (2-PHENYLBUTYRYL)UREA (1:2)

1864  N1  - HYDANTOIN, 5-ETHYL-3-METHYL-5-PHENYL-
      RN  - 50-12-4

1865  N1  - HYDANTOIN, 5-ETHYL-3-METHYL-5-PHENYL-, (-)-

1866  N1  - HYDANTOIN, 3-ETHYL-5-PHENYL-
      RN  - 86-35-1

1867  N1  - HYDANTOIN, 5-ETHYL-5-PHENYL-, (-)-

1868  N1  - HYDANTOIN, 5-(p-HYDROXYPHENYL)-5-PHENYL-
      RN  - 2784-27-2

1869  N1  - HYDANTOIN, 1-((5-NITROFURFURYLIDENE)AMINO)-
      RN  - 67-20-9

1870  N1  - HYDANTOIN, 1-((5-(p-NITROPHENYL)FURFURYLIDENE)AMINO)-, SODIUM
            SALT, HEMIHEPTAHYDRATE

1871  N1  - HYDERGINE

1872  N1  - HYDRACRYLIC ACID, (-)-2-METHYL-2-PHENYL-, 3-alpha-TROPANYL ESTER,
            HYDROCHLORIDE
      RN  - 14641-96-4

1873  N1  - HYDRATROPIC ACID, p-ISOBUTYL-
      RN  - 15687-27-1

1874  N1  - HYDRATROPIC ACID, p-ISOBUTYL-, SODIUM SALT
      RN  - 31121-93-4

1875  N1  - HYDRATROPIC ACID, p-(2-THENOYL)-
      RN  - 40828-46-4

1876  N1  - HYDRAZINE
      RN  - 302-01-2

1877  N1  - HYDRAZINE, 1-ACETYL-2-PICOLINOYL-
      RN  - 17433-31-7

1878  N1  - HYDRAZINE, 1-(p-ALLOPHANOYLBENZYL)-2-METHYL-, HYDROBROMIDE

1879  N1  - HYDRAZINE, 2-BENZYL-1-METHYL-
      RN  - 10309-79-2

1880  N1  - HYDRAZINE, 1,2-BIS(DICHLOROACETYL)-
      RN  - 16054-41-4

1881  N1  - HYDRAZINE, (2-BROMOPHENETHYL)-

1882  N1  - HYDRAZINE, 1-(o-CHLOROPHENETHYL)-, SULFATE (1:1)
      RN  - 155-00-0

1883  N1  - HYDRAZINE, 1-(p-CHLOROPHENETHYL)-, SULFATE (1:1)
      RN  - 2598-25-6

1884  N1  - HYDRAZINE, 1-(2-(o-CHLOROPHENOXY)ETHYL)-, HYDROGEN SULFATE (1:1)
      RN  - 2598-73-4

1885  N1  - HYDRAZINE, (2,6-DICHLOROPHENETHYL)-

1886  N1  - HYDRAZINE, (3,4-DICHLOROPHENETHYL)-

1887  N1  - HYDRAZINE, 1,2-DIETHYL-
      RN  - 1615-80-1

1888  N1  - HYDRAZINE, 1,2-DIETHYL-, DIHYDROCHLORIDE
      RN  - 7699-31-2

1889  N1  - HYDRAZINE, 1,1-DIMETHYL-
      RN  - 57-14-7

1890  N1  - HYDRAZINE, 1,2-DIMETHYL-
      RN  - 540-73-8

1891  N1  - HYDRAZINE, 1,2-DIMETHYL-, DIHYDROCHLORIDE
      RN  - 306-37-6
```

1892 N1 - HYDRAZINE, (2,6-DIMETHYLPHENETHYL)-

1893 N1 - HYDRAZINE, 1-(2,4-DIMETHYLPHENETHYL)-, SULFATE (1:1)
      RN - 154-99-4

1894 N1 - HYDRAZINE, 1,1-DIPHENYL-, HYDROCHLORIDE

1895 N1 - HYDRAZINE, (2-FLUOROPHENETHYL)-

1896 N1 - HYDRAZINE, HEPTYL-
      RN - 2656-72-6

1897 N1 - HYDRAZINE, 1-(o-METHOXYPHENETHYL)-, SULFATE (1:1)
      RN - 2598-71-2

1898 N1 - HYDRAZINE, 1-(p-METHOXYPHENETHYL)-, SULFATE (1:1)
      RN - 2771-13-3

1899 N1 - HYDRAZINE, METHYL-
      RN - 60-34-4

1900 N1 - HYDRAZINE, (m-METHYLPHENETHYL)-

1901 N1 - HYDRAZINE, (o-METHYLPHENETHYL)-
      RN - 21085-56-3

1902 N1 - HYDRAZINE, (p-METHYLPHENETHYL)-

1903 N1 - HYDRAZINE, 1-(alpha-METHYLPHENETHYL)-2-PHENETHYL-
      RN - 2598-76-7

1904 N1 - HYDRAZINE, 1-(o-METHYLPHENETHYL)-, SULFATE (1:1)
      RN - 2598-70-1

1905 N1 - HYDRAZINE, 1-(p-METHYLPHENETHYL)-, SULFATE (1:1)
      RN - 156-48-9

1906 N1 - HYDRAZINE, 1-(2-(o-METHYLPHENOXY)ETHYL)-, HYDROGEN SULFATE (1:1)
      RN - 2598-72-3

1907 N1 - HYDRAZINE, (1-METHYL-2-PHENOXYETHYL)-, MALEATE
      RN - 3941-06-8

1908 N1 - HYDRAZINE, MONOHYDRATE
      RN - 7803-57-8

1909 N1 - HYDRAZINE, PHENETHYL-
      RN - 51-71-8

1910 N1 - HYDRAZINE, PHENETHYL-, SULFATE (1:1)
      RN - 156-51-4

1911 N1 - HYDRAZINE, 1-(1-PHENOXY-2-PROPYL)-, MALEATE

1912 N1 - HYDRAZINE, PHENYL-
      RN - 100-63-0

1913 N1 - HYDRAZINE, 1,1'-(p-PHENYLENEBIS(OXYETHYLENE))DI-, DIHYDROCHLORIDE
      RN - 13104-70-6

1914 N1 - HYDRAZINE, PHENYL-, HYDROCHLORIDE
      RN - 59-88-1

1915 N1 - HYDRAZINE, SULFATE (1:1)
      RN - 10034-93-2

1916 N1 - HYDRAZOBENZENE
      RN - 122-66-7

1917 N1 - HYDROCHLORIC ACID
      RN - 7647-01-0

1918 N1 - HYDROCINNAMALDEHYDE,
            2,4-BIS(PHENYLMETHOXY)-beta-(3,4-DIMETHOXYPHENYL)-gamma-OXO-
      RN - 40321-74-2

1919 N1 - HYDROCINNAMALDEHYDE,
            2,4-BIS(PHENYLMETHOXY)-beta-(p-METHOXYPHENYL)-gamma-OXO-
      RN - 40321-70-8

1920	N1	-	HYDROCINNAMIC ACID, alpha-HYDRAZINO-3,4-DIHYDROXY-alpha-METHYL-, L-
	RN	-	28860-95-9
1921	N1	-	HYDROFLUORIC ACID
	RN	-	7664-39-3
1922	N1	-	HYDROGENATED COAL OIL FRACTION 1
1923	N1	-	HYDROGENATED COAL OIL FRACTION 3
1924	N1	-	HYDROGENATED COAL OIL FRACTION 9
1925	N1	-	HYDROQUINONE
	RN	-	123-31-9
1926	N1	-	HYDROQUINONE, CHLORO-
	RN	-	615-67-8
1927	N1	-	HYDROQUINONE, 2,6-DIMETHYL-
	RN	-	654-42-2
1928	N1	-	HYDROQUINONE, TRIMETHYL-
	RN	-	700-13-0
1929	N1	-	HYDROXYLAMINE, N,N-DIETHYL-
	RN	-	3710-84-7
1930	N1	-	HYPOCHLOROUS ACID
	RN	-	7790-92-3
1931	N1	-	HYPTIS SUAVEOLENS, leaf extract
1932	N1	-	IMFERON
	RN	-	9004-66-4
1933	N1	-	IMIDAZO(4,5-d)(1,3)DIAZEPIN-8-OL, 3-(2-DEOXY-beta-D-PENTOFURANOSYL)-3,6,7,8-TETRAHYDRO-, (R)-
	RN	-	53910-25-1
1934	N1	-	3H-IMIDAZO(2,1-c)-1,2,4-DITHIAZOLE-3-THIONE, 5,6-DIHYDRO-
	RN	-	33813-20-6
1935	N1	-	5H-IMIDAZO(2,1-a)ISOINDOLE, 2-PHENYL-
1936	N1	-	IMIDAZO(2,1-a)ISOQUINOLINE, 2-(m-(ALLYLOXY)PHENYL)-
1937	N1	-	IMIDAZO(2,1-a)ISOQUINOLINE, 2-(4-BIPHENYLYL)-
1938	N1	-	IMIDAZO(2,1-a)ISOQUINOLINE, 2-(p-BROMOPHENYL)-
1939	N1	-	IMIDAZO(2,1-a)ISOQUINOLINE, 2-(m-CHLOROPHENYL)-
1940	N1	-	IMIDAZO(2,1-a)ISOQUINOLINE, 2-(p-CHLOROPHENYL)-
1941	N1	-	IMIDAZO(5,1-a)ISOQUINOLINE, 2-(p-CHLOROPHENYL)-
1942	N1	-	IMIDAZO(2,1-a)ISOQUINOLINE, 2-(3,4-DICHLOROPHENYL)-
1943	N1	-	IMIDAZO(2,1-a)ISOQUINOLINE, 5,6-DIHYDRO-2-(m-METHOXYPHENYL)-
1944	N1	-	IMIDAZO(2,1-a)ISOQUINOLINE, 5,6-DIHYDRO-2-(o-METHOXYPHENYL)-
1945	N1	-	IMIDAZO(2,1-a)ISOQUINOLINE, 5,6-DIHYDRO-2-(p-METHOXYPHENYL)-
1946	N1	-	IMIDAZO(2,1-a)ISOQUINOLINE, 5,6-DIHYDRO-2-PHENYL-
1947	N1	-	IMIDAZO(2,1-a)ISOQUINOLINE, 5,6-DIHYDRO-2-p-TOLYL-
1948	N1	-	IMIDAZO(2,1-a)ISOQUINOLINE, 2-(m-ETHOXYPHENYL)-
1949	N1	-	IMIDAZO(2,1-a)ISOQUINOLINE, 2-(p-FLUOROPHENYL)-
1950	N1	-	IMIDAZO(2,1-a)ISOQUINOLINE, 2-(m-METHOXYPHENYL)-
1951	N1	-	IMIDAZO(2,1-a)ISOQUINOLINE, 2-(o-METHOXYPHENYL)-
1952	N1	-	IMIDAZO(2,1-a)ISOQUINOLINE, 2-(p-METHOXYPHENYL)-
1953	N1	-	IMIDAZO(2,1-a)ISOQUINOLINE, 2-(3,4-(METHYLENEDIOXY)PHENYL)-
1954	N1	-	IMIDAZO(2,1-a)ISOQUINOLINE, 3-METHYL-2-PHENYL-

```
1955  N1  - IMIDAZO(2,1-a)ISOQUINOLINE, 2-(p-NITROPHENYL)-

1956  N1  - IMIDAZO(2,1-a)ISOQUINOLINE, 2-PHENYL-

1957  N1  - IMIDAZO(2,1-a)ISOQUINOLINE, 2-(m-PROPOXYPHENYL)-

1958  N1  - IMIDAZO(2,1-a)ISOQUINOLINE, 2-p-TOLYL-

1959  N1  - 1H-IMIDAZOLE, 5-AMINO-, HYDROCHLORIDE

1960  N1  - IMIDAZOLE, 1-(alpha-(4-BIPHENYLYL)BENZYL)-

1961  N1  - IMIDAZOLE, 1-(alpha-(4-BIPHENYLYL)BENZYL)-

1962  N1  - IMIDAZOLE-4-CARBOXAMIDE, 5-(3,3-BIS(2-CHLOROETHYL)-1-TRIAZENO)-
      RN  - 5034-77-5

1963  N1  - IMIDAZOLE-4-CARBOXAMIDE, 5-(3,3-DIMETHYL-1-TRIAZENO)-
      RN  - 4342-03-4

1964  N1  - IMIDAZOLE-4-CARBOXAMIDE, 5-(3,3-DIMETHYL-1-TRIAZENO)-, CITRATE
      RN  - 64038-56-8

1965  N1  - 1H-IMIDAZOLE-4-CARBOXAMIDE, 5-HYDROXY-1-beta-D-RIBOFURANOSYL-
      RN  - 50924-49-7

1966  N1  - IMIDAZOLE-4-CARBOXAMIDE, 5-(3-METHYL-1-TRIAZENO)-
      RN  - 3413-72-7

1967  N1  - IMIDAZOLE, 1-(o-CHLORO-alpha,alpha-DIPHENYLBENZYL)-
      RN  - 23593-75-1

1968  N1  - 1H-IMIDAZOLE,
            1-(2-((4-CHLOROPHENYL)METHOXY)-2-(2,4-DICHLOROPHENYL)ETHYL)-,
            NITRATE
      RN  - 28558-28-3
1969  N1  - 1H-IMIDAZOLE,
            1-(2-((2-CHLORO-3-THIENYL)METHOXY)-2-(2,4-DICHLOROPHENYL)ETHYL)-
      RN  - 65899-73-2

1970  N1  - IMIDAZOLE, 1-(2-((2,4-DICHLOROBENZYL)OXY)OCTYL)-, OXALATE, dl-

1971  N1  - IMIDAZOLE,
            1-(2,4-DICHLORO-beta-((2,4-DICHLOROBENZYL)OXY)PHENETHYL)-
      RN  - 22916-47-8

1972  N1  - IMIDAZOLE,
            1-(2,4-DICHLORO-beta-((2,4-DICHLOROBENZYL)OXY)PHENETHYL)-,
            MONONITRATE
      RN  - 22832-87-7

1973  N1  - IMIDAZOLE,
            1-(2,4-DICHLORO-beta-((2,6-DICHLOROBENZYL)OXY)PHENETHYL)-,
            MONONITRATE
      RN  - 24168-96-5

1974  N1  - 1H-IMIDAZOLE, 1-(2-(2,4-DICHLOROPHENYL)-2-(2-PROPENYLOXY)ETHYL)-
      RN  - 35554-44-0

1975  N1  - IMIDAZOLE-1-ETHANOL, alpha-(CHLOROMETHYL)-2-METHYL-5-NITRO-
      RN  - 16773-42-5

1976  N1  - IMIDAZOLE-1-ETHANOL, alpha-(METHOXYMETHYL)-2-NITRO-
      RN  - 13551-87-6

1977  N1  - IMIDAZOLE-1-ETHANOL, 2-METHYL-5-NITRO-
      RN  - 443-48-1

1978  N1  - IMIDAZOLE, 1-(2-(ETHYLSULFONYL)ETHYL)-2-METHYL-5-NITRO-
      RN  - 19387-91-8

1979  N1  - IMIDAZOLE-4-PROPIONIC ACID, alpha-AMINO-alpha-(FLUOROMETHYL)-

1980  N1  - IMIDAZOLE-2-THIOL, 1-METHYL-
      RN  - 60-56-0

1981  N1  - 2-IMIDAZOLIDINETHIONE
      RN  - 96-45-7

1982  N1  - 2-IMIDAZOLIDINETHIONE, 4-METHYL-
      RN  - 2122-19-2
```

```
1983  N1  - IMIDAZOLIDINETHIONE, N-NITROSO-
      RN  - 3715-92-2

1984  N1  - 2-IMIDAZOLIDINETHIONE mixed with SODIUM NITRITE

1985  N1  - 2-IMIDAZOLIDINONE
      RN  - 120-93-4

1986  N1  - 2-IMIDAZOLIDINONE, 1-(5-NITRO-2-THIAZOLYL)-
      RN  - 61-57-4

1987  N1  - 3-IMIDAZOLINE, 4-AMINO-2,2,5,5-TETRAKIS(TRIFLUOROMETHYL)-
      RN  - 23757-42-8

1988  N1  - 2-IMIDAZOLINE, 2-(2,6-DICHLOROANILINO)-, MONOHYDROCHLORIDE
      RN  - 4205-91-8

1989  N1  - 2-IMIDAZOLINE, 2-(1-(2,6-DICHLOROPHENOXY)ETHYL)-,
            MONOHYDROCHLORIDE
      RN  - 21498-08-8

1990  N1  - 2-IMIDAZOLINE, 2-(4-INDANYLAMINO)-, HYDROCHLORIDE

1991  N1  - 2-IMIDAZOLINE, 2-(1,2,3,4-TETRAHYDRO-1-NAPHTHYLAMINO)-,
            HYDROCHLORIDE

1992  N1  - IMIDAZO(2,1-b)THIAZOLE, 2,3,5,6-TETRAHYDRO-6-PHENYL-,
            MONOHYDROCHLORIDE, L-(-)-
      RN  - 16595-80-5

1993  N1  - 1-INDANCARBOXYLIC ACID, 6-CHLORO-5-CYCLOHEXYL-, (+-)-
      RN  - 28968-07-2

1994  N1  - 1,3-INDANDIONE
      RN  - 606-23-5

1995  N1  - 1,3-INDANDIONE, 5-BROMO-2-PHENYL-
      RN  - 1470-35-5

1996  N1  - 1,3-INDANDIONE, 2-(3-ETHOXY-1-INDANYLIDENE)-
      RN  - 69382-20-3

1997  N1  - 1,3-INDANDIONE, 2-METHYL-
      RN  - 876-83-5

1998  N1  - 1,3-INDANDIONE, 2-(3-OXO-1-INDANYLIDENE)-
      RN  - 1707-95-5

1999  N1  - 1,3-INDANDIONE, 2-(3-PYRIDYLMETHYLENE)-

2000  N1  - 5-INDANOL, 6-(2-METHYLPIPERIDINO)-, HYDROCHLORIDE, DL-

2001  N1  - 5-INDANOL, 6-((2-METHYLPIPERIDINO)METHYL)-, MALEATE
      RN  - 53305-31-0

2002  N1  - 1H-INDAZOLE-3-ACETIC ACID, 1-(p-CHLOROBENZYL)-
      RN  - 58586-10-0

2003  N1  - 1H-INDAZOLE, 1-BENZYL-3-(3-(DIMETHYLAMINO)PROPOXY)-,
            MONOHYDROCHLORIDE
      RN  - 132-69-4

2004  N1  - 1H-INDAZOLE-3-CARBOXAMIDE, 1-(p-CHLOROBENZYL)-
      RN  - 50265-05-9

2005  N1  - 1H-INDAZOLE-3-CARBOXYLIC ACID, 1-(p-BROMOBENZYL)-
      RN  - 50264-62-5

2006  N1  - 1H-INDAZOLE-3-CARBOXYLIC ACID, 1-(m-CHLOROBENZYL)-
      RN  - 50264-61-4

2007  N1  - 1H-INDAZOLE-3-CARBOXYLIC ACID, 1-(o-CHLOROBENZYL)-
      RN  - 50264-60-3

2008  N1  - 1H-INDAZOLE-3-CARBOXYLIC ACID, 1-(o-CHLOROBENZYL)-,
            2,3-DIHYDROXYPROPYL ESTER
      RN  - 50264-95-4

2009  N1  - 1H-INDAZOLE-3-CARBOXYLIC ACID, 1-(p-CHLOROBENZYL)-,
            1,3-DIHYDROXY-2-PROPYL ESTER
      RN  - 50264-96-5
```

```
2010  N1   - 1H-INDAZOLE-3-CARBOXYLIC ACID, 1-(p-CHLOROBENZYL)-,
             2,3-DIHYDROXYPROPYL ESTER
      RN   - 50264-93-2

2011  N1   - 1H-INDAZOLE-3-CARBOXYLIC ACID, 1-(p-CHLOROBENZYL)-,
             2-HYDROXYETHYL ESTER
      RN   - 50264-99-8

2012  N1   - 1H-INDAZOLE-3-CARBOXYLIC ACID, 1-(4-CHLORO-2-METHYLBENZYL)-
      RN   - 50454-68-7

2013  N1   - 1H-INDAZOLE-3-CARBOXYLIC ACID, 1-((4-CHLOROPHENYL)METHYL)-
      RN   - 50264-86-3

2014  N1   - 1H-INDAZOLE-3-CARBOXYLIC ACID, 1-(2,4-DIBROMOBENZYL)-
      RN   - 50264-75-0

2015  N1   - 1H-INDAZOLE-3-CARBOXYLIC ACID, 1-(2,4-DICHLOROBENZYL)-
      RN   - 50264-69-2

2016  N1   - 1H-INDAZOLE-3-CARBOXYLIC ACID, 1-(3,4-DICHLOROBENZYL)-
      RN   - 50264-68-1

2017  N1   - 1H-INDAZOLE-3-CARBOXYLIC ACID, 1-(2,4-DICHLOROBENZYL)-,
             2,3-DIHYDROXYPROPYL ESTER
      RN   - 50264-83-0

2018  N1   - 1H-INDAZOLE-3-CARBOXYLIC ACID, 1-(2,4-DIMETHYLBENZYL)-
      RN   - 50264-78-3

2019  N1   - 1H-INDAZOLE-3-CARBOXYLIC ACID, 1-(p-FLUOROBENZYL)-
      RN   - 50264-63-6

2020  N1   - 1H-INDAZOLE-3-CARBOXYLIC ACID, 1-(p-IODOBENZYL)-
      RN   - 58585-99-2

2021  N1   - 1H-INDAZOLE-3-CARBOXYLIC ACID, 1-(2-METHYLBENZYL)-
      RN   - 58586-04-2

2022  N1   - 1H-INDAZOLE-3-CARBOXYLIC ACID, 1-(2,4,5-TRICHLOROBENZYL)-
      RN   - 50264-76-1

2023  N1   - 1H-INDAZOLE-3-CARBOXYLIC ACID, 1-(2,4,5-TRICHLOROBENZYL)-,
             2,3-DIHYDROXYPROPYL ESTER
      RN   - 50264-85-2

2024  N1   - INDENE, 1-(4-DIMETHYLAMINOBENZYLIDENE)-
      RN   - 443-30-1

2025  N1   - 6-INDENOL, 3-(p-(2-(DIETHYLAMINO)ETHOXY)PHENYL)-2-PHENYL-

2026  N1   - 1H-INDENO(1,2-c)PYRIDINE,
             2,3,4,4a,5,9b-HEXAHYDRO-2-ETHYL-7-METHYL-5-p-TOLYL-,
             HYDROCHLORIDE, (4aRS,5RS,9bRS)-

2027  N1   - INDIGOFERA SPICATA, seed extract

2028  N1   - INDIUM NITRATE
      RN   - 13770-61-1

2029  N1   - 1H-INDOLE-3-ACETIC ACID
      RN   - 87-51-4

2030  N1   - INDOLE-3-ACETIC ACID, 1-(p-CHLOROBENZOYL)-5-METHOXY-2-METHYL-
      RN   - 53-86-1

2031  N1   - 1H-INDOLE-3-ACETIC ACID, 1-(4-CHLOROBENZOYL)-5-METHOXY-2-METHYL-,
             CARBOXYMETHYL ESTER
      RN   - 53164-05-9

2032  N1   - INDOLE, 3-(2-AMINOETHYL)-1-BENZYL-5-METHOXY-2-METHYL-,
             MONOHYDROCHLORIDE
      RN   - 525-02-0

2033  N1   - INDOLE, 3-(2-AMINOPROPYL)-
      RN   - 299-26-3

2034  N1   - INDOLE-3-CARBOXALDEHYDE, 2-(m-AMINOPHENYL)-,
             4-(m-TOLYL)-3-THIOSEMICARBAZONE

2035  N1   - INDOLE-3-CARBOXALDEHYDE, 2-PHENYL-,
             4-(o-METHOXYPHENYL)-3-THIOSEMICARBAZONE
```

```
2036  N1  - INDOLE-3-CARBOXALDEHYDE, 2-PHENYL-,
            4-(p-METHOXYPHENYL)-3-THIOSEMICARBAZONE

2037  N1  - INDOLE, 5-CHLORO-3-METHYL-2-(p-(2-(1-PYRROLIDINYL)ETHOXY)PHENYL)-

2038  N1  - INDOLE, 5-CHLORO-3-PHENYL-2-(p-(2-(1-PYRROLIDINYL)ETHOXY)PHENYL)-

2039  N1  - INDOLE, 2-(p-(2-(DIETHYLAMINO)ETHOXY)PHENYL)-3-PHENYL-

2040  N1  - INDOLE, 3-(p-(2-(DIETHYLAMINO)ETHOXY)PHENYL)-2-PHENYL-,
            HYDROCHLORIDE

2041  N1  - INDOLE-2,3-DIONE
      RN  - 91-56-5

2042  N1  - INDOLE, 2,3-DIPHENYL-1-(2-(1-PYRROLIDINYL)ETHYL)-

2043  N1  - INDOLE-3-ETHANOL, 5-HYDROXY-
      RN  - 154-02-9

2044  N1  - INDOLE-3-ETHANOL, 5-METHOXY-
      RN  - 712-09-4

2045  N1  - INDOLE, 5-FLUORO-3-PHENYL-2-(p-(2-(1-PYRROLIDINYL)ETHOXY)PHENYL)-

2046  N1  - INDOLE-3-METHANOL
      RN  - 700-06-1

2047  N1  - INDOLE, 3-METHYL-2-(p-(2-(1-PYRROLIDINYL)ETHOXY)PHENYL)-

2048  N1  - INDOLE, 3-PHENYL-2-(p-(2-(1-PYRROLIDINYL)ETHOXY)PHENYL)-

2049  N1  - 1H-INDOLE-2-SULFONIC ACID,
            5-((AMINOCARBONYL)HYDRAZONO)-2,3,5,6-TETRAHYDRO-1-METHYL-6-OXO-,
            MONOSODIUM SALT, TRIHYDRATE

2050  N1  - INDOLINIUM, 5-CHLORO-1,1-DIMETHYL-, BROMIDE
      RN  - 32179-45-6

2051  N1  - INDOL-5-OL, 3-(2-AMINOETHYL)-
      RN  - 50-67-9

2052  N1  - INDOL-5-OL, 3-(2-AMINOETHYL)-, compd. with CREATININE SULFATE
      RN  - 971-74-4

2053  N1  - INDOL-6-OL, 4-CHLORO-2-(3,5-DICHLORO-4-HYDROXYPHENYL)-1-ETHYL-
      RN  - 83364-03-8

2054  N1  - INDOL-6-OL, 4-CHLORO-2-(3,5-DICHLORO-4-HYDROXYPHENYL)-1-METHYL-
      RN  - 83364-02-7

2055  N1  - INHIBIN
      RN  - 57285-09-3

2056  N1  - INOSINE
      RN  - 58-63-9

2057  N1  - 5'-INOSINIC ACID, DISODIUM SALT
      RN  - 4691-65-0

2058  N1  - L-chiro-INOSITOL,
            4-AMINO-1-((AMINOACETYL)METHYLAMINO)-1,4-DIDEOXY-3-O-(2,6-DIAMINO-
            - 2,3,4,6,7-PENTADEOXY-beta-L-lyxo-HEPTOPYRANOSYL)-6-O-METHYL-
      RN  - 55779-06-1

2059  N1  - INSULIN PROTAMINE ZINC
      RN  - 9004-17-5

2060  N1  - INSULIN, ULTRA LENTE

2061  N1  - IODINE
      RN  - 7553-56-2

2062  N1  - IOMEX
      RN  - 57285-10-6

2063  N1  - IRIDIUM CHLORIDE
      RN  - 12645-45-3

2064  N1  - IRON(II) SULFATE (1:1)
      RN  - 7720-78-7
```

2065	N1	-	IRON, TRIS(DIMETHYLDITHIOCARBAMATO)-
	RN	-	14484-64-1
2066	N1	-	ISOFLAVONE, 7-(2-(DIMETHYLAMINO)ETHOXY)-4'-METHOXY-2-METHYL-
	RN	-	13004-41-6
2067	N1	-	ISOFLAVONE, 4',5,7-TRIHYDROXY-
	RN	-	446-72-0
2068	N1	-	2-ISOINDOLEACETAMIDE, alpha-ETHYL-2-OXO-
2069	N1	-	2-ISOINDOLINEACETIC ACID, 1,3-DIOXO-
	RN	-	4702-13-0
2070	N1	-	2-ISOINDOLINEACETIC ACID, 1,3-DIOXO-, VINYL ESTER
2071	N1	-	2-ISOINDOLINEBUTYRIC ACID, 1,3-DIOXO-
	RN	-	3130-75-4
2072	N1	-	ISOLEUCINE, N-TRYPTOPHYL-, L-
2073	N1	-	ISONICOTINAMIDE, 2-ETHYLTHIO-
	RN	-	536-33-4
2074	N1	-	ISONICOTINIC ACID, 2-(2-(BENZYLCARBAMOYL)ETHYL)HYDRAZIDE
	RN	-	51-12-7
2075	N1	-	ISONICOTINIC ACID HYDRAZIDE
	RN	-	54-85-3
2076	N1	-	ISONICOTINIC ACID, 2-ISOPROPYLHYDRAZIDE
	RN	-	54-92-2
2077	N1	-	ISONICOTINIC ACID, 2-ISOPROPYLHYDRAZIDE, DIHYDROCHLORIDE
	RN	-	6011-62-7
2078	N1	-	ISONIPECOTIC ACID, 1-METHYL-4-PHENYL-, ETHYL ESTER
	RN	-	57-42-1
2079	N1	-	ISONIPECOTIC ACID, 1-METHYL-4-PHENYL-, ETHYL ESTER and 10-(3-(DIMETHYLAMINO)PROPYL) PHENOTHIAZINE (2:1)
2080	N1	-	ISONIPECOTIC ACID, 1-METHYL-4-PHENYL-, ETHYL ESTER, HYDROCHLORIDE
	RN	-	50-13-5
2081	N1	-	ISOPROPYL ALCOHOL
	RN	-	67-63-0
2082	N1	-	ISOQUINOLINE, 5-((o-CHLOROBENZYLIDENE)AMINO)-
2083	N1	-	ISOQUINOLINE, 3-CHLORO-1-(4-METHYL-1-PIPERAZINYL)-5-NITRO-
2084	N1	-	ISOQUINOLINE, 1-((3,4-DIMETHOXYPHENYL)METHYL)-6,7-DIMETHOXY-, HYDROCHLORIDE
	RN	-	61-25-6
2085	N1	-	6,7-ISOQUINOLINEDIOL, 1,2,3,4-TETRAHYDRO-1-(3,4,5-TRIMETHOXYBENZYL)-, HYDROCHLORIDE, (-)-
	RN	-	18559-59-6
2086	N1	-	6,7-ISOQUINOLINEDIOL, 1,2,3,4-TETRAHYDRO-1-(3,4,5-TRIMETHOXYBENZYL)-, HYDROCHLORIDE, (+-)-
	RN	-	18559-63-2
2087	N1	-	ISOQUINOLINE, 1,2,3,4-TETRAHYDRO-8-AMINO-2-METHYL-4-PHENYL-, MALEATE
	RN	-	32795-47-4
2088	N1	-	ISOTHIOCYANIC ACID, ALLYL ESTER
	RN	-	57-06-7
2089	N1	-	ISOTHIOCYANIC ACID, ETHYLENE ESTER
	RN	-	3688-08-2
2090	N1	-	ISOTHIOCYANIC ACID, 3-(METHYLSULFINYL)PROPYL ESTER
	RN	-	505-44-2
2091	N1	-	ISOTHIOCYANIC ACID, PHENYL ESTER
	RN	-	103-72-0

2092 N1 - JATROPHA CURCUS, fruit or seeds

2093 N1 - JECTOFER
      RN - 62765-90-6

2094 N1 - JERVINE, 3-ACETATE
      RN - 14788-78-4

2095 N1 - JERVINE, N-BUTYL-12-beta,13-alpha-DIHYDRO-, 3-ACETATE
      RN - 66409-97-0

2096 N1 - JERVINE, 11-DEOXO-12-beta,13-alpha-DIHYDRO-11-alpha-HYDROXY-
      RN - 73825-59-9

2097 N1 - JERVINE, 11-DEOXO-12-beta,13-alpha-DIHYDRO-11-beta-HYDROXY-
      RN - 51340-26-2

2098 N1 - JERVINE, 12-beta,13-alpha-DIHYDRO-
      RN - 21842-58-0

2099 N1 - JERVINE, N-FORMYL-
      RN - 66409-98-1

2100 N1 - JERVINE, N-METHYL-
      RN - 64552-25-6

2101 N1 - KANAMYCIN, SULFATE (1:1) (salt)
      RN - 25389-94-0

2102 N1 - KARMINOMYCIN
      RN - 39472-31-6

2103 N1 - KETONE, 2-AMINO-5-BENZIMIDAZOLYL PHENYL

2104 N1 - KETONE, 5-CHLORO-2-THIENYL METHYL

2105 N1 - KETONE, 3,4-DIHYDRO-2-(p-METHOXYPHENYL)-1-NAPHTHYL-p-(2-(1-PYRROLIDINYL)E-
            THOXY)PHENYL, METHANESULFONATE
      RN - 68307-81-3

2106 N1 - KINASE (ENZYME-ACTIVATING), URO-
      RN - 9039-53-6

2107 N1 - LACTIC ACID, compd. with 6,9-DIAMINO-2-ETHOXYACRIDINE (1:1)
      RN - 1837-57-6

2108 N1 - LACTIC ACID, p-HYDROXYPHENYL-
      RN - 306-23-0

2109 N1 - LACTIC ACID, ZINC SALT (2:1), DL-

2110 N1 - LACTIC DEHYDROGENASE C(sub 4)

2111 N1 - LACTIC DEHYDROGENASE X

2112 N1 - LACTOSE
      RN - 63-42-3

2113 N1 - LAMIUM ALBUM Linn., extract

2114 N1 - LANTHANUM CHLORIDE
      RN - 10099-58-8

2115 N1 - LANTHANUM NITRATE
      RN - 10099-59-9

2116 N1 - LASHIOSPHAERA FENZLI Reich, crude extract

2117 N1 - LAURIC ACID, 2,3-EPOXYPROPYL ESTER
      RN - 1984-77-6

2118 N1 - LEAD
      RN - 7439-92-1

2119 N1 - LEAD ACETATE (II), TRIHYDRATE
      RN - 6080-56-4

2120 N1 - LEAD, BIS(ACETATO)TETRAHYDROXYTRI-
      RN - 1335-32-6

```
2121  N1  - LEAD CARBONATE
      RN  - 598-63-0

2122  N1  - LEAD CHLORIDE
      RN  - 7758-95-4

2123  N1  - LEAD(II) NITRATE (1:2)
      RN  - 10099-74-8

2124  N1  - LECITHIN, IODIDE

2125  N1  - LEMMATOXIN-C-C'

2126  N1  - LENTINAN
      RN  - 37339-90-5

2127  N1  - LEUCINE, L-
      RN  - 61-90-5

2128  N1  - L-LEUCINE, N-(3-AMINO-2-HYDROXY-1-OXO-4-PHENYLBUTYL)-,
            (S-(R*,S*))-
      RN  - 58970-76-6

2129  N1  - LEUCINE, N-CARBOXY-, N-BENZYL 1-(1,2-DIBROMOETHYL) ESTER, L-

2130  N1  - LEUCINE, N-CARBOXY-, N-BENZYL ESTER, L-
      RN  - 2018-66-8

2131  N1  - LEUCINE, N-CARBOXY-, N-BENZYL 1-VINYL ESTER

2132  N1  - LEUCOMYCIN V, 3,4(sup B)-DIPROPANOATE
      RN  - 35457-80-8

2133  N1  - LEUROCRISTINE
      RN  - 57-22-7

2134  N1  - LEUROCRISTINE SULFATE (1:1)
      RN  - 2068-78-2

2135  N1  - LEVORIN
      RN  - 11014-70-3

2136  N1  - L-HPC
      RN  - 78214-41-2

2137  N1  - LINOLEIC ACID (oxidized)

2138  N1  - LIQUIPRON

2139  N1  - LITHIUM CARBONATE (2:1)
      RN  - 554-13-2

2140  N1  - LITHIUM CHLORIDE
      RN  - 7447-41-8

2141  N1  - LITHOSPERMIC ACID, oxidized

2142  N1  - LITHOSPERMIC ACID, oxidized and lyophilized

2143  N1  - LITHOSPERMUM RUDERALE, root extract

2144  N1  - LIVIDOMYCIN
      RN  - 11111-23-2

2145  N1  - LOCOWEED

2146  N1  - LONICERA CILIOSA, leaf extract

2147  N1  - LUTEINIZING HORMONE
      RN  - 9002-67-9

2148  N1  - LUTEINIZING HORMONE ANTISERUM

2149  N1  - LUTEINIZING HORMONE, GONADOGRAPHON RELEASING HORMONE

2150  N1  - LUTEINIZING HORMONE, OVINE, beta-subunit

2151  N1  - LUTEINIZING HORMONE, RABBIT ANTIBOVINE SERUM

2152  N1  - LUTEINIZING HORMONE-RELEASING HORMONE
      RN  - 9034-40-6
```

2153 N1 - LUTEINIZING HORMONE-RELEASING HORMONE, N-AC-L-ALA(sup 1),p-Cl-D-PHE(sup 2),D-TRP(sup 3,6)-

2154 N1 - LUTEINIZING HORMONE-RELEASING HORMONE, (AC-D-ALA(sup 1)-D-PHE(sup 2)-D-TRP(sup 3,6))-

2155 N1 - LUTEINIZING HORMONE-RELEASING HORMONE, (N-AC-D-p-Cl-PHE(sup 1,2)-D-TRP(sup 3)-D-PHE(sup 6)- D-ALA(sup 10))-

2156 N1 - LUTEINIZING HORMONE-RELEASING HORMONE, (N-AC-D-p-Cl-PHE(sup 1,2)-D-TRP(sup 3)-D-PHE(sup 6)- D-SER(sup 10))-

2157 N1 - LUTEINIZING HORMONE-RELEASING HORMONE, (AC-DEHYDRO-PRO(sup 1)-p-Cl-D-PHE(sup 2)- D-TRP(sup 3,6))-N(sup alpha)-Me-LEU(sup 7)-

2158 N1 - LUTEINIZING HORMONE-RELEASING HORMONE, (N-AC-D-p-F-PHE(sup 1)-D-p-Cl-PHE(sup 2)- D-TRP(sup 3,6)-D-ALA(sup 10))-

2159 N1 - LUTEINIZING HORMONE-RELEASING HORMONE, (AC-HYP(sup 1)-D-PHE(sup 2)-D-TRP(sup 3)- D-TRP(sup 6))-

2160 N1 - LUTEINIZING HORMONE-RELEASING HORMONE, (N-AC-DL-5-ME-TRP(sup 1)-D-p-Cl-PHE(sup 2)- D-TRP(sup 3)-D-PHE(sup 6)-D-ALA(sup 10))-

2161 N1 - LUTEINIZING HORMONE-RELEASING HORMONE, (AC-D-NAL(2)(sup 1)-p-F-D-PHE(sup 2)-D-TRP(sup 3)- D-ARG(sup 6))-
     RN - 86855-16-5

2162 N1 - LUTEINIZING HORMONE-RELEASING HORMONE, (N-AC-D-PHE(sup 1)-D-p-Cl-PHE(sup 2)-D-TRP(sup 3,6)- D-ALA(sup 10))-

2163 N1 - LUTEINIZING HORMONE-RELEASING HORMONE, (AC-D-PHE(sup 1)-D-PHE(sup 2)-D-TRP(sup 3,6))-

2164 N1 - LUTEINIZING HORMONE-RELEASING HORMONE, (AC-delta(sup 3)-PRO(sup 1)-p-Cl-D-PHE(sup 2)- D-TRP(sup 3,6))-
     RN - 80152-22-3

2165 N1 - LUTEINIZING HORMONE-RELEASING HORMONE, (AC-delta(sup 3)-PRO(sup 1)-p-Cl-D-PHE(sup 2)- D-TRP(sup 3,6)-N(sup alpha)-MeLEU(sup 7))-

2166 N1 - LUTEINIZING HORMONE-RELEASING HORMONE, (AC-delta(sup 3)-PRO(sup 1)-p-F-D-PHE(sup 2)- D-TRP(sup 3,6))-

2167 N1 - LUTEINIZING HORMONE-RELEASING HORMONE, (AC-PRO(sup 1)-D-PHE(sup 2)-D-TRP(sup 3)- D-TRP(sup 6))-

2168 N1 - LUTEINIZING HORMONE-RELEASING HORMONE, (AC-D-THI(sup 1)-D-PHE(sup 2)-D-TRP(sup 3,6))-

2169 N1 - LUTEINIZING HORMONE-RELEASING HORMONE, (N-AC-D-TRP(sup 1,3)-D-p-Cl-PHE(sup 2)-D-ARG(sup 6)- D-ALA(sup 10))-

2170 N1 - LUTEINIZING HORMONE-RELEASING HORMONE, (N-AC-D-TRP(sup 1,3)-D-p-Cl-PHE(sup 2)-D-PHE(sup 6)- D-ALA(sup 10))-

2171 N1 - LUTEINIZING HORMONE-RELEASING HORMONE, (N-AC-DL-TRP(sup 1)-D-p-Cl-PHE(sup 2)-D-TRP(sup 3)- D-PHE(sup 6)-D-ALA(sup 10))-

2172 N1 - LUTEINIZING HORMONE-RELEASING HORMONE, (AC-D-TRP(sup 1)-D-PHE(sup 2)-D-TRP(sup 3,6))-

2173 N1 - LUTEINIZING HORMONE-RELEASING HORMONE, (D-ALA(sup 6))-

2174 N1 - LUTEINIZING HORMONE-RELEASING HORMONE, (D-ALA(sup 6)-DES-GLY(sup 10))-, ETHYLAMIDE

2175 N1 - LUTEINIZING HORMONE-RELEASING HORMONE, (D-ALA(sup 6)-DES-GLY-NH2(sup 10))-, ETHYLAMIDE
     RN - 52435-06-0

2176 N1 - LUTEINIZING HORMONE-RELEASING HORMONE, D-ALA(sup 6)-DES-GLY(sup 10)-PRO(sup 9)-, ETHYLAMIDE

2177 N1 - LUTEINIZING HORMONE-RELEASING HORMONE, D-ALA(sup 6)-(N)ME-LEU(sup 7)-DES-GLY(sup 10)- PRO(sup 9)-, ETHYLAMIDE

2178 N1 - LUTEINIZING HORMONE-RELEASING HORMONE, (D-ALA(sup 6)-PRO-NHEt(sup 9))-

2179 N1 - LUTEINIZING HORMONE-RELEASING HORMONE, (D-ANA(sup 6))-

2180 N1 - LUTEINIZING HORMONE-RELEASING HORMONE, (D-BHA(sup 6)-PRO-NHEt(sup 9))-

2181 N1 - LUTEINIZING HORMONE-RELEASING HORMONE, (D-BIA(sup 6))-

2182 N1 - LUTEINIZING HORMONE-RELEASING HORMONE, (D-BIA(sup 6),PRO(sup 9)-NHEt)-

2183 N1 - LUTEINIZING HORMONE-RELEASING HORMONE, (D-BNA(sup 6))-

2184 N1 - LUTEINIZING HORMONE-RELEASING HORMONE, (D-BOA(sup 6))-

2185 N1 - LUTEINIZING HORMONE-RELEASING HORMONE, BOC-(SER(BZL)(sup 1)-DES-HIS(sup 2)-D-TRP(sup 6))-, ACETATE

2186 N1 - LUTEINIZING HORMONE-RELEASING HORMONE, BOC-(SER(BZL)(sup 1)-DES-HIS(sup 2)-D-TRP(sup 6))-, ACETATE, TRIHYDRATE

2187 N1 - LUTEINIZING HORMONE-RELEASING HORMONE, BOC-(SER(BZL)(sup 1)-DES-HIS(sup 2)-D-TRP(sup 6)- GLY-OCH3(sup 10))-, HYDROCHLORIDE, HYDRATE (2:3:8)

2188 N1 - LUTEINIZING HORMONE-RELEASING HORMONE, BOC-(SER(BZL)(sup 1)-DES-HIS(sup 2)-D-TRP(sup 6))-, HYDROCHLORIDE

2189 N1 - LUTEINIZING HORMONE-RELEASING HORMONE, BOC-(SER(BZL)(sup 1)-DES-HIS(sup 2)-D-TRP(sup 6))-, HYDROCHLORIDE, HYDRATE (2:3:8)

2190 N1 - LUTEINIZING HORMONE-RELEASING HORMONE conjugated to BOVINE SERUM ALBUMIN

2191 N1 - LUTEINIZING HORMONE-RELEASING HORMONE, (D-BTA(sup 6))-

2192 N1 - LUTEINIZING HORMONE-RELEASING HORMONE, (D-CHA(sup 6))-

2193 N1 - LUTEINIZING HORMONE-RELEASING HORMONE, (D-DAA(sup 6))-

2194 N1 - LUTEINIZING HORMONE-RELEASING HORMONE, (D-DCA(sup 6))-

2195 N1 - LUTEINIZING HORMONE-RELEASING HORMONE, (D-DCB(sup 6))-

2196 N1 - LUTEINIZING HORMONE-RELEASING HORMONE, (DES-GLY(sup 10))-, ETHYLAMIDE

2197 N1 - LUTEINIZING HORMONE-RELEASING HORMONE, (DES-GLY(sup 10)-(D-LEU(sup 6)(N(sup alpha)-ME) LEU(sup 7),PRO(sup 9)-NHEt))-

2198 N1 - LUTEINIZING HORMONE-RELEASING HORMONE, (DES-HIS(sup 2)-DES-GLY(sup 10))-, ETHYLAMIDE

2199 N1 - LUTEINIZING HORMONE-RELEASING HORMONE, DIACETATE, TETRAHYDRATE

2200 N1 - LUTEINIZING HORMONE-RELEASING HORMONE, (D-DMB(sup 6))-

2201 N1 - LUTEINIZING HORMONE-RELEASING HORMONE, (D-p-F-PHE(sup 2)-D-ALA(sup 6))-

2202 N1 - LUTEINIZING HORMONE-RELEASING HORMONE, Z-(GLN(sup 1)-DES-HIS(sup 2)-D-MET(sup 6)- DES-GLY(sup 10))-, ETHYLAMIDE, HYDROCHLORIDE, HYDRATE (1:1:2)

2203 N1 - LUTEINIZING HORMONE-RELEASING HORMONE, Z-(GLN(sup 1)-DES-HIS(sup 2)-D-PRO(sup 6)- DES-GLY(sup 10))-, ETHYLAMIDE, ACETATE, HYDRATE (2:7:5)

2204 N1 - LUTEINIZING HORMONE-RELEASING HORMONE, Z-(GLN(sup 1)-DES-HIS(sup 2)-D-PSE(sup 6)- DES-GLY(sup 10))-, ETHYLAMIDE, ACETATE

2205 N1 - LUTEINIZING HORMONE-RELEASING HORMONE, Z-(GLN(sup 1)-DES-HIS(sup 2)-D-PSE(sup 6)- DES-GLY(sup 10))-, ETHYLAMIDE, ACETATE, TETRAHYDRATE

2206 N1 - LUTEINIZING HORMONE-RELEASING HORMONE, Z-(GLN(sup 1)-DES-HIS(sup 2)-D-PSE(sup 6)- DES-GLY(sup 10))-, ETHYLAMIDE, HYDROCHLORIDE

2207 N1 - LUTEINIZING HORMONE-RELEASING HORMONE, Z-(GLN(sup 1)-DES-HIS(sup 2)-D-PSE(sup 6)- DES-GLY(sup 10))-, ETHYLAMIDE, HYDROCHLORIDE, HYDRATE (10:17:30)

2208 N1 - LUTEINIZING HORMONE-RELEASING HORMONE, Z-(GLN(NH-BZL)(sup 1)-DES-HIS(sup 2))-, HYDROCHLORIDE, HYDRATE (2:3:6)

2209 N1 - LUTEINIZING HORMONE-RELEASING HORMONE, (L-GLU(sup 1)-D-PHE(sup 2)-PRO(sup 3)-D-PHE(sup 6))-

2210 N1 - LUTEINIZING HORMONE-RELEASING HORMONE, (L-GLU(sup 1)-D-PHE(sup 2)-PRO(sup 3)-D-TRP(sup 6))-

2211 N1 - LUTEINIZING HORMONE-RELEASING HORMONE, (D-pGLU(sup 1),D-PHE(sup 2),D-TRP(sup 3,6))-

2212 N1 - LUTEINIZING HORMONE-RELEASING HORMONE, (D-GLU(sup 1)-D-PHE(sup 2)-D-TRP(sup 3)- D-PHE(sup 6))-

2213 N1 - LUTEINIZING HORMONE-RELEASING HORMONE, (D-p-GLU(sup 1)-D-PHE(sup 2)-D-TRP(sup 3)- D-PHE(sup 6))-

2214 N1 - LUTEINIZING HORMONE-RELEASING HORMONE, (L-GLU-PRO(sup 1)-D-PHE(sup 2)-D-TRP(sup 3)- D-TRP(sup 6))-

2215 N1 - LUTEINIZING HORMONE-RELEASING HORMONE, (D-GLU(sup 1)-D-THI(sup 2)-D-TRP(sup 3,6))-

2216 N1 - LUTEINIZING HORMONE-RELEASING HORMONE, (D-HIS(sub 6)(IM-BZL)-PRO(sup 9)-NEt)-

2217 N1 - LUTEINIZING HORMONE-RELEASING HORMONE, 2-L-HISTIDINE-6-L-GLYCINE-

2218 N1 - LUTEINIZING HORMONE-RELEASING HORMONE, ((imBzL)-D-HIS (sup 6)-PRO(sup 9)-NET)-

2219 N1 - LUTEINIZING HORMONE-RELEASING HORMONE, (D-LEU(sup 6))-

2220 N1 - LUTEINIZING HORMONE-RELEASING HORMONE, (D-LEU(sup 6),DES-GLY(sup 10))-, ETHYLAMIDE

2221 N1 - LUTEINIZING HORMONE-RELEASING HORMONE, (D-LEU(sup 6),DES-GLY-NH2(sup 10))-, ETHYLAMIDE

2222 N1 - LUTEINIZING HORMONE-RELEASING HORMONE, (D-LEU(sup 6),DES-GLY-NH2(sup 10),PRO- ETHYLAMIDE(sup 9))-

2223 N1 - LUTEINIZING HORMONE-RELEASING HORMONE, (D-LEU(sup 6)-DES-GLY(sup 10)-PRO(sup 9))-, ETHYLAMIDE

2224 N1 - LUTEINIZING HORMONE-RELEASING HORMONE, Z-(LEU(sup 1)-DES-HIS(sup 2))-, HYDROCHLORIDE, HYDRATE (2:3:6)

2225 N1 - LUTEINIZING HORMONE-RELEASING HORMONE, (D-LEU(sup 6))-, ETHYLAMIDE

2226 N1 - LUTEINIZING HORMONE-RELEASING HORMONE, (D-LEU(sup 6)(N(sup alpha)-ME)LEU(sup 7))-

2227 N1 - LUTEINIZING HORMONE-RELEASING HORMONE, 6-(2-METHYLALANINE)
     RN - 60452-40-6

2228 N1 - LUTEINIZING HORMONE-RELEASING HORMONE, MONOACETATE, TETRAHYDRATE

2229 N1 - LUTEINIZING HORMONE-RELEASING HORMONE, (D-MTF(sup 6))-

2230 N1 - LUTEINIZING HORMONE-RELEASING HORMONE, (D-NAL(1)(sup 6))-

2231 N1 - LUTEINIZING HORMONE-RELEASING HORMONE, (D-NAL(2)(sup 6))-

2232 N1 - LUTEINIZING HORMONE-RELEASING HORMONE, (NAL(1)(sup 3)-D-NAL(2)(sup 6)-PRO-NHEt(sup 9))-

2233 N1 - LUTEINIZING HORMONE-RELEASING HORMONE, (D-NAL(2)(sup 6)-NMe-LEU(sup 7))-

2234 N1 - LUTEINIZING HORMONE-RELEASING HORMONE, (D-NAL(2)(sup 6)-NMe-LEU(sup 7)-PRO-NHEt(sup 9))-

2235 N1 - LUTEINIZING HORMONE-RELEASING HORMONE, (D-NAL(2)(sup 6)-PRO-NHEt(sup 9))-

2236 N1 - LUTEINIZING HORMONE-RELEASING HORMONE, (D-NIA(sup 6),PRO(sup 9)-NHEt)-

2237 N1 - LUTEINIZING HORMONE-RELEASING HORMONE, (D-PFP(sup 6))-

2238 N1 - LUTEINIZING HORMONE-RELEASING HORMONE, (D-PHE(SUP 2))-

2239 N1 - LUTEINIZING HORMONE-RELEASING HORMONE, (D-PHE(sup 2))-(D-ALA(sup 6))-
     RN - 54784-44-0
2240 N1 - LUTEINIZING HORMONE-RELEASING HORMONE, (D-PHE(sup 2)-ALA(sup 3)-ALA(sup 4)-D-PHE(sup 6))-
2241 N1 - LUTEINIZING HORMONE-RELEASING HORMONE, (D-PHE(sup 2)-D-ARG(sup 6))-
2242 N1 - LUTEINIZING HORMONE-RELEASING HORMONE, (D-PHE(sup 2)-ARG(sup 3)-D-PHE(sup 6))-
2243 N1 - LUTEINIZING HORMONE-RELEASING HORMONE, (D-PHE(sup 2)-D-LEU(sup 6))-
2244 N1 - LUTEINIZING HORMONE-RELEASING HORMONE, (D-PHE(sup 2)-LEU(sup 3)-D-PHE(sup 6))-
2245 N1 - LUTEINIZING HORMONE-RELEASING HORMONE, (D-PHE(sup 2)-LEU(sup 3)-D-TRP(sup 6))-
2246 N1 - LUTEINIZING HORMONE-RELEASING HORMONE, (D-PHE(sup 2)-LEU(sup 3)-D-TRP(sup 6)-ME-LEU(sup 7))-
2247 N1 - LUTEINIZING HORMONE-RELEASING HORMONE, (D-PHE(sup 2))-(2-ME-ALA(sup 6))-
2248 N1 - LUTEINIZING HORMONE-RELEASING HORMONE, (D-PHE(sup 2)-ME-LEU(sup 3)-D-PHE(sup 6))-
2249 N1 - LUTEINIZING HORMONE-RELEASING HORMONE, (PHE(sup 2)-NVA(sup 3)-D-ALA(sup 6)- DES-GLY(sup 10))-, ETHYLAMIDE
2250 N1 - LUTEINIZING HORMONE-RELEASING HORMONE, (D-PHE(sup 2)-NVA(sup 3)-D-PHE(sup 6))-
2251 N1 - LUTEINIZING HORMONE-RELEASING HORMONE, (D-PHE(sup 2)-D-PHE(sup 6))-
2252 N1 - LUTEINIZING HORMONE-RELEASING HORMONE, (D-PHE(sup 2)-D-PHE(sup 6))-, HYDROCHLORIDE, HYDRATE, (2:2:7)
2253 N1 - LUTEINIZING HORMONE-RELEASING HORMONE, (D-PHE(sup 2)-PHE(sup 3)-D-PHE(sup 6))-
2254 N1 - LUTEINIZING HORMONE-RELEASING HORMONE, (D-PHE(sup 2)-PHE(sup 5)-D-PHE(sup 6))-
2255 N1 - LUTEINIZING HORMONE-RELEASING HORMONE, (D-PHE(sup 2)-D-(PH)GLY(sup 6))-
2256 N1 - LUTEINIZING HORMONE-RELEASING HORMONE, (D-PHE(sup 2)-PRO(sup 3)-D-PHE(sup 6))-
2257 N1 - LUTEINIZING HORMONE-RELEASING HORMONE, (D-PHE(sup 2)-PRO(sup 3)-D-TRP(sup 6))-
2258 N1 - LUTEINIZING HORMONE-RELEASING HORMONE, (D-PHE(sup 2)-SAR(sup 3)-D-PHE(sup 6))-
2259 N1 - LUTEINIZING HORMONE-RELEASING HORMONE, (D-PHE(sup 2)-TRP(sup 3)-D-ALA(sup 6))-
2260 N1 - LUTEINIZING HORMONE-RELEASING HORMONE, (D-PHE(sup 2)-D-TRP(sup 3)-N(sup epsilon)-(GLU-D-PH- D-TRP-SER-TYR)-D-LYS(sup 6))-
2261 N1 - LUTEINIZING HORMONE-RELEASING HORMONE, (D-PHE(sup 2)-D-TRP(sup 3)-D-PHE(sup 6))-
2262 N1 - LUTEINIZING HORMONE-RELEASING HORMONE, (D-PHE(sup 2)-VAL(sup 3)-D-TRP(sup 6))-
2263 N1 - LUTEINIZING HORMONE-RELEASING HORMONE (PIG), 6-(O-(1,1-DIMETHYLETHYL)-D-SERINE)-9-(N-ETHYL-L-PROLINAMIDE)-10-DEGLYCINAMIDE-
     RN - 57982-77-1
2264 N1 - LUTEINIZING HORMONE-RELEASING HORMONE (PIG), 6-D-LEUCINE-9-(N-ETHYL-L-PROLINAMIDE)- 10-DEGLYCINAMIDE-
     RN - 53714-56-0

2265 N1 - LUTEINIZING HORMONE-RELEASING HORMONE, (D-PTF(sup 6))-

2266 N1 - LUTEINIZING HORMONE-RELEASING HORMONE, (D-SER-(BU(sup t))(sup 6)-DES-GLY)-, ETHYLAMIDE

2267 N1 - LUTEINIZING HORMONE-RELEASING HORMONE, Z-(SER(BZL)(sup 1)-DES-HIS(sup 2)-D-PHE(sup 6)- DES-GLY(sup 10))-, DIMETHYLAMIDE, ACETATE, MONOHYDRATE

2268 N1 - LUTEINIZING HORMONE-RELEASING HORMONE, Z-(SER(BZL)(sup 1)-DES-HIS(sup 2)-D-PHE(sup 6)- DES-GLY(sup 10))-, ETHYLAMIDE, HYDROCHLORIDE, HYDRATE (2:3:4)

2269 N1 - LUTEINIZING HORMONE-RELEASING HORMONE, Z-(SER(BZL)(sup 1)-DES-HIS(sup 2)- DL-PHE(Me(sub 5))(sup 6)-DES-GLY(sup 10))-, ETHYLAMIDE, ACETATE, DIHYDRATE

2270 N1 - LUTEINIZING HORMONE-RELEASING HORMONE, Z-(SER(BZL)(sup 1)-DES-HIS(sup 2)- D-PHE(Me(sub 5))(sup 6)-DES-GLY(sup 10))-, ETHYLAMIDE, ACETATE, MONOHYDRATE

2271 N1 - LUTEINIZING HORMONE-RELEASING HORMONE, Z-(SER(BZL)(sup 1)-DES-HIS(sup 2)-D-PHE(sup 6))-, HYDROCHLORIDE, HYDRATE (2:3:8)

2272 N1 - LUTEINIZING HORMONE-RELEASING HORMONE, Z-(SER(BZL)(sup 1)-DES-HIS(sup 2)-D-TYR(Me)(sup 6)- DES-GLY(sup 10))-, ETHYLAMIDE, ACETATE, DIHYDRATE

2273 N1 - LUTEINIZING HORMONE-RELEASING HORMONE, (D-SERINE-t-BUTYL(sup 6),DES-GLYCINE-NH2(sup 10))-, ETHYLAMIDE

2274 N1 - LUTEINIZING HORMONE-RELEASING HORMONE, (D-(SER-TBU)(sup 6)-DES-GLY(sup 10)-PRO(sup 9))-, ETHYLAMIDE

2275 N1 - LUTEINIZING HORMONE-RELEASING HORMONE, (D-TBA(sup 6))-

2276 N1 - LUTEINIZING HORMONE-RELEASING HORMONE, (D-TBA(sup 6),PRO(sup 9)-NHEt)-

2277 N1 - LUTEINIZING HORMONE-RELEASING HORMONE, (D-TMO(sup 6))-

2278 N1 - LUTEINIZING HORMONE-RELEASING HORMONE, (D-TMP(sup 6))-

2279 N1 - LUTEINIZING HORMONE-RELEASING HORMONE, D-TRP(sup 6)-

2280 N1 - LUTEINIZING HORMONE RELEASING HORMONE, D-TRP(sup 6),DES-GLY(sup 10),PRO(sup 9)-, ETHYLAMIDE

2281 N1 - LUTEINIZING HORMONE-RELEASING HORMONE, (TRP(sup 2),LEU(sup 3),D-ALA(sup 6), DES-GLY(sup 10))-, ETHYLAMIDE

2282 N1 - LUTEINIZING HORMONE-RELEASING HORMONE, D-TRP(sup 6)-(N)ME-LEU(sup 7)-DES-GLY(sup 10)- PRO(sup 9)-, ETHYLAMIDE
      RN - 66866-63-5

2283 N1 - LUTEINIZING HORMONE-RELEASING HORMONE, (D-TRP(sup 6)-PRO(sup 9))-, ETHYLAMIDE
      RN - 57773-65-6

2284 N1 - LUTEINIZING HORMONE-RELEASING HORMONE, (D-TRP(sup 6)-PRO(sup 9)-NEt)-

2285 N1 - LUTEINIZING HORMONE-RELEASING HORMONE, (D-TRYP(sup 6),DES-GLY-NH(sub 2))-, ETHYLAMIDE

2286 N1 - LYCOPUS LUCIDUS, crude extract

2287 N1 - LYGODIUM FLEXOSUM, extract

2288 N1 - LYSINE, L-
      RN - 56-87-1

2289 N1 - LYSINE, N(sup 6)-(2-AMINO-2-CARBOXYETHYL)-, L-
      RN - 18810-04-3

2290 N1 - MAGNESIUM SULFATE (1:1)
      RN - 7487-88-9

2291 N1 - MALEIMIDE
      RN - 541-59-3

2292 N1 - MALEIMIDE, DIBROMO-
      RN - 1122-10-7

2293 N1 - MALEIMIDE, DIBROMO-N-METHYL-
      RN - 3005-27-4

2294 N1 - MALEIMIDE, DICHLORO-
      RN - 1193-54-0

2295 N1 - MALEIMIDE, 2,3-DICHLORO-N-ETHYL-
      RN - 20198-77-0

2296 N1 - MALEIMIDE, 2,3-DICHLORO-N-METHYL-
      RN - 1123-61-1

2297 N1 - MALLOTUS PHILIPPINENSIS Muell. Arg., capsule hairs

2298 N1 - MALLOTUS PHILIPPINENSIS Muell. Arg., extract

2299 N1 - MALONIC ACID, BUTYL-, MONO(1,2-DIPHENYLHYDRAZIDE), CALCIUM SALT
            (2:1)
      RN - 34461-73-9

2300 N1 - MALONIC ACID ION(2-)
      RN - 156-80-9

2301 N1 - MALTOSE
      RN - 69-79-4

2302 N1 - MALVAVISCUS CONZATTI Greenm., flower extract

2303 N1 - D(-)-MANDELONITRILE-beta-D-GENTIOBIOSIDE
      RN - 29883-15-6

2304 N1 - D,L-MANDELONITRILE, beta-D-GENTIOBIOSIDE
      RN - 51371-34-7

2305 N1 - MANGANATE, TETRACHLORO-, BIS(3,4,5-TRIMETHOXYPHENETHYLAMMONIUM)

2306 N1 - MANGANESE(II) CHLORIDE (1:2)
      RN - 7773-01-5

2307 N1 - MANGANESE(II) CHLORIDE TETRAHYDRATE
      RN - 13446-34-9

2308 N1 - MANGANESE DIOXIDE
      RN - 1313-13-9

2309 N1 - MANGANESE, (ETHYLENEBIS(DITHIOCARBAMATO))-
      RN - 12427-38-2

2310 N1 - MANGANESE, (ETHYLENEBIS(DITHIOCARBAMATO)- and ZINC ACETATE (50:1)

2311 N1 - MANGANESE OXIDE
      RN - 1317-35-7

2312 N1 - MANNITOL, 1,6-BIS((2-CHLOROETHYL)AMINO)-1,6-DIDEOXY-,
            DIHYDROCHLORIDE, D-
      RN - 551-74-6

2313 N1 - MANNITOL, 1,6-DIBROMO-1,6-DIDEOXY-, D-
      RN - 488-41-5

2314 N1 - MANNOSE, 6-CHLORO-6-DEOXY-

2315 N1 - MASWIN

2316 N1 - MAYTANSINE
      RN - 35846-53-8

2317 N1 - MEDICAGO SATIVA

2318 N1 - MELAMINE, HEXAMETHYL-
      RN - 645-05-6

2319 N1 - MENTHA ARVENSIS, extract

2320 N1 - MENTHA ARVENSIS Linn., leaf extract

2321 N1 - p-MENTHANE, 1,8-EPOXY-
      RN - 470-82-6

2322 N1 - MERCURY
      RN - 7439-97-6

2323 N1 - MERCURY, (ACETATO)PHENYL-
      RN - 62-38-4

2324 N1 - MERCURY, ((o-CARBOXYPHENYL)THIO)ETHYL-, SODIUM SALT
      RN - 54-64-8

2325 N1 - MERCURY(II) CHLORIDE
      RN - 7487-94-7

2326 N1 - MERCURY, CHLOROETHYL-
      RN - 107-27-7

2327 N1 - MERCURY, CHLOROMETHYL-
      RN - 115-09-3

2328 N1 - MERCURY, (3-CYANOGUANIDINO)METHYL-
      RN - 502-39-6

2329 N1 - MERCURY, DIETHYL-
      RN - 627-44-1

2330 N1 - MERCURY, (DIHYDROGEN
            7,12-BIS(1-HYDROXYETHYL)-3,8,13,17-TETRAMETHYL-2,18-
            PORPHINEDIPROPIONATE(2-))-, DISODIUM SALT
      RN - 15375-94-7

2331 N1 - MERCURY, (DIHYDROGEN PHOSPHATO)METHYL-
      RN - 32787-44-3

2332 N1 - MERCURY, ETHYL(PHOSPHATO(1-))-
      RN - 2235-25-8

2333 N1 - MERCURY, (HYDROGEN PHOSPHATO)BIS(ETHYL-
      RN - 2440-45-1

2334 N1 - MERCURY, HYDROXYMETHYL-
      RN - 1184-57-2

2335 N1 - MERCURY(II) IODIDE
      RN - 7774-29-0

2336 N1 - MERCURY, (METHANETHIOLATO)METHYL-
      RN - 25310-48-9

2337 N1 - MERCURY(1+), METHYL-, ION
      RN - 22967-92-6

2338 N1 - MERCURY(II) OXIDE
      RN - 21908-53-2

2339 N1 - METANILAMIDE, 6-SULFANILYL-
      RN - 17615-73-5

2340 N1 - METHACRYLIC ACID, BUTYL ESTER
      RN - 97-88-1

2341 N1 - METHACRYLIC ACID, ETHYL ESTER
      RN - 97-63-2

2342 N1 - METHACRYLIC ACID, ISOBUTYL ESTER
      RN - 97-86-9

2343 N1 - METHARCYLIC ACID, 2-ISOCYANATOETHYL ESTER
      RN - 30674-80-7

2344 N1 - METHACRYLIC ACID, ISODECYL ESTER
      RN - 29964-84-9

2345 N1 - METHACRYLIC ACID, METHYL ESTER
      RN - 80-62-6

2346 N1 - METHANEARSONIC ACID, DISODIUM SALT
      RN - 144-21-8

2347 N1 - METHANE, AZOXY-
      RN - 25843-45-2

2348 N1 - METHANE, CHLORO-
      RN - 74-87-3

2349 N1 - METHANE, CHLORODIFLUORO-
      RN - 75-45-6

2350 N1 - METHANE, DICHLORO-
      RN - 75-09-2

2351 N1 - METHANE, DICHLOROFLUORO-
      RN - 75-43-4

2352 N1 - METHANEDIOL, DIMETHANESULFONATE
      RN - 156-72-9

2353 N1 - METHANESULFONANILIDE, 4'-(3-(DIMETHYLAMINO)PROPIONYL)-,
            HYDROCHLORIDE

2354 N1 - METHANESULFONANILIDE,
            4'-(3-(HEXAHYDRO-1H-AZEPIN-1-YL)PROPIONYL)-, HYDROCHLORIDE

2355 N1 - METHANESULFONANILIDE, 4'-(3-(PHENETHYLAMINO)PROPIONYL)-,
            HYDROCHLORIDE

2356 N1 - METHANESULFONANILIDE, 4'-(3-(1-PYRROLIDINYL)PROPIONYL)-,
            HYDROCHLORIDE

2357 N1 - METHANESULFONIC ACID, (ANTIPYRINYLMETHYLAMINO)-, MONOSODIUM SALT
      RN - 68-89-3

2358 N1 - METHANESULFONIC ACID, ETHYLENE ESTER

2359 N1 - METHANESULFONIC ACID, ISOPROPYL ESTER
      RN - 926-06-7

2360 N1 - METHANESULFONIC ACID, PROPYL ESTER
      RN - 1912-31-8

2361 N1 - 2,6-METHANO-3-BENZAZOCIN-8-OL,
            1,2,3,4,5,6-HEXAHYDRO-3-(CYCLOPROPYLMETHYL)-6,11-DIMETHYL-
      RN - 3572-80-3

2362 N1 - 2,6-METHANO-3-BENZAZOCIN-8-OL,
            1,2,3,4,5,6-HEXAHYDRO-6,11-DIMETHYL-3-(3-METHYL-2-BUTENYL)-
      RN - 359-83-1

2363 N1 - 2,6-METHANO-3-BENZAZOCIN-8-OL,
            1,2,3,4,5,6-HEXAHYDRO-6,11-DIMETHYL-3-(3-METHYL-2-BUTENYL)-,
            HYDROCHLORIDE
      RN - 2276-52-0

2364 N1 - 2,6-METHANO-3-BENZAZOCIN-8-OL,
            1,2,3,4,5,6-HEXAHYDRO-6,11-DIMETHYL-3-PHENETHYL-, HYDROBROMIDE
      RN - 1239-04-9

2365 N1 - 1,6-METHANO-1H-4-BENZAZONIN-10-OL,
            2,3,4,5,6,7-HEXAHYDRO-1,4-DIMETHYL-, HYDROBROMIDE, (-)-
      RN - 72150-17-5

2366 N1 - 4,7-METHANOINDAN, HEXAHYDRO-, exo-
      RN - 2825-82-3

2367 N1 - 4,7-METHANOINDAN,
            alpha-1,2,4,5,6,7,8,8-OCTACHLORO-3a,4,7,7a-TETRAHYDRO-

2368 N1 - 4,7-METHANOINDAN,
            1-alpha,2-alpha,4-beta,5,6,7-beta,8,8-OCTACHLORO-3a-alpha,4,7,7a--
            alpha- TETRAHYDRO-
      RN - 5103-71-9

2369 N1 - 4,7-METHANOINDAN, 1,2,4,5,6,7,8,8-OCTACHLORO-3a,4,7,7a-TETRAHYDRO-
      RN - 57-74-9

2370 N1 - 4,7-METHANOINDAN,
            2,2,4,5,6,7,8,8-OCTACHLORO-3a,4,7,7a-TETRAHYDRO-,
      RN - 5566-34-7

2371 N1 - METHANOL
      RN - 67-56-1

2372 N1 - METHANOL, (METHYL-ONN-AZOXY)-
      RN - 590-96-5

2373 N1 - METHANOL, (METHYL-ONN-AZOXY)-, ACETATE (ester)
      RN - 592-62-1

2374 N1 - METHANOL, 1,3,4-THIADIAZOL-2-YLIMINODI-
      RN - 53532-37-9

2375 N1 - METHANONE, (2-HYDROXY-4-METHOXYPHENYL)(4-METHOXYPHENYL)-
      RN - 6131-38-0

2376 N1 - 6,9-METHANO-8H-PYRIDO(1',2':1,2)AZEPINO(4,5-b)INDOLE-6(6aH)-CARBO-
            XYLIC ACID, 7,8,9,10,12,13- HEXAHYDRO-6-ETHYL-13a-HYDROXY-,
            METHYL ESTER, HYDROCHLORIDE

2377 N1 - 1,3,4-METHENO-1H-CYCLOBUTA(cd)PENTALENE,
            1,1a,2,2,3,3a,4,5,5,5a,5b,6- DODECACHLOROOCTAHYDRO-
      RN - 2385-85-5

2378 N1 - 1,3,4-METHENO-1H-CYCLOBUTA(cd)PENTALENE,
            1,1a,2,2,3,3a,4,5,5,5a,5-UNDECACHLOROOCTAHYDRO-
      RN - 39801-14-4

2379 N1 - 1,3,4-METHENO-2H-CYCLOBUTA(cd)PENTALEN-2-ONE,
            1,1a,3,3a,4,5,5,5a,5b,6-DECACHLOROCTAHYDRO-
      RN - 143-50-0

2380 N1 - METHIONINE, DL-
      RN - 59-51-8

2381 N1 - METHIONINE, L-
      RN - 63-68-3

2382 N1 - METHYL SULFOXIDE
      RN - 67-68-5

2383 N1 - METIRAM, METHYL-
      RN - 8064-35-5

2384 N1 - MINERAL OIL
      RN - 8012-95-1

2385 N1 - MITHRAMYCIN
      RN - 18378-89-7

2386 N1 - MOBILAT

2387 N1 - MOLYBDENUM
      RN - 7439-98-7

2388 N1 - MOLYBDIC ACID, DISODIUM SALT
      RN - 7631-95-0

2389 N1 - MOLYBDIC ACID, DISODIUM SALT, DIHYDRATE
      RN - 10102-40-6

2390 N1 - alpha-MOMORCHARIN

2391 N1 - beta-MOMORCHARIN

2392 N1 - MONTANOA TOMENTOSA, leaf extract

2393 N1 - MONTANOA TOMENTOSA, leaf extract, crude

2394 N1 - MONTANOA TOMENTOSA, leaf extract, semi-purified

2395 N1 - MORINGA OLEIFERA Lamk., extract excluding roots

2396 N1 - MORINGA PTERYGOSPERMUM, ROOT EXTRACT

2397 N1 - MORPHINAN-3,6-alpha-DIOL,
            17-ALLYL-7,8-DIDEHYDRO-4,5-alpha-EPOXY-, HYDROCHLORIDE
      RN - 57-29-4

2398 N1 - MORPHINAN-3,14-DIOL, 17-(CYCLOBUTYLMETHYL)-,
            (S-(R*,R*))-2,3-DIHYDROXYBUTANEDIOATE (1:1) (SALT)
      RN - 58786-99-5

2399 N1 - MORPHINAN-3,6-alpha-DIOL, 7,8-DIDEHYDRO-4,5-alpha-EPOXY-17-METHYL-
      RN - 57-27-2

2400 N1 - MORPHINAN-3,6-alpha-DIOL,
            7,8-DIDEHYDRO-4,5-alpha-EPOXY-17-METHYL-, DIACETATE (ester)
      RN - 561-27-3

```
2401  N1  - MORPHINAN-3,6-alpha-DIOL,
            7,8-DIDEHYDRO-4,5-alpha-EPOXY-17-METHYL-, DIACETATE (ester)
            HYDROCHLORIDE
      RN  - 1502-95-0

2402  N1  - MORPHINAN-3,6-DIOL, 7,8-DIDEHYDRO-4,5-EPOXY-17-METHYL-,
            HYDROCHLORIDE, (5-alpha,6-alpha)-
      RN  - 52-26-6

2403  N1  - MORPHINAN-3,6-DIOL, 7,8-DIDEHYDRO-4,5-EPOXY-17-METHYL-
            (5-alpha,6-alpha)-, MONOHYDRATE
      RN  - 6009-81-0

2404  N1  - MORPHINAN-3,6-alpha-DIOL, 7,8-DIDEHYDRO-4,
            5-alpha-EPOXY-17-METHYL-, SULFATE
      RN  - 64-31-3

2405  N1  - MORPHINAN-3,17-DIOL, TARTRATE (2:1), l-

2406  N1  - MORPHINAN-6-alpha-OL,
            7,8-DIDEHYDRO-4,5-alpha-EPOXY-3-ETHOXY-17-METHYL-, HYDROCHLORIDE,
            DIHYDRATE
      RN  - 6746-59-4

2407  N1  - MORPHINAN-6-alpha-OL,
            7,8-DIDEHYDRO-4,5-alpha-EPOXY-3-METHOXY-17-METHYL-
      RN  - 76-57-3

2408  N1  - MORPHINAN-6-alpha-OL,
            7,8-DIDEHYDRO-4,5-alpha-EPOXY-3-METHOXY-17-METHYL-, PHOSPHATE
            (1:1)
      RN  - 52-28-8

2409  N1  - MORPHINAN-6-alpha-OL,
            7,8-DIDEHYDRO-4,5-alpha-EPOXY-3-METHOXY-17-METHYL-, SULFATE (2:1)
            (SALT)
      RN  - 1420-53-7

2410  N1  - MORPHINAN-3-OL, 17-METHYL-, (-)-
      RN  - 77-07-6

2411  N1  - 9-alpha,13-alpha,14-alpha-MORPHINAN-3-OL, 17-METHYL-
      RN  - 125-73-5

2412  N1  - MORPHINAN-3-OL, 17-METHYL-, TARTRATE (1:1) (SALT), (-)-
      RN  - 125-72-4

2413  N1  - MORPHINAN-6-ONE, 4,5-alpha-EPOXY-3,14-DIHYDROXY-17-METHYL-,
            HYDROCHLORIDE
      RN  - 357-07-3

2414  N1  - MORPHINAN-6-ONE, 4,5-alpha-EPOXY-3,14-DIHYDROXY-17-(2-PROPENYL)-
      RN  - 465-65-6

2415  N1  - MORPHINAN-6-ONE, 4,5-EPOXY-3,14-DIHYDROXY-17-(2-PROPENYL)-,
            HYDROCHLORIDE, (5-alpha)-
      RN  - 357-08-4

2416  N1  - MORPHINAN-6-ONE, 4,5-alpha-EPOXY-3-HYDROXY-17-METHYL-,
            HYDROCHLORIDE, (5'-alpha)-
      RN  - 71-68-1

2417  N1  - MORPHINAN-6-ONE, 4,5-alpha-EPOXY-3-METHOXY-17-METHYL-, TARTRATE
            (1:1)
      RN  - 34195-34-1

2418  N1  - MORPHINAN,
            6,7,8,14-TETRADEHYDRO-4,5-alpha-EPOXY-3,6-DIMETHOXY-17-METHYL-,
            HYDROCHLORIDE HYDRATE
      RN  - 850-57-7

2419  N1  - MORPHOLINE, 4-(N-(1,4-BENZODIOXAN-2-YLMETHYL)GLYCYL)-
      RN  - 3562-90-1

2420  N1  - MORPHOLINE, 2-CHLOROETHYL-, HYDROCHLORIDE
      RN  - 3647-69-6

2421  N1  - MORPHOLINE,
            4-(2-(p-(alpha,beta-DIMETHYL-p-METHOXYSTYRYL)PHENOXY)ETHYL)-,
            HYDROCHLORIDE, (E)-
      RN  - 15542-14-0
```

```
2422  N1  - MORPHOLINE, 5,5-DIMETHYL-2-PHENYL-, HYDROCHLORIDE
      RN  - 36981-93-8

2423  N1  - MORPHOLINE, 2,6-DIMETHYL-N-TRIDECYL-
      RN  - 24602-86-6

2424  N1  - MORPHOLINE,
            4,4'-(DIMETHYLVINYLENE)BIS(p-PHENYLENEOXYETHYLENE)DI-,
            DIHYDROCHLORIDE, (E)-
      RN  - 21853-06-5

2425  N1  - MORPHOLINE,
            4-(2-(p-(6-METHOXY-2-PHENYL-3,4-DIHYDRO-1-NAPHTHYL)PHENOXY)ETHYL)-
            -, HYDROCHLORIDE

2426  N1  - MORPHOLINE, 4-(2-(p-(6-METHOXY-2-PHENYL-2-INDENYL)PHENOXY)ETHYL)-

2427  N1  - MORPHOLINE, 3-METHYL-2-PHENYL-, HYDROCHLORIDE
      RN  - 1707-14-8

2428  N1  - MORPHOLINE, 4-(2-(5-NITROIMIDAZOL-1-YL)ETHYL)-
      RN  - 6506-37-2

2429  N1  - MORPHOLINE, N-NITROSO-
      RN  - 59-89-2

2430  N1  - MORPHOLINE, 4-(3,4,5-TRIMETHOXYTHIOBENZOYL)-
      RN  - 35619-65-9

2431  N1  - MUCUNA MONOSPERMA DC. ex Wight, extract excluding roots

2432  N1  - MULDAMINE
      RN  - 36069-45-1

2433  N1  - MULDAMINE, DEACETYL-
      RN  - 36069-46-2

2434  N1  - MUSTARD, protein concentrate

2435  N1  - MYCOTOXIN F-2

2436  N1  - MYRJ 52
      RN  - 9004-99-3

2437  N1  - 2-NAPHTHACENECARBOXAMIDE,
            7-CHLORO-4-(DIMETHYLAMINO)-1,4,4a,5,5a,6,11,12a-OCTAHYDRO-
            3,6,10,12,12a-PENTAHYDROXY-1,11-DIOXO-
      RN  - 127-33-3

2438  N1  - 2-NAPHTHACENECARBOXAMIDE,
            7-CHLORO-4-(DIMETHYLAMINO)-1,4,4a,5,5a,6,11,12a-OCTAHYDRO-
            3,6,10,12,12a-PENTAHYDROXY-1,11-DIOXO-, MONOHYDROCHLORIDE
      RN  - 64-73-3

2439  N1  - 2-NAPHTHACENECARBOXAMIDE,
            7-CHLORO-4-(DIMETHYLAMINO)-1,4,4a,5,5a,6,11,12a-OCTAHYDRO-
            3,6,10,12,12a-PENTAHYDROXY-6-METHYL-1,11-DIOXO-
      RN  - 57-62-5

2440  N1  - 2-NAPHTHACENECARBOXAMIDE,
            7-CHLORO-4-(DIMETHYLAMINO)-1,4,4a,5,5a,6,11,12a-OCTAHYDRO-
            3,6,10,12,12a-PENTAHYDROXY-6-METHYL-1,11-DIOXO-, MONOHYDROCHLORIDE
      RN  - 64-72-2

2441  N1  - 2-NAPHTHACENECARBOXAMIDE,
            4-(DIMETHYLAMINO)-1,4,4a,5,5a,6,11,12a-OCTAHYDRO-3,5,6,10,12,12a-
            HEXAHYDROXY-6-METHYL-1,11-DIOXO-
      RN  - 79-57-2

2442  N1  - 2-NAPHTHACENECARBOXAMIDE,
            4-(DIMETHYLAMINO)-1,4,4a,5,5a,6,11,12a-OCTAHYDRO-3,5,6,10,12,12a-
            HEXAHYDROXY-6-METHYL-1,11-DIOXO-, MONOHYDROCHLORIDE
      RN  - 2058-46-0

2443  N1  - 2-NAPHTHACENECARBOXAMIDE,
            4-(DIMETHYLAMINO)-1,4,4a,5,5a,6,11,12a-OCTAHYDRO-3,6,10,12,12a-
            PENTAHYDROXY-6-METHYL-1,11-DIOXO-
      RN  - 60-54-8
```

2444 N1 - 2-NAPHTHACENECARBOXAMIDE,
          4-(DIMETHYLAMINO)-1,4,4a,5,5a,6,11,12a-OCTAHYDRO-
          3,5,10,12,12a-PENTAHYDROXY-6-METHYL-1,11-DIOXO-, MONOHYDROCHLORIDE
      RN - 10592-13-9

2445 N1 - 2-NAPHTHACENECARBOXAMIDE,
          4-(DIMETHYLAMINO)-1,4,4a,5,5a,6,11,12a-OCTAHYDRO-3,6,10,12,12a-
          PENTAHYDROXY-6-METHYL-1,11-DIOXO-, MONOHYDROCHLORIDE
      RN - 64-75-5

2446 N1 - 2-NAPHTHACENECARBOXAMIDE,
          4-(DIMETHYLAMINO)-1,4,4a,5,5a,6,11,12a-OCTAHYDRO-3,6,10,12,12a-
          PENTAHYDROXY-6-METHYL-1,11-DIOXO-N-(1-PYRROLIDINYLMETHYL)-
      RN - 751-97-3

2447 N1 - 2-NAPHTHACENECARBOXAMIDE,
          4-(DIMETHYLAMINO)-1,4,4a,5,5a,6,11,12a-OCTAHYDRO-3,6,10,12,12a-
          PENTAHYDROXY-6-METHYL-9-(MORPHOLINOMETHYL)-1,11-DIOXO-
      RN - 67238-91-9

2448 N1 - 1-NAPHTHACENECARBOXYLIC ACID,
          2-ETHYL-1,2,3,4,6,11-HEXAHYDRO-2,5,7-TRIHYDROXY-6,11-DIOXO-4-
          ((2,3,6-TRIDEOXY-4-O-(2,6-DIDEOXY-4-O-((2R-trans)-TETRAHYDRO-6-ME-
          THYL-5-OXO-2H-PYRAN-2-YL)
          alpha-L-lyxo-HEXOPYRANOSYL)-3-(DIMETHYLAMINO)-alpha-L-lyxo-HEXOPY-
          RANOSYL)OXY)-, METHYL ESTER, (1R-(1-alpha,2-beta,4-beta))-
      RN - 57576-44-0

2449 N1 - NAPHTHALENE
      RN - 91-20-3

2450 N1 - 1-NAPHTHALENEACETIC ACID
      RN - 86-87-3

2451 N1 - 2-NAPHTHALENEACETIC ACID, 6-METHOXY-alpha-METHYL-, SODIUM SALT,
          L-(-)-
      RN - 26159-34-2

2452 N1 - 1,5-NAPHTHALENEDIAMINE
      RN - 2243-62-1

2453 N1 - NAPHTHALENE, 1,2-DICHLORO-3-NITRO-
      RN - 6240-55-7

2454 N1 - NAPHTHALENE, 1,2-DIHYDRO-3,4-DIPHENYL-7-METHOXY-

2455 N1 - NAPHTHALENE,
          1,2-DIHYDRO-4-(p-(2,3-EPOXYPROPOXY)PHENYL)-7-METHOXY-3-PHENYL-

2456 N1 - NAPHTHALENE, 1,2-DIHYDRO-4-(p-FLUOROPHENYL)-7-METHOXY-3-PHENYL-

2457 N1 - NAPHTHALENE, 1,2-DIHYDRO-7-METHOXY-3-PHENYL-4-(p-TOLYL)-

2458 N1 - 2,3-NAPHTHALENEDIOL,
          5-(3-((1,1-DIMETHYLETHYL)AMINO)-2-HYDROXYPROPOXY)-1,2,3,4-TETRAHY-
          DRO-
      RN - 42200-33-9

2459 N1 - 3,6-NAPHTHALENEDISULFONIC ACID, 8-AMINO-7-HYDROXY-, SODIUM SALT
      RN - 2007-20-7

2460 N1 - 2,7-NAPHTHALENEDISULFONIC ACID,
          3,3'-((4,4'-BIPHENYLYLENE)BIS(AZO))BIS(5-AMINO-4-HYDROXY-,
          TETRASODIUM SALT
      RN - 2602-46-2

2461 N1 - 3,6-NAPHTHALENEDISULFONIC ACID, 1,7-DIAMINO-8-HYDROXY-
      RN - 3545-88-8

2462 N1 - 2,7-NAPHTHALENEDISULFONIC ACID,
          3,3'-((3,3'-DICHLORO-4,4'-BIPHENYLYLENE)-BIS(AZO))BIS(
          5-AMINO-4-HYDROXY-, TETRASODIUM SALT
      RN - 47897-65-4

2463 N1 - 2,7-NAPHTHALENEDISULFONIC ACID,
          3,3'-((3,3'-DIMETHOXY-4,4'-BIPHENYLYLENE)BIS(AZO)BIS(
          5-AMINO-4-HYDROXY-, TETRASODIUM SALT
      RN - 2429-74-5

2464 N1 - 6,8-NAPHTHALENEDISULFONIC ACID,
          3,3'-((3,3'-DIMETHOXY-4,4'-BIPHENYLENE)BIS(AZO)BIS(
          5-AMINO-4-HYDROXY-, TETRASODIUM SALT
      RN - 2610-05-1

2465 N1 - 1,3-NAPHTHALENEDISULFONIC ACID,
          6,6'-((3,3'-DIMETHYL-4,4'-BIPHENYLYLENE)BIS(AZO))BIS
          (4-AMINO-5-HYDROXY-, TETRASODIUM SALT
      RN - 314-13-6

2466 N1 - 2,7-NAPHTHALENEDISULFONIC ACID,
          3,3'-((3,3'-DIMETHYL-4,4'-BIPHENYLYLENE)BIS(AZO))BIS(5-
          AMINO-4-HYDROXY-, TETRASODIUM SALT
      RN - 72-57-1

2467 N1 - 2,7-NAPHTHALENEDISULFONIC ACID, 3-HYDROXY-, DISODIUM SALT
      RN - 135-51-3

2468 N1 - 1,3-NAPHTHALENEDISULFONIC ACID, 7-HYDROXY-8-(PHENYLAZO)-,
          DISODIUM SALT
      RN - 1936-15-8

2469 N1 - 2,7-NAPHTHALENEDISULFONIC ACID,
          3-HYDROXY-4-((4-SULFO-1-NAPHTHYL)AZO)-, TRISODIUM SALT
      RN - 915-67-3

2470 N1 - 1-NAPHTHALENEHEPTANOIC AICD,
          1,2,6,7,8,8a-HEXAHYDRO-beta,delta-DIHYDROXY-2,6-DIMETHYL-8-
          (2-METHYL-1-OXOBUTOXY)-, AMMONIUM SALT,
          (1S-(1-alpha(beta-S*,delta-S*),2-alpha,6-beta,
          8-beta(R*),8a-beta))-
      RN - 75225-51-3

2471 N1 - 1-NAPHTHALENEHEPTANOIC ACID,
          1,2,4a,5,6,7,8,8a-OCTAHYDRO-beta,delta-DIHYDROXY-2,6-DIMETHYL-
          8-(2-METHYL-1-OXOBUTOXY)-, AMMONIUM SALT,
          (1S-(1-alpha(1-beta-S*,delta-S*),2-alpha,6-beta,
          8-beta(R*),8a-beta))-

2472 N1 - 2-NAPHTHALENEMETHANOL, alpha-((ISOPROPYLAMINO)METHYL)-
      RN - 54-80-8

2473 N1 - 2-NAPHTHALENEPROPIONIC ACID,
          3,4-DIHYDRO-alpha,alpha-DIMETHYL-beta-ETHYL-6-METHOXY-
      RN - 55620-96-7

2474 N1 - 2-NAPHTHALENEPROPIONIC ACID,
          3,4-DIHYDRO-alpha,alpha-DIMETHYL-6-METHOXY-beta-PROPYL-
      RN - 55620-97-8

2475 N1 - 2-NAPHTHALENEPROPIONIC ACID,
          beta-ETHYL-6-METHOXY-alpha,alpha-DIMETHYL-
      RN - 517-18-0

2476 N1 - 2-NAPHTHALENESULFONIC ACID, 5-AMINO-, SODIUM SALT
      RN - 28907-84-8

2477 N1 - 1-NAPHTHALENESULFONIC ACID,
          3,3'-(4,4'-BIPHENYLENEBIS(AZO))BIS(4-AMINO-, DISODIUM SALT
      RN - 573-58-0

2478 N1 - 2-NAPHTHALENESULFONIC ACID, compd. with
          (+)-alpha-(2-DIMETHYLAMINO)-1-METHYLETHYL- alpha-PHENYLPHENETHYL
          PROPIONATE (1:1)
      RN - 17140-78-2

2479 N1 - 1-NAPHTHALENESULFONIC ACID,
          4-HYDROXY-3-((4'-((1-HYDROXY-5-SULFO-2-NAPHTHALENYL)AZO)-
          3,3'-DIMETHYL(1,1'-BIPHENYL)-4-YL)AZO)-, DISODIUM SALT
      RN - 6420-06-0

2480 N1 - 2-NAPHTHALENESULFONIC ACID,
          6-HYDROXY-5-((6-METHOXY-4-SULFO-m-TOLYL)AZO)-, DISODIUM SALT
      RN - 25956-17-6

2481 N1 - NAPHTHALENE,
          1,2,3,4-TETRAHYDRO-2-(p-CHLOROPHENYL)-1-(p-(2,3-EPOXYPROPOXY)PHEN-
          YL)-

2482 N1 - 2-NAPHTHALENEVALERIC ACID,
          5,6,7,8-TETRAHYDRO-alpha,alpha-DIMETHYL-

2483	N1	- 1(2H)-NAPHTHALENONE, 7-CHLORO-3,4-DIHYDRO-2-(3-PYRIDYL)-
	RN	- 786-97-0
2484	N1	- 1(2H)-NAPHTHALENONE, 7-CHLORO-3,4-DIHYDRO-2-(3-PYRIDYL)-
	RN	- 786-97-0
2485	N1	- 1(2H)-NAPHTHALENONE, OCTAHYDRO-7-beta-ISOPROPYL-4a-alpha,8a-alpha-DIMETHYL-, SEMICARBAZONE, (-)-
2486	N1	- NAPHTHO(2,1-b)FURAN, 2-PHENYL-1-(p-(2-(1-PYRROLIDINYL)ETHOXY)PHENYL)-
2487	N1	- 2-NAPHTHOIC ACID, 4,4'-METHYLENEBIS(3-HYDROXY-, ester with 2-(2-(4-(p-CHLORO-alpha-PHENYLBENZYL)-1-PIPERAZINYL)-ETHOXY)ETHANOL
	RN	- 5978-92-7
2488	N1	- 2-NAPHTHOIC ACID, 4,4'-METHYLENEBIS(3-HYDROXY-, compd. with (E)-1,4,5,6-TETRAHYDRO-1-METHYL- 2-(2-(2-THIENYL)VINYL)PYRIMIDINE (1:1)
	RN	- 22204-24-6
2489	N1	- 1-NAPHTHOL
	RN	- 90-15-3
2490	N1	- 2-NAPHTHOL, 7,8-DIHYDRO-6-PHENYL-5-(p-(2-PIPERIDINOETHOXY)PHENYL)-, HYDROCHLORIDE
2491	N1	- 1-NAPHTHOL, 2-NITROSO-
	RN	- 132-53-6
2492	N1	- 1-NAPHTHOL, 1,2,3,4-TETRAHYDRO-1-(p-(2-(DIETHYLAMINO)ETHOXY)PHENYL)-2-PHENYL--, HYDROCHLORIDE
2493	N1	- 1-NAPHTHOL, 1,2,3,4-TETRAHYDRO-1,2-DIPHENYL-6-METHOXY-
2494	N1	- 1-NAPHTHOL, 1,2,3,4-TETRAHYDRO-1-(p-FLUOROPHENYL)-6-METHOXY-2-PHENYL-
2495	N1	- 1-NAPHTHOL, 1,2,3,4-TETRAHYDRO-6-METHOXY-1-PHENYL-2-(3-PYRIDYL)-
2496	N1	- 1-NAPHTHOL, 1,2,3,4-TETRAHYDRO-6-METHOXY-2-PHENYL-1-(2-PYRIDYL)-
2497	N1	- 1-NAPHTHOL, 1,2,3,4-TETRAHYDRO-6-METHOXY-2-PHENYL-1-(4-PYRIDYL)-
2498	N1	- 1-NAPHTHOL, 1,2,3,4-TETRAHYDRO-6-METHOXY-2-PHENYL-1-(p-TOLYL)-
2499	N1	- 1H-NAPHTHO(2,1-b)PYRAN-1-ONE, 3-PHENYL-
	RN	- 6051-87-2
2500	N1	- 1,4-NAPHTHOQUINONE
	RN	- 130-15-4
2501	N1	- 1,2-NAPHTHOQUINONE, 6-BROMO-
	RN	- 6954-48-9
2502	N1	- 1,4-NAPHTHOQUINONE, 5-HYDROXY-2-METHYL-
	RN	- 481-42-5
2503	N1	- 1,4-NAPHTHOQUINONE, 2-METHYL-
	RN	- 58-27-5
2504	N1	- 1,4-NAPHTHOQUINONE, 2-METHYL-3-(3,7,11,15-TETRAMETHYL-2,6,10,14-HEXADECATETRAENYL)-
	RN	- 863-61-6
2505	N1	- 2-NAPHTHYLAMINE
	RN	- 91-59-8
2506	N1	- 2-NAPHTHYLAMINE, 3-NITRO-
	RN	- 13115-28-1
2507	N1	- 2-NAPHTHYLAMINE, 1,2,3,4-TETRAHYDRO-
	RN	- 2954-50-9
2508	N1	- 1,3,5-NAPHTHYLENETRISULFONIC ACID, 8,8'-(UREYLENEBIS(m-PHENYLENECARBONYLIMINO(4-METHYL-m-PHENYLENE)CARBONYLIMINO))DI-
	RN	- 145-63-1

2509 N1 - 1,8-NAPHTHYRIDINE-3-CARBOXYLIC ACID,
             1-ETHYL-1,4-DIHYDRO-7-METHYL-4-OXO-
      RN - 389-08-2

2510 N1 - NEOCARZINOSTATIN
      RN - 9014-02-2

2511 N1 - NEOPROSERINE

2512 N1 - NEURAMINIDASE
      RN - 9001-67-6

2513 N1 - NICKEL
      RN - 7440-02-0

2514 N1 - NICKEL(II) ACETATE (1:2)
      RN - 373-02-4

2515 N1 - NICKEL CARBONYL
      RN - 13463-39-3

2516 N1 - NICKEL(II) CHLORIDE (1:2)
      RN - 7718-54-9

2517 N1 - NICKEL(II) NITRATE (1:2)
      RN - 13138-45-9

2518 N1 - NICKEL(II) SULFATE HEXAHYDRATE (1:1:6)
      RN - 10101-97-0

2519 N1 - NICKEL SULFIDE (3:2)
      RN - 12035-72-2

2520 N1 - NICOTINE
      RN - 54-11-5

2521 N1 - NICOTINE, TARTRATE (1:2)
      RN - 65-31-6

2522 N1 - NICOTINIC ACID, 2-(3-CHLORO-o-TOLUIDINO)-
      RN - 17737-65-4

2523 N1 - NICOTINIC ACID, compd. with
             3,7-DIHYDRO-7-(2-HYDROXY-3-((2-HYDROXYETHYL)
             METHYLAMINO)PROPYL)-1,3-DIMETHYL-1H-PURINE-2,6-DIONE
      RN - 437-74-1

2524 N1 - NICOTINIC ACID, NEOPENTANETETRAYL ESTER
      RN - 5868-05-3

2525 N1 - NICOTINIC ACID, 3-PYRIDYLMETHYL ESTER, FUMARATE

2526 N1 - NICOTINIC ACID, 1,1,3,3-TETRAESTER with
             2-HYDROXY-1,1,3,3-CYCLOHEXANETETRAMETHANOL
      RN - 27959-26-8

2527 N1 - NICOTINIC ACID, 2-(alpha,alpha,alpha-TRIFLUORO-m-TOLUIDINO)-
      RN - 4394-00-7

2528 N1 - NIGERICIN, MONOSODIUM SALT
      RN - 28643-80-3

2529 N1 - NITRIC ACID
      RN - 7697-37-2

2530 N1 - NITROGEN DIOXIDE
      RN - 10102-44-0

2531 N1 - NITROGEN OXIDE
      RN - 10024-97-2

2532 N1 - NITROGLYCERIN
      RN - 55-63-0

2533 N1 - NITROUS ACID, SODIUM SALT
      RN - 7632-00-0

2534 N1 - 1,9-NONANEDIOL, DIMETHANESULFONATE
      RN - 4248-77-5

2535 N1 - 2,4,6,8-NONANETETRAENOIC ACID,
            9-(4-METHOXY-2,3,6-TRIMETHYLPHENYL)-3,7-DIMETHYL-, ETHYL ESTER,
            all-trans-
      RN - 54350-48-0

2536 N1 - 2,4,6,8-NONATETRAEN-1-IMINE,
            N,3,7-TRIMETHYL-9-(2,6,6-TRIMETHYL-1-CYCLOHEXEN-1-YL)-, N-OXIDE,
            all-trans-

2537 N1 - 7-NONENOIC ACID,
            9-(5-HYDROXY-2-(3-HYDROXY-1-OCTENYL)-3-OXOCYCLOPENTYL)-,
            (1R-(1-alpha(Z), 2-beta(1E,3S*),5-alpha))-
      RN - 64072-63-5

2538 N1 - 2-NONEN-5-ONE,
            9-(3-HYDROXY-6-(2-HYDROXYETHYLIDENE)-2-METHYL-2-OXEPANYL)-2,6-DIM-
            ETHYL-, (2S-(2-alpha-(S*),3-beta,6E))-
      RN - 71117-51-6

2539 N1 - NONOXYNOL-9
      RN - 26027-38-3

2540 N1 - A-NOR-5-alpha-ANDROSTANE-2-alpha,17-beta-DIOL, 2-ETHYNYL-

2541 N1 - A-NOR-5-alpha-ANDROSTANE-2-beta,17-beta-DIOL, 2-ETHYNYL-

2542 N1 - A-NOR-5-alpha-ANDROSTANE-2-beta,17-beta-DIOL, 2-alpha-ETHYNYL-

2543 N1 - A-NOR-5-alpha-ANDROSTANE-2-beta,17-beta-DIOL, 2-ETHYNYL-,
            17-ACETATE

2544 N1 - A-NOR-5-alpha-ANDROSTANE-2-alpha,17-beta-DIOL-, 2-ETHYNYL-,
            DIACETATE

2545 N1 - A-NOR-5-alpha-ANDROSTANE-2-beta,17-beta-DIOL, 2-alpha-ETHYNYL-,
            DIACETATE (ester)

2546 N1 - A-NORANDROSTANE-2-beta,17-beta-DIOL,
            2-alpha-ETHYNYL-17-alpha-METHYL-

2547 N1 - A-NOR-5-alpha-ANDROSTAN-17-ONE, 2-alpha-ETHYNYL-2-HYDROXY-

2548 N1 - A-NOR-5-alpha-ANDROSTAN-17-ONE, 2-beta-ETHYNYL-2-HYDROXY-

2549 N1 - A-NOR-5-alpha-ANDROSTAN-17-beta-ONE,
            2-alpha-ETHYNYL-2-beta-HYDROXY-

2550 N1 - B-NORANDROST-4-EN-3-ONE, 17-beta-HYDROXY-17-METHYL-
      RN - 3570-10-3

2551 N1 - 7-NORBORNANECARBOXALDEHYDE, 1,7-DIMETHYL-2-OXO-, trans-
      RN - 20231-45-2

2552 N1 - 5-NORBORNENE-2,3-DICARBOXIMIDE, N-(2-ETHYLHEXYL)-
      RN - 113-48-4

2553 N1 - 5-NORBORNENE-2,3-DIMETHANOL, 1,4,5,6,7,7-HEXACHLORO-, CYCLIC
            SULFITE
      RN - 115-29-7

2554 N1 - 19-NORCARDA-1,3,5(10)-TRIENOLIDE, 3-METHOXY-

2555 N1 - 19-NORCARDA-1,3,5(10)-TRIENOLIDE, 3-METHOXY-11-OXO-

2556 N1 - 20-NORCROTALANAN-11,15-DIONE, 14,19-DIHYDRO-13-HYDROXY-,
            (12-xi,13-xi)-
      RN - 6029-87-4

2557 N1 - 29-NORDAMMARA-17(20),24-DIEN-21-OIC ACID,
            16-(ACETYLOXY)-3,11-DIHYDROXY-, (3-alpha,4-alpha,
            8-alpha,9-beta,11-alpha,13-alpha,14-beta,16-beta,17Z)-
      RN - 6990-06-3

2558 N1 - 18-NORESTRA-1,4-DIENE-3,17-DIONE, 10-HYDROXY-, ACETATE (ester)

2559 N1 - 19-NOR-9-beta,10-alpha-LANOST-5-ENE-3,11,22-TRIONE,
            2-alpha,16-alpha,20,25-TETRAHYDROXY- 9-METHYL-
      RN - 990-83-0

2560 N1 - NORLEUCINE, 6-AMIDINO-, MONOHYDROCHLORIDE, HYDRATE

2561 N1 - NORLEUCINE, 6-DIAZO-5-OXO, L-
      RN - 157-03-9

2562 N1 - 19-NOR-17-alpha-PREG-4-EN-17-OL, 21-METHYLENE-

2563 N1 - 19-NOR-17-alpha-PREGNA-4,20-DIENE-3,17-DIOL, DIACETATE

2564 N1 - 19-NORPREGNA-4,6-DIENE-3,20-DIONE,
            6,11-beta-DICHLORO-17-HYDROXY-, ACETATE
      RN - 24432-00-6

2565 N1 - 19-NORPREGNA-4,6-DIENE-3,20-DIONE, 17-alpha-HYDROXY-6-METHYL-,
            ACETATE

2566 N1 - 19-NORPREGNA-4,9-DIENE-21-NITRILE, 17-HYDROXY-3-OXO-, (17-alpha)-
      RN - 65928-58-7

2567 N1 - 19-NORPREGNA-4,6-DIENE-3,11,20-TRIONE

2568 N1 - 19-NOR-17-alpha-PREGNA-4,20-DIEN-3-ONE, 17-HYDROXY-
      RN - 6795-60-4

2569 N1 - 19-NORPREGNA-3,5-DIEN-20-YNE-3-beta,17-beta-DIOL, DIACETATE

2570 N1 - 19-NOR-17-alpha-PREGNA-3,5-DIEN-20-YNE-3,17-DIOL, DIACETATE
      RN - 2205-78-9

2571 N1 - 19-NOR-17-alpha-PREGNA-4,6-DIEN-20-YNE-3,17-DIOL, DIACETATE

2572 N1 - 19-NOR-17-alpha-PREGNA-4,6-DIEN-20-YNE-3,17-beta-DIOL, DIACETATE

2573 N1 - 19-NOR-17-alpha-PREGNA-3,5-DIEN-20-YN-17-OL, 3-(CYCLOPENTYLOXY)-,
            ACETATE
      RN - 3000-39-3

2574 N1 - 19-NOR-17-alpha-PREGNA-4,6-DIEN-20-YN-3-ONE, 17-HYDROXY-, ACETATE

2575 N1 - 19-NOR-5-beta-PREGNANE-3,20-DIONE, 21-HYDROXY-, HYDROGEN
            SUCCINATE, SODIUM SALT
      RN - 5758-81-6

2576 N1 - 19-NOR-17-alpha-PREGNA-1,3,5(10)-TRIENE-3,17-DIOL
      RN - 2553-34-6

2577 N1 - 19-NOR-17-alpha-PREGNA-1,3,5(10)-TRIENE-3,17-beta-DIOL

2578 N1 - 19-NOR-17-alpha-PREGNA-1,3,5(10)-TRIEN-20-YNE,
            21-BROMO-3,17-DIMETHOXY-
      RN - 7548-46-1

2579 N1 - 19-NOR-17-alpha-PREGNA-1,3,5(10)-TRIEN-20-YNE,
            21-CHLORO-3,17-DIMETHOXY-
      RN - 7548-44-9

2580 N1 - 19-NOR-17-alpha-PREGNA-1,3,5(10)-TRIEN-20-YNE-3,17-DIOL
      RN - 57-63-6

2581 N1 - 19-NOR-17-alpha-PREGNA-1,3,5(10)-TRIEN-20-YNE-3,17-DIOL,
            3-(3-(DIMETHYLAMINO)PROPIONATE), complex with ALUMINUM TANNATE

2582 N1 - 19-NOR-17-alpha-PREGNA-1,3,5(10)-TRIEN-20-YNE-3,17-DIOL,
            3-(3-(DIMETHYLAMINO)PROPIONATE), complex with ZINC TANNATE

2583 N1 - 19-NORPREGNA-1,3,5(10)-TRIEN-20-YNE-3,17-DIOL, and
            13-ETHYL-17-HYDROXY-18,19-DINOR-17-alpha- PREGN-4-EN-20-YN-3-ONE
            17-ACETATE 3-OXIME

2584 N1 - 19-NORPREGNA-1,3,5(10)-TRIEN-20-YNE-3,17-DIOL, 11-METHOXY-,
            (11-alpha,17-alpha)-
      RN - 61665-15-4

2585 N1 - 19-NOR-17-alpha-PREGNA-1,3,5(10)-TRIEN-20-YNE-2,17-DIOL,
            3-METHOXY-

2586 N1 - 19-NOR-17-alpha-PREGNA-1,3,5(10)-TRIEN-20-YNE-3,17-DIOL,
            11-alpha-METHOXY-

2587 N1 - 19-NOR-17-alpha-PREGNA-1,3,5(10)-TRIEN-20-YNE-3,17-DIOL,
            11-beta-METHOXY-
      RN - 34816-55-2

```
2588  N1  - 19-NOR-17-alpha-PREGNA-1,3,5(10)-TRIEN-20-YNE-4,17-DIOL,
            3-METHOXY-

2589  N1  - 19-NOR-8-alpha,17-alpha-PREGNA-1,3,5(10)-TRIEN-20-YNE-3,17-DIOL,
            2-METHYL-

2590  N1  - 19-NOR-8-alpha,17-alpha-PREGNA-1,3,5(10)-TRIEN-20-YNE-3,17-DIOL,
            16-beta-METHYL-

2591  N1  - 19-NORPREGNA-1,3,5(10)-TRIEN-20-YNE-3,17-DIOL, (17-alpha)-, mixt.
            with (3-beta,17-alpha)- 19-NORPREGN-4-EN-20-YNE-3,17-DIYL
            DIACETATE
      RN  - 8075-78-3

2592  N1  - 19-NORPREGNA-1,3,5(10)-TRIEN-20-YNE-3,17-DIOL, (17-alpha)-, mixt.
            with (17-alpha)- 19-NORPREGN-4-EN-20-YN-17-OL
      RN  - 8064-76-4

2593  N1  - 19-NOR-17-alpha-PREGNA-1,3,5(10)-TRIEN-20-YN-17-OL,
            3-(CYCLOPENTYLOXY)-
      RN  - 152-43-2

2594  N1  - 19-NORPREGNA-1,3,5(10)-TRIEN-20-YN-17-OL,
            3-(CYCLOPENTYLOXY)-11-METHYL-, (11-beta,17-alpha)-
      RN  - 55648-36-7

2595  N1  - 17-alpha-19-NORPREGNA-1,3,5(10)-TRIEN-20-YN-17-OL, 3-METHOXY-
      RN  - 72-33-3

2596  N1  - 19-NOR-17-alpha-PREGNA-1,3,5(10)-TRIEN-20-YN-17-OL, 3-METHOXY-,
            and 6-CHLORO- 17-HYDROXYPREGNA-4,6-DIENE-3,20-DIONE

2597  N1  - 19-NOR-17-alpha-PREGNA-4,9,11-TRIEN-20-YN-3-ONE, 17-HYDROXY-
      RN  - 848-21-5

2598  N1  - 19-NOR-17-alpha-PREGNA-4,9,11-TRIEN-20-YN-3-ONE, 17-HYDROXY-, and
            TESTOSTERONE

2599  N1  - 19-NOR-17-alpha-PREGN-4-ENE-3,17-beta-DIOL, 3-ACETATE

2600  N1  - 19-NOR-17-alpha-PREGN-4-ENE-3,17-DIOL, 3-PROPIONATE

2601  N1  - A-NOR-17-alpha-PREGN-20-ENE-2-beta,17-beta-DIOL,
            2-alpha-ETHYNYL-20,21,21-TRIFLUORO-

2602  N1  - 19-NORPREGN-4-ENE-3,20-DIONE
      RN  - 472-54-8

2603  N1  - 19-NORPREGN-4-ENE-3,20-DIONE, 4-CHLORO-

2604  N1  - 19-NORPREGN-4-ENE-3,20-DIONE, 16-ETHYL-21-((1-OXODODECYL)OXY)-,
            (16-alpha)-
      RN  - 67490-00-0

2605  N1  - 19-NORPREGN-4-ENE-3,20-DIONE, 17-alpha-HYDROXY-, ACETATE

2606  N1  - 19-NORPREGN-4-ENE-3,20-DIONE, 17-HYDROXY-, HEXANOATE
      RN  - 1253-28-7

2607  N1  - 19-NORPREGN-4-ENE-3,20-DIONE, 17-HYDROXY-16-METHYLENE-, ACETATE
      RN  - 7759-35-5

2608  N1  - 19-NOR-17-alpha-PREGN-4-EN-17-OL
      RN  - 965-90-2

2609  N1  - 19-NOR-17-alpha-PREGN-5-EN-20-YN-17-OL
      RN  - 16915-71-2

2610  N1  - 19-NORPREGN-17(20)-EN-3-ONE

2611  N1  - 19-NOR-17-alpha-PREGN-4-EN-3-ONE, 17,21-DIHYDROXY-

2612  N1  - 19-NOR-17-alpha-PREGN-4-EN-3-ONE, 17-HYDROXY-
      RN  - 52-78-8

2613  N1  - 19-NOR-17-alpha-PREGN-5(10)-EN-3-ONE, 17-HYDROXY-
      RN  - 6318-07-6

2614  N1  - 19-NOR-17-alpha-PREGN-5(10)-EN-3-ONE, 17-beta-HYDROXY-
```

2615	N1	- 19-NOR-17-alpha-PREGN-4-EN-3-ONE, 17-HYDROXY-, ACETATE
	RN	- 18063-30-4
2616	N1	- 19-NOR-17-alpha-PREGN-4-EN-3-ONE, 17-HYDROXY-, and TESTOSTERONE
2617	N1	- 19-NOR-17-alpha-PREGN-4-EN-3-ONE, 17,20(or 21),21-TRIHYDROXY-
2618	N1	- 19-NOR-17-alpha-PREGN-4-EN-20-YNE-3-beta,17-DIOL
	RN	- 1231-93-2
2619	N1	- 19-NOR-17-alpha-PREGN-5(10)-EN-20-YNE-3-alpha,17-DIOL
	RN	- 21466-08-0
2620	N1	- 19-NOR-17-alpha-PREGN-5(10)-EN-20-YNE-3-beta,17-DIOL
	RN	- 2307-97-3
2621	N1	- 19-NOR-17-alpha-PREGN-4-EN-20-YNE-3-beta,17-DIOL, 17-ACETATE
	RN	- 2061-46-3
2622	N1	- 19-NOR-17-alpha-PREGN-4-EN-20-YNE-3,17-DIOL, DIACETATE
	RN	- 6785-71-3
2623	N1	- 19-NOR-17-alpha-PREGN-4-EN-20-YNE-3-beta,17-DIOL DIACETATE
	RN	- 297-76-7
2624	N1	- 19-NOR-17-alpha-PREGN-4-EN-20-YNE-3,17-beta-DIOL, DIACETATE
2625	N1	- 19-NOR-17-alpha-PREGN-5(10)-EN-20-YNE-3,17-beta-DIOL, DIACETATE
2626	N1	- 19-NORPREGN-4-EN-20-YNE-3-beta,17-DIOL, DIACETATE, mixt. with 3-METHOXY-17-alpha- 19-NORPREGNA-1,3,5(10)-TRIEN-20-YN-17-OL (5:1)
2627	N1	- 19-NOR-17-alpha-PREGN-4-EN-20-YN-17-OL
	RN	- 52-76-6
2628	N1	- 19-NOR-17-alpha-PREGN-5(10)-EN-20-YN-17-OL, 21-CHLORO-
2629	N1	- 19-NOR-17-alpha-PREGN-4-EN-20-YN-17-beta-OL, 3-(CYCLOPENTYLOXY)-, ACETATE (ester)
2630	N1	- 19-NOR-17-alpha-PREGN-4-EN-20-YN-17-OL mixed with 3-METHOXY-19-NOR-17-alpha-PREGNA- 1,3,5(10)-TRIEN-20-YN-17-OL
	RN	- 8015-14-3
2631	N1	- 19-NOR-17-alpha-PREGN-5(10)-EN-20-YN-3-ONE
2632	N1	- 19-NOR-17-alpha-PREGN-4-EN-20-YN-3-ONE, 17-ACETOXY-
	RN	- 51-98-9
2633	N1	- 19-NOR-17-alpha-PREGN-4-EN-20-YN-3-ONE, 4-CHLORO-
2634	N1	- 19-NOR-17-alpha-PREGN-4-EN-20-YN-3-ONE, 21-CHLORO-17-HYDROXY-
	RN	- 3124-70-7
2635	N1	- 19-NOR-17-alpha-PREGNEN-20-YNONE, 17-beta-HEPTANOYLOXY-
	RN	- 3836-23-5
2636	N1	- 19-NOR-17-alpha-PREGN-4-EN-20-YN-3-ONE, 10-HYDROPEROXY-17-HYDROXY-
	RN	- 1238-54-6
2637	N1	- 19-NOR-17-alpha-PREGN-4-EN-20-YN-3-ONE, 17-HYDROXY-
	RN	- 68-22-4
2638	N1	- 19-NOR-17-alpha-PREGN-5(10)-EN-20-YN-3-ONE, 17-HYDROXY-
	RN	- 68-23-5
2639	N1	- 17-alpha-19-NORPREGN-4-EN-20-YN-3-ONE, 17-beta-HYDROXY-, ACETATE
2640	N1	- 19-NOR-17-alpha-PREGN-4-EN-20-YN-3-ONE, 17-HYDROXY-, ACETATE (ester), O-ACETYLOXIME
2641	N1	- 19-NOR-17-alpha-PREGN-4-EN-20-YN-3-ONE, 17-HYDROXY-, ACETATE (ester), O-(CARBOXYMETHYL)OXIME
2642	N1	- 19-NOR-17-alpha-PREGN-4-EN-20-YN-3-ONE, 17-HYDROXY-, ACETATE (ester), O-HEXANOYLOXIME
2643	N1	- 19-NOR-17-alpha-PREGN-4-EN-20-YN-3-ONE, 17-HYDROXY-, ACETATE (ester), O-ISOBUTYRYLOXIME

2644 N1 - 19-NOR-17-alpha-PREGN-4-EN-20-YN-3-ONE, 17-HYDROXY-, ACETATE
            mixed with 19-NOR-17-alpha-
            PREGNA-1,3,5-(10)-TRIEN-20-YNE-3,17-DIOL
      RN - 8015-12-1

2645 N1 - 19-NOR-17-alpha-PREGN-4-EN-20-YN-3-ONE, 17-HYDROXY-, ACETATE,
            OXIME

2646 N1 - 19-NOR-17-alpha-PREGN-4-EN-20-YN-3-ONE, 17-HYDROXY-, ACETATE
            (ester), O-PROPIONYLOXIME

2647 N1 - 19-NOR-17-alpha-PREGN-4-EN-20-YN-3-ONE, 17-HYDROXY-, ACETATE
            (ester) O-(TETRAHYDRO- 2H-PYRAN-2-YL)OXIME

2648 N1 - 19-NOR-17-alpha-PREGN-4-EN-20-YN-3-ONE, 17-HYDROXY-,
            1-ADAMANTANECARBOXYLATE (ester), OXIME

2649 N1 - 19-NOR-17-alpha-PREGN-4-EN-20-YN-3-ONE, 17-HYDROXY-, and
            trans-alpha,alpha'-DIETHYL-4,4'- STILBENEDIOL

2650 N1 - 19-NOR-17-alpha-PREGN-4-EN-20-YN-3-ONE, 17-HYDROXY-, HEXANOATE
            (ester), O-ACETYLOXIME

2651 N1 - 19-NOR-17-alpha-PREGN-4-EN-20-YN-3-ONE, 17-HYDROXY-, HEXANOATE
            (ester), OXIME

2652 N1 - 19-NOR-17-alpha-PREGN-4-EN-20-YN-3-ONE, 17-HYDROXY-, and
            17-HYDROXYPREGN-4-ENE-3,20-DIONE HEXANOATE

2653 N1 - 19-NOR-17-alpha-PREGN-4-EN-20-YN-3-ONE, 17-HYDROXY- mixed with
            3-METHOXY-19-NOR-17-alpha- PREGNA-1,3,5(10)-TRIEN-20-YN-17-OL
      RN - 8015-29-0

2654 N1 - 19-NOR-17-alpha-PREGN-5(10)-EN-20-YN-3-ONE, 17-HYDROXY- mixed
            with 3-METHOXY-19-NOR- 17-alpha-PREGNA-1,3,5(10)-TRIEN-20-YN-17-OL
      RN - 8015-30-3

2655 N1 - 19-NOR-17-alpha-PREG-4-EN-20-YN-3-ONE, 17-HYDROXY-7-alpha-METHYL-

2656 N1 - 19-NOR-17-alpha-PREGN-4-EN-20-YN-3-ONE, 17-HYDROXY-, O-METHYLOXIME

2657 N1 - 19-NOR-17-alpha-PREGN-4-EN-20-YN-3-ONE, 17-HYDROXY-,
            O-(p-NITROPHENYL)OXIME
      RN - 64584-79-8

2658 N1 - 19-NOR-17-alpha-PREGN-4-EN-20-YN-3-ONE, 17-HYDROXY-, mixed with
            19-NOR-17-alpha-PREGNA- 1,3,5(10)-TRIEN-2-YNE-3,17-DIOL (60:1)
      RN - 37270-71-6

2659 N1 - 19-NOR-17-alpha-PREGN-4-EN-20-YN-3-ONE, 17-HYDROXY-, and PREMARIN

2660 N1 - 19-NOR-17-alpha-PREGN-4-EN-20-YN-3-ONE, 17-HYDROXY-, PROPIONATE
            (ester), OXIME

2661 N1 - 19-NOR-17-alpha-PREGN-4-EN-20-YN-3-ONE, 17-HYDROXY-, and
            TESTOSTERONE

2662 N1 - 19-NOR-17-alpha-PREGN-4-EN-20-YN-3-ONE, 17-METHOXY-

2663 N1 - 19-NOR-17-alpha-PREGN-4-EN-20-YN-3-ONE, 17-METHOXY-7-alpha-METHYL-

2664 N1 - A-NOR-5-alpha,17-alpha-PREGN-20-YNE-2-beta,17-DIOL, 2-ETHYNYL-
      RN - 1045-29-0

2665 N1 - A-NOR-17-alpha-PREGN-20-YNE-2,17-DIOL, 2-ETHYNYL-

2666 N1 - A-NOR-17-alpha-PREGN-20-YNE-2-beta,17-beta-DIOL, 2-alpha-ETHYNYL-

2667 N1 - A-NOR-17-alpha-PREGN-20-YNE-2-beta,17-beta-DIOL, 2-alpha-METHYL-

2668 N1 - A-NORPREGN-20-YNE-2,17-DIOL, 2-ETHYNYL-, DIPROPANOATE,
            (2-beta,5-alpha,17-alpha)-
      RN - 56470-64-5

2669 N1 - NORVALINE, 5-(1,3-DIOXO-2-ISOINDOLINYL)-5-OXO-, DL-

2670 N1 - NYSTATIN
      RN - 1400-61-9

2671 N1 - OCHRATOXIN
      RN - 37203-43-3

```
2672  N1  - OCIMUM SANCTUM Linn., leaf extract

2673  N1  - OCIMUM SANCTUM L., leaves

2674  N1  - 9-OCTADECENYLAMINE, (Z)-
      RN  - 112-90-3

2675  N1  - 9-OCTADECENYLAMINE, HYDROFLUORIDE, (Z)-
      RN  - 7333-84-8

2676  N1  - 2,6-OCTADIENAL, 3,7-DIMETHYL-
      RN  - 5392-40-5

2677  N1  - OCTANOIC ACID, (1,2-DIETHYLETHYLENE)DI-p-PHENYLENE ESTER
      RN  - 20305-51-5

2678  N1  - OCTANOIC ACID, PENTADECAFLUORO-, AMMONIUM SALT
      RN  - 3825-26-1

2679  N1  - OIL of ARBUS PRECATORIUS

2680  N1  - OIL of PISUM SATIVUM Linn.

2681  N1  - OILS, NUTMEG
      RN  - 8008-45-5

2682  N1  - OILS, PALM
      RN  - 8002-75-3

2683  N1  - OLEAN-12-EN-28-OIC ACID,
            3-((O-beta-D-GALACTOPYRANOSYL-(1-3)-O-(beta-D-GLUCOPYRANOSYL-
            (1-4))-beta-D-GLUCOPYRANOSYL)OXY)-, (3-beta)-
      RN  - 53043-29-1

2684  N1  - OLEAN-12-EN-28-OIC ACID,
            3-((O-beta-D-GLUCOPYRANOSYL-(1-2)-O-(beta-D-GLUCOPYRANOSYL-(1-4))-
            - beta-D-GLUCOPYRANOSYL)OXY)-, (3-beta)-
      RN  - 50657-29-9

2685  N1  - OLEAN-12-EN-30-OIC ACID, 3-beta-HYDROXY-11-OXO-, HYDROGEN
            SUCCINATE, DISODIUM SALT
      RN  - 7421-40-1

2686  N1  - OLEORESIN of GUM GUGGUL, exudate from COMMIPHORA MUKUL

2687  N1  - ORACON

2688  N1  - ORGOTEINS
      RN  - 9016-01-7

2689  N1  - ORNITHINE, N(sup 5)-CARBAMOYL-, L-, and SODIUM NITRITE (2:1)

2690  N1  - ORNITHINE, 2-(DIFLUOROMETHYL)-
      RN  - 70052-12-9

2691  N1  - DL-ORNITHINE, 2-(DIFLUOROMETHYL)-
      RN  - 67037-37-0

2692  N1  - gamma-ORYZANOL
      RN  - 11042-64-1

2693  N1  - OSMIUM TETROXIDE
      RN  - 20816-12-0

2694  N1  - OVARIAN FOLLICULAR EXTRACT, SWINE

2695  N1  - 4-OXA-5-alpha-ANDROSTAN-3-ONE,
            6-alpha-BROMO-17-beta-HYDROXY-17-METHYL-
      RN  - 24543-59-7

2696  N1  - 2-OXA-5-alpha-ANDROSTAN-3-ONE, 17-beta-HYDROXY-17-METHYL-
      RN  - 53-39-4

2697  N1  - 4-OXA-1-AZABICYCLO(3.2.0)HEPTANE-2-CARBOXYLIC ACID,
            3-(2-HYDROXYETHYLIDENE)-7-OXO-, MONOPOTASSIUM SALT,
            (2R-(2-alpha,3Z,5-alpha))-
      RN  - 61177-45-5
```

2698   N1   - 4-OXA-1-AZABICYCLO(3.2.0)HEPTANE-2-CARBOXYLIC ACID,
              3-(2-HYDROXYETHYLIDENE)-7-OXO-, MONOPOTASSIUM SALT,
              (2R-(2-alpha,3Z,5-alpha))-, mixt. with (2S-(2-alpha,5-alpha,
              6-beta(S*)))-6-((AMINO(4-HYDROXYPHENYL)ACETYL)AMINO)-3,3-DIMETHYL-
              -7-OXO-4-THIA- 1-AZABICYCLO(3.2.0)HEPTANE-2-CARBOXYLIC ACID (1:2)
       RN   - 74469-00-4

2699   N1   - 6-OXABICYCLO(3.1.0)HEXANE, 2,2'-OXYBIS-
       RN   - 2386-90-5

2700   N1   - 2H-OXACYCLOTETRADEC(2,3-d)ISOINDOLE-2,18(5H)-DIONE,
              16-BENZYL-6,7,8,9,10,12a,13,14,15,15a,
              16,17-DODECAHYDRO-5,13-DIHYDROXY-9,15-DIMETHYL-14-METHYLENE-,
              (E)-(5S,9R,12aS,13S,15S,15aS, 16aS,18aS)-
       RN   - 14930-96-2

2701   N1   - 4H-1,3,5-OXADIAZINE-4-THIONE, TETRAHYDRO-3,5-DIMETHYL-

2702   N1   - 1,2,4-OXADIAZOLE, 5-(2-(DIETHYLAMINO)ETHYL)-3-PHENYL-, CITRATE

2703   N1   - 1-OXA-2,5-DISILACYCLOPENTANE, 2,5-DIMETHYL-2,5-DIPHENYL-

2704   N1   - 15-OXAESTRA-1,3,5(10)-TRIENE-3,17-DIOL, (17-beta)-
       RN   - 49849-01-6

2705   N1   - 15-OXAESTRA-1,3,5(10)-TRIEN-17-ONE, 3-(CYCLOPENTYLOXY)-

2706   N1   - 15-OXAESTRA-1,3,5(10)-TRIEN-17-ONE, 3-HYDROXY-
       RN   - 40715-31-9

2707   N1   - OXALIC ACID, BIS(CYCLOHEXYLIDENEHYDRAZIDE)
       RN   - 370-81-0

2708   N1   - 15-OXA-19-NOR-17-alpha-PREGNA-1,3,5(10)-TRIEN-20-YN-17-OL,
              3-METHOXY-

2709   N1   - 11-OXAPREGN-4-ENE-3,20-DIONE
       RN   - 18882-77-4

2710   N1   - 8-OXA-5-THIA-1-AZABICYCLO(4.2.0)OCT-2-ENE-2-CARBOXYLIC ACID,
              (6R,7R)-7-(2-(3,5-DICHLORO-
              4-OXO-1(4H)-PYRIDYL)ACETAMIDO)-3-(((5-METHYL-1,3,4-THIADIAZOL-2-Y-
              L)THIO)METHYL)-

2711   N1   - 1,2-OXATHIANE, 2,2-DIOXIDE
       RN   - 1633-83-6

2712   N1   - 1,2-OXATHIOLANE 2,2-DIOXIDE
       RN   - 1120-71-4

2713   N1   - OXAZAPHOSPHORINE, 2-(BIS(2-CHLOROETHYL)AMINO)TETRAHYDRO-,
              CYCLOHEXYLAMINE SALT
       RN   - 4465-94-5

2714   N1   - 1,3,2-OXAZAPHOSPHORINE,
              3-(2-CHLOROETHYL)-2-((2-CHLOROETHYL)AMINO)TETRAHYDRO-, 2-OXIDE
       RN   - 3778-73-2

2715   N1   - 2-OXAZOLEPROPIONIC ACID, 4,5-DIPHENYL-
       RN   - 21256-18-8

2716   N1   - 2,4-OXAZOLIDINEDIONE, 5,5-DIMETHYL-
       RN   - 695-53-4

2717   N1   - 2,4-OXAZOLIDINEDIONE, 5-ETHYL-3,5-DIMETHYL-
       RN   - 115-67-3

2718   N1   - 2,4-OXAZOLIDINEDIONE, 3,5,5-TRIMETHYL-
       RN   - 127-48-0

2719   N1   - 2-OXAZOLIDINETHIONE, 5-((m-tert-BUTYLPHENOXY)METHYL)-

2720   N1   - 2-OXAZOLIDINETHIONE, 5-((p-CHLOROPHENOXY)METHYL)-

2721   N1   - 2-OXAZOLIDINETHIONE, 5-(PHENOXYMETHYL)-

2722   N1   - 2-OXAZOLIDINETHIONE,
              5-(((alpha,alpha,alpha-TRIFLUORO-m-TOLYL)OXY)METHYL)-
       RN   - 3414-47-9

2732 N1 - OXYTOCIN
      RN - 50-56-6

2733 N1 - OXYTOCIN, 8-L-ARGININE-
      RN - 113-80-4

2734 N1 - OXYTOCIN, 1-BUTYRIC ACID-6-(L-2-AMINOBUTYRIC ACID)-7-GLYCINE-
      RN - 33605-67-3

2735 N1 - OZONE
      RN - 10028-15-6

2736 N1 - PALLADIUM(2+) CHLORIDE
      RN - 7647-10-1

2737 N1 - PALMITAMIDE, N-ISOBUTYL-

2738 N1 - PALMITIC ACID, alpha-ESTER with
            D-threo-(-)-2,2-DICHLORO-N-(beta-HYDROXY-alpha-
            (HYDROXYMETHYL)-p-NITROPHENETHYL)ACETAMIDE
      RN - 530-43-8

2739 N1 - PANTOCRIN
      RN - 53025-21-1

2740 N1 - PAPAIN
      RN - 9001-73-4

2741 N1 - PAPAYA, seed

2742 N1 - PARATHORMONE
      RN - 9002-64-6

2743 N1 - PASSIONFLOWER EXTRACT
      RN - 8057-62-3

2744 N1 - PAXITOL

2745 N1 - PE-043

2746 N1 - PEFFLAN

2747 N1 - PENICILLIN
      RN - 1406-05-9

2723 N1 - 2-OXAZOLIDINETHIONE, 5-VINYL-, (R)-
      RN - 1072-93-1

2724 N1 - 2-OXAZOLIDINONE,
            5-(MORPHOLINOMETHYL)-3-((5-NITRO-1-METHYL-2-IMIDAZOLYL)METHYLENEA-
            MINO)-, HYDROCHLORIDE
      RN - 52279-59-1

2725 N1 - 2-OXAZOLIDINONE, 3-(5-NITROFURFURYLIDINE-AMINO)-
      RN - 67-45-8

2726 N1 - 2-OXAZOLINE, 5-(CHLOROMETHYL)-2-(p-NITROPHENYL)-

2727 N1 - OXAZOLO(3,2-d)(1,4)BENZODIAZEPIN-6(5H)-ONE,
            10-CHLORO-11b-(o-CHLOROPHENYL)-2,3,7,11b- TETRAHYDRO-
      RN - 24166-13-0

2728 N1 - OXAZOLO(3,2-d)(1,4)BENZODIAZEPIN-6(5H)-ONE,
            10-CHLORO-11b-(o-FLUOROPHENYL)-
            2,3,7,11b-TETRAHYDRO-7-(2-HYDROXYETHYL)-
      RN - 27060-91-9

2729 N1 - OXAZOLO(3,2-d)(1,4)BENZODIAZEPIN-6(5H)-ONE,
            2,3,7,11b-TETRAHYDRO-10-BROMO-11b-(2-FLUORO PHENYL)-
      RN - 59128-97-1

2730 N1 - OXONIC ACID, POTASSIUM SALT
      RN - 2207-75-2

2731 N1 - OXYGEN
      RN - 7782-44-7

2748 N1 - PENITREM A
      RN - 12627-35-9

2749 N1 - 1,4,5,6,8-PENTAAZAACENAPHTHYLEN-3-AMINE,
            1,5-DIHYDRO-5-METHYL-1-(5-O-PHOSPHONO-beta-D- RIBOFURANOSYL)-,
            MONOHYDRATE

2750 N1 - 1-PENTANOL, 5-(3-CHLORO-2-HYDROXYPROPOXY)-
      RN - 18485-61-5

2751 N1 - 2,5,8,11,14-PENTAOXAPENTADECANE
      RN - 143-24-8

2752 N1 - 2-PENTENENITRILE, 2,3-BIS(p-METHOXYPHENYL)-
      RN - 53-64-5

2753 N1 - 2-PENTENONITRILE, 2,3-BIS(p-METHOXYPHENYL)-

2754 N1 - 4-PENTENONITRILE, 3-HYDROXY-, S-

2755 N1 - 1-PENTEN-4-YN-3-OL, 1-CHLORO-3-ETHYL-
      RN - 113-18-8

2756 N1 - PEPTIDE, PINEAL

2757 N1 - PERCHLORIC ACID, POTASSIUM SALT (1:1)
      RN - 7778-74-7

2758 N1 - PERILLA FRUTESCENS (Linn.) Britt., extract

2759 N1 - PERMANGANIC ACID, POTASSIUM SALT
      RN - 7722-64-7

2760 N1 - PHELLOBERIN A

2761 N1 - PHENANTHRENE-2-ACRYLIC ACID,
            4b,5,6,7,8,8a,9,10-OCTAHYDRO-8-CARBOXY-3-METHOXY-beta,4b,8-
            TRIMETHYL-, 2-ETHYL ESTER, 8-METHYL ESTER

2762 N1 - 2-PHENANTHRENECARBOXYLIC ACID,
            1-ETHYL-1,2,3,4-TETRAHYDRO-7-METHOXY-2-METHYL-, cis-(+-)-
      RN - 5684-13-9

2763 N1 - 9-PHENANTHRENEMETHANOL,
            1,3-DICHLORO-alpha-(2-(DIBUTYLAMINO)ETHYL)-6-(TRIFLUOROMETHYL)-,
            HYDROCHLORIDE
      RN - 36167-63-2

2764 N1 - PHENANTHRO(3,4-d)-1,3-DIOXOLE-5-CARBOXYLIC ACID, 8-METHOXY-
      RN - 35142-05-3

2765 N1 - PHENANTHRO(3,4-d)-1,3-DIOXOLE-5-CARBOXYLIC ACID, 8-METHOXY-,
            METHYL ESTER
      RN - 35142-06-4

2766 N1 - 1,10-PHENANTHROLINE
      RN - 66-71-7

2767 N1 - PHENAZINE, 5-OXIDE
      RN - 304-81-4

2768 N1 - PHENETHYL ALCOHOL
      RN - 60-12-8

2769 N1 - PHENETHYL ALCOHOL,
            4-AMINO-alpha-(tert-BUTYLAMINO)-3-CHLORO-5-(TRIFLUOROMETHYL)-,
            MONOHYDROCHLORIDE, (+-)-

2770 N1 - PHENETHYL ALCOHOL,
            p-(2-(DIETHYLAMINO)ETHOXY)-alpha-(p-METHOXYPHENYL)-alpha-PHENYL-
      RN - 35623-89-3

2771 N1 - PHENETHYL ALCOHOL,
            alpha-(p-(2-(DIETHYLAMINO)ETHOXY)PHENYL)-beta-ETHYL-alpha-
            (p-HYDROXYPHENYL)-p-METHOXY-, CITRATE
      RN - 35263-96-8

2772 N1 - PHENETHYL ALCOHOL,
            alpha-(p-(2-(DIETHYLAMINO)ETHOXY)PHENYL)-beta-ETHYL-p-METHOXY-alp-
            ha- PHENYL-, CITRATE (1:1)
      RN - 35263-93-5

```
2773  N1  - PHENETHYL ALCOHOL,
            alpha-(p-(2-(DIMETHYLAMINO)ETHOXY)PHENYL)-beta-ETHOXY-p-METHOXY-a-
            lpha- (p-METHOXYPHENYL)-, HYDROCHLORIDE
      RN  - 42824-30-6

2774  N1  - PHENETHYLAMINE, p-CHLORO-alpha,alpha-DIMETHYL-
      RN  - 461-78-9

2775  N1  - PHENETHYLAMINE, p-CHLORO-alpha,alpha-DIMETHYL-, HYDROCHLORIDE
      RN  - 151-06-4

2776  N1  - PHENETHYLAMINE, N,alpha-DIMETHYL-, HYDROCHLORIDE
      RN  - 300-42-5

2777  N1  - PHENETHYLAMINE, N,alpha-DIMETHYL-, HYDROCHLORIDE, (-)-
      RN  - 826-10-8

2778  N1  - PHENETHYLAMINE, N,alpha-DIMETHYL-, HYDROCHLORIDE, (+)-
      RN  - 51-57-0

2779  N1  - PHENETHYLAMINE, N-(3,3-DIPHENYLPROPYL)-alpha-METHYL-
      RN  - 390-64-7

2780  N1  - PHENETHYLAMINE, N-ETHYL-alpha-METHYL-m-(TRIFLUOROMETHYL)-
      RN  - 458-24-2

2781  N1  - PHENETHYLAMINE, N-ETHYL-alpha-METHYL-m-(TRIFLUOROMETHYL)-,
            HYDROCHLORIDE
      RN  - 404-82-0

2782  N1  - PHENETHYLAMINE, p-METHOXY-N-METHYL-
      RN  - 4091-50-3

2783  N1  - PHENETHYLAMINE, alpha-METHYL-, (+)-
      RN  - 51-64-9

2784  N1  - PHENETHYLAMINE, alpha-METHYL, (+-)-
      RN  - 300-62-9

2785  N1  - PHENETHYLAMINE, alpha-METHYL-, HYDROCHLORIDE, (+)-
      RN  - 1462-73-3

2786  N1  - PHENETHYLAMINE, alpha-METHYL-, SULFATE (2:1), (+)-
      RN  - 51-63-8

2787  N1  - PHENETHYLAMINE, alpha-METHYL-, SULFATE (2:1), (+-)-
      RN  - 60-13-9

2788  N1  - PHENETHYLAMINE, 3,4,5-TRIMETHOXY-
      RN  - 54-04-6

2789  N1  - PHENOL
      RN  - 108-95-2

2790  N1  - PHENOL,
            4-((4-(ACETYLOXY)PHENYL)(3,4-DIHYDRO-1(2H)-NAPHTHALENYLIDENE)METH-
            YL)-, ACETATE
      RN  - 36415-57-3

2791  N1  - PHENOL,
            4-((4-(ACETYLOXY)PHENYL)(2-METHYL-4-METHYLENECYCLOHEXYLIDENE)METH-
            YL)-, ACETATE
      RN  - 36415-56-2

2792  N1  - PHENOL, p-(7-(ALLYLOXY)-11-ETHYLDIBENZO(b,f)THIEPIN-10-YL)-
      RN  - 85850-86-8

2793  N1  - PHENOL, p-(3-(ALLYLOXY)-11-ETHYL-6H-DIBENZO(b,f)THIOCIN-12-YL)-,
            HEMIHYDRATE
      RN  - 85850-88-0

2794  N1  - PHENOL, p-(7-(ALLYLOXY)-11-ETHYLDIBENZ(b,f)OXEPIN-10-YL)-
      RN  - 85850-85-7

2795  N1  - PHENOL,
            p-(2-(ALLYLOXY)-6-ETHYL-11,12-DIHYDRODIBENZO(a,e)CYCLOOCTEN-5-YL)-
      RN  - 85850-87-9

2796  N1  - PHENOL, m-AMINO-
      RN  - 591-27-5
```

2797 N1 - PHENOL, o-AMINO-
      RN - 95-55-6

2798 N1 - PHENOL, p-AMINO-
      RN - 123-30-8

2799 N1 - PHENOL, 2-((BIS(2-CHLOROETHYL)AMINO)METHYL)-4-NITRO-
      RN - 56537-91-8

2800 N1 - PHENOL, p-(beta-BROMO-2-FLUORO-alpha-PHENYLSTYRYL)-

2801 N1 - PHENOL, p-(beta-BROMO-3-FLUORO-alpha-PHENYLSTYRYL)-

2802 N1 - PHENOL, p-(beta-BROMO-4-FLUORO-alpha-PHENYLSTYRYL)-

2803 N1 - PHENOL, 2-sec-BUTYL-4,6-DINITRO-
      RN - 88-85-7

2804 N1 - PHENOL, 6-t-BUTYL-3-(2-IMIDAZOLIN-2-YLMETHYL)-2,4-DIMETHYL-
      RN - 1491-59-4

2805 N1 - PHENOL, 6-t-BUTYL-3-(2-IMIDAZOLIN-2-YLMETHYL)-2,4-DIMETHYL-,
            HYDROCHLORIDE
      RN - 2315-02-8

2806 N1 - PHENOL, o-CHLORO-
      RN - 95-57-8

2807 N1 - PHENOL, 2-(((2-CHLOROETHYL)AMINO)METHYL)-4-NITRO-
      RN - 56538-00-2

2808 N1 - PHENOL, 4,4'-(CYCLOHEXYLIDENEMETHYLENE)DI-, BIS(DIHYDROGEN
            PHOSPHATE) TETRASODIUM SALT
      RN - 15480-76-9

2809 N1 - PHENOL, 4,4'-(CYCLOHEXYLIDENEMETHYLENE)DI-, DIPROPIONATE (ester)

2810 N1 - PHENOL, 2,4-DICHLORO-
      RN - 120-83-2

2811 N1 - PHENOL,
            p-(p-(2-(DIETHYLAMINO)ETHOXY)-alpha,beta-DIMETHYLPHENETHYL)-,
            erythro-
      RN - 15624-00-7

2812 N1 - PHENOL,
            p-(p-(2-(DIETHYLAMINO)ETHOXY)-alpha,beta-DIMETHYLPHENETHYL)-,
            HYDROCHLORIDE, threo-
      RN - 15542-21-9

2813 N1 - PHENOL, p-(p-(2-(DIETHYLAMINO)ETHOXY)-alpha,beta-DIMETHYLSTYRYL)-

2814 N1 - PHENOL, p-(p-(2-(DIETHYLAMINO)ETHOXY)-alpha-METHYLPHENETHYL)-,
            CITRATE (1:1)
      RN - 15624-37-0

2815 N1 - PHENOL, p-(p-(2-(DIETHYLAMINO)ETHOXY)-beta-METHYLPHENETHYL)-,
            HYDROCHLORIDE
      RN - 15624-38-1

2816 N1 - PHENOL,
            p-(1-(p-(2-(DIETHYLAMINO)ETHOXY)PHENYL)-2-(p-METHOXYPHENYL)-1-BUT-
            ENYL)-, HYDROCHLORIDE
      RN - 42576-23-8

2817 N1 - PHENOL, p-(2-(p-(2-(DIETHYLAMINO)ETHOXY)PHENYL)-1-METHYLVINYL)-,
            HYDROCHLORIDE

2818 N1 - PHENOL, 4,4'-(1,2-DIETHYLETHYLENE)BIS(2-AMINO-
      RN - 66877-41-6

2819 N1 - PHENOL, 4,4'-(1,2-DIETHYLETHYLENE)BIS(2-FLUORO-
      RN - 74536-61-1

2820 N1 - PHENOL, 4,4'-(1,2-DIETHYLETHYLENE)BIS(3-FLUORO-
      RN - 85720-49-6

2821 N1 - PHENOL, 4,4'-(1,2-DIETHYLETHYLENE)DI-, (+-)-
      RN - 5776-72-7

2822 N1 - PHENOL, 4,4'-(1,2-DIETHYLETHYLENE)DI-, meso-
      RN - 84-16-2

```
2823  N1  - PHENOL, 4,4'-(DIETHYLIDENEETHYLENE)DI-
      RN  - 84-17-3

2824  N1  - PHENOL, 4,4'-(DIETHYLIDENEETHYLENE)DI-, DIACETATE
      RN  - 84-19-5

2825  N1  - PHENOL,
            p-(3,4-DIHYDRO-2,2-DIMETHYL-7-METHOXY-4-PHENYL-2H-1-BENZOPYRAN-3--
            YL)-, trans-
      RN  - 84394-35-4

2826  N1  - PHENOL,
            p-(p-(2-(DIMETHYLAMINO)ETHOXY)-alpha,beta-DIMETHYLPHENETHYL)-,
            erythro-
      RN  - 15515-42-1

2827  N1  - PHENOL, p-(p-(2-(DIMETHYLAMINO)ETHOXY)-alpha,beta-DIMETHYLSTYRYL)-

2828  N1  - PHENOL,
            p-(7-(2-(DIMETHYLAMINO)ETHOXY)-11-ETHYLDIBENZO(b,f)THIEPIN-10-YL)-
            -, compd. with ETHYL ACETATE (5:1)
      RN  - 85850-74-4

2829  N1  - PHENOL,
            p-(3-(2-(DIMETHYLAMINO)ETHOXY)-11-ETHYL-6H-DIBENZO(b,f)THIOCIN-12-
            -YL)-, HYDRATE (4:1)
      RN  - 85850-81-3

2830  N1  - PHENOL,
            p-(7-(2-(DIMETHYLAMINO)ETHOXY)-11-ETHYLDIBENZ(b,f)OXEPIN-10-YL)-
      RN  - 85850-80-2

2831  N1  - PHENOL,
            p-(8-(2-(DIMETHYLAMINO)ETHOXY)-12-ETHYL-5,6-DIHYDRODIBENZO(a,e)CY-
            CLOOCTEN-11-YL)-
      RN  - 85850-75-5

2832  N1  - PHENOL,
            4-(1-(4-(2-(DIMETHYLAMINO)ETHOXY)PHENYL)-2-PHENYL-1-BUTENYL)-,
            (E)-
      RN  - 68047-06-3

2833  N1  - PHENOL, 4,4'-(1,2-DIMETHYLETHYLENE)DI-, (-)-
      RN  - 17808-24-1

2834  N1  - PHENOL, 4,4'-(1,2-DIMETHYLETHYLENE)DI-, (+)-
      RN  - 15542-16-2

2835  N1  - PHENOL, 4,4'-(1,2-DIMETHYLETHYLENE)DI-, (+-)-
      RN  - 5776-76-1

2836  N1  - PHENOL, 4,4'-(1,2-DIMETHYLETHYLENE)DI-, meso-
      RN  - 2962-14-3

2837  N1  - PHENOL, 4,4'-(1,2-DIMETHYLETHYLENE)DI-, racemic-

2838  N1  - PHENOL, (1,1-DIMETHYLETHYL)-4-METHOXY-
      RN  - 25013-16-5

2839  N1  - PHENOL, p-(2,2-DIMETHYL-7-METHOXY-4-PHENYL-2H-1-BENZOPYRAN-3-YL)-
      RN  - 84394-22-9

2840  N1  - PHENOL, p-(alpha,beta-DIMETHYL-p-(2-PIPERIDINOETHOXY)PHENETHYL)-,
            erythro-
      RN  - 15515-47-6

2841  N1  - PHENOL, p-(alpha,beta-DIMETHYL-p-(2-PIPERIDINOETHOXY)STYRYL)-

2842  N1  - PHENOL,
            p-(alpha,beta-DIMETHYL-p-(2-(1-PYRROLIDINYL)ETHOXY)PHENETHYL)-,
            erythro-
      RN  - 15622-17-0

2843  N1  - PHENOL,
            p-(alpha,beta-DIMETHYL-p-(2-(1-PYRROLIDINYL)ETHOXY)STYRYL)-

2844  N1  - PHENOL, 2,4-DINITRO-
      RN  - 51-28-5

2845  N1  - PHENOL, 2,4-DINITRO-, SODIUM SALT
      RN  - 1011-73-0
```

```
2846  N1  - PHENOL, p-(2,4-DIPHENYL-3-FURYL)-
      RN  - 54756-50-2

2847  N1  - PHENOL, p-(3,4-DIPHENYL-2-FURYL)-
      RN  - 54756-49-9

2848  N1  - PHENOL, p-(4,5-DIPHENYL-3-FURYL)-
      RN  - 54756-51-3

2849  N1  - PHENOL, 4,4'-(1-ETHYL-2-METHYLETHYLENE)DI-, erythro-
      RN  - 20576-52-7

2850  N1  - PHENOL, 4,4'-(1-ETHYL-2-METHYLETHYLENE)DI-, threo-
      RN  - 20576-53-8

2851  N1  - PHENOL, p-(m-FLUORO-alpha-PHENYLSTYRYL)-

2852  N1  - PHENOL, p-(o-FLUORO-alpha-PHENYLSTYRYL)-

2853  N1  - PHENOL, p-(p-FLUORO-alpha-PHENYLSTYRYL)-

2854  N1  - PHENOL, 4-(2-HYDROXY-3-((1-METHYLETHYL)AMINO)PROPOXY)-, (S)-
      RN  - 57526-81-5

2855  N1  - PHENOL, m-(IMIDAZO(2,1-a)ISOQUINOLIN-2-YL)-

2856  N1  - PHENOL, 4,4'-ISOPROPYLIDENEDI-
      RN  - 80-05-7

2857  N1  - PHENOL, 4,4'-ISOPROPYLIDENEDI-, polymer with
            1-CHLORO-2,3-EPOXYPROPANE
      RN  - 25068-38-6

2858  N1  - PHENOL, m-METHOXY-
      RN  - 150-19-6

2859  N1  - PHENOL, 4-(6-METHOXY-2-PHENYLBENZO(b)THIEN-3-YL)-
      RN  - 21382-73-0

2860  N1  - PHENOL, p-(6-METHOXY-2-PHENYL-3,4-DIHYDRO-1-NAPHTHYL)-

2861  N1  - PHENOL, 2-METHOXY-4-VINYL-
      RN  - 7786-61-0

2862  N1  - PHENOL, 2,2'-METHYLENEBIS(6-tert-BUTYL-4-ETHYL-
      RN  - 88-24-4

2863  N1  - PHENOL, 2,2'-METHYLENEBIS(3,4,6-TRICHLORO-
      RN  - 70-30-4

2864  N1  - PHENOL, PENTACHLORO-
      RN  - 87-86-5

2865  N1  - PHENOL, 4-(3-PHENYL-2-INDOLYL)-2-(1-PYRROLIDINYLMETHYL)-

2866  N1  - PHENOL, p-(2-PHENYLNAPHTHO(2,1-b)FURAN-1-YL)-, ACETATE
      RN  - 25433-81-2

2867  N1  - PHENOL, m-(PYRAZOLO(1,5-a)QUINOLIN-2-YL)-

2868  N1  - PHENOL, 4,4'-(2-PYRIDYLMETHYLENE)DI-, BIS(HYDROGEN SULFATE)
            (ester), DISODIUM SALT, DIHYDRATE

2869  N1  - PHENOL, 4,4'-(2-PYRIDYLMETHYLENE)DI-, BIS(HYDROGEN SULFATE)
            (ester), DISODIUM SALT, HYDRATE

2870  N1  - PHENOL, 2,3,4,6-TETRACHLORO-
      RN  - 58-90-2

2871  N1  - PHENOL, p-(1,1,3,3-TETRAMETHYLBUTYL)-, polymer with ETHYLENE
            OXIDE and FORMALDEHYDE
      RN  - 25301-02-4

2872  N1  - PHENOL, 2,4,5-TRICHLORO-
      RN  - 95-95-4

2873  N1  - PHENOL, 2,4,5-TRICHLORO-, SODIUM SALT
      RN  - 136-32-3

2874  N1  - PHENOL, p-VINYL-
      RN  - 2628-17-3
```

2875   N1 - PHENOTHIAZINE
       RN - 92-84-2

2876   N1 - 10H-PHENOTHIAZINE-2-ACETIC ACID, 7-METHOXY-alpha,10-DIMETHYL-,
             (+-)-
       RN - 54323-85-2

2877   N1 - PHENOTHIAZINE-2-ACETIC ACID, 10-METHYL-
       RN - 13993-65-2

2878   N1 - PHENOTHIAZINE, 2-CHLORO-10-(N,N-DIETHYL-beta-ALANYL)-
       RN - 800-22-6

2879   N1 - PHENOTHIAZINE, 2-CHLORO-10-(3-(DIMETHYLAMINO)PROPYL)-
       RN - 50-53-3

2880   N1 - PHENOTHIAZINE, 2-CHLORO-10-(3-(DIMETHYLAMINO)PROPYL)-,
             MONOHYDROCHLORIDE
       RN - 69-09-0

2881   N1 - PHENOTHIAZINE, 2-CHLORO-10-(3-(DIMETHYLAMINO)PROPYL)-, and
             LITHIUM CARBONATE (1:36)

2882   N1 - PHENOTHIAZINE, 2-CHLORO-10-(3-(4-METHYL-1-PIPERAZINYL)PROPYL)-
       RN - 58-38-8

2883   N1 - PHENOTHIAZINE, 2-CHLORO-10-(3-(1-METHYL-4-PIPERAZINYL)PROPYL)-,
             ETHANEDISULFONATE
       RN - 1257-78-9

2884   N1 - PHENOTHIAZINE, 10-DIETHYLAMINOPROPIONYL-3-TRIFLUOROMETHYL-,
             HYDROCHLORIDE
       RN - 30223-48-4

2885   N1 - 3H-PHENOTHIAZINE, 7-(DIMETHYLAMINO)-3-(METHYLIMINO)-,
             3-METHOCHLORIDE
       RN - 61-73-4

2886   N1 - PHENOTHIAZINE, 10-(2-DIMETHYLAMINOPROPYL)-
       RN - 60-87-7

2887   N1 - PHENOTHIAZINE, 10-(3-(DIMETHYLAMINO)PROPYL)-
       RN - 58-40-2

2888   N1 - PHENOTHIAZINE, 10-(2-(DIMETHYLAMINO)PROPYL)-, MONOHYDROCHLORIDE
       RN - 58-33-3

2889   N1 - PHENOTHIAZINE,
             10-(3-(4-METHYL-1-PIPERAZINYL)PROPYL)-2-(TRIFLUOROMETHYL)-
       RN - 117-89-5

2890   N1 - PHENOTHIAZINE,
             10-(3-(4-METHYL-1-PIPERAZINYL)PROPYL)-2-(TRIFLUOROMETHYL)-,
             DIHYDROCHLORIDE
       RN - 440-17-5

2891   N1 - PHENOTHIAZINE, 10-((1-METHYL-2-PIPERIDYL)ETHYL)-2-(METHYLTHIO)-
       RN - 50-52-2

2892   N1 - PHENOTHIAZINE,
             10-(2-(1-METHYL-2-PIPERIDYL)ETHYL)-2-(METHYLTHIO)-, and
             10-(3-(4-METHYL-1-
             PIPERAZINYL)PROPYL)-2-(TRIFLUOROMETHYL)PHENOTHIAZINE

2893   N1 - PHENOTHIAZINE, 10-((1-METHYL-3-PYRROLIDINYL)METHYL)-,
             HYDROCHLORIDE
       RN - 1229-35-2

2894   N1 - PHENOTHIAZINE, 10-(2-(1-PYRROLIDINYL)ETHYL)-
       RN - 84-08-2

2895   N1 - PHENOTHIAZINE, 10-(2-(1-PYRROLIDINYL)ETHYL)-, MONOHYDROCHLORIDE
       RN - 522-25-8

2896   N1 - PHENOTHIAZINE, 10-(3-QUINUCLIDINYLMETHYL)-
       RN - 29216-28-2

2897   N1 - PHENOTHIAZINE-2-SULFONAMIDE,
             10-(2-(DIMETHYLAMINO)PROPYL)-N,N-DIMETHYL-
       RN - 7456-24-8

2898 N1 - PHENOTHIAZINE-2-SULFONAMIDE,
          10-(2-(DIMETHYLAMINO)PROPYL)-N,N-DIMETHYL-, MONOMETHANESULFONATE
     RN - 13115-40-7

2899 N1 - PHENOTHIAZINE-2-SULFONAMIDE,
          N,N-DIMETHYL-10-(3-(4-METHYL-1-PIPERAZINYL)PROPYL)-
     RN - 316-81-4

2900 N1 - m-PHENYLENEDIAMINE
     RN - 108-45-2

2901 N1 - p-PHENYLENEDIAMINE, N,N-BIS(2-CHLOROETHYL)-
     RN - 2067-58-5

2902 N1 - m-PHENYLENEDIAMINE, 4-CHLORO-
     RN - 5131-60-2

2903 N1 - p-PHENYLENEDIAMINE, 2-CHLORO-
     RN - 615-66-7

2904 N1 - p-PHENYLENEDIAMINE, N,N'-DIPHENYL-
     RN - 74-31-7

2905 N1 - o-PHENYLENEDIAMINE, 4-NITRO-
     RN - 99-56-9

2906 N1 - p-PHENYLENEDIAMINE, 2-NITRO-
     RN - 5307-14-2

2907 N1 - PHLOROGLUCINOL
     RN - 108-73-6

2908 N1 - PHOMOPSIN A
     RN - 64925-80-0

2909 N1 - PHOSPHINE OXIDE, P,P-BIS(1-AZIRIDINYL)-P-(1-ADAMANTYL)-
     RN - 64693-33-0

2910 N1 - PHOSPHINE OXIDE, TRIS(1-AZIRIDINYL)-
     RN - 545-55-1

2911 N1 - PHOSPHINE OXIDE, TRIS(1-(2-METHYL)AZIRIDINYL)-
     RN - 57-39-6

2912 N1 - PHOSPHINE SULFIDE, TRIS(1-AZIRIDINYL)-
     RN - 52-24-4

2913 N1 - PHOSPHINIC AMIDE, P,P-BIS(1-AZIRIDINYL)-N-(1-ADAMANTYL)-
     RN - 53743-43-4

2914 N1 - PHOSPHINOTHIOIC AMIDE, P,P-BIS(1-AZIRIDINYL)-
     RN - 14465-96-4

2915 N1 - PHOSPHONIC ACID, (p-(2-BENZOTHIAZOLYL)BENZYL)-, DIETHYL ESTER

2916 N1 - PHOSPHONIC ACID, (1,2-EPOXYPROPYL)-, CALCIUM SALT (1:1),
          (1R,2S)-(-)-
     RN - 26016-98-8

2917 N1 - PHOSPHONIC ACID, (1,2-EPOXYPROPYL)-, CALCIUM SALT, HYDRATE,
          (1:1:1), (1R,2S)-(-)-

2918 N1 - PHOSPHONIC ACID, (1,2-EPOXYPROPYL)-, DISODIUM SALT (1R,2S) (-)-
     RN - 26016-99-9
2919 N1 - PHOSPHONIC ACID, 1-HYDROXY-1,1-ETHANEDIYL ESTER

2920 N1 - PHOSPHONIC ACID, (1-HYDROXY-2,2,2-TRICHLOROETHYL)-, DIETHYL ESTER
     RN - 993-86-2

2921 N1 - PHOSPHONIC ACID, METHYL-, DIMETHYL ESTER
     RN - 756-79-6

2922 N1 - PHOSPHONIC ACID, (2,2,2-TRICHLORO-1-HYDROXYETHYL)-, DIMETHYL ESTER
     RN - 52-68-6

2923 N1 - PHOSPHONIC ACID, (2,2,2-TRICHLORO-1-HYDROXYETHYL)-, METHYL ESTER,
          SODIUM SALT
     RN - 55869-01-7

2924 N1 - PHOSPHONIC DIAMIDE,
          p-(5-AMINO-3-PHENYL-1H-1,2,4-TRIAZOL-1-YL)-N,N,N',N'-TETRAMETHYL-
     RN - 1031-47-6

```
2925  N1  - PHOSPHONOTHIOIC ACID, PHENYL-, O-(4-BROMO-2,5-DICHLOROPHENYL)
            O-METHYL ESTER
      RN  - 21609-90-5

2926  N1  - PHOSPHORAMIDIC ACID, N,N-BIS(2-CHLOROETHYL)-O-(3-AMINOPROPYL)-,
            INNER SALT
      RN  - 3308-51-8

2927  N1  - PHOSPHORAMIDIC ACID, METHYL-, 4-tert-BUTYL-2-CHLOROPHENYL METHYL
            ESTER
      RN  - 299-86-5

2928  N1  - PHOSPHORIC ACID, BIS(2,3-DIBROMOPROPYL) ESTER, MAGNESIUM SALT
      RN  - 36711-31-6

2929  N1  - PHOSPHORIC ACID, 2,2-DICHLOROVINYL DIMETHYL ESTER
      RN  - 62-73-7

2930  N1  - PHOSPHORIC ACID, TRIBUTYL ESTER
      RN  - 126-73-8

2931  N1  - PHOSPHORIC ACID, TRIETHYL ESTER
      RN  - 78-40-0

2932  N1  - PHOSPHORIC ACID, TRIMETHYL ESTER
      RN  - 512-56-1

2933  N1  - PHOSPHORIC ACID, TRITOLYL ESTER
      RN  - 1330-78-5

2934  N1  - PHOSPHORIC TRIAMIDE, HEXAMETHYL-
      RN  - 680-31-9

2935  N1  - PHOSPHORODIAMIDIC ACID, N,N-BIS(2-CHLOROETHYL)-, CYCLOHEXYLAMINE
            SALT
      RN  - 1566-15-0

2936  N1  - PHOSPHORODITHIOIC ACID, sec-BUTYL and ISOOCYTL ESTERS, ZINC SALT

2937  N1  - PHOSPHORODITHIOIC ACID,
            S-(2-CHLORO-1-(1,3-DIHYDRO-1,3-DIOXO-2H-ISOINDOL-2-YL)ETHYL)
            O,O-DIETHYL ESTER
      RN  - 10311-84-9

2938  N1  - PHOSPHORODITHIOIC ACID, DIALKYL ESTER, ZINC SALT

2939  N1  - PHOSPHORODITHIOIC ACID, O,O-DIETHYL S-(ETHYLTHIO)METHYL ESTER
      RN  - 298-02-2

2940  N1  - PHOSPHORODITHIOIC ACID, O,O-DIISOALKYL(C6-C10 mixed) ESTER

2941  N1  - PHOSPHORODITHIOIC ACID, O,O-DIMETHYL S-(2-ACETAMIDOETHYL) ESTER
      RN  - 13265-60-6

2942  N1  - PHOSPHORODITHIOIC ACID, O,O-DIMETHYL ESTER, S-ESTER with
            2-MERCAPTO-N-METHYLACETAMIDE
      RN  - 60-51-5

2943  N1  - PHOSPHORODITHIOIC ACID, O,O-DIMETHYL ESTER, S-ESTER with
            3-(MERCAPTOMETHYL)- 1,2,3-BENZOTRIAZIN-4(3H)-ONE
      RN  - 86-50-0

2944  N1  - PHOSPHORODITHIOIC ACID, O,O-DIMETHYL ESTER, S-ESTER with
            N-(MERCAPTOMETHYL)PHTHALIMIDE
      RN  - 732-11-6

2945  N1  - PHOSPHOROFLUORIDIC ACID, BIS(1-METHYLETHYL) ESTER
      RN  - 55-91-4

2946  N1  - PHOSPHOROTHIOIC ACID, S-(2-(3-AMINOPROPYLAMINO)ETHYL) ESTER
      RN  - 20537-88-6

2947  N1  - PHOSPHOROTHIOIC ACID, O,O-DIETHYL O-(2-(ETHYLTHIO)ETHYL) ESTER,
            mixed with O,O-DIETHYL S-(2-(ETHYLTHIO)ETHYL) ESTER (7:3)
      RN  - 8065-48-3

2948  N1  - PHOSPHOROTHIOIC ACID, O,O-DIETHYL
            O-(2-ISOPROPYL-6-METHYL-4-PYRIMIDINYL) ESTER
      RN  - 333-41-5

2949  N1  - PHOSPHOROTHIOIC ACID, O,O-DIETHYL O-(p-NITROPHENYL) ESTER
      RN  - 56-38-2
```

```
2950  N1  - PHOSPHOROTHIOIC ACID, O,O-DIETHYL O-(2-QUINOXALINYL) ESTER
      RN  - 13593-03-8

2951  N1  - PHOSPHOROTHIOIC ACID, O,O-DIETHYL O-(3,5,6-TRICHLORO-2-PYRIDYL)
            ESTER
      RN  - 2921-88-2

2952  N1  - PHOSPHOROTHIOIC ACID, O,O-DIMETHYL ESTER, O,O-DIESTER with
            4,4'-THIODIPHENOL
      RN  - 3383-96-8

2953  N1  - PHOSPHOROTHIOIC ACID, O,O-DIMETHYL-, O-(4-METHYLTHIO)-m-TOLYL)
            ESTER
      RN  - 55-38-9

2954  N1  - PHOSPHOROTHIOIC ACID, O,O-DIMETHYL O-(p-NITROPHENYL) ESTER
      RN  - 298-00-0

2955  N1  - PHOSPHOROTHIOIC ACID, O,O-DIMETHYL O-(2,4,5-TRICHLOROPHENYL) ESTER
      RN  - 299-84-3

2956  N1  - PHOSPHOROTHIOIC ACID, O-(2-(ETHYLTHIO)ETHYL) O,O-DIMETHYL ESTER
      RN  - 867-27-6

2957  N1  - PHOSPHOROTRITHIOIC ACID, S,S,S-TRIBUTYL ESTER
      RN  - 78-48-8

2958  N1  - PHOSPHOROUS ACID, TRIMETHYL ESTER
      RN  - 121-45-9

2959  N1  - PHOSPHORUS (white)
      RN  - 7723-14-0

2960  N1  - PHTHALAMIC ACID, N-(2,6-DIOXO-3-PIPERIDYL)-, DL-

2961  N1  - 6-PHTHALAZINECARBOXYLIC ACID,
            3,4-DIHYDRO-1-(HYDROXYMETHYL)-5,7-DIMETHYL-4-OXO-, ETHYL ESTER
      RN  - 56611-65-5

2962  N1  - PHTHALAZINE, 1,4-DIHYDRAZINO-
      RN  - 484-23-1

2963  N1  - PHTHALAZINE, 1-(2-(1,3-DIMETHYL-2-BUTENYLIDENE)HYDRAZINO)-
      RN  - 36798-79-5

2964  N1  - PHTHALAZINE, 1-HYDRAZINO-
      RN  - 86-54-4

2965  N1  - 1(2H)-PHTHALAZINONE,
            4-((4-CHLOROPHENYL)METHYL)-2-(HEXAHYDRO-1-METHYL-1H-AZEPIN-4-YL)--
            , HYDROCHLORIDE
      RN  - 79307-93-0

2966  N1  - PHTHALIC ACID, BENZYL BUTYL ESTER
      RN  - 85-68-7

2967  N1  - PHTHALIC ACID, BIS(2-ETHYLHEXYL) ESTER
      RN  - 117-81-7

2968  N1  - PHTHALIC ACID, BIS(2-ETHYLHEXYL) ESTER
      RN  - 117-81-7

2969  N1  - PHTHALIC ACID, BUTYL ESTER, ESTER with BUTYL GLYCOLATE
      RN  - 85-70-1

2970  N1  - PHTHALIC ACID, DIALKYL(C7-9) ESTER
      RN  - 66587-56-2

2971  N1  - PHTHALIC ACID, DIBUTYL ESTER
      RN  - 84-74-2

2972  N1  - PHTHALIC ACID, DIETHYL ESTER
      RN  - 84-66-2

2973  N1  - PHTHALIC ACID, DIHEXYL ESTER
      RN  - 84-75-3

2974  N1  - PHTHALIC ACID, DIISOBUTYL ESTER
      RN  - 84-69-5
```

```
2975  N1  - PHTHALIC ACID, DI(METHOXYETHYL) ESTER
      RN  - 117-82-8

2976  N1  - PHTHALIC ACID, DIMETHYL ESTER
      RN  - 131-11-3

2977  N1  - PHTHALIC ACID, DIOCTYL ESTER
      RN  - 117-84-0

2978  N1  - PHTHALIC ACID, DIPENTYL ESTER,
      RN  - 131-18-0

2979  N1  - PHTHALIC ACID, MONOBUTYL ESTER
      RN  - 131-70-4

2980  N1  - PHTHALIC ACID, MONO-sec-BUTYL ESTER

2981  N1  - PHTHALIC ACID, MONOBUTYL ESTER, AMMONIUM SALT

2982  N1  - PHTHALIC ACID, MONO-sec-BUTYL ESTER, AMMONIUM SALT

2983  N1  - PHTHALIC ACID, MONO-tert-BUTYL ESTER, AMMONIUM SALT

2984  N1  - PHTHALIC ACID, MONOCYCLOHEXYL ESTER
      RN  - 7517-36-4

2985  N1  - PHTHALIC ACID, MONO-(2-ETHYLHEXYL) ESTER
      RN  - 4376-20-9

2986  N1  - PHTHALIC ACID, MONOISOBUTYL ESTER
      RN  - 30833-53-5

2987  N1  - PHTHALIC ACID, MONOISOBUTYL ESTER, AMMONIUM SALT

2988  N1  - PHTHALIC ANHYDRIDE
      RN  - 85-44-9

2989  N1  - PHTHALIMIDE
      RN  - 85-41-6

2990  N1  - PHTHALIMIDE, N-(3,5-DIMETHYL-4-ISOXAZOLYLMETHYL)-

2991  N1  - PHTHALIMIDE, N-(2,6-DIOXO-3-PIPERIDYL)-
      RN  - 50-35-1

2992  N1  - PHTHALIMIDE, N-(2,6-DIOXO-3-PIPERIDYL)-, (+-)-
      RN  - 731-40-8

2993  N1  - PHTHALIMIDE, N-(2,6-DIOXO-3-PIPERIDYL)-, D-(+)-
      RN  - 2614-06-4

2994  N1  - PHTHALIMIDE, N-(2,6-DIOXO-3-PIPERIDYL)-, L-(-)-
      RN  - 841-67-8

2995  N1  - PHTHALIMIDE, N-(2,6-DIOXO-3-PIPERIDYL)-3-NITRO-

2996  N1  - PHTHALIMIDE, N-(2-OXO-3-PIPERIDYL)-

2997  N1  - PHTHALIMIDE, 4,5,6,7-TETRAHYDRO-N-(2,6-DIOXO-3-PIPERIDYL)-

2998  N1  - PHTHALIMIDE, N-((TRICHLOROMETHYL)THIO)-
      RN  - 133-07-3

2999  N1  - PHTHALIMIDINE, 2-(2,6-DIOXOPIPERIDEN-3-yl)-
      RN  - 26581-81-7

3000  N1  - PHTHALIMIDINE, 2-ETHYL-3-(beta-PIPERIDINO-p-PHENETIDINO)-
      RN  - 21590-92-1

3001  N1  - PHTHALIMIDINE, N-(2-OXO-3-PIPERIDYL)-

3002  N1  - PHTHALIMIDINE, 2-PHENYL-
      RN  - 5388-42-1

3003  N1  - PHTHALONITRILE
      RN  - 91-15-6

3004  N1  - PHYSALIN-X
      RN  - 72497-31-5

3005  N1  - PHYSOSTIGMINE
      RN  - 57-47-6
```

```
3006  N1  - PHYSOSTIGMINE, SALICYLATE (1:1)
      RN  - 57-64-7

3007  N1  - PHYTOHEMAGGLUTININ
      RN  - 9008-97-3

3008  N1  - PHYTOLACCA DODECANDRA, extract

3009  N1  - PICOLINIC ACID,
            5-AMINO-6-(7-AMINO-5,8-DIHYDRO-6-METHOXY-5,8-DIOXO-2-QUINOLYL)-4--
            (2- HYDROXY-3,4-DIMETHOXYPHENYL)-3-METHYL-
      RN  - 3930-19-6

3010  N1  - PICOLINIC ACID,
            5-AMINO-6-(7-AMINO-6-METHOXY-5,8-DIOXO-2-QUINOLYL)-4-(2-HYDROXY-3-
            ,4- DIMETHOXYPHENYL)-3-METHYL-, METHYL ESTER
      RN  - 3398-48-9

3011  N1  - PICOLINIC ACID,
            5-AMINO-4-(2,3-DIHYDRO-3,4-DIMETHOXY-2-HYDROXYPHENYL)-6-(2,2-DIME-
            THYL-4- METHOXY-5-OXO-5H-IMIDAZO(4,5-h)QUINOLIN-8-YL)-3-METHYL-
      RN  - 15964-31-5

3012  N1  - PICOLINIC ACID, 4-AMINO-3,5,6-TRICHLORO-
      RN  - 1918-02-1

3013  N1  - PICOLINIC ACID, 5-BUTYL-, CALCIUM SALT, HYDRATE
      RN  - 21813-99-0

3014  N1  - PICOLINIC ACID, 3,6-DICHLORO-
      RN  - 1702-17-6

3015  N1  - PILOCARPINE, MONOHYDROCHLORIDE
      RN  - 54-71-7

3016  N1  - PILOCARPINE, MONONITRATE
      RN  - 148-72-1

3017  N1  - PINEAL GLAND, BOVINE, extract

3018  N1  - PINUS LAMBERTIANA

3019  N1  - PINUS PONDEROSA, needle extract

3020  N1  - PINUS PONDEROSA, needle extract, acetone-soluble fraction

3021  N1  - PINUS PONDEROSA, needle extract, volatile fraction

3022  N1  - PINUS PONDEROSA, needle extract, water-soluble fraction

3023  N1  - 2',6'-PIPECOLOXYLIDIDE, 1-METHYL-
      RN  - 96-88-8

3024  N1  - 2',6'-PIPECOLOXYLIDIDE, 1-METHYL -, MONOHYDROCHLORIDE
      RN  - 1722-62-9

3025  N1  - PIPERAZINE, 1,4-BIS(3-BROMOPROPIONYL)-
      RN  - 54-91-1

3026  N1  - PIPERAZINE, 1-(BIS(p-FLUOROPHENYL)METHYL)-4-CINNAMYL-,
            DIHYDROCHLORIDE, (E)-
      RN  - 30484-77-6

3027  N1  - PIPERAZINE,
            1-(p-tert-BUTYLBENZYL)-4-(p-CHLORO-alpha-PHENYLBENZYL)-
      RN  - 82-95-1

3028  N1  - PIPERAZINE,
            1-(p-tert-BUTYLBENZYL)-4-(p-CHLORO-alpha-PHENYLBENZYL)-,
            DIHYDROCHLORIDE
      RN  - 129-74-8

3029  N1  - PIPERAZINE, 1-n-BUTYRYL-4-CINNAMYL-, HYDROCHLORIDE
      RN  - 17730-82-4

3030  N1  - 1-PIPERAZINECARBOXAMIDE, N,N-DIETHYL-4-METHYL-, CITRATE (1:1)
      RN  - 1642-54-2

3031  N1  - PIPERAZINE,
            1-(8-CHLORO-10,11-DIHYDRODIBENZO(b,f)THIEPIN-10-YL)-4-METHYL-
      RN  - 13448-22-1
```

3032 N1 - PIPERAZINE, 1-(p-CHLORO-alpha-PHENYLBENZYL)-
      RN - 303-26-4

3033 N1 - PIPERAZINE, 1-(p-CHLORO-alpha-PHENYLBENZYL)-, DIHYDROCHLORIDE

3034 N1 - PIPERAZINE, 1-(p-CHLORO-alpha-PHENYLBENZYL)-, HYDROCHLORIDE
      RN - 18719-22-7

3035 N1 - PIPERAZINE, 1-(p-CHLORO-alpha-PHENYLBENZYL)-4-METHYL-
      RN - 82-93-9

3036 N1 - PIPERAZINE, 1-(p-CHLORO-alpha-PHENYLBENZYL)-4-(m-METHYLBENZYL)-
      RN - 569-65-3

3037 N1 - PIPERAZINE, 1-(p-CHLORO-alpha-PHENYLBENZYL)-4-(m-METHYLBENZYL)-,
            DIHYDROCHLORIDE
      RN - 1104-22-9

3038 N1 - PIPERAZINE, 1-(p-CHLORO-alpha-PHENYLBENZYL)-4-(m-METHYLBENZYL)-,
            HYDROCHLORIDE
      RN - 36236-67-6

3039 N1 - PIPERAZINE, 1-(p-CHLORO-alpha-PHENYLBENZYL)-4-METHYL-,
            HYDROCHLORIDE
      RN - 14362-31-3

3040 N1 - PIPERAZINE, 1-(p-CHLORO-alpha-PHENYLBENZYL)-4-METHYL-,
            MONOHYDROCHLORIDE
      RN - 894-56-4

3041 N1 - PIPERAZINE,
            1-(m-CHLOROPHENYL)-4-(2-(5-METHYLPYRAZOL-3-YL)ETHYL)-,
            DIHYDROCHLORIDE
      RN - 20344-15-4

3042 N1 - PIPERAZINE, 1,4-DINITROSO-
      RN - 140-79-4

3043 N1 - 2,6-PIPERAZINEDIONE, 4,4'-PROPYLENEDI-, (+-)-
      RN - 21416-87-5

3044 N1 - PIPERAZINE, 1-(DIPHENYLMETHYL)-4-METHYL-
      RN - 82-92-8

3045 N1 - PIPERAZINE, 1-(DIPHENYLMETHYL)-4-METHYL-, HYDROCHLORIDE
      RN - 303-25-3

3046 N1 - 1-PIPERAZINEETHANOL,
            4-(3-(6-CHLORO-3,4-DIHYDRO-2H-1,4-BENZOTHIAZIN-4-YL)PROPYL)-,
            MALEATE

3047 N1 - 1-PIPERAZINEETHANOL,
            4-((5-CHLORO-2-OXO-3(2H)-BENZOTHIAZOLYL)ACETYL)-, HYDROCHLORIDE
      RN - 35941-71-0

3048 N1 - 1-PIPERAZINEETHANOL, 4-(3-(2-CHLOROPHENOTHIAZIN-10-YL)PROPYL)-
      RN - 58-39-9

3049 N1 - 1-PIPERAZINEETHANOL, 4-(3-(2-CHLOROPHENOTHIAZIN-10-YL)PROPYL)-,
            and 10,11-DIHYDRO-N,N-
            DIMETHYL-5H-DIBENZO(a,d)CYCLOHEPTENE-delta(sup
            5,gamma)-PROPYLAMINE

3050 N1 - 1-PIPERAZINEETHANOL, 4-(3-(2-CHLOROPHENOTHIAZIN-10-YL)PROPYL)-,
            MONOHYDROCHLORIDE
      RN - 3111-71-5

3051 N1 - 1-PIPERAZINEETHANOL,
            4-(3-(2-(TRIFLUOROMETHYL)PHENOTHIAZIN-10-YL)PROPYL)-
      RN - 69-23-8

3052 N1 - PIPERAZINE, 1-NITROSO-
      RN - 5632-47-3

3053 N1 - 1-PIPERAZINEPROPANOL, 4-(beta-METHOXYPHENETHYL)-alpha-PHENYL-,
            DIHYDROCHLORIDE
      RN - 27588-43-8

3054 N1 - 1-PIPERAZINEPROPANOL,
            4-(6-((6-METHOXY-8-QUINOLYL)AMINO)HEXYL)-alpha-METHYL-, MALEATE
            (1:2)

```
3055  N1  - PIPERAZINE,
            1-((1-PYRROLIDINYLCARBONYL)METHYL)-4-(3',4',5'-TRIMETHOXYCINNAMOY-
            L)-, MALEATE
      RN  - 26328-04-1

3056  N1  - PIPERAZINIUM,
            4-(beta-CYCLOHEXYL-beta-HYDROXYPHENETHYL)-1,1-DIMETHYL-, METHYL
            SULFATE
      RN  - 115-63-9

3057  N1  - PIPERIDINE
      RN  - 110-89-4

3058  N1  - PIPERIDINE, 1-(N-((1,4-BENZODIOXAN-2-YL)METHYL)GLYCYL)-

3059  N1  - PIPERIDINE, 1-(1,4-BENZODIOXAN-2-YLMETHYL)-, HYDROCHLORIDE
      RN  - 135-87-5

3060  N1  - 1-PIPERIDINEBUTANAMIDE,
            4-(4-CHLOROPHENYL)-4-HYDROXY-N,N-DIMETHYL-alpha,alpha-DIPHENYL-,
            HYDROCHLORIDE
      RN  - 34552-83-5

3061  N1  - 1-PIPERIDINEBUTANOL,
            alpha-(4-(1,1-DIMETHYLETHYL)PHENYL)-4-(HYDROXYDIPHENYLMETHYL)-
      RN  - 50679-08-8

3062  N1  - 1-PIPERIDINEBUTANOL, alpha,alpha-DIPHENYL-, HYDROCHLORIDE
      RN  - 3254-89-5

3063  N1  - PIPERIDINE, 1-CHLORO-
      RN  - 2156-71-0

3064  N1  - PIPERIDINE, 4-(5H-DIBENZO(a,d)CYCLOHEPTEN-5-YLIDENE)-1-METHYL-
      RN  - 129-03-3

3065  N1  - PIPERIDINE, 4-(5H-DIBENZO(a,d)CYCLOHEPTEN-5-YLIDENE)-1-METHYL-,
            HYDROCHLORIDE
      RN  - 969-33-5

3066  N1  - PIPERIDINE,
            1-(2-(p-(alpha,beta-DIMETHYL-p-METHOXYPHENETHYL)PHENOXY)ETHYL)-,
            erythro-
      RN  - 15515-48-7

3067  N1  - PIPERIDINE,
            1-(2-(p-(alpha,beta-DIMETHYL-p-METHOXYSTYRYL)PHENOXY)ETHYL)-,
            HYDROCHLORIDE, (E)-
      RN  - 15542-09-3

3068  N1  - PIPERIDINE, 1,1'-((DIMETHYLVINYLENE)BIS(p-PHENYLENEOXY))DI-, (E)-
      RN  - 15542-07-1

3069  N1  - 1-PIPERIDINEETHANOL,
            4-BENZYL-alpha-(p-HYDROXYPHENYL)-beta-METHYL-, TARTRATE (SALT)
            (2:1)
      RN  - 23210-58-4

3070  N1  - 1-PIPERIDINEETHANOL, alpha-(5-PHENYL-3-ISOXAZOLYL)-, CITRATE (1:1)
      RN  - 14838-45-0

3071  N1  - PIPERIDINE,
            2-(6-METHOXY-2-PHENYL-3,4-DIHYDRO-1-NAPHTHYL)-1-METHYL-,
            HYDRIODIDE

3072  N1  - PIPERIDINE,
            4-(6-METHOXY-2-PHENYL-3,4-DIHYDRO-1-NAPHTHYL)-1-METHYL-,
            HYDROCHLORIDE

3073  N1  - PIPERIDINE,
            1-(2-(p-(6-METHOXY-2-PHENYL-3,4-DIHYDRO-1-NAPHTHYL)PHENOXY)ETHYL)-
            -, HYDROCHLORIDE

3074  N1  - PIPERIDINE,
            1-(2-(p-(6-METHOXY-2-PHENYL-2-INDENYL)PHENOXY)ETHYL)-,
            HYDROCHLORIDE

3075  N1  - PIPERIDINE, 1-(1-METHYL-2-((alpha-PHENYL-o-TOLYL)OXY)ETHYL)-

3076  N1  - PIPERIDINE, 1-METHYL-4-(N-2-THENYLANILINO)-, TARTRATE
      RN  - 16509-35-6
```

3077 N1 - PIPERIDINE, 1-NITROSO-
      RN - 100-75-4

3078 N1 - PIPERIDINE, 1-(1-PHENYLCYCLOHEXYL)-
      RN - 77-10-1

3079 N1 - PIPERIDINE, 1-(1-PHENYLCYCLOHEXYL)-, HYDROCHLORIDE
      RN - 956-90-1

3080 N1 - PIPERIDINE, 1-PIPEROYL-, (E,E)-
      RN - 94-62-2

3081 N1 - PIPERIDINE, 2-PROPYL-, (S)-
      RN - 458-88-8

3082 N1 - PIPERIDINE, 1-(2-(N-(2-PYRIDYLMETHYL)ANILINO)ETHYL)-,
            HYDROCHLORIDE
      RN - 24699-40-9

3083 N1 - PIPERIDINIUM,
            1-((2-CYCLOHEXYL-2-PHENYL-1,3-DIOXOLAN-4-YL)METHYL)-1-METHYL-,
            IODIDE
      RN - 6577-41-9

3084 N1 - PIPERIDINIUM,
            1,1'-(3-alpha,17-beta-DIHYDROXY-5-alpha-ANDROST-2-beta,16-beta-YL-
            ENE)BIS(1- METHYL-, DIBROMIDE, DIACETATE, HYDRATE

3085 N1 - PIPERIDINIUM, 3-(DI-2-THIENYLMETHYLENE)-5-METHOXY-1,1-DIMETHYL-,
            BROMIDE
      RN - 35035-05-3

3086 N1 - PIPERIDINIUM, 1-ETHYL-1-(2-HYDROXYETHYL)-, BROMIDE, BENZILATE
            (ester)

3087 N1 - 4-PIPERIDINOL,
            4-(4-CHLORO-alpha,alpha,alpha-TRIFLUORO-m-TOLYL)-1-(4,4-BIS(p-FLU-
            ORO PHENYL)BUTYL)-
      RN - 26864-56-2

3088 N1 - 4-PIPERIDINOL, 1,3-DIMETHYL-4-PHENYL-, PROPIONATE
      RN - 77-20-3

3089 N1 - PIPER LONGUM

3090 N1 - PIPER LONGUM, BENZENE EXTRACT

3091 N1 - PIPER LONGUM, CHLOROFORM EXTRACT

3092 N1 - PIPER LONGUM, fruit extract

3093 N1 - PIPER LONGUM, METHANOL EXTRACT

3094 N1 - PIPER LONGUM, PETROLEUM ETHER EXTRACT

3095 N1 - PIPER OFFICINARUM, fruit extract

3096 N1 - PIPER PEEPULOIDES, leaf extract

3097 N1 - PIROMEN
      RN - 9008-99-5

3098 N1 - PITUITARY GROWTH HORMONE
      RN - 9002-72-6

3099 N1 - PIVALIC ACID, ESTER with 2-HYDROXYACETOPHENONE
      RN - 2522-81-8

3100 N1 - PIVALOPHENONE, 4'-METHYL-
      RN - 30314-44-4

3101 N1 - PLATINUM (IV) CHLORIDE
      RN - 13454-96-1

3102 N1 - PLATINUM(II) SULFATE

3103 N1 - PLATINUM THYMINE BLUE
      RN - 63748-54-9

3104 N1 - PLUMBAGO INDICA, root extract

```
3105  N1  - PLUMBANE, CHLOROTRIETHYL-
      RN  - 1067-14-7

3106  N1  - PLUMBANE, CHLOROTRIMETHYL-
      RN  - 1520-78-1

3107  N1  - PLUMBANE, TETRAETHYL-
      RN  - 78-00-2

3108  N1  - PLUMBANE, TETRAMETHYL-
      RN  - 75-74-1

3109  N1  - PODOCARPA-8,11,13-TRIEN-16-OIC ACID, 12-METHOXY-,
            2-(DIETHYLAMINO)ETHYL ESTER

3110  N1  - PODOCARPUS BREVIFOLIUS Stapf, leaf extract

3111  N1  - PODOPHYLLIN
      RN  - 9000-55-9

3112  N1  - POLYALKYLARYLSULFONIC ACID, SODIUM SALT

3113  N1  - POLYCHLORINATED BIPHENYLS
      RN  - 1336-36-3

3114  N1  - POLYCHLORINATED BIPHENYL (AROCLOR 1016)
      RN  - 12674-11-2

3115  N1  - POLYCHLORINATED BIPHENYL (AROCLOR 1221)
      RN  - 11104-28-2

3116  N1  - POLYCHLORINATED BIPHENYL (AROCLOR 1242)
      RN  - 53469-21-9

3117  N1  - POLYCHLORINATED BIPHENYL (AROCLOR 1248)
      RN  - 12672-29-6

3118  N1  - POLYCHLORINATED BIPHENYL (AROCLOR 1254)
      RN  - 11097-69-1

3119  N1  - POLYCHLORINATED BIPHENYL (AROCLOR 1260)
      RN  - 11096-82-5

3120  N1  - POLYCHLORINATED BIPHENYL (KANECHLOR 300)
      RN  - 37353-63-2

3121  N1  - POLYCHLORINATED BIPHENYL (KANECHLOR 400)
      RN  - 12737-87-0

3122  N1  - POLYCHLORINATED BIPHENYL (KANECHLOR 500)
      RN  - 37317-41-2

3123  N1  - POLYCHLORINATED TRIPHENYL

3124  N1  - POLYETHYLENE GLYCOL #1000
      RN  - 25322-68-3

3125  N1  - POLYETHYLENE GLYCOL MONOSTEARATE
      RN  - 9004-99-3

3126  N1  - POLYGONUM HYDROPIPER L., dry powdered whole plant

3127  N1  - POLYGONUM HYDROPIPER Linn., root extract

3128  N1  - POLYINOSINIC:POLYCYTIDYLIC ACID COPOLYMER
      RN  - 24939-03-5

3129  N1  - POLYOXYETHYLENENONYLPHENYLETHER, PVA, and GLYCERIN

3130  N1  - POLY(1-PHENYLETHYLENE(2,5-DIOXO-3,4-FURYLENE))

3131  N1  - POLY(1-VINYL-2-PYRROLIDINONE) Hueper's Polymer No.1
      RN  - 9003-39-8

3132  N1  - POLY(1-VINYL-2-PYRROLIDINONE) Hueper's Polymer No.2
      RN  - 9003-39-8

3133  N1  - POLY(1-VINYL-2-PYRROLIDINONE) Hueper's Polymer No.3
      RN  - 9003-39-8

3134  N1  - POLY(1-VINYL-2-PYRROLIDINONE) Hueper's Polymer No.4
      RN  - 9003-39-8
```

```
3135  N1  - POLY(1-VINYL-2-PYRROLIDINONE) Hueper's Polymer No.5
      RN  - 9003-39-8

3136  N1  - POLY(1-VINYL-2-PYRROLIDINONE) Hueper's Polymer No.6
      RN  - 9003-39-8

3137  N1  - PORCINE GROWTH HORMONE

3138  N1  - PORTULACA OLERACEA, seed extract

3139  N1  - POTASSIUM CYANIDE
      RN  - 151-50-8

3140  N1  - POTASSIUM FLUORIDE
      RN  - 7789-23-3

3141  N1  - POTASSIUM IODIDE
      RN  - 7681-11-0

3142  N1  - POTASSIUM NITRATE
      RN  - 7757-79-1

3143  N1  - POTASSIUM NITRITE (1:1)
      RN  - 7758-09-0

3144  N1  - POTASSIUM PYROSULFITE
      RN  - 16731-55-8

3145  N1  - POTASSIUM TRIIODIDE
      RN  - 12298-68-9

3146  N1  - POTATO BLOSSOMS, GLYCOALKALOID EXTRACT

3147  N1  - POTATO, GREEN PARTS

3148  N1  - PREGNA-4,17(20)-DIENE-20-CARBONITRILE, 21-HYDROXY-3-OXO-,
            PROPIONATE

3149  N1  - 17-alpha-PREGNA-4,6-DIENE-21-CARBOXYLIC ACID, 17-HYDROXY-3-OXO-,
            MONOPOTASSIUM SALT
      RN  - 2181-04-6

3150  N1  - 9-beta,10-alpha-PREGNA-4,6-DIENE-3,20-DIONE
      RN  - 152-62-5

3151  N1  - PREGNA-1,4-DIENE-3,20-DIONE,
            21-(ACETYLOXY)-9-FLUORO-11,17-DIHYDROXY-16-METHYL-,
            (11-beta,16-beta)-, mixt. with
            (11-beta,16-beta)-9-FLUORO-11,17-DIHYDROXY-16-METHYL-
            21-(PHOSPHONOOXY)PREGNA-1,4-DIENE-3,20-DIONE DISODIUM SALT
      RN  - 8064-08-2

3152  N1  - PREGNA-1,4-DIENE-3,20-DIONE,
            21-(ACETYLOXY)-11-HYDROXY-17-((1-OXOPENTYL)OXY)-, (11-beta)-
      RN  - 72064-79-0

3153  N1  - PREGNA-1,4-DIENE-3,20-DIONE,
            17,21-BIS(ACETYLOXY)-2-BROMO-6,9-DIFLUORO-11-HYDROXY-,
            (6-beta,11-beta)-
      RN  - 57781-14-3

3154  N1  - PREGNA-1,4-DIENE-3,20-DIONE,
            17,21-BIS(ACETYLOXY)-6,9-DIFLUORO-11-HYDROXY-16-METHYL-,
            (6-alpha,11-beta,16-beta)-
      RN  - 33564-31-7

3155  N1  - PREGNA-4,6-DIENE-3,20-DIONE, 6-CHLORO-17-ETHYL-
      RN  - 802-81-3

3156  N1  - PREGNA-1,4-DIENE-3,20-DIONE,
            21-CHLORO-9-FLUORO-11-beta,17-DIHYDROXY-16-beta-METHYL-,
            17-PROPIONATE
      RN  - 25122-46-7

3157  N1  - PREGNA-4,6-DIENE-3,20-DIONE, 6-CHLORO-17-HYDROXY-
      RN  - 1961-77-9

3158  N1  - PREGNA-4,6-DIENE-3,20-DIONE, 6-CHLORO-17-HYDROXY-, ACETATE
      RN  - 302-22-7
```

169

```
3159  N1  - PREGNA-1,4-DIENE-3,20-DIONE, 6-alpha-CHLORO-17-alpha-HYDROXY-,
            ACETATE (ester)
      RN  - 151-69-9

3160  N1  - PREGNA-4,6-DIENE-3,20-DIONE, 6-CHLORO-17-HYDROXY-, ACETATE mixed
            with 3-METHOXY- 17-alpha-19-NORPREGNA-1,3,5(10)-TRIEN-20-YN-17-OL
      RN  - 8065-91-6

3161  N1  - PREGNA-4,6-DIENE-3,20-DIONE,
            6-CHLORO-17-alpha-HYDROXY-16-alpha-METHYL-

3162  N1  - PREGNA-4,6-DIENE-3,20-DIONE, 6-CHLORO-17-HYDROXY-16-METHYLENE-,
            ACETATE
      RN  - 6799-23-1

3163  N1  - PREGNA-1-4-DIENE-3,20-DIONE,
            9-CHLORO-16-beta-METHYL-11-beta,17,21-TRIHYDROXY-,
            17,21-DIPROPIONATE
      RN  - 5534-09-8

3164  N1  - PREGNA-1,4-DIENE-3,20-DIONE,
            6,9-DIFLUORO-11,12-DIHYDROXY-16,17-((1-METHYLETHYLIDENE)
            BIS(OXY))-, (6-alpha,11-beta,16-alpha)-
      RN  - 67-73-2

3165  N1  - PREGNA-1,4-DIENE-3,20-DIONE,
            6,9-DIFLUORO-11-HYDROXY-16-METHYL-21-((1-OXOPENTYL)OXY)-,
            (6-alpha,11-beta,16-alpha)-
      RN  - 59198-70-8

3166  N1  - PREGNA-1,4-DIENE-3,20-DIONE,
            6-alpha,9-DIFLUORO-11-beta,17,21-TRIHYDROXY-16-alpha-METHYL-
      RN  - 2135-17-3

3167  N1  - PREGNA-4,6-DIENE-3,20-DIONE, 6,17-DIMETHYL-
      RN  - 977-79-7

3168  N1  - PREGNA-1,4-DIENE-3,20-DIONE,
            6-alpha-FLUORO-11-beta,21-DIHYDROXY-16-alpha-METHYL-
      RN  - 152-97-6

3169  N1  - PREGNA-1,4-DIENE-3,20-DIONE,
            9-FLUORO-11-beta,21-DIHYDROXY-16-alpha-METHYL-
      RN  - 382-67-2

3170  N1  - PREGNA-1,4-DIENE-3,20-DIONE,
            9-FLUORO-11,21-DIHYDROXY-16-METHYL-17-((1-OXOPENTYL)OXY)-,
            (11-beta,16-beta)-
      RN  - 2152-44-5

3171  N1  - PREGNA-1,4-DIENE-3,20-DIONE,
            9-FLUORO-11,17-DIHYDROXY-16-METHYL-21-(1-OXO-3-PHENYLPROPOXY)-,
            (11-beta,16-alpha)-, mixt. with
            (11-beta,16-alpha)-9-FLUORO-11,17-DIHYDROXY-16-METHYL-
            21-(PHOSPHONOOXY)PREGNA-1,4-DIENE-3,20-DIONE DISODIUM SALT
      RN  - 60593-91-1

3172  N1  - PREGNA-4,6-DIENE-3,20-DIONE, 6-FLUORO-17-HYDROXY-, ACETATE
      RN  - 2162-49-4

3173  N1  - PREGNA-4,6-DIENE-3,20-DIONE,
            21-FLUORO-17-alpha-HYDROXY-16-METHYL-, ACETATE (ester)

3174  N1  - PREGNA-1,4-DIENE-3,20-DIONE,
            9-alpha-FLUORO-16-alpha,17-alpha-ISOPROPYLIDENEDIOXY-11-beta-
            HYDROXY-
      RN  - 2135-14-0

3175  N1  - PREGNA-1,4-DIENE-3,20-DIONE,
            9-FLUORO-16-alpha-METHYL-11-beta,17,21-TRIHYDROXY-, 21- DISODIUM
            PHOSPHATE

3176  N1  - PREGNA-1,4-DIENE-3,20-DIONE,
            9-FLUORO-11-beta,16-alpha,17,21-TETRAHYDROXY-
      RN  - 124-94-7

3177  N1  - PREGNA-1,4-DIENE-3,20-DIONE,
            6-alpha-FLUORO-11-beta,16-alpha,17,21-TETRAHYDROXY-, CYCLIC
            16,17-ACETAL with ACETONE
      RN  - 3385-03-3
```

3178 N1 - PREGNA-1,4-DIENE-3,20-DIONE,
         9-FLUORO-11-beta,16-alpha,17,21-TETRAHYDROXY-, CYCLIC
         16,17-ACETAL with ACETONE
     RN - 76-25-5

3179 N1 - PREGNA-1,4-DIENE-3,20-DIONE,
         9-FLUORO-11-beta,16-alpha,17,21-TETRAHYDROXY-, CYCLIC
         16,17-ACETAL with ACETONE, 21-(3,3-DIMETHYLBUTYRATE)
     RN - 5611-51-8

3180 N1 - PREGNA-1,4-DIENE-2,20-DIONE,
         9-FLUORO-11-beta,16-alpha,17,21-TETRAHYDROXY-, 16,21-DIACETATE
     RN - 67-78-7

3181 N1 - PREGNA-1,4-DIENE-3,20-DIONE, 9-FLUORO-11-beta,17,21-TRIHYDROXY-,
         21-ACETATE
     RN - 338-98-7

3182 N1 - PREGNA-1,4-DIENE-3,20-DIONE,
         9-FLUORO-11-beta,17,21-TRIHYDROXY-16-alpha-METHYL-
     RN - 50-02-2

3183 N1 - PREGNA-1,4-DIENE-3,20-DIONE,
         9-FLUORO-11-beta,17,21-TRIHYDROXY-16-beta-METHYL-
     RN - 378-44-9

3184 N1 - PREGNA-1,4-DIENE-3,20-DIONE,
         6-alpha-FLUORO-11-beta,17,21-TRIHYDROXY-16-alpha-METHYL-,
         21-ACETATE
     RN - 1597-82-6

3185 N1 - PREGNA-1,4-DIENE-3,20-DIONE,
         9-FLUORO-11-beta,17,21-TRIHYDROXY-16-alpha-METHYL-, ACETATE
     RN - 1177-87-3

3186 N1 - PREGNA-1,4-DIENE-3,20-DIONE,
         9-FLUORO-11-beta,17,21-TRIHYDROXY-16-beta-METHYL-, 21-ACETATE and
         9-FLUORO-11-beta,17,21-TRIHYDROXY-16-beta-METHYL-PREGNA-1,4-DIENE-
         -3,20-DIONE 21-(DIHYDROGEN PHOSPHATE)

3187 N1 - PREGNA-1,4-DIENE-3,20-DIONE,
         9-FLUORO-11-beta,17,21-TRIHYDROXY-16-alpha-METHYL-,
         21-(DIHYDROGEN PHOSPHATE)
     RN - 312-93-6

3188 N1 - PREGNA-1,4-DIENE-3,20-DIONE,
         9-FLUORO-11-beta,17,21-TRIHYDROXY-16-alpha-METHYL-,
         21-(DIHYDROGEN PHOSPHATE) DISODIUM SALT
     RN - 2392-39-4

3189 N1 - PREGNA-1,4-DIENE-3,20-DIONE,
         9-FLUORO-11-beta,17,21-TRIHYDROXY-16-beta-METHYL-, 21-(DIHYDROGEN
         PHOSPHATE), DISODIUM SALT
     RN - 151-73-5

3190 N1 - PREGNA-1,4-DIENE-3,20-DIONE,
         9-FLUORO-11-beta,17,21-TRIHYDROXY-16-alpha-METHYL-,
         17,21-DIPROPIONATE

3191 N1 - PREGNA-1,4-DIENE-3,20-DIONE,
         9-FLUORO-11-beta,17,21-TRIHYDROXY-16-beta-METHYL-,
         17,21-DIPROPIONATE
     RN - 5593-20-4

3192 N1 - PREGNA-1,4-DIENE-3,20-DIONE,
         9-FLUORO-11-beta,17,21-TRIHYDROXY-16-alpha-METHYL-,
         21-ISONICOTINATE
     RN - 2265-64-7

3193 N1 - PREGNA-1,4-DIENE-3,20-DIONE,
         9-FLUORO-11-beta,17,21-TRIHYDROXY-16-alpha-METHYL-, 17-VALERATE
     RN - 33755-46-3

3194 N1 - PREGNA-1,4-DIENE-3,20-DIONE, 17-HYDROXY-

3195 N1 - PREGNA-1,4-DIENE-3,20-DIONE, 17-HYDROXY-, ACETATE

3196 N1 - PREGNA-4,6-DIENE-3,20-DIONE, 17-HYDROXY-, ACETATE (ester)
     RN - 425-51-4

3197 N1 - PREGNA-1,4-DIENE-3,20-DIONE, 17-HYDROXY-6-alpha-METHYL-, ACETATE

```
3198  N1  - PREGNA-4,6-DIENE-3,20-DIONE, 17-HYDROXY-6-METHYL-, ACETATE
      RN  - 595-33-5
3199  N1  - PREGNA-4,6-DIENE-3,20-DIONE, 17-HYDROXY-6-METHYL-, ACETATE mixed
            with 19-NOR-17-alpha- PREGNA-1,3,5(10)-TRIEN-2-YNE-3,17-DIOL
      RN  - 8064-66-2
3200  N1  - PREGNA-4,6-DIENE-3,20-DIONE, 17-HYDROXY-6-METHYL-, ACETATE, and
            TESTOSTERONE
3201  N1  - PREGNA-4,6-DIENE-3,20-DIONE, 17-HYDROXY-6-METHYL-16-METHYLENE-,
            ACETATE
      RN  - 2919-66-6
3202  N1  - 9-beta,10-alpha-PREGNA-4,6-DIENE-3,20-DIONE and
            17-HYDROXYPREGN-4-ENE-3,20-DIONE HEXANOATE
3203  N1  - PREGNA-4,7-DIENE-3,20-DIONE, 17-HYDROXY-, PROPIONATE
3204  N1  - PREGNA-1,4-DIENE-3,20-DIONE, 11-beta,17,21-TRIHYDROXY-
      RN  - 50-24-8
3205  N1  - PREGNA-1,4-DIENE-3,20-DIONE, 11-beta,17,21-TRIHYDROXY-, 21-ACETATE
      RN  - 52-21-1
3206  N1  - PREGNA-1,4-DIENE-3,20-DIONE, 11-beta,17,21-TRIHYDROXY-,
            21-(HYDROGEN SUCCINATE), MONOSODIUM SALT
      RN  - 1715-33-9
3207  N1  - PREGNA-1,4-DIENE-3,20-DIONE,
            11-beta,17,21-TRIHYDROXY-6-alpha-METHYL-, 21-ACETATE
      RN  - 53-36-1
3208  N1  - PREGNA-1,4-DIENE-3,20-DIONE,
            11-beta,17,21-TRIHYDROXY-6-alpha-METHYL-, 21-(HYDROGEN
            SUCCINATE), MONOSODIUM SALT
      RN  - 2375-03-3
3209  N1  - PREGNA-3,6-DIENE-3,17,20-TRIOL, TRIACETATE
3210  N1  - PREGNA-4,6-DIENE-3,11,20-TRIONE
3211  N1  - PREGNA-1,4-DIENE-3,11,20-TRIONE,
            21-CHLORO-9-FLUORO-17-HYDROXY-16-beta-METHYL-, BUTYRATE
      RN  - 25122-57-0
3212  N1  - PREGNA-1,4-DIENE-3,11,20-TRIONE, 17,21-DIHYDROXY-, 21-ACETATE
      RN  - 125-10-0
3213  N1  - PREGNA-1,4-DIENE-3,11,20-TRIONE, 17,21-DIHYDROXY-16-beta-METHYL-
      RN  - 1247-42-3
3214  N1  - PREGNA-1,4-DIENE-3,11,20-TRIONE, 17,21-HYDROXY-
      RN  - 53-03-2
3215  N1  - PREGNA-4,17-DIEN-21-OIC ACID, 20-CYANO-3-OXO-, ETHYL ESTER
3216  N1  - PREGNA-4,6-DIEN-20-ONE, 6-CHLORO-17-alpha-ETHYL-3-beta-HYDROXY-
3217  N1  - 17-alpha-PREGNA-2,4-DIEN-20-YNO(2,3-d)ISOXAZOL-17-OL
      RN  - 17230-88-5
3218  N1  - 17-alpha-PREGNA-2,4-DIEN-20-YNO(2,3-d)ISOXAZOL-17-OL, and
            17-beta-HYDROXY-17-METHYLANDROST- 4-EN-3-ONE
3219  N1  - 17-alpha-PREGNA-2,4-DIEN-20-YNO(2,3-d)ISOXAZOL-17-OL, and
            TESTOSTERONE HEPTANOATE
3220  N1  - 17-alpha-PREGNA-2,4-DIEN-20-YNO(2,3-d)ISOXAZOL-17-OL, and
            TESTOSTERONE PROPIONATE
3221  N1  - 17-alpha-PREGNANE-21-CARBOXYLIC ACID,
            1,3,5,14,17,19-HEXAHYDROXY-, gamma-LACTONE
3222  N1  - PREGNANE-3-alpha,20-alpha-DIOL, and PREGNANEDIONE (4:1)
3223  N1  - PREGNANE-3,20-DIONE
3224  N1  - 5-alpha-PREGNANE-11,20-DIONE,
            16-beta-BROMO-3-beta,17-alpha-DIHYDROXY-
```

3225 N1 - PREGNANE-3,20-DIONE, 6-beta,16-alpha-DIMETHYL-5-alpha-HYDROXY-

3226 N1 - 5-alpha-PREGNAN-3-beta-OL, 20-(N-ACETYLHYDRAZINO)-

3227 N1 - 5-alpha-PREGNAN-3-beta-OL, 20-(N-NICOTINYLHYDRAZINO)-

3228 N1 - PREGNAN-20-ONE, 3-alpha,17-DIHYDROXY-

3229 N1 - 5-alpha-PREGNAN-20-ONE, 3-beta,17-beta-DIHYDROXY-

3230 N1 - 5-alpha-PREGNAN-20-ONE, 3-beta-HYDROXY-, 20-ISONICOTINYLHYDRAZONE

3231 N1 - PREGNAN-20-ONE, 3-HYDROXY-16-alpha-METHOXY-

3232 N1 - 5-alpha-PREGNAN-20-ONE, 3-HYDROXY-1-METHOXY-

3233 N1 - 5-alpha-PREGNAN-20-ONE, 3-beta-HYDROXY-21-(METHYLENEPIPERIDINO)-

3234 N1 - 5-alpha-PREGNAN-20-ONE, 3-beta-HYDROXY-, 20-NICOTINYLHYDRAZONE

3235 N1 - PREGNANT MARE SERUM GONADOTROPIN

3236 N1 - PREGNA-1,4,6-TRIENE-3,20-DIONE, 6-CHLORO-17-alpha-HYDROXY-,
           ACETATE (ester)

3237 N1 - 17-alpha-PREGN-5-ENE-16-beta-CARBOXAMIDE,
           N,N-DIETHYL-3-beta-HYDROXY-20-OXO-

3238 N1 - 17-alpha-PREGN-4-ENE-16-beta-CARBOXAMIDE, 3,20-DIOXO-

3239 N1 - 17-alpha-PREGN-5-ENE-16-beta-CARBOXAMIDE, 3-beta-HYDROXY-20-OXO-,
           ACETATE (ester)

3240 N1 - 17-alpha-PREGN-4-ENE-21-CARBOXYLIC ACID,
           9-FLUORO-11-beta,17-DIHYDROXY-3-OXO-, MONOPOTASSIUM SALT
      RN - 595-57-3

3241 N1 - 17-alpha-PREGN-4-ENE-21-CARBOXYLIC ACID,
           17-HYDROXY-7-alpha-MERCAPTO-3-OXO-, gamma-LACTONE ACETATE
      RN - 52-01-7

3242 N1 - PREGN-5-ENE-3,20-DIONE

3243 N1 - PREGN-11-ENE-3,20-DIONE

3244 N1 - (6-alpha)-PREGN-4-ENE-3,20-DIONE, 17-(ACETYLOXY)-6-METHYL-
      RN - 71-58-9

3245 N1 - PREGN-4-ENE-3,20-DIONE, 17-(ACETYLOXY)-6-METHYL-, (6-alpha)-,
           mixt. with (17-beta)-3- HYDROXYESTRA-1,3,5(10)-TRIEN-17-YL
           CYCLOPENTANEPROPANOATE
      RN - 71615-27-5

3246 N1 - PREGN-4-ENE-3,20-DIONE, 17-(ACETYLOXY)-6-METHYL-, (6-alpha)-,
           mixt. with (17-alpha)-
           19-NORPREGNA-1,3,5(10)-TRIEN-20-YNE-3,17-DIOL
      RN - 8003-08-5

3247 N1 - PREGN-4-ENE-3,20-DIONE, 16-BROMO-

3248 N1 - PREGN-4-ENE-3,20-DIONE, 11-((BROMOACETYL)OXY)-, (11-alpha)-
      RN - 36049-50-0

3249 N1 - PREGN-4-ENE-3,20-DIONE, 16-((BROMOACETYL)OXY)-, (16-alpha)-
      RN - 51541-48-1

3250 N1 - PREGN-4-ENE-3,20-DIONE, 9-alpha-BROMO-11-beta-HYDROXY-

3251 N1 - PREGN-4-ENE-3,20-DIONE, 12-alpha-BROMO-11-beta-HYDROXY-

3252 N1 - PREGN-4-ENE-3,20-DIONE, 6-alpha-BROMO-17-alpha-HYDROXY-, ACETATE

3253 N1 - PREGN-4-ENE-3,20-DIONE, 4-CHLORO-

3254 N1 - PREGN-4-ENE-3,20-DIONE, 16-alpha-CHLORO-
      RN - 1816-80-4

3255 N1 - PREGN-4-ENE-3,20-DIONE, 16-CHLORO-11,17-DIHYDROXY-, 11-ACETATE

3256 N1 - PREGN-4-ENE-3,20-DIONE, 4-CHLORO-17-alpha-HYDROXY-

3257 N1 - PREGN-4-ENE-3,20-DIONE, 9-alpha-CHLORO-11-beta-HYDROXY-

3258 N1 - PREGN-4-ENE-3,20-DIONE, 12-alpha-CHLORO-11-beta-HYDROXY-

3259 N1 - PREGN-4-ENE-3,20-DIONE, 4-CHLORO-17-alpha-HYDROXY-, ACETATE

3260 N1 - PREGN-4-ENE-3,20-DIONE, 6-alpha-CHLORO-11-HYDROXY-, ACETATE

3261 N1 - PREGN-4-ENE-3,20-DIONE, 6-alpha-CHLORO-17-HYDROXY-, ACETATE

3262 N1 - PREGN-4-ENE-3,20-DIONE, 6-alpha-CHLORO-17-alpha-HYDROXY-, ACETATE

3263 N1 - PREGN-4-ENE-3,20-DIONE, 16-beta-CHLORO-17-alpha-HYDROXY-, ACETATE

3264 N1 - PREGN-4-ENE-3,20-DIONE, 16-alpha,17-DIHYDROXY-, CYCLIC ACETAL
         with ACETONE
      RN - 4968-09-6

3265 N1 - PREGN-4-ENE-3,20-DIONE, 16-alpha,17-DIHYDROXY-, cyclic ACETAL
         with ACETOPHENONE, (R)-
      RN - 24356-94-3

3266 N1 - PREGN-4-ENE-3,20-DIONE, 16-alpha,17-DIHYDROXY-, CYCLIC ACETAL
         with 2-FURYL METHYL KETONE

3267 N1 - PREGN-4-ENE-3,20-DIONE, 17,21-DIHYDROXY-, DIACETATE
      RN - 1807-15-4

3268 N1 - PREGN-5-ENE-7,20-DIONE, 3,17-DIHYDROXY-, DIACETATE

3269 N1 - PREGN-4-ENE-3,20-DIONE, 11-beta,17-DIHYDROXY-9-alpha-FLUORO-

3270 N1 - PREGN-4-ENE-3,20-DIONE,
         11,17-DIHYDROXY-9-alpha-FLUORO-16-METHYLENE-, 17-ACETATE

3271 N1 - PREGN-4-ENE-3,20-DIONE, 17,21-DIHYDROXY-1-MERCAPTO-,
         1,21-DIACETATE

3272 N1 - PREGN-4-ENE-3,20-DIONE,
         11-beta,17-DIHYDROXY-21-((((1-PHENYLMETHYL)-1H-INDAZOL-3-YL)OXY)
         ACETYLOXY)-
      RN - 53716-43-1

3273 N1 - PREGN-4-ENE-3,20-DIONE, 6-alpha,16-alpha-DIMETHYL-
      RN - 1816-78-0

3274 N1 - PREGN-4-ENE-3,20-DIONE, 6-beta,16-alpha-DIMETHYL-

3275 N1 - PREGN-4-ENE-3,20-DIONE,
         6-alpha,16-alpha-DIMETHYL-17-alpha-HYDROXY-, ACETATE

3276 N1 - PREGN-4-ENE-3,20-DIONE, 16,17-EPOXY-

3277 N1 - PREGN-4-ENE-3,20-DIONE, 16-alpha,17-EPOXY-

3278 N1 - PREGN-4-ENE-3,20-DIONE, 11-beta,18-EPOXY-18,21-DIHYDROXY-
      RN - 6251-69-0

3279 N1 - PREGN-4-ENE-3,20-DIONE, 16-alpha,17-EPOXY-6-HYDROXY-

3280 N1 - PREGN-4-ENE-3,20-DIONE, 16,17-EPOXY-6-beta-HYDROXY-

3281 N1 - PREGN-4-ENE-3,20-DIONE, 6-alpha-FLUORO-
      RN - 2300-03-0

3282 N1 - PREGN-4-ENE-3,20-DIONE, 21-FLUORO-

3283 N1 - PREGN-4-ENE-3,20-DIONE, 9-FLUORO-11-beta,17-DIHYDROXY-, 17-ACETATE
      RN - 2529-45-5

3284 N1 - PREGN-4-ENE-3,20-DIONE, 9-alpha-FLUORO-11-beta-HYDROXY-

3285 N1 - PREGN-4-ENE-3,20-DIONE, 12-alpha-FLUORO-11-alpha-HYDROXY-

3286 N1 - PREGN-4-ENE-3,20-DIONE, 6-alpha-FLUORO-17-alpha-HYDROXY-, ACETATE

3287 N1 - PREGN-4-ENE-3,20-DIONE,
         6-alpha-FLUORO-17-alpha-HYDROXY-16-alpha-METHYL-, ACETATE

3288 N1 - PREGN-4-ENE-3,20-DIONE, 17-alpha-HYDROXY-16-alpha-METHYL-, ACETATE

3289 N1 - PREGN-4-ENE-3,20-DIONE, 21-FLUORO-17-HYDROXY-6-alpha-METHYL-,
         17-ACETATE (ester)

```
3290  N1  - PREGN-4-ENE-3,20-DIONE,
            21-FLUORO-17-alpha-HYDROXY-6-alpha-METHYL-, ACETATE (ester)

3291  N1  - PREGN-4-ENE-3,20-DIONE, 21-FLUORO-17-HYDROXY-6-METHYLENE-, ACETATE

3292  N1  - PREGN-4-ENE-3,20-DIONE, 6-alpha-FLUORO-16-alpha-METHYL-
      RN  - 1818-56-0

3293  N1  - PREGN-4-ENE-3,20-DIONE, 6-beta-FLUORO-16-alpha-METHYL-

3294  N1  - PREGN-4-ENE-3,20-DIONE, 9-FLUORO-11-beta,17,21-TRIHYDROXY-
      RN  - 127-31-1

3295  N1  - PREGN-4-ENE-3,20-DIONE, 4-HYDROXY-

3296  N1  - PREGN-4-ENE-3,20-DIONE, 6-beta-HYDROXY-

3297  N1  - PREGN-4-ENE-3,20-DIONE, 11-beta-HYDROXY-

3298  N1  - PREGN-4-ENE-3,20-DIONE, 17-HYDROXY-
      RN  - 68-96-2

3299  N1  - PREGN-5-ENE-7,20-DIONE, 3-beta-HYDROXY-

3300  N1  - 5-alpha-PREGN-1-ENE-3,20-DIONE, 17-alpha-HYDROXY-

3301  N1  - PREGN-4-ENE-3,20-DIONE, 17-HYDROXY-, ACETATE
      RN  - 302-23-8

3302  N1  - PREGN-4-ENE-3,20-DIONE, 21-HYDROXY-, ACETATE (ester)

3303  N1  - PREGN-4-ENE-3,20-DIONE, 11-alpha-HYDROXY-, HEMISUCCINATE, compd.
            with BOVINE SERUM ALBUMIN

3304  N1  - PREGN-4-ENE-3,20-DIONE, 17-HYDROXY-, HEXANOATE
      RN  - 630-56-8

3305  N1  - PREGN-4-ENE-3,20-DIONE, 11-beta-HYDROXY-9-alpha-IODO-

3306  N1  - PREGN-4-ENE-3,20-DIONE, 11-beta-HYDROXY-12-alpha-IODO-

3307  N1  - PREGN-4-ENE-3,20-DIONE, 21-HYDROXY-7-MERCAPTO-, 21-ACETATE
            7-PROPIONATE

3308  N1  - PREGN-4-ENE-3,20-DIONE, 17-HYDROXY-1-alpha-MERCAPTO-, THIOACETATE
            (ester)

3309  N1  - PREGN-4-ENE-3,20-DIONE, 17-HYDROXY-6-METHYL-

3310  N1  - PREGN-4-ENE-3,20-DIONE, 17-HYDROXY-6-alpha-METHYL-
      RN  - 520-85-4

3311  N1  - PREGN-4-ENE-3,20-DIONE, 17-HYDROXY-6-METHYL-, ACETATE

3312  N1  - PREGN-4-ENE-3,20-DIONE, 17-HYDROXY-6-alpha-METHYL-, ACETATE, and
            ESTRADIOL POLYESTER with PHOSPHORIC ACID

3313  N1  - PREGN-4-ENE-3,20-DIONE, 17-HYDROXY-6-alpha-METHYL-, ACETATE, and
            TESTOSTERONE HEPTANOATE

3314  N1  - PREGN-4-ENE-3,20-DIONE, 17-HYDROXY-6-alpha-METHYL-, ACETATE, and
            TESTOSTERONE PROPIONATE

3315  N1  - PREGN-4-ENE-3,20-DIONE, 17-HYDROXY-6-alpha-METHYL-16-METHYLENE-,
            ACETATE

3316  N1  - PREGN-4-ENE-3,20-DIONE, 1-MERCAPTO-, ACETATE

3317  N1  - PREGN-4-ENE-3,20-DIONE, 1-alpha-MERCAPTO-, THIOACETATE (ester)

3318  N1  - PREGN-4-ENE-3,20-DIONE, 6-alpha-METHYL-
      RN  - 903-71-9

3319  N1  - PREGN-4-ENE-3,20-DIONE, 17-METHYL-

3320  N1  - PREGN-4-ENE-3,20-DIONE, 17,19,21-TRIHYDROXY-

3321  N1  - PREGN-5-ENE-16-alpha-METHANOL, 3-beta,20-DIHYDROXY-,
            3,20-DIACETATE

3322  N1  - PREGN-5-ENE-16-alpha-METHANOL, 3-beta,20-beta-DIHYDROXY-,
            TRIACETATE
```

```
3323  N1  - PREGN-4-ENE-3,11,20-TRIONE
      RN  - 516-15-4

3324  N1  - PREGN-4-ENE-3,11,20-TRIONE, 9-BROMO-

3325  N1  - PREGN-4-ENE-3,11,20-TRIONE, 9-alpha-CHLORO-

3326  N1  - PREGN-4-ENE-3,11,20-TRIONE, 12-alpha-CHLORO-

3327  N1  - PREGN-4-ENE-3,11,20-TRIONE, 9-alpha-FLUORO-

3328  N1  - PREGN-4-ENE-3,11,20-TRIONE, 9-FLUORO-17-HYDROXY-, ACETATE

3329  N1  - PREGN-4-ENE-3,11,20-TRIONE, 9-alpha-FLUORO-17-HYDROXY-, ACETATE

3330  N1  - PREGN-4-ENE-3,11,20-TRIONE, 12-alpha-IODO-

3331  N1  - 17-alpha-PREGN-5-EN-3-beta-OL, 16-beta-METHYL-

3332  N1  - PREGN-5-EN-20-ONE, 3-beta-CHLORO-

3333  N1  - PREGN-5-EN-20-ONE, 3-beta-CHLORO-17-alpha-HYDROXY-, ACETATE
            (ester)

3334  N1  - PREGN-5-EN-20-ONE, 3-beta-CHLORO-16-alpha-METHYL-

3335  N1  - 17-alpha-PREGN-5-EN-20-ONE, 3-beta-CHLORO-16-beta-METHYL-

3336  N1  - PREGN-5-EN-20-ONE, 3-beta,17-DIHYDROXY-
      RN  - 387-79-1

3337  N1  - PREGN-5-EN-7-ONE, 3,17-DIHYDROXY-, DIACETATE

3338  N1  - PREGN-4-EN-20-ONE, 3-beta,17-DIHYDROXY-6-alpha-METHYL-, 17-ACETATE
      RN  - 57-16-9

3339  N1  - PREGN-4-EN-3-ONE, 20-alpha-HYDROXY-
      RN  - 145-14-2

3340  N1  - PREGN-4-EN-3-ONE, 20-beta-HYDROXY-
      RN  - 145-15-3

3341  N1  - PREGN-5-EN-20-ONE, 3-beta-HYDROXY-

3342  N1  - PREGN-4-EN-20-ONE, 17-HYDROXY-, ACETATE

3343  N1  - PREGN-5-EN-20-ONE, 3-beta-HYDROXY-16-beta-METHYL-

3344  N1  - PREGN-4-EN-3-ONE, 20-MERCAPTO-

3345  N1  - PREGN-4-EN-3-ONE, 20-THIOXO-

3346  N1  - PREGN-5-ENO(16,17-c)PYRAZOL-20-ONE, 3-beta-HYDROXY-, ACETATE

3347  N1  - 17-alpha-PREGN-5-EN-20-YNE-3-beta,17-DIOL,
            3-(3-CYCLOHEXYLPROPIONATE)

3348  N1  - 5-alpha-PREGN-2-EN-20-YN-17-beta-OL

3349  N1  - 17-alpha-PREGN-4-EN-20-YN-3-ONE, 6-alpha-CHLORO-17-beta-HYDROXY-

3350  N1  - 17-alpha-PREGN-4-EN-20-YN-3-ONE, 11-beta,17-DIHYDROXY-, 17-ACETATE

3351  N1  - 17-alpha-PREGN-4-EN-20-YN-3-ONE, 6-alpha,21-DIMETHYL-17-HYDROXY-

3352  N1  - 17-alpha-PREGN-4-EN-20-YN-3-ONE, 17-HYDROXY-
      RN  - 434-03-7

3353  N1  - 17-alpha-PREGN-4-EN-20-YN-3-ONE, 17-HYDROXY-, and
            trans-alpha,alpha'-DIETHYL-4,4'- STILBENEDIOL

3354  N1  - 17-alpha-PREGN-4-EN-20-YN-3-ONE, 17-HYDROXY-, and
            17-HYDROXYPREGN-4-ENE-3,20-DIONE HEXANOATE

3355  N1  - 17-alpha-PREGN-4-EN-20-YN-3-ONE, 17-HYDROXY-, and
            19-NOR-17-alpha-PREGNA-1,3,5(10)-TRIEN- 20-YNE-3,17-DIOL (1:1000)
      RN  - 53568-84-6

3356  N1  - 17-alpha-PREGN-20-YN-3-ONE, 17-HYDROXY-, O-(p-NITROPHENYL)OXIME
      RN  - 64584-52-7
```

```
3357  N1  - PREMARIN

3358  N1  - PRIMEX
      RN  - 8041-44-9

3359  N1  - PROGESTERONE
      RN  - 57-83-0

3360  N1  - PROLACTIN
      RN  - 9002-62-4

3361  N1  - L-PROLINAMIDE, 5-OXO-L-PROLYL-L-HISTIDYL-
      RN  - 24305-27-9

3362  N1  - L-PROLINAMIDE, 5-OXO-L-PROLYL-L-HISTIDYL-, TARTRATE

3363  N1  - L-PROLINE,
            1-((((4-DIMETHYLAMINO)-1,4,4a,5,5a,6,11,12a-OCTAHYDRO-3,6,10,12,1-
            2a-PENTAHYDROXY-
            6-METHYL-1,11-DIOXO-2-NAPHTHACENYL)CARBONYL)AMINO)METHYL)-
      RN  - 37106-99-3

3364  N1  - PROPANAMIDE,
            2-(4-CHLOROPHENOXY)-2-METHYL-N-(((4-MORPHOLINYLMETHYL)AMINO)CARBO-
            NYL)-
      RN  - 63394-05-8

3365  N1  - PROPANE, 2,2-BIS(p-2,3-EPOXYPROPOXY)PHENYL)-
      RN  - 1675-54-3

3366  N1  - PROPANE, 1-BROMO-
      RN  - 106-94-5

3367  N1  - PROPANE, 1-BUTOXY-2,3-EPOXY-
      RN  - 2426-08-6

3368  N1  - PROPANE, 1-CHLORO-2,3-EPOXY-
      RN  - 106-89-8

3369  N1  - 1,3-PROPANEDIAMINE
      RN  - 109-76-2

3370  N1  - PROPANE, 1,2-DIBROMO-3-CHLORO-
      RN  - 96-12-8

3371  N1  - 1,2-PROPANEDIOL
      RN  - 57-55-6

3372  N1  - 1,2-PROPANEDIOL, 3-(6-AMINO-9H-PURIN-9-YL)-, (S)-
      RN  - 54262-83-8

3373  N1  - 1,2-PROPANEDIOL, 3-CHLORO-
      RN  - 96-24-2

3374  N1  - 1,2-PROPANEDIOL, 3-CHLORO-, (+-)-
      RN  - 52340-46-2

3375  N1  - 1,2-PROPANEDIOL, 3-CHLORO-, (S)-
      RN  - 60827-45-4

3376  N1  - 1,2-PROPANEDIOL, 3-CHLORO-, 1-ACETATE
      RN  - 24573-30-6

3377  N1  - 1,2-PROPANEDIOL, 3-CHLORO-, 1-BENZOATE
      RN  - 3477-94-9

3378  N1  - 1,2-PROPANEDIOL, 3-CHLORO-, CYCLIC SULFITE (ester)

3379  N1  - 1,2-PROPANEDIOL, 3-CHLORO-, DIACETATE
      RN  - 869-50-1

3380  N1  - 1,3-PROPANEDIOL, DIMETHANESULFONATE
      RN  - 15886-84-7

3381  N1  - 1,2-PROPANEDIOL,
            3-((10-ETHYL-11-(p-HYDROXYPHENYL)DIBENZO(b,f)THIEPIN-3-YL)OXY)-
      RN  - 85850-94-8

3382  N1  - 1,2-PROPANEDIOL,
            3-((11-ETHYL-12-(p-HYDROXYPHENYL)-6H-DIBENZO(b,f)THIOCIN-3-YL)OXY-
            )-, HEMIHYDRATE
      RN  - 85864-54-6
```

3383 N1 - 1,2-PROPANEDIOL,
          3-((10-ETHYL-11-(p-HYDROXYPHENYL)DIBENZ(b,f)OXEPIN-3-YL)OXY)-,
          HYDRATE (4:1)
      RN - 85850-93-7

3384 N1 - 1,2-PROPANEDIOL,
          3-((6-ETHYL-5-(p-HYDROXYPHENYL)-11,12-DIHYDRODIBENZO(a,e)CYCLOOCT-
          EN-2-YL) OXY)-
      RN - 85850-95-9

3385 N1 - 1,2-PROPANEDIOL,
          3-((10-ETHYL-11-PHENYLDIBENZO(b,f)THIEPIN-3-YL)OXY)-, compd. with
          ISOPROPYL ALCOHOL (2:1)
      RN - 85850-90-4

3386 N1 - 1,2-PROPANEDIOL,
          3-((11-ETHYL-12-PHENYL-6H-DIBENZO(b,f)THIOCIN-3-YL)OXY)-, HYDRATE
          (4:1)
      RN - 85850-92-6

3387 N1 - 1,2-PROPANEDIOL,
          3-((10-ETHYL-11-PHENYLDIBENZ(b,f)OXEPIN-3-YL)OXY)-
      RN - 85850-89-1

3388 N1 - 1,2-PROPANEDIOL,
          3-((6-ETHYL-5-PHENYL-11,12-DIHYDRODIBENZO(a,e)CYCLOOCTEN-2-YL)OXY-
)-
      RN - 85850-91-5

3389 N1 - 1,2-PROPANEDIOL, 3-MERCAPTO-
      RN - 96-27-5

3390 N1 - 1,2-PROPANEDIOL,
          3-(p-(6-METHOXY-2-PHENYL-3,4-DIHYDRO-1-NAPHTHYL)PHENOXY)-

3391 N1 - 1,3-PROPANEDIOL, 2-METHYL-2-PROPYL-, DICARBAMATE
      RN - 57-53-4

3392 N1 - PROPANE, 1,2-EPOXY-
      RN - 75-56-9

3393 N1 - PROPANE, 1,2-EPOXY-3-PHENOXY-
      RN - 122-60-1

3394 N1 - PROPANENITRILE, 2-(beta-D-GLUCOPYRANOSYLOXY)-2-METHYL-
      RN - 554-35-8

3395 N1 - PROPANE, 2-NITRO-
      RN - 79-46-9

3396 N1 - 1-PROPANESULFONIC ACID, 2,3-DIMERCAPTO-, MONOSODIUM SALT
      RN - 4076-02-2

3397 N1 - PROPANE, 1,2,3-TRIBROMO-
      RN - 96-11-7

3398 N1 - 1,2,3-PROPANETRICARBOXYLIC ACID, 2-HYDROXY-, TRILITHIUM SALT,
          HYDRATE

3399 N1 - PROPANE, 1,2,3-TRICHLORO-
      RN - 96-18-4

3400 N1 - PROPANIMIDAMIDE,
          3-(((2-(((AMINOIMINOMETHYL)AMINO)-4-THIAZOLYL)METHYL)THIO)-N-
          (AMINOSULFONYL)-
      RN - 76824-35-6

3401 N1 - PROPANOIC ACID, 2-(4-CHLOROPHENOXY)-2-METHYL-,
          3,4-DIHYDRO-2,5,7,8-TETRAMETHYL-2-(4,8,12-
          TRIMETHYLTRIDECYL)-2H-1-BENZOPYRAN-6-YL ESTER, (2R(4R,8R))
      RN - 50465-39-9

3402 N1 - PROPANOIC ACID, 2-HYDROXY-, compd. with
          3-(CYCLOBUTYLMETHYL)-6-ETHYL-1,2,3,4,5,6-HEXAHYDRO-
          11,11-DIMETHYL-2,6-METHANO-3-BENZAZOCIN-8-OL (1:1)
      RN - 75639-72-4

3403 N1 - 2-PROPANOL, 1-(o-ALLYLOXYPHENOXY)-3-ISOPROPYLAMINO-, HYDROCHLORIDE
      RN - 6452-73-9

3404 N1 - 1-PROPANOL, 3-AMINO-
      RN - 156-87-6

```
3405  N1  - 2-PROPANOL, 1-AMINO-3-CHLORO-, (-)-

3406  N1  - 2-PROPANOL, 1-AMINO-3-CHLORO-, (+-)-
      RN  - 59348-49-1

3407  N1  - 2-PROPANOL, 1-AMINO-3-CHLORO-, BENZOATE (ester), HYDROCHLORIDE

3408  N1  - 2-PROPANOL, 1-AMINO-3-CHLORO-, HYDROCHLORIDE, (-)-
      RN  - 34839-13-9

3409  N1  - 2-PROPANOL, 1-AMINO-3-CHLORO-, HYDROCHLORIDE, (+-)-
      RN  - 34839-12-8

3410  N1  - 2-PROPANOL,
            1-AMINO-3-(p-(6-METHOXY-2-PHENYL-3,4-DIHYDRO-1-NAPHTHYL)PHENOXY)--
            , HYDROCHLORIDE

3411  N1  - 2-PROPANOL, 1-(tert-BUTYLAMINO)-3-((6-CHLORO-m-TOLYL)OXY)-,
            HYDROCHLORIDE
      RN  - 15148-80-8

3412  N1  - 2-PROPANOL, 1-(tert-BUTYLAMINO)-3-((6-CHLORO-m-TOLYL)OXY)-,
            HYDROCHLORIDE
      RN  - 15148-80-8

3413  N1  - 2-PROPANOL,
            1-(tert-BUTYLAMINO)-3-(o-((TETRAHYDROFURFURYL)OXY)PHENOXY)-,
            HYDROCHLORIDE
      RN  - 35108-88-4

3414  N1  - 2-PROPANOL, 1,1'-(2-BUTYNYLENEDIOXY)BIS(3-CHLORO-
      RN  - 1606-83-3

3415  N1  - 2-PROPANOL, 1-CHLORO-3-(2-HYDROXYETHYL)-
      RN  - 18371-74-9

3416  N1  - 2-PROPANOL, 1-CHLORO-3-ISOPROPOXY-
      RN  - 4288-84-0

3417  N1  - 2-PROPANOL, 1-CHLORO-3-(PENTYLOXY)-
      RN  - 25401-93-8

3418  N1  - 2-PROPANOL,
            1,1'-((1,4-CYCLOHEXYLENE)BIS(METHYLENEOXY))BIS(3-CHLORO-

3419  N1  - 2-PROPANOL, 1,1'-(DECAMETHYLENEDIOXY)BIS(3-CHLORO-
      RN  - 24765-68-2

3420  N1  - 1-PROPANOL, 2,3-DIBROMO-, PHOSPHATE (3:1)
      RN  - 126-72-7

3421  N1  - 2-PROPANOL, 1,3-DICHLORO-, PHOSPHATE (3:1)
      RN  - 13674-87-8

3422  N1  - 1-PROPANOL, 2,3-DIMERCAPTO-
      RN  - 59-52-9

3423  N1  - 1-PROPANOL, 2,3-EPOXY-
      RN  - 556-52-5

3424  N1  - 2-PROPANOL, 1,1'-(ETHYLENEDIOXY)BIS(3-CHLORO-
      RN  - 13078-45-0

3425  N1  - 1-PROPANOL, 3,3'-IMINODI-, DIMETHANESULFONATE (ester),
            p-TOLUENESULFONATE
      RN  - 32784-82-0

3426  N1  - 2-PROPANOL, 1-(1H-INDOL-4-YLOXY)-3-((1-METHYLETHYL)AMINO)-
      RN  - 13523-86-9

3427  N1  - 2-PROPANOL, 1-ISOPROPYLAMINO-3-(p-(2-METHOXYETHYL)PHENOXY)-,
            TARTRATE
      RN  - 74220-04-5

3428  N1  - 2-PROPANOL, 1-(ISOPROPYLAMINO)-3-(p-(2-METHOXYETHYL)PHENOXY)-,
            TARTRATE (2:1)

3429  N1  - 2-PROPANOL, 1-(ISOPROPYLAMINO)-3-(1-NAPHTHYLOXY)-
      RN  - 525-66-6

3430  N1  - 2-PROPANOL, 1-(ISOPROPYLAMINO)-3-(1-NAPHTHYLOXY)-, (+-)-
      RN  - 13013-17-7
```

3431 N1 - 2-PROPANOL, 1-(ISOPROPYLAMINO)-3-(1-NAPHTHYLOXY)-, HYDROCHLORIDE
      RN - 318-98-9

3432 N1 - 2-PROPANOL,
            1-(4-(2-METHOXYETHYL)PHENOXY)-3-((1-METHYLETHYL)AMINO)-, (+-)-
      RN - 37350-58-6

3433 N1 - 2-PROPANOL, 1,1'-(PENTAMETHYLENEDIOXY)BIS(3-CHLORO-
      RN - 24771-52-6

3434 N1 - 2-PROPANOL, 1,1'-(PROPYLENEDIOXY)BIS(3-CHLORO-
      RN - 18371-82-9

3435 N1 - 2-PROPANOL, 1,1'-(TRIMETHYLENEDIOXY)BIS(3-CHLORO-

3436 N1 - 1-PROPANONE, 1-(5-BROMO-2-THIENYL)-, 3-THIOSEMICARBAZONE

3437 N1 - 2-PROPANONE, 1-(4-(CHLOROMETHYL)-1,3-DIOXOLAN-2-YL)-

3438 N1 - 1-PROPANONE,
            1-(2-(beta-D-GLUCOPYRANOSYLOXY)-4,6-DIHYDROXYPHENYL)-3-(4-HYDROXY-
            PHENYL)-
      RN - 60-81-1

3439 N1 - 2-PROPANONE, 1,1,1,3,3,3-HEXAFLUORO-
      RN - 684-16-2

3440 N1 - 2-PROPANONE, HEXAFLUORO-, SESQUIHYDRATE
      RN - 13098-39-0

3441 N1 - 2-PROPANONE, HEXAFLUORO-, TRIHYDRATE
      RN - 34202-69-2

3442 N1 - 1-PROPANONE, 2-METHYL-1,2-DI-3-PYRIDYL-
      RN - 54-36-4

3443 N1 - 1-PROPANONE, 2-METHYL-1,2-DI-3-PYRIDYL-, TARTRATE (1:2)
      RN - 908-35-0

3444 N1 - 2-PROPANONE, TETRACHLORO-

3445 N1 - 2-PROPANONE, 1,1,3,3-TETRACHLORO-
      RN - 632-21-3

3446 N1 - 2-PROPEN-1-AMINE,
            3-(4-BROMOPHENYL)-N,N-DIMETHYL-3-(3-PYRIDINYL)-, DIHYDROCHLORIDE,
            (Z)-
      RN - 60525-15-7

3447 N1 - PROPENE, 3-CHLORO-
      RN - 107-05-1

3448 N1 - PROPIONAMIDE, 3-(((1,4-BENZODIOXAN-2-YL)METHYL)AMINO)-N-METHYL-

3449 N1 - PROPIONAMIDE, N-(2-(6-CHLORO-5-METHOXY-3-INDOLYL)ETHYL)-
      RN - 63762-75-4

3450 N1 - PROPIONAMIDE,
            3-(ETHYLAMINO)-N-METHYL-N-(1,2,3,4-TETRAHYDRO-1-NAPHTHYL)-

3451 N1 - PROPIONAMIDE,
            N-(1-METHYL-2-(1-PIPERIDINYL)ETHYL)-N-(2-PYRIDINYL)-, FUMARATE
      RN - 13717-04-9

3452 N1 - PROPIONAMIDE, N-NITROSO-N-PROPYL-
      RN - 65792-56-5

3453 N1 - PROPIONIC ACID, 2-(3-BENZOYLPHENYL)-
      RN - 22071-15-4

3454 N1 - PROPIONIC ACID, 3-(3-CHLORO-4-CYCLOHEXYLBENZOYL)-
      RN - 32808-51-8

3455 N1 - PROPIONIC ACID, 2-(p-CHLOROPHENOXY)-2-METHYL-, ESTER with
            4-HYDROXY-N,N-DIMETHYLBUTYRAMIDE
      RN - 26717-47-5

3456 N1 - PROPIONIC ACID, 2-(p-CHLOROPHENOXY)-2-METHYL-, ETHYL ESTER
      RN - 637-07-0

```
3457  N1  - PROPIONIC ACID, 2-(4-CHLOROPHENOXY)-2-METHYL-,
            2-(1,2,3,6-TETRAHYDRO-1,3-DIMETHYL-2,6-DIOXO- 7H-PURIN-7-YL)
            ETHYL ESTER
      RN  - 54504-70-0

3458  N1  - PROPIONIC ACID, 2-CHLORO-, SODIUM SALT

3459  N1  - PROPIONIC ACID, 2-((4-CHLORO-o-TOLYL)OXY)-
      RN  - 93-65-2

3460  N1  - PROPIONIC ACID, 2-((4-CHLORO-o-TOLYL)OXY)-, (+)-
      RN  - 16484-77-8

3461  N1  - PROPIONIC ACID, 2-(4-(2,2-DICHLOROCYCLOPROPYL)PHENOXY)-2-METHYL-
      RN  - 52214-84-3

3462  N1  - PROPIONIC ACID, 2-(2,4-DICHLOROPHENOXY)-
      RN  - 120-36-5

3463  N1  - PROPIONIC ACID, 2-(2,4-DICHLOROPHENOXY)-, (+)-

3464  N1  - PROPIONIC ACID, 3,3'-(1,3-DIOXO-1,3-DIGERMOXANYLENE)DI-
      RN  - 27031-31-8

3465  N1  - PROPIONIC ACID, 2-(p-(IMIDAZO(1,2-a)PYRIDIN-2-YL)PHENYL)-
      RN  - 55843-86-2

3466  N1  - PROPIONIC ACID, 2-(METHOXY-2-NAPHTHYL)-, (+)-
      RN  - 22204-53-1

3467  N1  - PROPIONIC ACID,
            3-(p-(6-METHOXY-2-PHENYL-3,4-DIHYDRO-1-NAPHTHYL)PHENOXY)-, ETHYL
            ESTER

3468  N1  - PROPIONIC ACID, 2-(3-PHENOXYPHENYL)-, CALCIUM SALT, dl-
      RN  - 34597-40-5

3469  N1  - PROPIONIC ACID, 2-(2,4,5-TRICHLOROPHENOXY)-
      RN  - 93-72-1

3470  N1  - PROPIONITRILE
      RN  - 107-12-0

3471  N1  - PROPIONITRILE, 3-AMINO-
      RN  - 151-18-8

3472  N1  - PROPIONITRILE, 3-AMINO-, FUMARATE (2:1)
      RN  - 2079-89-2

3473  N1  - PROPIONITRILE,
            2-((4-CHLORO-6-(ETHYLAMINO)-s-TRIAZIN-2-YLAMINO)-2-METHYL-
      RN  - 21725-46-2

3474  N1  - PROPIONITRILE, 3,3'-IMINODI-
      RN  - 111-94-4

3475  N1  - PROPIONITRILE, 3-((3-METHOXYESTRA-1,3,5(10)-TRIEN-17-beta-YL)OXY)-

3476  N1  - PROPIONITRILE, 3-((alpha-METHYLPHENETHYL)AMINO)-,
            MONOHYDROCHLORIDE, (+-)-
      RN  - 18305-29-8

3477  N1  - PROPIONITRILE, TRICHLORO-
      RN  - 12408-07-0

3478  N1  - m-PROPIONOTOLUIDIDE,
            2-METHYL-4'-NITRO-alpha,alpha,alpha-TRIFLOURO-
      RN  - 13311-84-7

3479  N1  - PROPIOPHENONE,
            3-(p-CHLOROPHENYL)-2-PHENYL-4'-(2-(1-PYRROLIDINYL)ETHOXY)-
      RN  - 31349-74-3

3480  N1  - PROPIOPHENONE, 2,3-DIPHENYL-4'-(2-(1-PYRROLIDINYL)ETHOXY)-

3481  N1  - PROPIOPHENONE, 2',4',6'-TRIHYDROXY-3-(p-HYDROXYPHENYL)-,
            PHOSPHATE, POLYESTERS
      RN  - 9014-72-6
```

3482 N1 - PROPYLAMINE,
           N,N-DIETHYL-3-(p-(6-METHOXY-2-PHENYL-3-BENZOFURANYL)PHENOXY)-,
           HYDROCHLORIDE
      RN - 25433-67-4

3483 N1 - PROPYLAMINE,
           N,N-DIMETHYL-3-(DIBENZO(b,e)THIEPIN-delta-sup(11(6H),gamma))-
      RN - 113-53-1

3484 N1 - PROPYLAMINE, N-(2-HYDROXYPROPYL)-N-NITROSO-
      RN - 39603-53-7

3485 N1 - PROPYLAMINE, N-METHYL-N-NITROSO-
      RN - 924-46-9

3486 N1 - PROPYLAMINE, N-(2-OXOPROPYL)-N-NITROSO-
      RN - 39603-54-8

3487 N1 - PROSTA-5,13-DIEN-1-OIC ACID,
           2,2-DIFLUORO-9,11,15-TRIHYDROXY-15-METHYL-, theta-LACTONE,
           (5Z,9-alpha,11-alpha,13E,15S)-
      RN - 62443-67-8

3488 N1 - PROSTA-5,13-DIEN-1-OIC ACID,
           9,15-DIHYDROXY-16,16-DIMETHYL-11-OXO-, (5Z,9-alpha,13E,15S)-
      RN - 85235-22-9

3489 N1 - PROSTA-5,13-DIEN-1-OIC ACID,
           11,15-DIHYDROXY-16,16-DIMETHYL-9-OXO-, (5Z,11-alpha,13E,15R)-
      RN - 39746-25-3

3490 N1 - PROSTA-2,13-DIEN-1-OIC ACID,
           11,15-DIHYDROXY-16,16-DIMETHYL-9-OXO-, METHYL ESTER,
           (2E,11-alpha,13E,15R)-
      RN - 64318-79-2

3491 N1 - PROSTA-5,13-DIEN-1-OIC ACID, 9,15-DIHYDROXY-15-METHYL-11-OXO-,
           (5Z,9-alpha,13E,15S)-
      RN - 85280-90-6

3492 N1 - PROSTA-5,13-DIEN-1-OIC ACID, 11,15-DIHYDROXY-15-METHYL-9-OXO-,
           (5Z,11-alpha,13E,15R)-
      RN - 55028-70-1

3493 N1 - PROSTA-5,13-DIEN-1-OIC ACID, 11,15-DIHYDROXY-15-METHYL-9-OXO-,
           (5Z,11-alpha,13E,15S,17Z)-
      RN - 35700-27-7

3494 N1 - PROSTA-5,12-DIEN-1-OIC ACID, 9,15-DIHYDROXY-11-OXO-,
           (5Z,9-alpha,12E,15S)-
      RN - 64072-89-5

3495 N1 - PROSTA-5,13-DIEN-1-OIC ACID, 9,15-DIHYDROXY-11-OXO-,
           (5Z,9-alpha,13E,15S)-
      RN - 41598-07-6

3496 N1 - PROSTA-5,13-DIEN-1-OIC ACID,
           (5Z,11-alpha,13E,15S)-11,15-DIHYDROXY-9-OXO-
      RN - 363-24-6

3497 N1 - PROSTA-5,13-DIEN-1-OIC ACID, 9,15-DIHYDROXY-11-OXO-,
           lambda-LACTONE, (5Z,9-alpha,13E,15S)-
      RN - 62410-98-4

3498 N1 - PROSTA-5,13-DIEN-1-OIC ACID, 9,15-DIHYDROXY-11-OXO-,
           theta-LACTONE, (5Z,9-alpha,13E,15S)-
      RN - 62410-77-9

3499 N1 - PROSTA-5,13-DIEN-1-OIC ACID, 11,15-DIHYDROXY-9-OXO-,
           lambda-LACTONE, (5Z,11-alpha,13E,15S)-
      RN - 62410-93-9

3500 N1 - PROSTA-5,13-DIEN-1-OIC ACID, 11,15-DIHYDROXY-9-OXO-, MONOSODIUM
           SALT, (5Z,11-alpha,13E,15S)-
      RN - 53697-17-9

3501 N1 - PROSTA-5,13-DIEN-1-OIC ACID, 12-FLUORO-9,11,15-TRIHYDROXY-,
           METHYL ESTER, (+)-, (5Z,9-alpha,11,alpha,13E,15-alpha)-

3502 N1 - PROSTA-5,13-DIEN-1-OIC ACID, 12-FLUORO-9,11,15-TRIHYDROXY-,
           METHYL ESTER, (+)-, (5Z,9-alpha,11-alpha,13E,15-beta)-

3503 N1 - PROSTA-5,13-DIEN-1-OIC ACID, 15-METHYL-9,11-15-TRIHYDROXY-,
         iota-LACTONE, (5Z,9-alpha, 11-alpha,13E,15S)
     RN - 80029-28-3

3504 N1 - PROSTA-5,13-DIEN-1-OIC ACID, 15-METHYL-9,11,15-TRIHYDROXY-,
         theta-LACTONE, (5Z,9-alpha, 11-alpha,13E,15S)
     RN - 62411-08-9

3505 N1 - PROSTA-5,13-DIEN-1-OIC ACID,
         (5Z,9-alpha,11-alpha,13E,15S)-9,11,15-TRIHYDROXY-
     RN - 551-11-1

3506 N1 - PROSTA-5,13-DIEN-1-OIC ACID, 9,11,15-TRIHYDROXY-, iota-LACTONE,
         (5Z,9-alpha,11-alpha, 13E,15S)-
     RN - 62410-84-8

3507 N1 - PROSTA-5,13-DIEN-1-OIC ACID, 9,11,15-TRIHYDROXY-, lambda-LACTONE,
         (5Z,9-alpha,11-alpha, 13E,15S)-
     RN - 55314-49-3

3508 N1 - PROSTA-5,13-DIEN-1-OIC ACID, 9,11,15-TRIHYDROXY-15-METHYL-,
         (5Z,9-alpha,11-alpha,13E,15S)-
     RN - 35700-23-3

3509 N1 - PROSTA-5,13-DIEN-1-OIC ACID, 9,11,15-TRIHYDROXY-, METHYL ESTER,
         (5Z,9-alpha,11-alpha, 13E,15S)-
     RN - 33854-16-9

3510 N1 - PROSTA-5,13-DIEN-1-OIC ACID, 9,11,15-TRIHYDROXY-15-METHYL-,
         lambda-LACTONE, (5Z,9-alpha, 11-alpha,13E,15S)
     RN - 62411-21-6

3511 N1 - PROSTA-5,13-DIEN-1-OIC ACID,
         (5Z,9-alpha,11-alpha,13E,15S)-9,11,15-TRIHYDROXY- compd. with
         TRIMETHYLOLAMINOMETHANE
     RN - 38562-01-5

3512 N1 - PROSTA-5,13-DIEN-1-OIC ACID, 9,11,15-TRIHYDROXY-15-METHYL-,
         (5Z,9-alpha,11-alpha,13E,15S)- compd. with
         2-AMINO-2-(HYDROXYMETHYL)-1,3-PROPANEDIOL (1:1)
     RN - 58551-69-2

3513 N1 - PROSTAGLANDIN A(sup 2)
     RN - 13345-50-1

3514 N1 - PROSTA-5,9,13-TRIEN-1-OIC ACID, 15-HYDROXY-15-METHYL-11-OXO-,
         (5Z,9-alpha,13E,15S)-
     RN - 85235-20-7

3515 N1 - PROST-5-EN-1-OIC ACID, 12-FLUORO-9,11,15-TRIHYDROXY-, METHYL
         ESTER, (+)-, (5Z,9-alpha, 11-alpha,15-alpha)-

3516 N1 - PROST-5-EN-1-OIC ACID, 12-FLUORO-9,11,15-TRIHYDROXY-, METHYL
         ESTER, (+)-, (5Z,9-alpha, 11-alpha,15-beta)-

3517 N1 - PROST-13-EN-1-OIC ACID, 9,11,15-TRIHYDROXY-, lambda-LACTONE,
         (9-alpha,11-alpha,13E,15S)-
     RN - 62411-18-1

3518 N1 - PROST-5-EN-1-OIC ACID, 9,11,15-TRIHYDROXY-, METHYL ESTER, (+)-,
         (5Z,9-alpha,11-alpha,15S*)-

3519 N1 - PROTEINASE, AGKISTRODON RHODOSTOMA VENOM
     RN - 9046-56-4

3520 N1 - PROTEINASE, BACILLUS SPHAERICUS ALKALINE
     RN - 63551-77-9

3521 N1 - PROTEINASE, BOTHROPS VENOM
     RN - 9039-61-6

3522 N1 - PRUNASIN
     RN - 99-18-3

3523 N1 - PRUNUS ARMENIACA L., whole kernels

3524 N1 - PRUNUS EMARGINATA, wood extract

3525 N1 - PSORALEA CORYLIFOLIA L., dry powdered seeds

3526 N1 - PTERYGOTA ALATA (Roxb.) R. Br., extract excluding roots

3527 N1 - PUNICA GRANATUM Linn., fruit skin

3528 N1 - PURINE, 2-AMINO-6-(BENZYLTHIO)-
      RN - 1874-58-4

3529 N1 - PURINE, 2-AMINO-6-((1-METHYL-4-NITROIMIDAZOL-5-YL)THIO)-
      RN - 5581-52-2

3530 N1 - 9H-PURINE, 6-BENZYLAMINO-9-TETRAHYDROPYRAN-2-YL-
      RN - 2312-73-4

3531 N1 - PURINE, 6-(BENZYLTHIO)-
      RN - 724-34-5

3532 N1 - PURINE, 6-CHLORO-
      RN - 87-42-3

3533 N1 - PURINE, 6-((2,4-DINITROPHENYL)THIO)-

3534 N1 - PURINE, 6-((1-METHYL-4-NITROIMIDAZOL-5-YL)THIO)-
      RN - 446-86-6

3535 N1 - PURINE, 6-((1-METHYL-4-NITROIMIDAZOL-5-YL)THIO)-, and
            17,21-DIHYDROXYPREGNA-1,4-DIENE- 3,11,20-TRIONE

3536 N1 - 9H-PURINE, 6-(METHYLTHIO)-9-beta-D-RIBOFURANOSYL-
      RN - 342-69-8

3537 N1 - PURINE, 6-(PENTYLTHIO)-

3538 N1 - PURINE, 6-(PROPYLTHIO)-
      RN - 6288-93-3

3539 N1 - PURINE-6-THIOL
      RN - 50-44-2

3540 N1 - 9H-PURINE-6-THIOL, 9-beta-D-ARABINOFURANOSYL-
      RN - 892-49-9

3541 N1 - PURINE-6-THIOL, MONOHYDRATE
      RN - 6112-76-1

3542 N1 - PURIN-6-THIOL, 3-N-OXIDE
      RN - 145-95-9

3543 N1 - 9H-PURINE-6-THIOL, 9-RIBOFURANOSYL-
      RN - 4988-64-1

3544 N1 - 9H-PURINE-6-THIOL, 9-beta-D-RIBOFURANOSYL-
      RN - 574-25-4

3545 N1 - PURINE-6(1H)-THIONE, 2-AMINO-
      RN - 154-42-7

3546 N1 - 6H-PURIN-6-ONE, 1,7-DIHYDRO-
      RN - 68-94-0

3547 N1 - PV-123
      RN - 79485-03-3

3548 N1 - 2H-PYRAN, 2,2'-(3-CHLOROPROPYLENEDIOXY)BIS(TETRAHYDRO-

3549 N1 - 2H-PYRAN-2,4(3H)-DIONE, 3-ACETYL-6-METHYL-, SODIUM SALT
      RN - 4418-26-2

3550 N1 - 2H-PYRAN-2-ONE, 5,6-DIHYDRO-4-METHOXY-6-STYRYL-, (R)-, mixt. with
            5,6-DIHYDRO-4-METHOXY- 6-PHENETHYL-2H-PYRAN-2-ONE and
            4-METHOXY-6-(p-METHOXYSTYRYL)-2H-PYRAN-2-ONE (2:2:1)

3551 N1 - PYRAZOLE
      RN - 288-13-1

3552 N1 - 1H-PYRAZOLE-3-CARBOXAMIDE,
            1-(3-CHLOROPHENYL)-5-METHOXY-N,N-DIMETHYL-
      RN - 54708-51-9

3553 N1 - PYRAZOLE-3-CARBOXYLIC ACID,
            5-HYDROXY-1-(p-SULFOPHENYL)-4-(p-SULFOPHENYL)AZO-, TRISODIUM SALT
      RN - 1934-21-0

3554 N1 - PYRAZOLE, 3-PHENYL-5-(o-TOLYL)-

```
3555  N1  - 3,5-PYRAZOLIDINEDIONE, 4-BUTYL-1,2-DIPHENYL-
      RN  - 50-33-9

3556  N1  - 3,5-PYRAZOLIDINEDIONE, 4-BUTYL-1-(p-HYDROXYPHENYL)-2-PHENYL-
      RN  - 129-20-4

3557  N1  - 3,5-PYRAZOLIDINEDIONE, 1,2-DIPHENYL-4-(3-METHYL-2-BUTENYL)-
      RN  - 30748-29-9

3558  N1  - 2-PYRAZOLINE-1-CARBOXAMIDE, 4,5-DIOXO-3-METHYL-,
            4-((o-ETHOXYPHENYL)HYDRAZONE)
      RN  - 22948-48-7

3559  N1  - 2-PYRAZOLINE-1-CARBOXAMIDE, 4,5-DIOXO-3-METHYL-,
            4-(2,5-XYLYLHYDRAZONE)
      RN  - 22948-54-5

3560  N1  - 2-PYRAZOLINE-1-CARBOXAMIDE, 4,5-DIOXO-3-METHYL-,
            4-(3,5-XYLYLHYDRAZONE)
      RN  - 34388-24-4

3561  N1  - 4H-PYRAZOLO(1,5-a)INDOLE, 2-(3-METHOXYPHENYL)-

3562  N1  - 4H-PYRAZOLO(1,5-a)INDOLE, 2-PHENYL-

3563  N1  - 8H-PYRAZOLO(5,1-a)ISOINDOLE, 2-PHENYL-
      RN  - 61001-42-1

3564  N1  - PYRAZOLO(5,1-a)ISOQUINOLINE, 5,6-DIHYDRO-2-(3-METHOXYPHENYL)-
      RN  - 61001-30-7

3565  N1  - PYRAZOLO(5,1-a)ISOQUINOLINE, 5,6-DIHYDRO-1-METHYL-2-PHENYL-

3566  N1  - PYRAZOLO(5,1-a)ISOQUINOLINE, 5,6-DIHYDRO-2-PHENYL-
      RN  - 61001-31-8

3567  N1  - PYRAZOLO(5,1-a)ISOQUINOLINE-1-METHANOL, 5,6-DIHYDRO-2-PHENYL-

3568  N1  - PYRAZOLO(5,1-a)ISOQUINOLINE, 2-(m-METHOXYPHENYL)-

3569  N1  - PYRAZOLO(5,1-a)ISOQUINOLINE, 2-PHENYL-
      RN  - 61001-36-3

3570  N1  - 1H-PYRAZOLO(3,4-d)PYRIMIDINE, 4-AMINO-1-METHYL-

3571  N1  - H-PYRAZOLO(3,4-d)PYRIMIDIN-4-OL
      RN  - 315-30-0

3572  N1  - PYRAZOLO(1,5-a)QUINOLINE, 2-(m-(BENZYLOXY)PHENYL)-

3573  N1  - PYRAZOLO(1,5-a)QUINOLINE, 4,5-DIHYDRO-2-(3-ETHOXYPHENYL)-

3574  N1  - PYRAZOLO(1,5-a)QUINOLINE, 4,5-DIHYDRO-2-(3-METHOXYPHENYL)-

3575  N1  - PYRAZOLO(1,5-a)QUINOLINE, 4,5-DIHYDRO-2-PHENYL-

3576  N1  - PYRAZOLO(1,5-a)QUINOLINE, 4,5-DIHYDRO-2-(3-PROPOXYPHENYL)-

3577  N1  - PYRAZOLO(1,5-a)QUINOLINE, 2-(3-METHOXYPHENYL)-

3578  N1  - PYRAZOLO(1,5-a)QUINOLINE, 2-PHENYL-

3579  N1  - PYRETHRUM
      RN  - 8003-34-7

3580  N1  - 1-PYRIDAZINEACETIC ACID, 1,6-DIHYDRO-5-CYANO-3,4-DIPHENYL-6-OXO-,
            ETHYL ESTER

3581  N1  - 3,6-PYRIDAZINEDIONE, 1,2-DIHYDRO-, compd. with 2-AMINOETHANOL

3582  N1  - 3(2H)-PYRIDAZINONE, 5-AMINO-4-CHLORO-2-PHENYL-
      RN  - 1698-60-8

3583  N1  - 3(2H)-PYRIDAZINONE, 4,5-DIHYDRO-6-(p-AMINOPHENYL)-5-METHYL-

3584  N1  - 3(2H)-PYRIDAZINONE, 4-ETHOXY-2-METHYL-5-MORPHOLINO-
      RN  - 38957-41-4

3585  N1  - 3-PYRIDINAMINE,
            N-((2-CHLORO-1-NAPHTHALENYL)METHYLENE)-2,6-DIMETHYL-
      RN  - 38641-70-2
```

```
3586  N1  - 2-PYRIDINEACETAMIDE,
            alpha-(2-(DIISOPROPYLAMINO)ETHYL)-alpha-PHENYL-
      RN  - 3737-09-5

3587  N1  - 2-PYRIDINEACETAMIDE,
            alpha-(2-(DIISOPROPYLAMINO)ETHYL)-alpha-PHENYL-, PHOSPHATE
      RN  - 22059-60-5

3588  N1  - PYRIDINE, AMINO-
      RN  - 26445-05-6

3589  N1  - PYRIDINE,
            2-(2,2-BIS(p-(2-(DIETHYLAMINO)ETHOXY)PHENYL)-1-PHENYLVINYL)-

3590  N1  - 3-PYRIDINECARBOXAMIDE, 6-AMINO-
      RN  - 329-89-5

3591  N1  - 3-PYRIDINECARBOXAMIDE, 1,2-DIHYDRO-2-OXO-N-(2,6-XYLYL)-
      RN  - 57021-61-1

3592  N1  - PYRIDINE, 2-(p-CHLORO-alpha-(2-(DIMETHYLAMINO)ETHYL)BENZYL)-,
            MALEATE (1:1)
      RN  - 113-92-8

3593  N1  - PYRIDINE, 3-(6-CHLORO-3-METHYLINDEN-2-YL)-
      RN  - 2126-63-8

3594  N1  - 2,3-PYRIDINEDICARBOXIMIDE
      RN  - 4664-00-0

3595  N1  - 3,4-PYRIDINEDICARBOXIMIDE
      RN  - 4664-01-1

3596  N1  - 2,3-PYRIDINEDICARBOXIMIDE, N-(2,6-DIOXO-3-PIPERIDYL)-
      RN  - 31804-66-7

3597  N1  - 3,5-PYRIDINEDICARBOXYLIC ACID,
            1,4-DIHYDRO-2,6-DIMETHYL-4-(m-NITROPHENYL)-, 2-(BENZYLMETHYL
            AMINO)ETHYL METHYL ESTER, MONOHYDROCHLORIDE
      RN  - 54527-84-3

3598  N1  - 3,5-PYRIDINEDICARBOXYLIC ACID,
            1,4-DIHYDRO-2,6-DIMETHYL-4-(m-NITROPHENYL)-, BIS(2-PROPOXYETHYL)
            ESTER
      RN  - 22609-73-0

3599  N1  - 3,5-PYRIDINEDICARBOXYLIC ACID,
            1,4-DIHYDRO-2,6-DIMETHYL-4-(2-NITROPHENYL)-, DIMETHYL ESTER
      RN  - 21829-25-4

3600  N1  - 2,6-PYRIDINEDIMETHANOL, alpha-(sup
            6)-(((1,1-DIMETHYLETHYL)AMINO)METHYL)-3-HYDROXY-, DIHYDROCHLORIDE
      RN  - 38029-10-6

3601  N1  - PYRIDINE, 2-((2-(DIMETHYLAMINO)ETHYL)(p-METHOXYBENZYL)AMINO)-
      RN  - 91-84-9

3602  N1  - PYRIDINE, 2-((2-(DIMETHYLAMINO)ETHYL)(p-METHOXYBENZYL)AMINO)-,
            MALEATE (1:1)
      RN  - 59-33-6

3603  N1  - PYRIDINE, 2,2'-DITHIODI-, 1,1'-DIOXIDE

3604  N1  - 2-PYRIDINEETHANOL,
            alpha,alpha-BIS(p-(2-(DIETHYLAMINO)ETHOXY)PHENYL)-beta-PHENYL-

3605  N1  - PYRIDINE, ETHENYL-, 1-OXIDE, HOMOPOLYMER
      RN  - 9045-81-2

3606  N1  - 3-PYRIDINEMETHANOL, 4,6-DIMETHYL-5-HYDROXY-
      RN  - 61-67-6

3607  N1  - 3-PYRIDINEMETHANOL, 4,6-DIMETHYL-5-HYDROXY-, HYDROCHLORIDE
      RN  - 148-51-6

3608  N1  - 3-PYRIDINEMETHANOL and SALICYLIC ACID

3609  N1  - PYRIDINE,
            3-(6-METHOXY-1-(p-METHOXYPHENYL)-3,4-DIHYDRO-2-NAPHTHYL)-,
            HYDROCHLORIDE
```

3610 N1 - PYRIDINE, 2-(6-METHOXY-2-PHENYL-3,4-DIHYDRO-1-NAPHTHYL)-

3611 N1 - PYRIDINE, 4-(6-METHOXY-2-PHENYL-3,4-DIHYDRO-1-NAPHTHYL)-

3612 N1 - PYRIDINE-1-OXIDE, 2,2'-DITHIOBIS-, MAGNESIUM SULFATE, TRIHYDRATE

3613 N1 - PYRIDINE, 3-(2-PIPERIDINYL)-, MONOHYDROCHLORIDE, (S)-
     RN - 53912-89-3

3614 N1 - 1(4H)-PYRIDINEPROPIONIC ACID, alpha-AMINO-3-HYDROXY-4-OXO-
     RN - 10182-82-8

3615 N1 - PYRIDINIUM,
          1-((7-(((2-AMINO-4-THIAZOLYL)((1-CARBOXY-1-METHYLETHOXY)IMINO)ACE-
          TYL)AMINO)-2-
          CARBOXY-8-OXO-5-THIA-1-AZABICYCLO(4.2.0)OCT-2-EN-3-YL)METHYL)-,
          HYDROXIDE, inner salt, (6R-(6-alpha,7-beta(Z)))-, PENTAHYDRATE
     RN - 72558-82-8

3616 N1 - PYRIDINIUM,
          1-((2-CARBOXY-8-OXO-7-(2-(2-THIENYL)ACETAMIDO)-5-THIA-1-AZABICYCL-
          O(4.2.0)OCT- 2-EN-3-YL)METHYL)-, HYDROXIDE, inner salt
     RN - 50-59-9

3617 N1 - 2(1H)-PYRIDINONE, 6-CYCLOHEXYL-1-HYDROXY-4-METHYL-, compd. with
          2-AMINOETHANOL (1:1)
     RN - 41621-49-2

3618 N1 - 6H-PYRIDO(2,3-b)(1,4)BENZODIAZEPIN-6-ONE,
          5,11-DIHYDRO-11-((4-METHYL-1-PIPERAZINYL)ACETYL)-, DIHYDROCHLORIDE
     RN - 29868-97-1

3619 N1 - 6H-PYRIDO(2,3-b)(1,4)BENZODIAZEPIN-6-ONE,
          5,11-DIHYDRO-11-((4-METHYL-1-PIPERAZINYL)ACETYL)-,
          DIHYDROCHLORIDE, HYDRATE

3620 N1 - 6H-PYRIDO(4,3-b)CARBAZOL-9-OL, 5,11-DIMETHYL-
     RN - 51131-85-2

3621 N1 - 9H-PYRIDO(3,4-b)INDOLE
     RN - 244-63-3

3622 N1 - 9H-PYRIDO(3,4-b)INDOLE, 7-METHOXY-1-METHYL-, mixed with
          7-METHOXY-1-METHYL-4,9-DIHYDRO-3H- PYRIDO(3,4-b)INDOLE
          HYDROCHLORIDE (2:1)

3623 N1 - 1H-PYRIDO(3,4-b)INDOLE, 2,3,4,9-TETRAHYDRO-6-METHOXY-
     RN - 20315-68-8

3624 N1 - 2(1H)-PYRIDONE, 1-(2-(4-o-TOLYL-1-PIPERAZINYL)ETHYL)-,
          MONOHYDROCHLORIDE
     RN - 4949-11-5

3625 N1 - PYRIDO(2,3-d)PYRIMIDINE-6-CARBOXYLIC ACID,
          5,8-DIHYDRO-8-ETHYL-5-OXO-2-(1-PIPERAZINYL)-
     RN - 51940-44-4

3626 N1 - PYRIDOXOL HYDROCHLORIDE
     RN - 58-56-0

3627 N1 - 2-PYRIMIDINAMINE,
          4-(2-(1-METHYL-5-NITRO-1H-IMIDAZOL-2-YL)ETHENYL)-, (E)-
     RN - 62973-76-6

3628 N1 - PYRIMIDINE, 6-BUTYL-2,4-DIAMINO-5-PHENYL-
     RN - 27653-51-6

3629 N1 - 1(2H)-PYRIMIDINECARBOXAMIDE,
          3,4-DIHYDRO-2,4-DIOXO-5-FLUORO-N-HEXYL-

3630 N1 - 2,4-PYRIMIDINEDIAMINE, 5-(p-CHLOROPHENYL)-6-ETHYL-
     RN - 58-14-0

3631 N1 - PYRIMIDINE, 2,4-DIAMINO-5-(3,4-DICHLOROPHENYL)-6-METHYL-
     RN - 7761-45-7

3632 N1 - PYRIMIDINE, 2,4-DIAMINO-6-ETHYL-5-PHENYL-
     RN - 27653-49-2

3633 N1 - PYRIMIDINE, 2,4-DIAMINO-6-ISOPROPYL-5-PHENYL-

3634 N1 - PYRIMIDINE, 2,4-DIAMINO-6-METHYL-5-PHENYL-
      RN - 18588-50-6

3635 N1 - PYRIMIDINE, 2,4-DIAMINO-5-PHENYL-
      RN - 18588-49-3

3636 N1 - PYRIMIDINE, 2,4-DIAMINO-5-PHENYL-6-PROPYL-
      RN - 27653-50-5

3637 N1 - PYRIMIDINE, 2,4-DIAMINO-5-(3,4,5-TRIMETHOXYBENZYL)-
      RN - 738-70-5

3638 N1 - PYRIMIDINE, 2-((2-(DIMETHYLAMINO)ETHYL)(p-METHOXYBENZYL)AMINO)-
      RN - 91-85-0

3639 N1 - 4,6(1H,5H)-PYRIMIDINEDIONE, DIHYDRO-5-ETHYL-5-PHENYL-, and
           5-ETHYL-5-PHENYLBARBITURIC ACID

3640 N1 - 4,6(1H,5H)-PYRIMIDINEDIONE, 5-ETHYLDIHYDRO-5-PHENYL-
      RN - 125-33-7

3641 N1 - 2,4-(1H,3H)-PYRIMIDINEDIONE,
           1-(2-((2-HYDROXY-3-(2-METHYLPHENOXY)PROPYL)AMINO)ETHYL)-
           5-METHYL-, HYDROCHLORIDE

3642 N1 - PYRIMIDINE,
           4-METHOXY-2-(5-METHOXY-3-METHYL-1H-PYRAZOL-1-YL)-6-METHYL-
      RN - 18694-40-1

3643 N1 - 2,4,5,6(1H,3H)-PYRIMIDINETETRONE, MONOHYDRATE
      RN - 3237-50-1

3644 N1 - 2.4.6(1H,3H,5H)-PYRIMIDINETRIONE, 5,5-DIETHYL-, mixed with
           4-(DIMETHYLAMINO)-1,2-DIHYDRO-
           1,5-DIMETHYL-2-PHENYL-3H-PYRAZOL-3-ONE
      RN - 8015-18-7

3645 N1 - 2(1H)-PYRIMIDINONE, 4-AMINO-1-beta-D-ARABINOFURANOSYL-,
           MONOHEXADECANOATE (ESTER)
      RN - 41948-17-8

3646 N1 - PYROCATECHOL
      RN - 120-80-9

3647 N1 - PYROCATECHOL, 4-(2-AMINOETHYL)-
      RN - 51-61-6

3648 N1 - PYROCATECHOL, 4-(2-AMINOETHYL)-, HYDROCHLORIDE
      RN - 62-31-7

3649 N1 - PYROCATECHOL, 4-(2-AMINOPROPYL)-, (S)-(+)-
      RN - 14513-20-3

3650 N1 - PYROCATECHOL, 4,4'-(1,2-DIETHYLETHYLENE)DI-
      RN - 79199-51-2

3651 N1 - PYROGALLOL
      RN - 87-66-1

3652 N1 - PYROGEN

3653 N1 - PYROSULFUROUS ACID, DISODIUM SALT
      RN - 7681-57-4

3654 N1 - PYRROLE-1-ACETAMIDE, N,N-DIETHYL-2,4-DINITRO-
      RN - 1435-07-0

3655 N1 - 1H-PYRROLE-2-ACETIC ACID, 1-METHYL-5-(4-METHYLBENZOYL)-, SODIUM
           SALT, DIHYDRATE

3656 N1 - PYRROLE-2-ACETIC ACID, 1-METHYL-5-p-TOLUOYL-
      RN - 26171-23-3

3657 N1 - 2-PYRROLEACETIC ACID, 1-METHYL-5-(p-TOLUOYL)-, SODIUM SALT
      RN - 35711-34-3

3658 N1 - PYRROLIDINE,
           1-(2-(4-(1,2-BIS(4-METHOXYPHENYL)-1-BUTENYL)PHENOXY)ETHYL)-
      RN - 35386-89-1

3659 N1 - PYRROLIDINE,
        1-(2-(p-(1,2-BIS(p-METHOXYPHENYL)-1-BUTENYL)PHENOXY)ETHYL)-,
        HYDROCHLORIDE, (E)-
     RN - 35278-53-6

3660 N1 - PYRROLIDINE,
        1-(2-(p-(1,2-BIS(p-METHOXYPHENYL)-3-METHYL-1-BUTENYL)PHENOXY)ETHY-
        L)-, HYDROCHLORIDE
     RN - 42824-37-3

3661 N1 - 1,2-PYRROLIDINECARBOXYLIC ACID, 1-BENZYL-2-VINYL ESTER

3662 N1 - 1-PYRROLIDINECARBOXYLIC ACID,
        1-(D-3-MERCAPTO-2-METHYL-1-PROPIONYL-, L- (S,S)
     RN - 62571-86-2

3663 N1 - PYRROLIDINE,
        1-(2-(4-(3-(4-CHLOROPHENYL)-2,2-DIMETHYL-7-METHOXY-2H-1-BENZOPYRA-
        N-4-YL) PHENOXY)ETHYL)-, HYDROCHLORIDE
     RN - 57897-55-9

3664 N1 - 1,2-PYRROLIDINEDICARBOXYLIC ACID, 1-BENZYL ESTER, L-
     RN - 1148-11-4

3665 N1 - 1,2-PYRROLIDINEDICARBOXYLIC ACID, 1-BENZYL 2-(1,2-DIBROMOETHYL)
        ESTER

3666 N1 - PYRROLIDINE,
        1-(2-(4-(2,2-DIETHYL-7-METHOXY-3-PHENYL-2H-1-BENZOPYRAN-4-YL)PHEN-
        OXY)ETHYL)-, HYDROCHLORIDE
     RN - 57897-58-2

3667 N1 - PYRROLIDINE,
        1-(2-(4-(3,4-DIHYDRO-2,2-DIETHYL-7-METHOXY-3-PHENYL-2H-1-BENZOPYR-
        AN-4-YL) PHENOXY)ETHYL)-, HYDROCHLORIDE

3668 N1 - PYRROLIDINE,
        1-(2-(4-(3,4-DIHYDRO-2,2-DIMETHYL-7-METHOXY-3-PHENYL-2H-1-BENZOPY-
        RAN-4-YL) PHENOXY)ETHYL)-
     RN - 51423-20-2

3669 N1 - PYRROLIDINE,
        1-(2-(4-(3,4-DIHYDRO-2,2-DIMETHYL-7-METHOXY-4-PHENYL-2H-1-BENZOPY-
        RAN-3-YL) PHENOXY)ETHYL)-, (E)-
     RN - 84394-37-6

3670 N1 - PYRROLIDINE,
        1-(2-(4-(3,4-DIHYDRO-2,2-DIMETHYL-7-METHOXY-3-PHENYL-2H-1-BENZOPY-
        RAN-4-YL) PHENOXY)ETHYL)-, HYDROCHLORIDE, (E)-

3671 N1 - PYRROLIDINE,
        1-(3-(4-(3,4-DIHYDRO-2,2-DIMETHYL-7-METHOXY-3-PHENYL-2H-1-BENZOPY-
        RAN-4-YL) PHENOXY)PROPYL)-, HYDROCHLORIDE, (E)-
     RN - 84394-09-2

3672 N1 - PYRROLIDINE,
        1-(2-(4-(3,4-DIHYDRO-7-METHOXY-3-PHENYL-2H-1-BENZOPYRAN-4-YL)PHEN-
        OXY)ETHYL)-, (E)-
     RN - 33382-08-0

3673 N1 - PYRROLIDINE,
        1-(2-(4-(3,4-DIHYDRO-7-METHOXY-3-PHENYL-2H-1-BENZOPYRAN-4-YL)PHEN-
        OXY)ETHYL)-, (Z)-
     RN - 33382-06-8

3674 N1 - PYRROLIDINE,
        1-(2-(p-(3,4-DIHYDRO-6-METHOXY-2-PHENYL-1-NAPHTHYL)PHENOXY)ETHYL)-
     RN - 1845-11-0

3675 N1 - PYRROLIDINE,
        1-(2-(p-(3,4-DIHYDRO-6-METHOXY-2-PHENYL-1-NAPHTHYL)PHENOXY)ETHYL)-
        -, HYDROCHLORIDE
     RN - 1847-63-8

3676 N1 - PYRROLIDINE,
        1-(2-(p-(6,7-DIHYDRO-2-PHENYL-5H-INDENO(5,6-b)FURAN-3-YL)PHENOXY)-
        ETHYL)-, HYDROCHLORIDE
     RN - 25439-45-6

3677 N1 - PYRROLIDINE,
        1-(2-(p-(5,6-DIMETHOXY-2-PHENYL-3-BENZOFURANYL)PHENOXY)ETHYL)-,
        HYDROCHLORIDE
     RN - 3333-83-3

3678 N1 - PYRROLIDINE,
        1,1'-(((1,2-DIMETHYLETHYLENE)BIS(p-PHENYLENEOXYETHYLENE))DI-, meso-
     RN - 15515-44-3

3679 N1 - PYRROLIDINE,
        1-(2-(p-(alpha,beta-DIMETHYL-p-METHOXYPHENETHYL)PHENOXY)ETHYL)-,
        HYDROCHLORIDE, erythro-
     RN - 15515-45-4

3680 N1 - PYRROLIDINE,
        1-(2-(4-(2,2-DIMETHYL-7-METHOXY-3-PHENYL-2H-1-BENZOPYRAN-4-YL)PHE-
        NOXY)ETHYL)-
     RN - 53996-41-1

3681 N1 - PYRROLIDINE,
        1-(2-(3-(2,2-DIMETHYL-7-METHOXY-3-PHENYL-2H-1-BENZOPYRAN-4-YL)PHE-
        NOXY)ETHYL)-, HYDROCHLORIDE
     RN - 84394-15-0

3682 N1 - PYRROLIDINE,
        1-(2-(4-(2,2-DIMETHYL-7-METHOXY-3-PHENYL-2H-1-BENZOPYRAN-4-YL)PHE-
        NOXY)ETHYL)-, HYDROCHLORIDE
     RN - 57897-49-1

3683 N1 - PYRROLIDINE,
        2,2-DIMETHYL-1-(2-(p-(6-METHOXY-2-PHENYL-2-INDENYL)PHENOXY)ETHYL)-
        -, HYDROCHLORIDE

3684 N1 - PYRROLIDINE,
        1-(2-((2,2-DIMETHYL-4-(4-METHOXYPHENYL)-3-PHENYL-2H-1-BENZOPYRAN--
        7-YL)OXY) ETHYL)-, HYDROCHLORIDE
     RN - 57897-53-7

3685 N1 - PYRROLIDINE,
        1-(2-(p-(alpha,beta-DIMETHYL-p-METHOXYSTYRYL)PHENOXY)ETHYL)-,
        HYDROCHLORIDE, (E)-
     RN - 15542-06-0

3686 N1 - PYRROLIDINE,
        1-(2-(4-(2,2-DIMETHYL-3-PHENYL-2H-1-BENZOPYRAN-4-YL)PHENOXY)ETHYL-
)-, HYDROCHLORIDE
     RN - 57897-51-5

3687 N1 - PYRROLIDINE, 1,1'-((DIMETHYLVINYLENE)BIS(p-PHENYLENEOXY))DI-,
        DIHYDROCHLORIDE, (E)-
     RN - 21853-05-4

3688 N1 - PYRROLIDINE, 1-(2-(p-(2,4-DIPHENYL-3-FURYL)PHENOXY)ETHYL)-
     RN - 54756-54-6

3689 N1 - PYRROLIDINE, 1-(2-(p-(4,5-DIPHENYL-3-FURYL)PHENOXY)ETHYL)-,
        OXALATE, HYDRATE

3690 N1 - PYRROLIDINE, 1-(2-(p-(2,3-DIPHENYL-1-PROPENYL)PHENOXY)ETHYL)-

3691 N1 - PYRROLIDINE,
        1-(2-(p-(3-(m-FLUOROPHENYL)-2-PHENYL-1-PROPENYL)PHENOXY)ETHYL)-

3692 N1 - PYRROLIDINE,
        1-(2-(p-(2-(m-METHOXYBENZYL)-1-METHYL-2-PHENYL-1-BUTENYL)PHENOXY)-
        ETHYL)-

3693 N1 - PYRROLIDINE, 1-(((4-METHOXY(1,1'-BIPHENYL)-3-YL)METHYL)-
     RN - 66839-98-3

3694 N1 - PYRROLIDINE,
        1-(2-(p-(7-METHOXY-2,2-DIMETHYL-3-PHENYL-4-CHROMANYL)PHENOXY)ETHY-
        L)-, trans-
     RN - 31477-60-8

3695 N1 - PYRROLIDINE,
        1-(2-(p-(6-METHOXY-2-PHENYL-3-BENZOFURANYL)PHENOXY)ETHYL)-,
        HYDROCHLORIDE
     RN - 3333-85-5

3696 N1 - PYRROLIDINE,
            1-(3-(p-(6-METHOXY-2-PHENYL-3-BENZOFURANYL)PHENOXY)PROPYL)-,
            HYDROCHLORIDE
       RN - 25433-68-5

3697 N1 - PYRROLIDINE,
            1-(2-(4-(7-METHOXY-3-PHENYL-2H-1-BENZOPYRAN-4-YL)PHENOXY)ETHYL)-

3698 N1 - PYRROLIDINE,
            1-(2-(4-(6-METHOXY-2-PHENYLBENZO(b)THIEN-3-YL)PHENOXY)ETHYL)-,
            HYDROCHLORIDE
       RN - 34289-01-5

3699 N1 - PYRROLIDINE,
            1-(2-(4-(7-METHOXY-3-PHENYL-1H-2-BENZOTHIOPYRAN-4-YL)PHENOXY)ETHY-
            L)-, HYDROCHLORIDE
       RN - 36266-82-7

3700 N1 - PYRROLIDINE,
            1-(2-(4-(7-METHOXY-3-PHENYL-2H-1-BENZOTHIOPYRAN-4-YL)PHENOXY)ETHY-
            L)-, HYDROCHLORIDE

3701 N1 - PYRROLIDINE,
            1-(p-(6-METHOXY-2-PHENYL-3,4-DIHYDRO-1-NAPHTHYL)PHENETHYL)-,
            HYDROCHLORIDE

3702 N1 - PYRROLIDINE,
            1-(2-(p-(6-METHOXY-2-PHENYL-3,4-DIHYDRO-1-NAPHTHYL)PHENOXY)ETHYL)-
            -, HYDROCHLORIDE

3703 N1 - PYRROLIDINE,
            4-(p-(6-METHOXY-2-PHENYL-3,4-DIHYDRO-1-NAPHTHYL)PHENYL)BUTYL)-,
            HYDROCHLORIDE

3704 N1 - PYRROLIDINE,
            1-(3-(p-(6-METHOXY-2-PHENYL-3,4-DIHYDRO-1-NAPHTHYL)PHENYL)PROPYL)-
            -, HYDROCHLORIDE

3705 N1 - PYRROLIDINE,
            1-(2-(p-(5-METHOXY-2-PHENYL-1-INDANYL)PHENOXY)ETHYL)-, (E)-

3706 N1 - PYRROLIDINE,
            1-(2-(p-(6-METHOXY-2-PHENYL-2-INDENYL)PHENOXY)ETHYL)-,
            HYDROCHLORIDE

3707 N1 - PYRROLIDINE,
            1-(2-(p-(7-METHOXY-2-PHENYLNAPHTHO(2,1-b)FURAN-1-YL)PHENOXY)ETHYL-
)-, HYDROCHLORIDE
       RN - 25433-87-8

3708 N1 - PYRROLIDINE,
            1-(2-(4-(1-(4-METHOXYPHENYL)-2-NITRO-2-PHENYLETHENYL)PHENOXY)ETHY-
            L)-, (Z)-
       RN - 52235-18-4

3709 N1 - PYRROLIDINE,
            1-(2-(4-(1-(4-METHOXYPHENYL)-2-NITRO-2-PHENYLETHENYL)PHENOXY)ETHY-
            L)- 2-HYDROXY-1,2,3-PROPANETRICARBOXYLATE (1:1)
       RN - 5863-35-4

3710 N1 - PYRROLIDINE,
            1-(2-(p-(alpha-(p-METHOXYPHENYL)-beta-NITROSTYRYL)PHENOXY)ETHYL)-
       RN - 10448-84-7

3711 N1 - PYRROLIDINE,
            1-(2-((1-(p-METHOXYPHENYL)-2-PHENYLNAPHTHO(2,1-b)FURAN-8-YL)OXY)E-
            THYL)-, HYDROCHLORIDE
       RN - 25439-33-2

3712 N1 - PYRROLIDINE,
            1-(2-(p-(3-(m-METHOXYPHENYL)-2-PHENYL-1-PENTENYL)PHENOXY)ETHYL)-

3713 N1 - PYRROLIDINE,
            1-(2-(p-(3-(m-METHOXYPHENYL)-2-PHENYL-1-PROPENYL)PHENOXY)ETHYL)-

3714 N1 - PYRROLIDINE,
            1-(2-(p-(3-(p-METHOXYPHENYL)-2-PHENYL-1-PROPENYL)PHENOXY)ETHYL)-

3715 N1 - PYRROLIDINE, 1-(3,4-(METHYLENEDIOXY)BENZOYL)-

3716 N1 - PYRROLIDINE, 1-(2-(p-(2-PHENYL-3-BENZOFURANYL)PHENOXY)ETHYL)-,
          HYDROCHLORIDE
      RN - 25433-79-8

3717 N1 - PYRROLIDINE,
            1-(2-(p-(2-PHENYL-3,4-DIHYDRO-1-NAPHTHYL)PHENOXY)ETHYL)-,
            HYDROCHLORIDE

3718 N1 - PYRROLIDINE,
            1-(2-(p-(2-PHENYLNAPHTHO(2,1-b)FURAN-1-YL)PHENOXY)ETHYL)-
      RN - 24365-61-5

3719 N1 - PYRROLIDINE,
            1-(2-(p-(2-PHENYLNAPHTHO(1,2-b)FURAN-1-YL)PHENOXY)ETHYL)-,
            HYDROCHLORIDE
      RN - 25439-42-3

3720 N1 - PYRROLIDINE,
            1-(2-(p-(2-PHENYLNAPHTHO(2,1-b)FURAN-1-YL)PHENOXY)ETHYL)-,
            HYDROCHLORIDE
      RN - 29166-48-1

3721 N1 - PYRROLIDINE,
            1-(2-(p-(2-PHENYL-6-(2-(1-PYRROLIDINYL)ETHOXY)BENZO(b)THIEN-3-YL)-
            PHENOXY) ETHYL)-, DIHYDROCHLORIDE

3722 N1 - PYRROLIDINE,
            1-(2-(p-(4-TETRAHYDRO-2,4-DIPHENYL-3-FURYL)PHENOXY)ETHYL)-,
            OXALATE, (2-alpha,3-beta,4-beta)-
      RN - 54282-47-2

3723 N1 - PYRROLIDINE,
            1-(2-(p-(6,7,8,9-TETRAHYDRO-2-PHENYL-5H-CYCLOPENTA(f)BENZOFURAN-3-
            -YL)PHENOXY) ETHYL)-, HYDROCHLORIDE
      RN - 29325-83-5

3724 N1 - PYRROLIDINE,
            1-(2-(p-(5,6,7,8-TETRAHYDRO-2-PHENYLNAPHTHO(2,3-b)FURAN-3-YL)PHEN-
            OXY)ETHYL)-, HYDROCHLORIDE
      RN - 25439-49-0

3725 N1 - PYRROLIDINIUM, 1,1-DIETHYL-3-DIPHENYLMETHYLENE-2-METHYL-, BROMIDE
      RN - 4630-95-9

3726 N1 - PYRROLIDINIUM, 1,1-DIMETHYL-3-HYDROXY-, BROMIDE,
            alpha-CYCLOPENTYLMANDELATE
      RN - 596-51-0

3727 N1 - 3-PYRROLIDINOL, 1-NITROSO-
      RN - 56222-35-6

3728 N1 - 2-PYRROLIDINONE, 1-ETHYL-4-(2-MORPHOLINOETHYL)-3,3-DIPHENYL-
      RN - 309-29-5

3729 N1 - 2-PYRROLIDINONE, 1-ETHYL-4-(2-MORPHOLINOETHYL)-3,3-DIPHENYL-,
            MONOHYDROCHLORIDE, MONOHYDRATE
      RN - 7081-53-0

3730 N1 - 2-PYRROLIDINONE,
            1-(2-(p-(6-METHOXY-2-PHENYLBENZO(b)THIEN-3-YL)PHENOXY)ETHYL)-

3731 N1 - 2-PYRROLIDINONE, 1-METHYL-
      RN - 872-50-4

3732 N1 - 1H-PYRROLIZINE-7-METHANOL, 2,3-DIHYDRO-1-HYDROXY-, (S)-
      RN - 26400-24-8

3733 N1 - PYRROLO(2,3-b)INDOLE,
            1,2,3,3a,8,8a-HEXAHYDRO-5-HYDROXY-1,3a,8-TRIMETHYL-,
            METHYLCARBAMATE (ester), (3aS-cis)-, SULFATE (2:1)
      RN - 64-47-1

3734 N1 - 9H-PYRROLO(1',2'':2,3)ISOINDOLO(4,5,6-cd)INDOL-9-ONE,
            10-ACETYL-2,6,6a,7,11a,11b-HEXAHYDRO- 11-HYDROXY-7,7-DIMETHYL-,
            (6a-alpha,11a,11b-alpha)-
      RN - 18172-33-3

3735 N1 - 5H-PYRROLO(3,4-b)PYRAZINE, 5,7(6H)-DIOXO-
      RN - 4933-19-1

3736 N1 - 5H-PYRROLO(3,4-d)PYRIMIDINE, 5,7(6H)-DIOXO-
      RN - 56606-38-3

3737 N1 - PYRROLO(2,1-b)QUINAZOLIN-3-OL, 1,2,3,9-TETRAHYDRO-
      RN - 6159-55-3

3738 N1 - QUINAZOLINE,
            4-AMINO-6,7-DIMETHOXY-2-(4-(2-FUROYL)PIPERAZIN-1-YL)-,
            HYDROCHLORIDE
      RN - 19237-84-4

3739 N1 - 2,4(1H,3H)-QUINAZOLINEDIONE
      RN - 86-96-4

3740 N1 - 6-QUINAZOLINESULFONAMIDE,
            1,2,3,4-TETRAHYDRO-7-CHLORO-2-METHYL-4-OXO-3-o-TOLYL-
      RN - 17560-51-9

3741 N1 - 4(1H)-QUINAZOLINONE, 2,3-DIHYDRO-1-(MORPHOLINOACETYL)-3-PHENYL-
      RN - 19395-58-5

3742 N1 - 4(1H)-QUINAZOLINONE, 2,3-DIHYDRO-2-(1-NAPHTHYL)-
      RN - 31785-60-1

3743 N1 - 2(1H)-QUINAZOLINONE, 4-(p-FLUOROPHENYL)-1-ISOPROPYL-7-METHYL-

3744 N1 - 4(3H)-QUINAZOLINONE, 3-(2-HYDROXY-p-TOLYL)-2-METHYL-
      RN - 36556-91-9

3745 N1 - 4(3H)-QUINAZOLINONE, 3-(4-HYDROXY-o-TOLYL)-2-METHYL-
      RN - 5060-52-6

3746 N1 - 4(3H)-QUINAZOLINONE, 3-ISOPROPYL-2-(p-METHOXYPHENYL)-
      RN - 32700-76-8

3747 N1 - 4(3H)-QUINAZOLINONE, 2-METHYL-3-o-TOLYL-
      RN - 72-44-6

3748 N1 - 4(3H)-QUINAZOLINONE, 2-METHYL-3-o-TOLYL-, HYDROCHLORIDE
      RN - 340-56-7

3749 N1 - QUININE
      RN - 130-95-0

3750 N1 - QUININE, FORMATE (SALT)
      RN - 130-90-5

3751 N1 - QUININE, SULFATE
      RN - 804-63-7

3752 N1 - QUINOLINE, 8-((4-AMINO-1-METHYLBUTYL)AMINO)-6-METHOXY-, PHOSPHATE
            (1:2)
      RN - 63-45-6

3753 N1 - 3-QUINOLINECARBOXYLIC ACID,
            1,4-DIHYDRO-1-ETHYL-6-FLUORO-7-(4-METHYL-1-PIPERAZINYL)-

3754 N1 - 3-QUINOLINECARBOXYLIC ACID,
            1,4-DIHYDRO-1-ETHYL-6-FLUORO-4-OXO-7-(1-PIPERAZINYL)-
      RN - 70458-96-7

3755 N1 - QUINOLINE, 7-CHLORO-4-((4-(DIETHYLAMINO)-1-METHYLBUTYL)AMINO)-
      RN - 54-05-7

3756 N1 - QUINOLINE, 7-CHLORO-4-(4-DIETHYLAMINO-1-METHYL-BUTYLAMINO)-,
            DIPHOSPHATE
      RN - 50-63-5

3757 N1 - QUINOLINE, 7-CHLORO-4((4-(DIETHYLAMINO)-1-METHYLBUTYL)AMINO)-,
            PHOSPHATE (1:1)
      RN - 1446-17-9

3758 N1 - QUINOLINE, 4-(p-(DIMETHYLAMINO)STYRYL)-
      RN - 897-55-2

3759 N1 - QUINOLINE, 4-(p-(DIMETHYLAMINO)STYRYL)-6,8-DIMETHYL-
      RN - 19716-21-3

3760 N1 - QUINOLINE, 4-(p-(DIMETHYLAMINO)STYRYL)-, MONOHYDROCHLORIDE
      RN - 21970-53-6

3761 N1 - QUINOLINE, 2-(4-(3-(3-INDOLYL)PROPYL)-1-PIPERAZINYL)-, DIMALEATE

3762 N1 - QUINOLINE, 8-NITRO-
      RN - 607-35-2

3763 N1 - QUINOLINE, 4-NITRO-, 1-OXIDE
      RN - 56-57-5

3764 N1 - QUINOLINIUM,
            2-(N-(p-(BIS(2-CHLOROETHYL)AMINO)PHENYL)FORMIMIDOYL)-1-METHYL-,
            CHLORIDE
      RN - 25843-64-5

3765 N1 - QUINOLINIUM,
            6-(DIMETHYLAMINO)-2-(2-(2,5-DIMETHYL-1-PHENYLPYRROL-3-YL)VINYL)-1-
            -METHYL-, salt with 4,4'-METHYLENEBIS(3-HYDROXY-2-NAPHTHOIC ACID)
            (2:1)
      RN - 3546-41-6

3766 N1 - 8-QUINOLINOL
      RN - 148-24-3

3767 N1 - 8-QUINOLINOL, 5-CHLORO-7-IODO-
      RN - 130-26-7

3768 N1 - 2(1H)-QUINOLINONE,
            5-(3-((1,1-DIMETHYLETHYL)AMINO)-2-HYDROXYPROPOXY)-3,4-DIHYDRO-,
            MONOHYDROCHLORIDE
      RN - 51781-21-6

3769 N1 - 2(1H)-QUINOLINONE,
            8-HYDROXY-5-(1-HYDROXY-2-((1-METHYLETHYL)AMINO)BUTYL)-,
            MONOHYDROCHLORIDE, HEMIHYDRATE, (R*,S*)-(+-)-

3770 N1 - QUINOLIZINIUM, DECAHYDRO-3-(DI(2-THIENYL)METHYLENE)-5-METHYL-,
            BROMIDE, (E)-
      RN - 71731-58-3

3771 N1 - 2,3-QUINOXALINEDIMETHANOL, 1,4-DIOXIDE
      RN - 17311-31-8

3772 N1 - RANDIA DUMETORUM Lam., fruit and seed extract

3773 N1 - RAPESEED PROTEIN

3774 N1 - RAPHANUS SATIVUS Linn., crude extract

3775 N1 - REHMANIA GLUTINOSA Libosch, crude extract

3776 N1 - RELAXIN
      RN - 9002-69-1

3777 N1 - RESORCINOL, 4-CHLORO-
      RN - 95-88-5

3778 N1 - RESORCINOL, 4,4'-(1,2-DIETHYLETHYLENE)DI-
      RN - 85720-47-4

3779 N1 - RESORCINOL, 4-HEXYL-
      RN - 136-77-6

3780 N1 - RESORCINOL, 2-p-MENTHA-1,8-DIEN-3-YL-5-PENTYL-, (-)-(E)-
      RN - 13956-29-1

3781 N1 - beta-RESORCYLIC ACID
      RN - 89-86-1

3782 N1 - RETINAMIDE, N-ETHYL-
      RN - 33631-41-3

3783 N1 - RETINAMIDE, N-ETHYL-, all-trans-

3784 N1 - RETINAMIDE, N-(2-HYDROXYETHYL)-
      RN - 33631-47-9

3785 N1 - RETINOIC ACID, 13-cis-
      RN - 4759-48-2

3786 N1 - RETINOIC ACID, all-trans-
      RN - 302-79-4

3787 N1 - RETINOIC ACID, all-trans-, SODIUM SALT
      RN - 13497-05-7

3788 N1 - RETINOL, all trans-
      RN - 68-26-8

```
3789  N1  - RETINOL, ACETATE
      RN  - 127-47-9

3790  N1  - RETINOL, 5,6-EPOXY-5,6-DIHYDRO-
      RN  - 512-39-0

3791  N1  - RETINOL, all-trans-, PALMITATE
      RN  - 79-81-2

3792  N1  - RHODIUM(III) CHLORIDE (1:3)
      RN  - 10049-07-7

3793  N1  - RICIN
      RN  - 9009-86-3

3794  N1  - RIFOMYCIN SV, 8-(N-(4-METHYL-1-PIPERAZINYL)FORMIDOYL)-
      RN  - 13292-46-1

3795  N1  - ROBAVERON

3796  N1  - ROC-101
3797  N1  - ROTTLERIN, PENTAACETATE

3798  N1  - ROWACHOL
      RN  - 65546-74-9

3799  N1  - ROWATIN

3800  N1  - RUDBECKIA BICOLOR Nutt., extract

3801  N1  - RUTA GRAVEOLENS, extract

3802  N1  - SALICYLALDEHYDE
      RN  - 90-02-8

3803  N1  - SALICYLAMIDE
      RN  - 65-45-2

3804  N1  - SALICYLIC ACID
      RN  - 69-72-7

3805  N1  - SALICYLIC ACID, ACETATE
      RN  - 50-78-2

3806  N1  - SALICYLIC ACID, 4-AMINO-, SODIUM SALT
      RN  - 133-10-8

3807  N1  - SALICYLIC ACID, DIHYDROGEN PHOSPHATE
      RN  - 6064-83-1

3808  N1  - SALICYLIC ACID, ISOPENTYL ESTER
      RN  - 87-20-7

3809  N1  - SALICYLIC ACID, METHYL ESTER
      RN  - 119-36-8

3810  N1  - SALICYLIC ACID, MONOSODIUM SALT
      RN  - 54-21-7

3811  N1  - SALICYLIC ACID, PHENYL ESTER
      RN  - 118-55-8

3812  N1  - SALICYLIC ACID, 5-((p-(2-PYRIDYLSULFAMOYL)PHENYL)AZO)-
      RN  - 599-79-1

3813  N1  - SANGUISORBA OFFICINALIS L.

3814  N1  - SAPINDUS TRIFOLIATUS Linn., seed extract

3815  N1  - SAPONIN
      RN  - 8047-15-2

3816  N1  - SAPONIN-COLLARGOL, solution

3817  N1  - SAPONINS, from rhizomes of COSTUS SPECIOSUS (Koen) Sm

3818  N1  - SAPONIN, from XANTHOCEPHALUM MICROCEPHALA

3819  N1  - SARKOMYCIN
      RN  - 11031-48-4
```

```
3820  N1  - SCOPOLAMINE
      RN  - 51-34-3

3821  N1  - SEBACIC ACID, DIBUTYL ESTER
      RN  - 109-43-3

3822  N1  - 9,10-SECOCHOLESTA-5,7,10(19)-TRIENE-3,24,25-TRIOL, (3-beta,5Z,7E)-
      RN  - 40013-87-4

3823  N1  - 9,10-SECOCHOLESTA-5,7,10(19)-TRIEN-3-beta-OL
      RN  - 67-97-0

3824  N1  - 16,17-SECOESTRA-1,3,5(10),6,8-PENTAEN-17-OIC ACID, 3-METHOXY-

3825  N1  - 16,17-SECOESTRA-1,5,5,7,9-PENTAEN-17-OIC ACID, 3-METHOXY-
      RN  - 64024-07-3

3826  N1  - 16,17-SECOESTRA-1,3,5(10)-TRIEN-17-OIC ACID, 3-HYDROXY-
      RN  - 482-49-5

3827  N1  - SECURININE, (-)-
      RN  - 5610-40-2

3828  N1  - SELENIC ACID, DIPOTASSIUM SALT
      RN  - 7790-59-2

3829  N1  - SELENIC ACID, DISODIUM SALT
      RN  - 13410-01-0

3830  N1  - SELENIOUS ACID, DISODIUM SALT
      RN  - 10102-18-8

3831  N1  - SELENIOUS ACID, DISODIUM SALT, PENTAHYDRATE
      RN  - 26970-82-1

3832  N1  - SELENIUM
      RN  - 7782-49-2

3833  N1  - SELENIUM(IV) DIOXIDE (1:2)
      RN  - 7446-08-4

3834  N1  - SEMECARPUS ANACARDIUM Linn. f., cotyledons

3835  N1  - SEMICARBAZIDE, 2-(o-CHLOROPHENETHYL)-3-THIO-
      RN  - 2598-75-6

3836  N1  - SEMICARBAZIDE,
            1-(alpha,alpha,alpha,alpha',alpha',alpha'-HEXAFLUORO-3,5-XYLYL)-4-
            -METHYL- 3-THIO-
      RN  - 24095-80-5

3837  N1  - SEMICARBAZIDE, 2-(p-METHYLPHENETHYL)-3-THIO-
      RN  - 2598-74-5

3838  N1  - SEMICARBAZIDE, MONOHYDROCHLORIDE
      RN  - 563-41-7

3839  N1  - SEMICARBAZIDE, 1-PHENETHYL-
      RN  - 3898-45-1

3840  N1  - SEMICARBAZIDE, 2-PHENETHYL-3-THIO-
      RN  - 3473-12-9

3841  N1  - SEPIA ESCULENTA Hoyle, crude extract

3842  N1  - SERINE, DIAZOACETATE (ESTER)
      RN  - 115-02-6

3843  N1  - SERINE, 2-(2,3,4-TRIHYDROXYBENZYL)HYRAZIDE, DL-
      RN  - 322-35-0

3844  N1  - SERUM, ANTIOVARIAN RABBIT HETEROIMMUNE

3845  N1  - SESBANIA AEGYPTICA Poir, flower extract

3846  N1  - SESBANIA SESBAN (L.) Merr. var. BICOLOR W. & A., extract
            excluding roots

3847  N1  - SHALE OILS, CRUDE
      RN  - 68308-34-9

3848  N1  - SIDA CARPINIFOLIA Linn., extract
```

3849 N1 - SILANOL, DIPHENYLMETHYL-

3850 N1 - SILER DIVANICATUM Bent Hook, crude extract

3851 N1 - SILICIC ACID (H2SiO3), DISODIUM SALT
      RN - 6834-92-0

3852 N1 - SILVER(I) NITRATE (1:1)
      RN - 7761-88-8

3853 N1 - SMOKE CONDENSATE, CIGARETTE

3854 N1 - SODIUM BICARBONATE (1:1)
      RN - 144-55-8

3855 N1 - SODIUM BORATE

3856 N1 - SODIUM BORATE
      RN - 1303-96-4

3857 N1 - SODIUM BROMIDE
      RN - 7647-15-6

3858 N1 - SODIUM CARBONATE (2:1)
      RN - 497-19-8

3859 N1 - SODIUM CHLORIDE
      RN - 7647-14-5

3860 N1 - SODIUM CHLORITE
      RN - 7758-19-2

3861 N1 - SODIUM CYANIDE
      RN - 143-33-9

3862 N1 - SODIUM FLUORIDE
      RN - 7681-49-4

3863 N1 - SODIUM HEXACHLOROPLATINATE HEXAHYDRATE

3864 N1 - SODIUM IODIDE
      RN - 7681-82-5

3865 N1 - SODIUM(I) NITRATE (1:1)
      RN - 7631-99-4

3866 N1 - SODIUM PENTAFLUOROSTANNITE
      RN - 22578-17-2

3867 N1 - SODIUM SULFATE (2:1)
      RN - 7757-82-6

3868 N1 - 5-SOLANIDANE, (22S,25R)-

3869 N1 - 5-alpha-SOLANIDAN-3-beta-OL

3870 N1 - 5-alpha-SOLANIDAN-3-beta-OL, (22R,25S)-
      RN - 474-08-8

3871 N1 - 5-alpha-SOLANIDAN-3-beta-OL, (22S,25R)-
      RN - 11004-30-1

3872 N1 - SOLANID-5-ENE,
            3-beta-((O-6-DEOXY-alpha-L-MANNOPYRANOSYL-O-(beta-D-GLUCOPYRANOSY-
            L-beta- D-GALACTOPYRANOSYL)OXY)-
      RN - 20562-02-1

3873 N1 - SOLANID-5-ENE-3-beta,12-alpha-DIOL
      RN - 79-58-3

3874 N1 - SOLANID-5-EN-3-beta-OL, (22S,25R)-
      RN - 566-09-6

3875 N1 - SOLANUM NIGRUM L., extract

3876 N1 - SOLASOD-5-EN-3-beta-OL
      RN - 126-17-0

3877 N1 - SOLVENT REFINED COAL-I, process solvent

3878 N1 - SOLVENT REFINED COAL-II, heavy distillate

```
3879  N1  - SOMATOSTATIN
      RN  - 51110-01-1
3880  N1  - SOMATOSTATIN (SHEEP),
            1-DE-L-ALANINE-2-DEGLYCINE-4-L-HISTIDINE-5-L-HISTIDINE-8-D-TRYPTO-
            PHAN-
      RN  - 68463-41-2
3881  N1  - SORBIC ACID
      RN  - 110-44-1
3882  N1  - SORBITAN, MONOLAURATE
      RN  - 1338-39-2
3883  N1  - SORBITAN, MONOLAURATE POLYOXYETHYLENE deriv.
      RN  - 9005-64-5
3884  N1  - SORBITAN, MONOOLEATE
      RN  - 1338-43-8
3885  N1  - SORBITAN, MONOOLEATE POLYOXYETHYLENE deriv.
      RN  - 9005-65-6
3886  N1  - SORBITAN, MONOSTEARATE
      RN  - 1338-41-6
3887  N1  - SORBITAN, MONOSTEARATE POLYOXYETHYLENE deriv.
      RN  - 9005-67-8
3888  N1  - SORBITAN, TRISTEARATE, POLYOXYETHYLENE derivs.
      RN  - 9005-71-4
3889  N1  - SOYA BEAN TRYPSIN INHIBITOR
3890  N1  - SPARTEINE, SULFATE
      RN  - 299-39-8
3891  N1  - SPECTINOMYCIN, DIHYDROCHLORIDE, PENTAHYDRATE
      RN  - 22189-32-8
3892  N1  - SPIRAMYCIN
      RN  - 8025-81-8
3893  N1  - SPIRO(ANDROST-4-ENE-3,2'-THIAZOLIDIN)-17-beta-OL, 3'-METHYL-
3894  N1  - SPIRO(9H-BENZO(a)FLUORENE-9,2'(3'H)-FURO(3,2-b)-PYRIDIN)-11(1H)-O-
            NE,
            2,3,3'a,4,4',5',6,6',6a,6b,7,7',7'a,8,11a,11b-HEXADECAHYDRO-3-HYD-
            ROXY- 3',6',10,11b-TETRAMETHYL-
      RN  - 469-59-0
3895  N1  - SPIRO(9H-BENZO(a)FLUORENE-9,2'(3'H)-FURO(3,2-b)PYRIDIN)-3(1H)-ONE-
            , 2,3'a,4',5,5',6,6',6a,
            6b,7,7',7'a,8,11,11a,11b-HEXADECAHYDRO-3',6',10,11b-TETRAMETHYL-
3896  N1  - SPIRO(BENZOFURAN-2(3H),1'-(2)CYCLOHEXENE)-3,4'-DIONE,
            7-CHLORO-2'4,6-TRIMETHOXY-6'-beta- METHYL-
      RN  - 126-07-8
3897  N1  - SPIRO(BENZOFURAN-2(3H),1'-(3)CYCLOHEXENE)-2',3-DIONE,
            7-CHLORO-4,4',6-TRIMETHOXY- 6'-beta-METHYL-
      RN  - 469-52-3
3898  N1  - SPIRO(ESTR-4-ENE-17,2'(3'H)-FURAN)-3-ONE, 4',5'-DIHYDRO-, (17R)-
      RN  - 1235-13-8
3899  N1  - STANNANE, ACETOXYTRIPHENYL-
      RN  - 900-95-8
3900  N1  - STANNANE, BIS(ISOOCTYLOXYCARBONYLMETHYLTHIO)DIOCTYL-
      RN  - 26401-97-8
3901  N1  - STANNANE, CHLOROTRIMETHYL-
      RN  - 1066-45-1
3902  N1  - STANNANE, CHLOROTRIPHENYL-
      RN  - 639-58-7
3903  N1  - STANNANE, HYDROXYTRIPHENYL-
      RN  - 76-87-9
```

3904 N1 - STANNANE, METHYLTRICHLORO-
      RN - 993-16-8

3905 N1 - STANNANE, TRICYCLOHEXYLHYDROXY-
      RN - 13121-70-5

3906 N1 - STANNATE(1-), PENTACHLORODI-, SODIUM

3907 N1 - STAPHYLOCOCCAL PHAGE LYSATE

3908 N1 - STARCH, 2-HYDROXYETHYL ETHER
      RN - 9005-27-0

3909 N1 - STEARIC ACID, BUTYL ESTER
      RN - 123-95-5

3910 N1 - STEMONA JAPONICA Miq., crude extract

3911 N1 - STERCULIA FOETIDA OIL

3912 N1 - STEVIA REBAUDIANA Bertoni, extract

3913 N1 - 5-alpha-STIGMASTANE-3-beta,5,6-beta-TRIOL, 3-BENZOATE
      RN - 59297-18-6

3914 N1 - STIGMAST-5-ENE-3-beta,7-alpha-DIOL, DIBENZOATE
      RN - 56698-81-8

3915 N1 - STIGMAST-5-ENE-3-beta,7-beta-DIOL, DIBENZOATE

3916 N1 - STIGMAST-5-EN-3-beta-OL
      RN - 83-46-5

3917 N1 - STIGMAST-5-EN-7-ONE, 3-beta-HYDROXY-, BENZOATE
      RN - 59157-67-4

3918 N1 - 4-STILBENAMINE, (E)-
      RN - 4309-66-4

3919 N1 - 4,4'-STILBENEDIOL, alpha,alpha'-DIETHYL-
      RN - 56-53-1

3920 N1 - 4,4'-STILBENEDIOL, alpha,alpha'-DIETHYL-
      RN - 56-53-1

3921 N1 - 4,4'-STILBENEDIOL, alpha,alpha'-DIETHYL-, (Z)-
      RN - 22610-99-7

3922 N1 - 4,4'-STILBENEDIOL, alpha,alpha'-DIETHYL-, BIS(DIHYDROGEN
            PHOSPHATE), (E)-
      RN - 522-40-7

3923 N1 - 4,4'-STILBENEDIOL, alpha,alpha'-DIETHYL-, BIS(DIHYDROGEN
            PHOSPHATE), TETRASODIUM SALT, (E)-

3924 N1 - 4,4'-STILBENEDIOL, alpha,alpha'-DIETHYL-, DIPALMITATE
      RN - 63019-08-9

3925 N1 - 4,4'-STILBENEDIOL, alpha,alpha'-DIETHYL-, DIPROPIONATE, (E)-
      RN - 130-80-3

3926 N1 - 4,4'-STILBENEDIOL, alpha,alpha'-DIETHYL-, DISODIUM SALT

3927 N1 - 4,4'-STILBENEDIOL, alpha,alpha'-DIETHYL-3,3',5,5'-TETRAMETHYL-

3928 N1 - 4,4'-STILBENEDIOL, alpha,alpha'-DIMETHYL-, (E)-
      RN - 552-80-7

3929 N1 - 4,4'-STILBENEDIOL, alpha,alpha'-DIMETHYL-, DIACETATE (ester), (E)-

3930 N1 - 4,4'-STILBENEDIOL, alpha,alpha'-DIMETHYL-, DIACETATE, (Z)-

3931 N1 - 4,4'-STILBENEDIOL, alpha,alpha'-DIMETHYL-, DIPROPIONATE, (E)-

3932 N1 - 4,4'-STILBENEDIOL, alpha-ETHYL-

3933 N1 - 4,4'-STILBENEDIOL, alpha-METHYL-alpha'-PROPYL-

3934 N1 - 4,4'-STILBENEDIOL, alpha-PHENYL-3,3',5,5'-TETRAMETHYL-

3935 N1 - 4,4'-STILBENEDIOL, alpha-PROPYL-

3936 N1 - 2,2'-STILBENEDISULFONIC ACID,
           4,4'-BIS((4-ANILINO-6-((2-HYDROXYETHYL)METHYLAMINO)-s-TRIAZIN-
           2-YL)AMINO)-, DISODIUM SALT
      RN - 13863-31-5

3937 N1 - 2,2'-STILBENEDISULFONIC ACID,
           4,4'-BIS(4-PHENYL-1,2,3-TRIAZOL-2-YL), DIPOTASSIUM SALT

3938 N1 - 4-STILBENOL, 4'-(BENZYLOXY)-alpha,alpha'-DIETHYL-
      RN - 6202-26-2

3939 N1 - D-STREPTAMINE,
           O-3-AMINO-3-DEOXY-alpha-D-GLUCOPYRANOSYL-(1-6)-O-(6-AMINO-6-DEOXY-
           -alpha-D- GLUCOPYRANOSYL-(1,4))-N(sup
           1)-(4-AMINO-2-HYDROXY-1-OXOBUTYL)-2-DEOXY-, (S)-
      RN - 37517-28-5

3940 N1 - D-STREPTAMINE,
           O-3-AMINO-3-DEOXY-alpha-D-GLUCOPYRANOSYL-(1-6)-O-(6-AMINO-6-DEOXY-
           -alpha-D- GLUCOPYRANOSYL-(1-4)-N(sup
           1)-(4-AMINO-2-HYDROXY-1-OXOBUTYL)-2-DEOXY-, (S)-, SULFATE (1:2)
           (SALT)
      RN - 39831-55-5

3941 N1 - D-STREPTAMINE,
           O-3-AMINO-3-DEOXY-alpha-D-GLUCOPYRANOSYL-(1-6)-o-(6-AMINO-6-DEOXY-
           -alpha- D-GLUCOPYRANOSYL-(1-4))-2-DEOXY-
      RN - 59-01-8

3942 N1 - D-STREPTAMINE,
           O-3-AMINO-3-DEOXY-alpha-D-GLUCOPYRANOSYL-(1-6)-O-(2,6-DIAMINO-2,3-
           ,4,6- TETRADEOXY-alpha-D-erythro-HEXOPYRANOSYL)-(1-4)-2-DEOXY-
      RN - 34493-98-6

3943 N1 - STREPTAMINE,
           O-3-AMINO-3-DEOXY-alpha-D-GLUCOPYRANOSYL-(1-4)-O-(2,6-DIAMINO-2,3-
           ,6- TRIDEOXY-alpha-D-RIBOHEXOPYRANOSYL-(1-6)-2-DEOXY-, D-
      RN - 32986-56-4

3944 N1 - D-STREPTAMINE,
           O-2-AMINO-6-(METHYLAMINO)-2,3,4,6-TETRADEOXY-alpha-D-erythro-HEXO-
           PYRANOSYL-
           (1-4)-O-(3-DEOXY-4-C-METHYL-3-(METHYLAMINO)-beta-L-ARABINOPYRANOS-
           YL-(1-6))-2-DEOXY-
      RN - 52093-21-7

3945 N1 - D-STREPTAMINE,
           O-3-DEOXY-4-C-METHYL-3-(METHYLAMINO)-beta-L-ARABINOPYRANOSYL(1-6)-
           -O-(2,6-
           DIAMINO-2,3,4,6-TETRADEOXY-alpha-D-GLYCERO-HEX-4-ENOPYRANOSYL(1-4-
           ))-2-DEOXY-N(sup 1)-ETHYL-
      RN - 56391-56-1

3946 N1 - D-STREPTAMINE,
           O-3-DEOXY-4-C-METHYL-3-(METHYLAMINO)-beta-L-ARABINOPYRANOSYL-(1-6-
)-O-
           (2,b-DIAMINO-2,3,4,6-TETRADEOXY-alpha-D-glycero-HEX-4-ENOPYRANOSY-
           L-(1-4))-2-DEOXY- N(sup 1)-ETHYL-, SULFATE (2:5) (salt)
      RN - 56391-57-2

3947 N1 - STREPTAMINE,
           O-beta-D-MANNOPYRANOSYL-(1-4)-2-DEOXY-2-(METHYLAMINO)-alpha-L-GLU-
           COPYRANOSYL-
           (1-2)-5-DEOXY-O-3-C-(HYDROXYMETHYL)-alpha-L-LYXOFURANOSYL-(1-4)-N-
           ,N'-DIAMIDINO-, D-
      RN - 128-46-1

3948 N1 - STREPTOMYCIN
      RN - 57-92-1
3949 N1 - STREPTOMYCIN, SULFATE (1:3) SALT
      RN - 298-39-5

3950 N1 - STREPTOMYCIN, SULFATE (2:3) (SALT)
      RN - 3810-74-0

3951 N1 - STRONTIUM CHLORIDE HEXAHYDRATE
      RN - 10025-70-4

3952 N1 - STROPHANTHUS GRATUS Franch., leaf and stem bark extract

3953 N1 - STRYCHNINE
      RN - 57-24-9

```
3954  N1  - STYRENE
      RN  - 100-42-5

3955  N1  - STYRENE, METHYL-
      RN  - 25013-15-4

3956  N1  - SUCCINAMIC ACID, 3-AMINO-N-(alpha-CARBOXYPHENETHYL)-, N-METHYL
            ESTER, stereoisomer
      RN  - 22839-47-0

3957  N1  - SUCCINIC ACID, MERCAPTO-, DIETHYL ESTER, S-ester with
            O,O-DIMETHYL PHOSPHORODITHIOATE
      RN  - 121-75-5

3958  N1  - SUCCINIC ACID, MONO(2,2-DIMETHYLHYDRAZIDE)
      RN  - 1596-84-5

3959  N1  - SUCCINIC ACID, MONOESTER with
            4-BUTYL-4-(HYDROXYMETHYL)-1,2-DIPHENYL-3,5-PYRAZOLIDINEDIONE
      RN  - 27470-51-5

3960  N1  - SUCCINIC ACID, alpha-MONOESTER with
            D-threo-(-)-2,2-DICHLORO-N-(beta-HYDROXY-
            alpha-(HYDROXYMETHYL)-p-NITROPHENETHYL)ACETAMIDE
      RN  - 3544-94-3

3961  N1  - SUCCINIC ACID, alpha-MONOESTER with
            D-threo-(-)-2,2-DICHLORO-N-beta-HYDROXY-alpha-
            (HYDROXYMETHYL)-p-NITROPHENYL)ACETAMIDE, compd. with ARGININE

3962  N1  - SUCCINIC ACID, MONOESTER with N-(2-ETHYLHEXYL)-3-HYDROXYBUTYRAMIDE
      RN  - 32838-28-1

3963  N1  - SUCCINIC ANHYDRIDE
      RN  - 108-30-5

3964  N1  - SUCCINIMIDE, N,2-DIMETHYL-2-PHENYL-
      RN  - 77-41-8

3965  N1  - SUCCINIMIDE, 2-ETHYL-2-METHYL-
      RN  - 77-67-8

3966  N1  - SUCCINIMIDE, N-METHYL-2-PHENYL-
      RN  - 86-34-0

3967  N1  - SUCCINONITRILE
      RN  - 110-61-2

3968  N1  - SUCCINONITRILE, TETRAMETHYL-
      RN  - 3333-52-6

3969  N1  - SUCROSE
      RN  - 57-50-1

3970  N1  - SULFAMIC ACID, DECAMETHYLENE ESTER

3971  N1  - SULFAMIC ACID, ETHYLENE ESTER

3972  N1  - SULFAMIC ACID, 2-METHYL-2-PROPYLTRIMETHYLENE ESTER

3973  N1  - SULFAMIC ACID, TETRAMETHYLENE ESTER

3974  N1  - SULFAMIC ACID, TRIMETHYLENE ESTER

3975  N1  - SULFANILAMIDE
      RN  - 63-74-1

3976  N1  - SULFANILAMIDE, N(sup 1)-AMIDINO-
      RN  - 57-67-0

3977  N1  - SULFANILAMIDE, N(sup 1)-(5-tert-BUTYL-1,3,4-THIADIAZOL-2-YL)-
      RN  - 535-65-9

3978  N1  - SULFANILAMIDE, 2-CHLORO-5-(1H-TETRAZOL-5-YL)-N(sup 4)-2-THENYL-
      RN  - 27589-33-9

3979  N1  - SULFANILAMIDE, N-(3,6-DIMETHOXY-4-PYRIDAZINYL)-
      RN  - 1230-33-7

3980  N1  - SULFANILAMIDE, N(sup 1)-(2,6-DIMETHOXY-4-PYRIMIDINYL)-
      RN  - 122-11-2
```

3981 N1 - SULFANILAMIDE, N(sup 1)-(3,4-DIMETHYL-5-ISOXAZOLYL)-
     RN - 127-69-5

3982 N1 - SULFANILAMIDE, N(sup 1)-(2,6-DIMETHYL-4-PYRIMIDINYL)-
     RN - 515-64-0

3983 N1 - SULFANILAMIDE, N(sup 1)-(4,6-DIMETHYL-2-PYRIMIDINYL)-
     RN - 57-68-1

3984 N1 - SULFANILAMIDE, N(sup 1)-(5-ETHYL-1,3,4-THIADIAZOL-2-YL)-,
        MONOSODIUM SALT
     RN - 63979-86-2

3985 N1 - SULFANILAMIDE, N(sup 1)-(6-METHOXY-2-METHYL-4-PYRIMIDINYL)-
     RN - 3772-76-7

3986 N1 - SULFANILAMIDE, N(sup 1)-(3-METHOXYPYRAZINYL)-
     RN - 152-47-6

3987 N1 - SULFANILAMIDE, N(sup 1)-(6-METHOXY-3-PYRIDAZINYL)-
     RN - 80-35-3

3988 N1 - SULFANILAMIDE, N(sup 1)-(6-METHOXY-4-PYRIMIDINYL)-
     RN - 1220-83-3

3989 N1 - SULFANILAMIDE, N(sup 1)-(4-METHYL-2-PYRIMIDINYL)-
     RN - 127-79-7

3990 N1 - SULFANILAMIDE, N(sup 1)-2-PYRIMIDINYL-
     RN - 68-35-9

3991 N1 - SULFANILAMIDE, N(sup 1)-2-PYRIMIDINYL-, MONOSILVER(1+) SALT
     RN - 22199-08-2

3992 N1 - SULFANILAMIDE, N(sup 1)-2-PYRIMIDINYL-, MONOSODIUM SALT
     RN - 547-32-0

3993 N1 - SULFIDE, BIS(DIMETHYLTHIOCARBAMOYL)
     RN - 97-74-5

3994 N1 - SULFIDE, p-CHLOROPHENYL 2,4,5-TRICHLOROPHENYL
     RN - 2227-13-6

3995 N1 - SULFIDE, DICARBADODECABORANYLMETHYLETHYL-

3996 N1 - SULFIDE, DICARBADODECABORANYLMETHYLPROPYL-

3997 N1 - SULFONE, p-CHLOROPHENYL 2,4,5-TRICHLOROPHENYL
     RN - 116-29-0

3998 N1 - SULFONIC ACID, alpha-ALKENE-

3999 N1 - SULFOXIMINE, S-(3-AMINO-3-CARBOXYPROPYL)-S-METHYL-, DL-
     RN - 1982-67-8

4000 N1 - SULFUR DIOXIDE
     RN - 7446-09-5

4001 N1 - SULFURIC ACID, ALUMINUM POTASSIUM SALT (2:1:1), DODECAHYDRATE
     RN - 7784-24-9

4002 N1 - SULFURIC ACID, CERIUM SALT (2:1)
     RN - 13590-82-4

4003 N1 - SULFURIC ACID, DIETHYL ESTER
     RN - 64-67-5

4004 N1 - SULFURIC ACID, DIMETHYL ESTER
     RN - 77-78-1

4005 N1 - SULFURIC ACID, GALLIUM SALT (3:2)
     RN - 13494-91-2

4006 N1 - SULFURIC ACID, MAGNESIUM SALT (1:1), compd. with
        2,2'-DITHIOBIS(PYRIDINE) 1,1'-OXIDE
     RN - 43143-11-9

4007 N1 - SULFURIC ACID, TITANIUM(4+) SALT
     RN - 27960-69-6

4008 N1 - SULFURIC ACID, VANADIUM SALT
     RN - 16785-81-2

```
4009  N1  - SUMISTAT PP 101
      RN  - 51635-88-2

4010  N1  - SWEET PEA SEEDS

4011  N1  - SYNTOX 12
      RN  - 66106-01-2

4012  N1  - TAA II

4013  N1  - TACHYSTEROL, DIHYDRO-
      RN  - 67-96-9

4014  N1  - TANNIC ACID
      RN  - 1401-55-4

4015  N1  - TAR, from TOBACCO

4016  N1  - TARTRONIC ACID, DIETHYL ESTER, compd. with
            N-((BENZYLOXY)CARBONYL)GLYCINE

4017  N1  - TAURINE
      RN  - 107-35-7

4018  N1  - TAXUS BACCATA Linn., leaf extract

4019  N1  - TELLURIUM
      RN  - 13494-80-9

4020  N1  - TELLURIUM CHLORIDE
      RN  - 10026-07-0

4021  N1  - TELLURIUM DIOXIDE
      RN  - 7446-07-3

4022  N1  - TERMINALIA ARJUNA, BARK EXTRACT

4023  N1  - TESTOSTERONE
      RN  - 58-22-0

4024  N1  - TESTOSTERONE, ACETATE
      RN  - 1045-69-8

4025  N1  - TESTOSTERONE-3-BOVINE SERUM ALBUMIN

4026  N1  - TESTOSTERONE, CYCLOHEXANECARBOXYLATE
      RN  - 14191-92-5

4027  N1  - TESTOSTERONE, CYCLOPENTANEPROPIONATE
      RN  - 58-20-8

4028  N1  - TESTOSTERONE, HEPTANOATE
      RN  - 315-37-7

4029  N1  - TESTOSTERONE, HEPTANOATE, and
            (-)-13-ETHYL-17-HYDROXY-18,19-DINOR-17-alpha-PREGN-4-EN-
            20-YN-3-ONE

4030  N1  - TESTOSTERONE, 7-alpha-METHYL-

4031  N1  - TESTOSTERONE, HYDROCINNAMATE
      RN  - 1255-49-8

4032  N1  - TESTOSTERONE, HYDROGEN SUCCINATE
      RN  - 521-15-3

4033  N1  - TESTOSTERONE, PROPIONATE
      RN  - 57-85-2

4034  N1  - TESTOSTERONE, UNDECANOATE (ester)

4035  N1  - 1-TETRADECANOL, HYDROGEN SULFATE, SODIUM SALT
      RN  - 1191-50-0

4036  N1  - TETRAOLEAN, PHOSPHATE

4037  N1  - 1,4,7,10-TETRAOXACYCLODODECANE
      RN  - 294-93-9

4038  N1  - 2,5,8,11-TETRAOXADODECANE
      RN  - 112-49-2
```

```
4039  N1  - TETRAZANE
      RN  - 6054-69-9

4040  N1  - 1,3,5,7-TETROXOCANE, 2,4,6,8-TETRAMETHYL-
      RN  - 108-62-3

4041  N1  - THALLIUM(I) CHLORIDE
      RN  - 7791-12-0

4042  N1  - THALLIUM SULFATE
      RN  - 10031-59-1

4043  N1  - THEOBROMINE
      RN  - 83-67-0

4044  N1  - THEOBROMINE, 1-(5-OXOHEXYL)-
      RN  - 6493-05-6

4045  N1  - THEOPHYLLINE
      RN  - 58-55-9

4046  N1  - THEOPHYLLINE,
            7-(3-((2-(3,5-DIHYDROXYPHENYL)-2-HYDROXYETHYL)AMINO)PROPYL)-,
            HYDROCHLORIDE
      RN  - 13055-82-8

4047  N1  - THEOPHYLLINE, 7-(2-HYDROXYETHYL)-
      RN  - 519-37-9

4048  N1  - THEOPHYLLINE,
            7-(2-(beta-HYDROXY-alpha-METHYLPHENETHYLAMINO)ETHYL)-
      RN  - 58166-83-9

4049  N1  - 4-THIA-1-AZABICYCLO(3.2.0)HEPTANE-2-CARBOXYLIC ACID,
            6-(2-AMINO-2-PHENYLACETAMIDO)-3,3- DIMETHYL-7-OXO-, D-(-)-
      RN  - 69-53-4

4050  N1  - 4-THIA-1-AZABICYCLO(3.2.0)HEPTANE-2-CARBOXYLIC ACID,
            6-(2-AMINO-2-PHENYLACETAMIDO)- 3,3-DIMETHYL-7-OXO-, TRIHYDRATE,
            D- (-)-
      RN  - 7177-48-2

4051  N1  - 4-THIA-1-AZABICYCLO(3.2.0)HEPTANE-2-CARBOXYLIC ACID,
            6-(3-CARBOXY-2-QUINOXALINECARBOXAMIDO)- 3,3-DIMETHYL-7-OXO-,
            DISODIUM SALT
      RN  - 985-32-0

4052  N1  - 4-THIA-1-AZABICYCLO(3.2.0)HEPTANE-2-CARBOXYLIC ACID,
            6-(((3-(2-CHLORO-6-FLUOROPHENYL)-
            5-METHYL-4-ISOXAZOLYL)CARBONYL)AMINO)-3,3-DIMETHYL-7-OXO-,
            MONOSODIUM SALT, (2S-(2-alpha, 5-alpha,6-beta))-
      RN  - 1847-24-1

4053  N1  - 4-THIA-1-AZABICYCLO(3.2.0)HEPTANE-2-CARBOXYLIC ACID,
            3,3-DIMETHYL-6-(((((3-(METHYLSULFONYL)-
            2-OXO-1-IMIDAZOLIDINYL)CARBONYL)AMINO)PHENYLACETYL)AMINO)-7-OXO-,
            SODIUM SALT, (2S-(2-alpha,5-alpha,6-beta)(S*))-
      RN  - 51481-65-3

4054  N1  - 4-THIA-1-AZABICYCLO(3.2.0)HEPTANE-2-CARBOXYLIC ACID,
            3,3-DIMETHYL-7-OXO-6- (2-PHENOXYACETAMIDO)-, compd. with
            4-(DIMETHYLAMINO)-1,4,4a,5,5a,6,11,12a-OCTAHYDRO-
            3,6,10,12,12a-PENTAHYDROXY-N-((4-(2-HYDROXYETHYL)-1-PIPERAZINYL)M-
            ETHYL)-6-METHYL-1,11-DIOXO- 2-NAPHTHACENECARBOXAMIDE (1:1)
      RN  - 4599-60-4

4055  N1  - 4-THIA-1-AZABICYCLO(3.2.0)HEPTANE-2-CARBOXYLIC ACID,
            3,3-DIMETHYL-7-OXO-6- (2-PHENYLACETAMIDO)-, compd. with
            N,N'-DIBENZYLETHYLENEDIAMINE (2:1)
      RN  - 1538-09-6

4056  N1  - 4-THIA-1-AZABICYCLO(3.2.0)HEPTANE-2-CARBOXYLIC ACID,
            3,3-DIMETHYL-7-OXO-6-(2-PHENYL= ACETAMIDO)-, MONOSODIUM SALT
      RN  - 69-57-8

4057  N1  - 4-THIA-1-AZABICYCLO(3.2.0)HEPTANE-2-CARBOXYLIC ACID,
            3,3-DIMETHYL-7-OXO-6-(2-PHENYL-2- SULFOACETAMIDO)-, DISODIUM SALT
      RN  - 28002-18-8
```

4058 N1 - 4-THIA-1-AZABICYCLO(3.2.0)HEPTANE-2-CARBOXYLIC ACID,
           6-(((((4-ETHYL-2,3-DIOXO-1-PIPERAZINYL)
           CARBONYL)AMINO)PHENYLACETYL)AMINO)-3,3-DIMETHYL-7-OXO-,
           MONOSODIUM SALT, (2S-(2-alpha,5-alpha,6-beta(S*)))-
      RN - 59703-84-3

4059 N1 - 5-THIA-1-AZABICYCLO(4,2,0)OCT-2-ENE-2-CARBOXYLIC ACID,
           3-((ACETYLOXY)METHYL)-7-(((2-AMINO-
           4-THIAZOLYL)(METHOXYIMINO)ACETYL)AMINO)-8-OXO-,
           (6R-(6-alpha,7-beta(Z))), SODIUM SALT
      RN - 64485-93-4

4060 N1 - 5-THIA-1-AZABICYCLO(4.2.0)OCT-2-ENE-2-CARBOXYLIC ACID,
           3-(((AMINOCARBONYL)OXY)METHYL)-7-((2-
           FURANYL(METHYOXYIMINO)ACETYL)AMINO)-8-OXO-,
           (6R-(6-alpha,7-beta(Z)))-
      RN - 55268-75-2

4061 N1 - 5-THIA-1-AZABICYCLO(4.2.0)OCT-2-ENE-2-CARBOXYLIC ACID,
           3-(((AMINOCARBONYL)OXY)METHYL)-7-((2-
           FURANYL(METHOXYIMINO)ACETYL)AMINO)-8-OXO-, MONOSODIUM SALT,
           (6R-(6-alpha,7-beta(Z)))-
      RN - 56238-63-2

4062 N1 - 5-THIA-1-AZABICYCLO(4.2.0)OCT-2-ENE-2-CARBOXYLIC ACID,
           7-(((4-(2-AMINO-1-CARBOXY-
           2-OXOETHYL)-1,3-DITHIETAN-2-YL)CARBONYL)AMINO)-7-METHOXY-3-(((1-M-
           ETHYL-1H-TETRAZOL-5-YL) THIO)METHYL)-8-OXO-, DISODIUM SALT,
           (6R-cis)-
      RN - 74356-00-6

4063 N1 - 5-THIA-1-AZABICYCLO(4.2.0)OCT-2-ENE-2-CARBOXYLIC ACID,
           7-(((4-(2-AMINO-1-CARBOXY-
           2-OXOETHYLIDENE)-1,3-DITHIETAN-2-YL)CARBONYL)AMINO)-7-METHOXY-3-(-
           ((1-METHYL-1H-TETRAZOL- 5-YL)THIO)METHYL)-8-OXO-,
           (6R-(6-alpha,7-alpha))-
      RN - 69712-56-7

4064 N1 - 5-THIA-1-AZABICYCLO(4.2.0)OCT-2-ENE-2-CARBOXYLIC ACID,
           7-((AMINO-1,4-CYCLOHEXADIEN-1- YLACETYL)AMINO)-3-METHOXY-8-OXO-,
           (6R-(6-alpha,7-beta(R*)))-
      RN - 51762-05-1

4065 N1 - 5-THIA-1-AZABICYCLO(4.2.0)OCT-2-ENE-2-CARBOXYLIC ACID,
           7-((AMINO-1,4-CYCLOHEXADIEN- 1-YLACETYL)AMINO)-3-METHOXY-8-OXO-,
           DIHYDRATE, (6R-(6-alpha,7-beta(R*)))-

4066 N1 - 5-THIA-1-AZABICYCLO(4.2.0)OCT-2-ENE-2-CARBOXYLIC ACID,
           7-((AMINO-1,4-CYCLOHEXADIEN- 1-YLACETYL)AMINO)-3-METHYL-8-OXO-,
           (6R-(6-alpha,7-beta(R*)))-
      RN - 38821-53-3

4067 N1 - 5-THIA-1-AZABICYCLO(4.2.0)OCT-2-ENE-2-CARBOXYLIC ACID,
           7-((AMINO(4-HYDROXYPHENYL)ACETYL) AMINO)-3-METHYL-8-OXO-,
           (6R-(6-alpha,7-beta(R*)))-
      RN - 50370-12-2

4068 N1 - 5-THIA-1-AZABICYCLO(4.2.0)OCT-2-ENE-2-CARBOXYLIC ACID,
           7-((AMINO(4-HYDROXYPHENYL)ACETYL)
           AMINO)-8-OXO-3((1H-1,2,3-TRIAZOL-4-YLTHIO)METHYL)-,(6R,-(6-alpha
           ,7-beta(R))
      RN - 51627-14-6

4069 N1 - 5-THIA-1-AZABICYCLO(4.2.0)OCT-2-ENE-2-CARBOXYLIC ACID,
           7-(2-AMINO-2-PHENYLACETAMIDO)- 3-(HYDROXYMETHYL)-8-OXO-, ACETATE
           (ester), D-
      RN - 3577-01-3

4070 N1 - 5-THIA-1-AZABICYCLO(4.2.0)OCT-2-ENE-2-CARBOXYLIC ACID,
           7-(2-AMINO-2-PHENYLACETAMIDO)-3- METHYL-8-OXO-, D-
      RN - 15686-71-2

4071 N1 - 5-THIA-1-AZABICYCLO(4.2.0)OCT-2-ENE-2-CARBOXYLIC ACID,
           7-((AMINOPHENYLACETYL)AMINO)-3-CHLORO- 8-OXO-,
           (6R-(6-alpha,7-beta(R*))-
      RN - 53994-73-3

4072 N1 - 5-THIA-1-AZABICYCLO(4.2.0)OCT-2-ENE-2-CARBOXYLIC ACID,
           7-(((2-AMINO-4-THIAZOLYL)- (METHOXYIMINO)ACETYL)AMINO)-8-OXO-,
           MONOSODIUM SALT, (6R-(6-alpha,7-beta(Z)))-
      RN - 68401-82-1

```
4073  N1  - 5-THIA-1-AZABICYCLO(4.2.0)OCT-2-ENE-2-CARBOXYLIC ACID,
            7-(2-(((CYANOMETHYL)THIO)ACETAMIDO)-8-
            OXO-3-((1H-TETRAZOL-5-YLTHIO)METHYL)-, SODIUM SALT

4074  N1  - 5-THIA-1-AZABICYCLO(4.2.0)OCT-2-ENE-2-CARBOXYLIC ACID,
            7-((((CYANOMETHYL)THIO)ACETYL)AMINO)-
            7-METHOXY-3-(((1-METHYL-1H-TETRAZOL-5-YL)THIO)METHYL)-8-OXO-,
            (6R-cis)-
      RN  - 56796-20-4

4075  N1  - 5-THIA-1-AZABICYCLO(4.2.0)OCT-2-ENE-2-CARBOXYLIC ACID,
            7-(2-((2,3-DIOXO-4-ETHYL-1-
            PIPERAZINYL)FORMAMIDO)-3-HYDROXYBUTYRAMIDO)-7-METHOXY-3-(((1-METH-
            YL-1H-TETRAZOL-5-YL)THIO) METHYL)-8-OXO-, MONOSODIUM SALT,
            (6R-(6-alpha,7-alpha,7(2R*,3S*)))-
      RN  - 76648-01-6

4076  N1  - 5-THIA-1-AZABICYCLO(4,2,0)OCT-2-ENE-2-CARBOXYLIC ACID,
            3-(HYDROXYMETHYL)-8-OXO-7-(2-(4- PYRIDYLTHIO)ACETAMIDO)-,
            ACETATE(ESTER), MONOSODIUM SALT
      RN  - 24356-60-3

4077  N1  - 5-THIA-1-AZABICYCLO(4.2.0)OCT-2-ENE-2-CARBOXYLIC ACID,
            3-(HYDROXYMETHYL)-8-OXO-7-(2-(2- THIENYL)ACETAMIDO)-, ACETATE
            (ester)
      RN  - 153-61-7

4078  N1  - 5-THIA-1-AZABICYCLO(4.2.0)OCT-2-ENE-2-CARBOXYLIC ACID,
            7-(((((4-HYDROXY-6-METHYL-3-
            PYRIDINYL)CARBONYL)AMINO)(4-HYDROXYPHENYL)ACETYL)AMINO)-3-(((1-ME-
            THYL-1H-TETRAZOL-5-YL) THIO)METHYL)-8-OXO-, MONOSODIUM SALT,
            (6R-(6-alpha,7-beta(R*)))-

4079  N1  - 5-THIA-1-AZABICYCLO(4.2.0)OCT-2-ENE-2-CARBOXYLIC ACID,
            7-MANDELAMIDO-3-(((1-METHYL-
            1H-TETRAZOL-5-YL)THIO)METHYL)-8-OXO-, MONOSODIUM SALT, D-
      RN  - 30034-03-8

4080  N1  - 5-THIA-1-AZABICYCLO(4.2.0)OCT-2-ENE-2-CARBOXYLIC ACID,
            3-(((5-METHYL-1,3,4-THIADIAZOL-2-YL)
            THIO)METHYL)-8-OXO-7-(((1H-TETRAZOL-1-YL)ACETYL)AMINO)-,
            (6R-trans)-, SODIUM SALT
      RN  - 27164-46-1

4081  N1  - 5-THIA-1-AZABICYCLO(4.2.0)OCT-2-ENE-2-CARBOXYLIC ACID,
            8-OXO-7-((1H-TETRAZOL-1-YLACETYL)
            AMINO)-3-((1,3,4-THIADIAZOL-2-YLTHIO)METHYL)-, MONOSODIUM SALT,
            (6R-trans)-
      RN  - 41136-22-5

4082  N1  - 1-THIA-4,8-DIAZASPIRO(4.5)DECAN-3-ONE,
            8-(3-(2-CHLOROPHENOTHIAZIN-10-YL)PROPYL)-, HYDROCHLORIDE
      RN  - 27007-85-8

4083  N1  - 1,3,4-THIADIAZOLE, 2-AMINO-
      RN  - 4005-51-0

4084  N1  - 1,3,4-THIADIAZOLE, 2-AMINO-, HYDROCHLORIDE
      RN  - 26861-87-0

4085  N1  - 1,3,4-THIADIAZOLE, 2-AMINO-5-(5-NITRO-2-FURYL)-
      RN  - 712-68-5

4086  N1  - 1,3,4-THIADIAZOLE, 2-ETHYLAMINO-
      RN  - 13275-68-8

4087  N1  - 1,3,4-THIADIAZOLE, 2,2'-METHYLENEBIS(IMINO-
      RN  - 26907-37-9

4088  N1  - 1,3,4-THIADIAZOLE-2-SULFONAMIDE, 5-AMINO-, MONOSODIUM SALT

4089  N1  - 1,3,4-THIADIAZOLE-5-SULFONAMIDE, 2-(PHENYLSULFONYLAMINO)-
      RN  - 3368-13-6

4090  N1  - THIAMINE, CHLORIDE
      RN  - 59-43-8

4091  N1  - 4-THIAZOLEACETIC ACID, 2-(p-CHLOROPHENYL)-
      RN  - 17969-20-9

4092  N1  - 5-THIAZOLEACETIC ACID, 4-(p-CHLOROPHENYL)-2-PHENYL-
      RN  - 18046-21-4
```

```
4093  N1  - THIAZOLE, 2-AMINO-5-NITRO-
      RN  - 121-66-4

4094  N1  - 4-THIAZOLECARBOXAMIDE, 2-beta-D-RIBOFURANOSYL-
      RN  - 60084-10-8

4095  N1  - 4-THIAZOLIDINONE, 2-(3,4-DIMETHOXYPHENYL)-5-METHYL-

4096  N1  - THIAZOLIUM,
            5-(2-HYDROXYETHYL)-3-((4-HYDROXY-2-METHYL-5-PYRIMIDINYL)METHYL)-4-
            -METHYL-
      RN  - 136-16-3

4097  N1  - 2H-THIENO(2,3-e)(1,4)DIAZEPIN-2-ONE,
            1,3-DIHYDRO-5-(o-CHLOROPHENYL)-7-ETHYL-1-METHYL-
      RN  - 33671-46-4

4098  N1  - 1H-THIENO(3,4-d)IMIDAZOLE-4-PENTANOIC ACID, HEXAHYDRO-2-OXO-,
            (3aS-(3a-alpha,4-beta, 6a-alpha))-
      RN  - 58-85-5

4099  N1  - 3-THIENO(2,3-c)PYRIDINECARBOXYLIC ACID,
            4,5,6,7-TETRAHYDRO-2-AMINO-6-BENZYL-, ETHYL ESTER HYDROCHLORIDE

4100  N1  - THIENO(3,2-c)PYRIDINE,
            5-((2-CHLOROPHENYL)METHYL)-4,5,6,7-TETRAHYDRO-, HYDROCHLORIDE
      RN  - 53885-35-1

4101  N1  - THIOCHROMAN-7-SULFONAMIDE, 6-METHYL-, 1,1-DIOXIDE
      RN  - 1084-65-7

4102  N1  - THIOCYANIC ACID, POTASSIUM SALT
      RN  - 333-20-0

4103  N1  - THIOMORPHOLINE, 3-METHYL-4-((5-NITROFURFURYLIDENE)-, 1,1-DIOXIDE
      RN  - 23256-30-6

4104  N1  - THIOPEROXYDICARBONIC DIAMIDE, N,N'-DIETHYL-N,N'-DIPHENYL-
      RN  - 41365-24-6

4105  N1  - THIOPEROXYDICARBONIC DIAMIDE, TETRAMETHYL-, mixt. with
            (1-alpha,2-alpha,3-beta,4-alpha,
            5-alpha,6-beta)-1,2,3,4,5,6-HEXACHLOROCYCLOHEXANE and
            TRICHLOROPHENOL COPPER(2+) SALT
      RN  - 8066-27-1

4106  N1  - 2-THIOPHENEACETIC ACID, 5-BENZOYL-alpha-METHYL-
      RN  - 33005-95-7

4107  N1  - 2-THIOPHENECARBOXAMIDE, N-(5-NITRO-2-THIAZOLYL)-
      RN  - 3810-35-3

4108  N1  - 2-THIOPHENEPROPIONIC ACID, alpha-AMINO-
      RN  - 139-86-6

4109  N1  - THIOXANTHENE-delta(sup 9), gamma-PROPYLAMINE,
            2-CHLORO-N,N-DIMETHYL-
      RN  - 113-59-7

4110  N1  - THIOXANTHENE-2-SULFONAMIDE,
            N,N-DIMETHYL-9-(3-(4-METHYL-1-PIPERAZINYL)PROPYLIDENE)-
      RN  - 5591-45-7

4111  N1  - 9H-THIOXANTHEN-9-ONE,
            1-((2-(DIETHYLAMINO)ETHYL)AMINO)-4-(HYDROXYMETHYL)-
      RN  - 3105-97-3

4112  N1  - 9H-THIOXANTHEN-9-ONE,
            1-((2-(DIETHYLAMINO)ETHYL)AMINO)-4-(HYDROXYMETHYL)-, MONOMETHANE-
            SULFONATE (salt)
      RN  - 23255-93-8

4113  N1  - THORIUM(IV), NITRATE
      RN  - 13823-29-5

4114  N1  - Th-R
      RN  - 79469-19-5

4115  N1  - THYMOL
      RN  - 89-83-8

4116  N1  - THYROID
```

4117 N1 - THYROTROPIN
       RN - 9002-71-5

4118 N1 - THYROXINE
       RN - 7488-70-2

4119 N1 - THYROXINE, MONOSODIUM SALT, D-
       RN - 137-53-1

4120 N1 - THYROXINE, MONOSODIUM SALT, L-
       RN - 55-03-8

4121 N1 - TIN(II) CHLORIDE (1:2)
       RN - 7772-99-8

4122 N1 - TITANIUM (wet powder)
       RN - 7440-32-6

4123 N1 - TITANIUM CHLORIDE
       RN - 7705-07-9

4124 N1 - TITANIUM, DICHLORO-DI-pi-CYCLOPENTADIENYL-
       RN - 1271-19-8

4125 N1 - TOBACCO LEAF, AQUEOUS EXTRACT

4126 N1 - TOBACCO LEAF, NICOTIANA GLAUCA

4127 N1 - TOBACCO LEAF, NICOTIANA TABACUM

4128 N1 - m-TOLUAMIDE, N,N-DIETHYL-
       RN - 134-62-3

4129 N1 - p-TOLUAMIDE, N-ISOPROPYL-alpha-(2-METHYLHYDRAZINO)-
       RN - 671-16-9

4130 N1 - p-TOLUAMIDE, N-ISOPROPYL-alpha-(2-METHYLHYDRAZINO)-,
            MONOHYDROCHLORIDE
       RN - 366-70-1

4131 N1 - TOLUENE
       RN - 108-88-3

4132 N1 - TOLUENE,
            alpha-(2-(2-BUTOXYETHOXY)ETHOXY)-4,5-(METHYLENEDIOXY)-2-PROPYL-
       RN - 51-03-6

4133 N1 - TOLUENE, alpha-CHLORO-
       RN - 100-44-7

4134 N1 - TOLUENE-2,5-DIAMINE, DIHYDROCHLORIDE
       RN - 615-45-2

4135 N1 - TOLUENE-2,5-DIAMINE, SULFATE
       RN - 6369-59-1

4136 N1 - TOLUENE-2,3-DIAMINE, mixed with TOLUENE-3,4-DIAMINE (2:3)

4137 N1 - TOLUENE, DINITRO-
       RN - 25321-14-6

4138 N1 - o-TOLUENESULFONAMIDE
       RN - 88-19-7

4139 N1 - p-TOLUENESULFONAMIDE, N-(5-AMINO-1-(CHLOROACETYL)PENTYL)-, L-
       RN - 2364-87-6

4140 N1 - p-TOLUENESULFONAMIDE, N-(5-AMINO-1-(CHLOROACETYL)PENTYL)-,
            HYDROCHLORIDE, L-

4141 N1 - p-TOLUENESULFONAMIDE, alpha-AMINO-, MONOACETATE
       RN - 13009-99-9

4142 N1 - p-TOLUENESULFONAMIDE, N-(alpha-(CHLOROACETYL)PHENETHYL)-, (-)-

4143 N1 - TOLUENE, 2,4,6-TRINITRO-
       RN - 118-96-7

4144 N1 - o-TOLUIDINE
       RN - 95-53-4

```
4145  N1  - o-TOLUIDINE, 4-(o-TOLYLAZO)-
      RN  - 97-56-3

4146  N1  - p-TOLUIDINE, alpha,alpha,alpha-TRIFLUORO-2,6-DINITRO-N,N-DIPROPYL-
      RN  - 1582-09-8

4147  N1  - TOXAPHENE
      RN  - 8001-35-2

4148  N1  - TOXAPHENE TOXICANT A

4149  N1  - TOXIN, BACTERIUM CORYNE-BACTERIUM DIPHTHERIAE, DIPHTHERIA

4150  N1  - TOXIN, PENICILLIUM ROQUEFORTI

4151  N1  - TOXOFACTOR

4152  N1  - 1,3,8-TRIAZASPIRO(4.5)DECAN-4-ONE,
            8-(3-(p-FLUOROBENZOYL)PROPYL)-1-PHENYL-
      RN  - 749-02-0

4153  N1  - 1,3,5,2,4,6-TRIAZATRIPHOSPHORINE,
            2,2,4,4,6,6-HEXAKIS(1-AZIRIDINYL)-2,2,4,4,6,6-HEXAHYDRO-
      RN  - 52-46-0

4154  N1  - 1,3,5,2,4,6-TRIAZATRIPHOSPHORINE,
            2,2,4,4,6-PENTAKIS(1-AZIRIDINYL)-2,2,4,4,6,6-HEXAHYDRO-6-
            (4-MORPHOLINYL)-
      RN  - 37132-72-2

4155  N1  - TRIAZENE, DIETHYL-
      RN  - 63980-20-1

4156  N1  - TRIAZENE, 3,3-DIETHYL-1-PHENYL-
      RN  - 13056-98-9

4157  N1  - TRIAZENE, 3,3-DIETHYL-1-(m-PYRIDYL)-
      RN  - 21600-43-1

4158  N1  - TRIAZENE, 3,3-DIMETHYL-1-(o-METHYLPHENYL)-
      RN  - 20240-98-6

4159  N1  - TRIAZENE, 3,3-DIMETHYL-1-PHENYL-
      RN  - 7227-91-0

4160  N1  - TRIAZENE, 3,3-DIMETHYL-1-(m-PYRIDYL)-
      RN  - 19992-69-9

4161  N1  - TRIAZENE, 3-ETHYL-3-METHYL-1-PYRIDYL-
      RN  - 64059-53-6

4162  N1  - TRIAZENE, 1-ETHYL-3-PHENYL-
      RN  - 21124-09-4

4163  N1  - TRIAZENE, 3-METHYL-1-PHENYL-3-(2-SULFOETHYL)-, SODIUM SALT
      RN  - 22670-79-7

4164  N1  - s-TRIAZINE, 2-CHLORO-4,6-BIS(ETHYLAMINO)-
      RN  - 122-34-9

4165  N1  - s-TRIAZINE, 2-CHLORO-4-ETHYLAMINO-6-ISOPROPYLAMINO-
      RN  - 1912-24-9

4166  N1  - s-TRIAZINE,
            1,2-DIHYDRO-1-(p-CHLOROPHENYL)-4,6-DIAMINO-2,2-DIMETHYL-
      RN  - 516-21-2

4167  N1  - s-TRIAZINE-3,5(2H,4H)-DIONE
      RN  - 461-89-2

4168  N1  - 1,2,4-TRIAZINE-3,5(2H,4H)-DIONE,
            2-(3-CHLORO-4-(4-CHLOROBENZOYL)PHENYL)-

4169  N1  - as-TRIAZINE-3,5(2H,4H)-DIONE,
            2-(4-((p-CHLOROPHENYL)SULFONYL)-3,5-DIMETHYLPHENYL)-

4170  N1  - as-TRIAZINE-3,5(2H,4H)-DIONE,
            2-(4-((p-CHLOROPHENYL)THIO)-3,5-DIMETHYLPHENYL)-

4171  N1  - as-TRIAZINE-3,5(2H,4H)-DIONE, 2-beta-D-RIBOFURANOSYL-
      RN  - 54-25-1
```

209

4172 N1 - s-TRIAZINE, HEXAHYDRO-1,3,5-TRINITRO-
      RN - 121-82-4

4173 N1 - s-TRIAZINE, 2,4,6-TRICHLORO-
      RN - 108-77-0

4174 N1 - s-TRIAZINE-2,4,6(1H,3H,5H)-TRIONE, DICHLORO-, SODIUM SALT
      RN - 2893-78-9

4175 N1 - s-TRIAZINE, 2,4,6-TRIS(1-AZIRIDINYL)-
      RN - 51-18-3

4176 N1 - as-TRIAZIN-3(2H)-ONE, 5-AMINO-2-beta-D-RIBOFURANOSYL-
      RN - 3131-60-0

4177 N1 - s-TRIAZIN-2(1H)-ONE, 4-AMINO-1-beta-D-RIBOFURANOSYL-
      RN - 320-67-2

4178 N1 - s-TRIAZOLE, 5-(m-(ALLYLOXY)PHENYL)-3-(o-ETHYLPHENYL)-,
            MONOHYDROCHLORIDE
      RN - 85681-50-1

4179 N1 - s-TRIAZOLE, 5-(m-(ALLYLOXY)PHENYL)-3-(o-TOLYL)-
      RN - 69095-81-4

4180 N1 - s-TRIAZOLE, 3-AMINO-
      RN - 61-82-5

4181 N1 - s-TRIAZOLE, 3,5-BIS(o-TOLYL)-
      RN - 85681-49-8

4182 N1 - s-TRIAZOLE, 3-(o-BUTYLPHENYL)-5-(m-METHOXYPHENYL)-
      RN - 85303-89-5

4183 N1 - s-TRIAZOLE, 3-(o-BUTYLPHENYL)-5-PHENYL-
      RN - 85303-88-4

4184 N1 - 1,2,4-TRIAZOLE-3-CARBOXAMIDE, 1-beta-D-RIBOFURANOSYL-
      RN - 36791-04-5

4185 N1 - s-TRIAZOLE, 5-(m-CHLOROPHENYL)-3-(o-TOLYL)-
      RN - 69095-76-7

4186 N1 - s-TRIAZOLE, 5-(o-CHLOROPHENYL)-3-(o-TOLYL)-
      RN - 69095-74-5

4187 N1 - s-TRIAZOLE, 5-(p-CHLOROPHENYL)-3-(o-TOLYL)-
      RN - 69095-79-0

4188 N1 - s-TRIAZOLE, 3-(4-CHLORO-o-TOLYL)-5-(m-METHOXYPHENYL)-
      RN - 75318-76-2

4189 N1 - s-TRIAZOLE, 3-(5-CHLORO-o-TOLYL)-5-(m-METHOXYPHENYL)-
      RN - 85303-96-4

4190 N1 - s-TRIAZOLE, 3-(4-CHLORO-o-TOLYL)-5-PHENYL-
      RN - 85303-94-2

4191 N1 - s-TRIAZOLE, 3-(5-CHLORO-o-TOLYL)-5-PHENYL-
      RN - 85303-95-3

4192 N1 - s-TRIAZOLE, 3-(o-CUMENYL)-5-(m-METHOXYPHENYL)-
      RN - 69095-87-0

4193 N1 - s-TRIAZOLE, 3-(o-CUMENYL)-5-PHENYL-
      RN - 69095-86-9

4194 N1 - s-TRIAZOLE, 5-(3,4-DIMETHOXYPHENYL)-3-(o-ETHYLPHENYL)-
      RN - 85304-00-3

4195 N1 - s-TRIAZOLE, 3,5-DIPHENYL-
      RN - 2039-06-7

4196 N1 - s-TRIAZOLE, 5-(m-ETHOXYPHENYL)-3-(o-ETHYLPHENYL)-
      RN - 85303-98-6

4197 N1 - s-TRIAZOLE, 5-(m-ETHOXYPHENYL)-3-(o-TOLYL)-
      RN - 69095-80-3

4198 N1 - s-TRIAZOLE, 3-(o-ETHYLPHENYL)-5-(m-FLUOROPHENYL)-
      RN - 85303-83-9

4199 N1 - s-TRIAZOLE, 3-(o-ETHYLPHENYL)-5-(p-METHOXYPHENYL)-
      RN - 85303-99-7

4200 N1 - 1H-1,2,4-TRIAZOLE, 3-(2-ETHYLPHENYL)-5-(3-METHOXYPHENYL)-
      RN - 69095-83-6

4201 N1 - s-TRIAZOLE, 3-(o-ETHYLPHENYL)-5-PHENYL-
      RN - 69095-88-1

4202 N1 - s-TRIAZOLE, 3-(o-ETHYLPHENYL)-5-PIPERONYL-
      RN - 85303-87-3

4203 N1 - s-TRIAZOLE, 3-(o-ETHYLPHENYL)-5-(2,3-XYLYL)-
      RN - 85303-84-0

4204 N1 - s-TRIAZOLE, 5-(p-FLUOROPHENYL)-3-(o-TOLYL)-
      RN - 69095-78-9

4205 N1 - s-TRIAZOLE, 5-(m-METHOXYPHENYL)-3-(m-TOLYL)-
      RN - 85681-45-4

4206 N1 - s-TRIAZOLE, 5-(m-METHOXYPHENYL)-3-(o-TOLYL)-
      RN - 69095-72-3

4207 N1 - s-TRIAZOLE, 5-(m-METHOXYPHENYL)-3-(p-TOLYL)-
      RN - 85681-46-5

4208 N1 - s-TRIAZOLE, 5-(o-METHOXYPHENYL)-3-(o-TOLYL)-
      RN - 69095-75-6

4209 N1 - s-TRIAZOLE, 5-(m-METHOXYPHENYL)-3-(2,4-XYLYL)-
      RN - 85303-91-9

4210 N1 - s-TRIAZOLE, 5-(m-METHOXYPHENYL)-3-(2,5-XYLYL)-
      RN - 85303-93-1

4211 N1 - s-TRIAZOLE, 3-(4-METHOXY-o-TOLYL)-5-(m-METHOXYPHENYL)-
      RN - 75318-83-1

4212 N1 - s-TRIAZOLE, 3-(5-METHOXY-o-TOLYL)-5-(m-METHOXYPHENYL)-
      RN - 85681-48-7

4213 N1 - s-TRIAZOLE, 5-PHENYL-3-(o-TOLYL)-
      RN - 60510-57-8

4214 N1 - s-TRIAZOLE, 5-PHENYL-3-(2,4-XYLYL)-
      RN - 85303-90-8

4215 N1 - s-TRIAZOLE, 3-(o-TOLYL)-5-(m-TOLYL)-
      RN - 65697-87-2

4216 N1 - s-TRIAZOLE, 3-(o-TOLYL)-5-(p-TOLYL)-
      RN - 65697-89-4

4217 N1 - s-TRIAZOLE, 3-(o-TOLYL)-5-(alpha,alpha,alpha-TRIFLUORO-m-TOLYL)-
      RN - 69095-77-8

4218 N1 - 4H-s-TRIAZOLO(4,3-a)(1,4)BENZODIAZEPINE,
             8-CHLORO-6-(o-CHLOROPHENYL)-1-METHYL-
      RN - 28911-01-5

4219 N1 - 4H-s-TRIAZOLO(4,3-a)(1,4)BENZODIAZEPINE,
             8-CHLORO-1-METHYL-6-PHENYL-
      RN - 28981-97-7

4220 N1 - 5H-s-TRIAZOLO(5,1-a)ISOINDOLE, 2-(4-BIPHENYLYL)-
      RN - 75318-65-9

4221 N1 - 5H-s-TRIAZOLO(5,1-a)ISOINDOLE, 2-(p-CHLOROPHENYL)-
      RN - 57312-03-5

4222 N1 - 5H-s-TRIAZOLO(5,1-a)ISOINDOLE, 2-(m-ETHOXYPHENYL)-
      RN - 57312-08-0

4223 N1 - 5H-s-TRIAZOLO(5,1-a)ISOINDOLE, 8-METHOXY-2-(m-METHOXYPHENYL)-

4224 N1 - 5H-(1,2,4)TRIAZOLO(5,1-a)ISOINDOLE, 2-(3-METHOXYPHENYL)-
      RN - 57170-08-8

4225 N1 - 5H-s-TRIAZOLO(5,1-a)ISOINDOLE, 2-PHENYL-
      RN - 57312-00-2

4226	N1	- 5H-s-TRIAZOLO(5,1-a)ISOINDOLE, 2-PHENYL-
4227	N1	- s-TRIAZOLO(5,1-a)ISOQUINOLINE, 2-(4-BIPHENYLYL)-
	RN	- 75318-62-6
4228	N1	- s-TRIAZOLO(5,1-a)ISOQUINOLINE, 2-(p-CHLOROPHENYL)-
	RN	- 66535-86-2
4229	N1	- s-TRIAZOLO(5,1-a)ISOQUINOLINE, 5,6-DIHYDRO-2-(4-BIPHENYLYL)-
	RN	- 75318-64-8
4230	N1	- s-TRIAZOLO(5,1-a)ISOQUINOLINE, 5,6-DIHYDRO-2-(p-CHLOROPHENYL)-
	RN	- 55308-60-6
4231	N1	- s-TRIAZOLO(5,1-a)ISOQUINOLINE, 5,6-DIHYDRO-2-(p-METHOXYPHENYL)-
4232	N1	- (1,2,4)TRIAZOLO(5,1-a)ISOQUINOLINE, 5,6-DIHYDRO-2-(3-METHOXYPHENYL)-
	RN	- 55308-37-7
4233	N1	- s-TRIAZOLO(5,1-a)ISOQUINOLINE, 5,6-DIHYDRO-2-PHENYL-
	RN	- 55308-57-1
4234	N1	- s-TRIAZOLO(5,1-a)ISOQUINOLINE, 5,6-DIHYDRO-2-p-TOLYL-
4235	N1	- s-TRIAZOLO(5,1-a)ISOQUINOLINE, 2-(m-ETHOXYPHENYL)-
4236	N1	- (1,2,4)TRIAZOLO(5,1-a)ISOQUINOLINE, 2-(3-ETHOXYPHENYL)-5,6-DIHYDRO-
	RN	- 55308-64-0
4237	N1	- s-TRIAZOLO(5,1-a)ISOQUINOLINE, 2-(p-FLUOROPHENYL)-
4238	N1	- s-TRIAZOLO(5,1-a)ISOQUINOLINE, 2-(m-METHOXYPHENYL)-
4239	N1	- s-TRIAZOLO(5,1-a)ISOQUINOLINE, 2-PHENYL-
	RN	- 35257-18-2
4240	N1	- 3H-1,2,4-TRIAZOL-3-ONE, 2,4-DIHYDRO-2-(3-(4-(m-CHLOROPHENYL)-1-PIPERAZINYL)PROPYL)-4,5-DIETHYL-, HYDROCHLORIDE
	RN	- 57775-22-1
4241	N1	- s-TRIAZOLO(4,3-a)PYRIDIN-3(2H)-ONE, 2-(3-(4-(m-CHLOROPHENYL)-1-PIPERAZINYL)PROPYL)-
	RN	- 19794-93-5
4242	N1	- s-TRIAZOLO(1,5-a)PYRIMIDIN-7-AMINE, N,N-DIETHYL-5-METHYL-
	RN	- 15421-84-8
4243	N1	- 7H-v-TRIAZOLO(4,5-d)PYRIMIDIN-7-ONE, 5-AMINO-1,6-DIHYDRO-
	RN	- 134-58-7
4244	N1	- 4H-s-TRIAZOLO(3,4-c)THIENO(2,3-e)(1,4)-DIAZEPINE, 6-(o-CHLOROPHENYL)-8-ETHYL-1-METHYL-
	RN	- 40054-69-1
4245	N1	- TRIAZOQUINONE
4246	N1	- TRICHOTHEC-9-ENE-3-alpha,4-beta,8-alpha,15-TETROL, 12,13-EPOXY-, 4,15-DIACETATE 8- ISOVALERATE
	RN	- 21259-20-1
4247	N1	- TRICHOTHEC-9-EN-8-ONE, 4-(ACETYLOXY)-12,13-EPOXY-3,7,15-TRIHYDROXY-, (3-alpha,4-beta,7-beta)-
	RN	- 23255-69-8
4248	N1	- TRICHOTHEC-9-EN-8-ONE, 12,13-EPOXY-3,7,15-TRIHYDROXY-, (3-alpha,7-alpha)-
	RN	- 51481-10-8
4249	N1	- TRICOSANTHIN
	RN	- 60318-52-7
4250	N1	- 2,6-TRIDECADIENOIC ACID, 3,11-DIMETHYL-10,11-EPOXY-7-ETHYL-, METHYL ESTER
4251	N1	- TRIETHYLAMINE
	RN	- 121-44-8

4252 N1 - TRIETHYLAMINE, 2-(p-(p-(BENZYLOXY)-alpha-METHYLSTYRYL)PHENOXY)-, HYDROCHLORIDE
     RN - 15624-29-0

4253 N1 - TRIETHYLAMINE, 2-(p-(p-(BENZYLOXY)-beta-METHYLSTYRYL)PHENOXY)-, HYDROCHLORIDE
     RN - 15624-28-9

4254 N1 - TRIETHYLAMINE, 2-(p-(1,2-BIS(p-METHOXYPHENYL)-1-BUTENYL)PHENOXY)-
     RN - 33406-36-9

4255 N1 - TRIETHYLAMINE, 2-(p-(1,2-BIS(p-METHOXYPHENYL)-1-BUTENYL)PHENOXY)-, CITRATE
     RN - 42920-39-8

4256 N1 - TRIETHYLAMINE, 2-(p-(1,2-BIS(p-METHOXYPHENYL)-1-BUTENYL)PHENOXY)-, HYDROCHLORIDE, (E)-
     RN - 35258-12-9

4257 N1 - TRIETHYLAMINE, 2-(p-(1,2-BIS(p-METHOXYPHENYL)-1-BUTENYL)PHENOXY)-, HYDROCHLORIDE, (Z)-
     RN - 42824-35-1

4258 N1 - TRIETHYLAMINE, 2-(p-(1,2-BIS(p-METHOXYPHENYL)-3-METHYL-1-BUTENYL)PHENOXY)-
     RN - 33406-37-0

4259 N1 - TRIETHYLAMINE, 2-(p-(1,2-BIS(p-METHOXYPHENYL)-3-METHYL-1-BUTENYL)PHENOXY)-, HYDROCHLORIDE

4260 N1 - TRIETHYLAMINE, 2-(p-(1,2-BIS(p-METHOXYPHENYL)-3-METHYLBUTYL)PHENOXY)-, HYDROCHLORIDE
     RN - 42824-26-0

4261 N1 - TRIETHYLAMINE, 2-(p-(1-(BIS(p-METHOXYPHENYL)METHYLENE)PROPYL)PHENOXY)-, HYDROCHLORIDE
     RN - 42824-39-5

4262 N1 - TRIETHYLAMINE, 2-(p-(1,2-BIS(p-METHOXYPHENYL)-1-PROPENYL)PHENOXY)-, CITRATE (1:1)
     RN - 42824-33-9

4263 N1 - TRIETHYLAMINE, 2-(p-(1,2-BIS(p-METHOXYPHENYL)PROPENYL)PHENOXY)-, CITRATE, MONOHYDRATE
     RN - 2041-74-9

4264 N1 - TRIETHYLAMINE, 2-(p-(beta-BROMO-p-METHOXY-alpha-PHENYLSTYRYL)-2,6-DIMETHYLPHENOXY)-

4265 N1 - TRIETHYLAMINE, 2-(p-(2-CHLORO-1,2-DIPHENYLVINYL)PHENOXY)-
     RN - 911-45-5

4266 N1 - TRIETHYLAMINE, 2-(p-(2-CHLORO-1,2-DIPHENYLVINYL)PHENOXY)-, (E)-
     RN - 15690-57-0

4267 N1 - TRIETHYLAMINE, 2-(p-(2-CHLORO-1,2-DIPHENYLVINYL)PHENOXY)-, (Z)-
     RN - 15690-55-8

4268 N1 - TRIETHYLAMINE, 2-(p-(2-CHLORO-1,2-DIPHENYLVINYL)PHENOXY)-, CITRATE (1:1)
     RN - 50-41-9

4269 N1 - TRIETHYLAMINE, 2-(p-(2-CHLORO-1,2-DIPHENYLVINYL)PHENOXY)-, CITRATE, (E)-
     RN - 7599-79-3

4270 N1 - TRIETHYLAMINE, 2-(p-(2-CHLORO-1,2-DIPHENYLVINYL)PHENOXY)-, CITRATE (1:1), (Z)-
     RN - 7619-53-6

4271 N1 - TRIETHYLAMINE, 2-(p-(3-(p-CHLOROPHENYL)-3,4-DIHYDRO-2H-1-BENZOPYRAN-4-YL)PHENOXY)-

4272 N1 - TRIETHYLAMINE, 2-(p-(2-(p-CHLOROPHENYL)-6-METHOXY-1,2,3,4-TETRAHYDRO-1-NAPHTHYL)-PHENOXY)-, HYDROCHLORIDE

4273 N1 - TRIETHYLAMINE,
           2-(p-(2-(p-CHLOROPHENYL)-2-METHYL-1,2,3,4-TETRAHYDRO-1-NAPHTHYL)P-
           HENOXY)-, HYDROCHLORIDE

4274 N1 - TRIETHYLAMINE,
           2-(p-(6-(p-CHLOROPHENYL)-6,7,8,9-TETRAHYDRO-5H-BENZOCYCLOHEPTEN-5-
           -YL)'PHENOXY)-, CITRATE, HEMIHYDRATE

4275 N1 - TRIETHYLAMINE,
           2-(p-(2-(p-CHLOROPHENYL)-1,2,3,4-TETRAHYDRO-1-NAPHTHYL)PHENOXY)-,
           (E)-

4276 N1 - TRIETHYLAMINE,
           2-(p-(2-(p-CHLOROPHENYL)-1,2,3,4-TETRAHYDRO-1-NAPHTHYL)PHENYL)-,
           (Z)-

4277 N1 - TRIETHYLAMINE,
           2-(p-(2-CYCLOHEXYL-1,2,3,4-TETRAHYDRO-1-NAPHTHYL)PHENOXY)-,
           CITRATE

4278 N1 - TRIETHYLAMINE,
           2-(p-(2-(3,4-DICHLOROPHENYL)-1,2,3,4-TETRAHYDRO-1-NAPHTHYL)PHENOX-
           Y)-, HYDROCHLORIDE

4279 N1 - TRIETHYLAMINE,
           2-(p-(3,4-DIHYDRO-6-METHOXY-2-PHENYL-1-NAPHTHYL)PHENOXY)-,
           HYDROCHLORIDE
      RN - 1178-99-0

4280 N1 - TRIETHYLAMINE, 2-(p-(5,6-DIMETHOXY-2-PHENYL-2-INDENYL)PHENOXY)-,
           HYDROCHLORIDE

4281 N1 - TRIETHYLAMINE, 2-(p-(5,6-DIMETHOXY-2-PHENYL-3-INDENYL)PHENOXY)-,
           HYDROCHLORIDE

4282 N1 - TRIETHYLAMINE,
           2,2'''-((1,2-DIMETHYLETHYLENE)BIS(p-PHENYLENEOXY))BIS-,
           DIHYDROCHLORIDE, (+-)-
      RN - 15542-20-8

4283 N1 - TRIETHYLAMINE,
           2,2'''-((1,2-DIMETHYLETHYLENE)BIS(p-PHENYLENEOXY))BIS-,
           DIHYDROCHLORIDE, meso-
      RN - 15515-40-9

4284 N1 - TRIETHYLAMINE,
           2-(p-(alpha,beta-DIMETHYL-p-METHOXYPHENETHYL)PHENOXY)-,
           HYDROCHLORIDE, threo-
      RN - 15623-99-1

4285 N1 - TRIETHYLAMINE,
           2-(p-(2,2-DIMETHYL-7-METHOXY-3-PHENYL-2H-1-BENZOPYRAN-4-YL)PHENOX-
           Y)-, HYDROCHLORIDE
      RN - 57897-48-0

4286 N1 - TRIETHYLAMINE,
           2-(2,6-DIMETHYL-4-(p-METHOXY-alpha-PHENYLSTYRYL)PHENOXY)-

4287 N1 - TRIETHYLAMINE,
           2-(p-(alpha,beta-DIMETHYL-p-METHOXYSTYRYL)PHENOXY)-, HYDROCHLORIDE
      RN - 15542-03-7

4288 N1 - TRIETHYLAMINE,
           2,2'''-((DIMETHYLVINYLENE)BIS(p-PHENYLENEOXY))BIS-, (E)-
      RN - 15542-01-5

4289 N1 - TRIETHYLAMINE, 2-(p-(2,4-DIPHENYL-3-FURYL)PHENOXY)-
      RN - 54756-55-7

4290 N1 - TRIETHYLAMINE, 2-(p-(3,4-DIPHENYL-2-FURYL)PHENOXY)-
      RN - 54756-53-5

4291 N1 - TRIETHYLAMINE,
           2-(p-(beta-ETHYL-alpha-(p-METHOXYPHENYL)STYRYL)PHENOXY)-
      RN - 35258-20-9

4292 N1 - TRIETHYLAMINE, 2-(p-(beta-ETHYL-alpha-PHENYLSTYRYL)PHENOXY)-
      RN - 749-86-0

4293 N1 - TRIETHYLAMINE,
           2-(p-(2-(o-FLUOROPHENYL)-1,2,3,4-TETRAHYDRO-1-NAPHTHYL)PHENOXY)-,
           CITRATE

4294 N1 - TRIETHYLAMINE,
           2-(p-(p-METHOXY-alpha,beta-DIMETHYLPHENETHYL)PHENOXY)-,
           HYDROCHLORIDE, erythro-
     RN - 15515-39-6

4295 N1 - TRIETHYLAMINE,
           2-(p-(6-METHOXY-2-(p-METHOXYPHENYL)-2-INDENYL)PHENOXY)-,
           HYDRIODIDE

4296 N1 - TRIETHYLAMINE,
           2-(p-(6-METHOXY-2-(p-METHOXYPHENYL)-3-INDENYL)PHENOXY)-,
           HYDRIODIDE

4297 N1 - TRIETHYLAMINE, 2-(p-(p-METHOXY-alpha-METHYLPHENETHYL)PHENOXY)-,
           CITRATE
     RN - 15624-34-7

4298 N1 - TRIETHYLAMINE, 2-(p-(p-METHOXY-beta-METHYLPHENETHYL)PHENOXY)-,
           HYDROCHLORIDE
     RN - 15624-33-6

4299 N1 - TRIETHYLAMINE, 2-(p-(p-METHOXY-alpha-METHYLSTYRYL)PHENOXY)-,
           HYDROCHLORIDE
     RN - 15624-27-8

4300 N1 - TRIETHYLAMINE, 2-(p-(p-METHOXY-beta-METHYLSTYRYL)PHENOXY)-,
           HYDROCHLORIDE
     RN - 15624-26-7

4301 N1 - TRIETHYLAMINE, 2-(p-(6-METHOXY-2-PHENYL-3-BENZOFURANYL)PHENOXY)-,
           HYDROCHLORIDE
     RN - 1509-14-4

4302 N1 - TRIETHYLAMINE,
           2-(p-(6-METHOXY-2-PHENYL-3,4-DIHYDRO-1-NAPHTHYL)PHENOXY)-

4303 N1 - TRIETHYLAMINE,
           2-(p-(6-METHOXY-2-PHENYL-3,4-DIHYDRO-1-NAPHTHYL)PHENOXY)-,
           HYDROCHLORIDE

4304 N1 - TRIETHYLAMINE, 2-(p-(2-(p-METHOXYPHENYL)-3-INDENYL)PHENOXY)-,
           HYDROCHLORIDE

4305 N1 - TRIETHYLAMINE, 2-(p-(5-METHOXY-2-PHENYL-3-INDENYL)PHENOXY)-,
           HYDROCHLORIDE

4306 N1 - TRIETHYLAMINE, 2-(p-(6-METHOXY-2-PHENYLINDEN-3-YL)PHENOXY)-,
           HYDROCHLORIDE
     RN - 64-96-0

4307 N1 - TRIETHYLAMINE, 2-(p-(p-METHOXY-alpha-PHENYLPHENETHYL)PHENOXY)-
     RN - 6732-77-0

4308 N1 - TRIETHYLAMINE, 2-(p-(p-METHOXY-alpha-PHENYLPHENETHYL)PHENOXY)-,
           CITRATE

4309 N1 - TRIETHYLAMINE, 2-(p-(p-METHOXY-alpha-PHENYLPHENETHYL)PHENOXY)-,
           HYDROCHLORIDE

4310 N1 - TRIETHYLAMINE,
           2-(p-(2-(p-METHOXYPHENYL)-1-PHENYL-1-BUTENYL)PHENOXY)-
     RN - 35258-08-3

4311 N1 - TRIETHYLAMINE,
           2-(p-(2-(p-METHOXYPHENYL)-1-PHENYL-1-BUTENYL)PHENOXY)-, CITRATE
           (1:1)
     RN - 42824-34-0

4312 N1 - TRIETHYLAMINE,
           2-(p-(1-((p-METHOXYPHENYL)PHENYLMETHYLENE)PROPYL)PHENOXY)-,
           HYDROCHLORIDE
     RN - 42824-38-4

4313 N1 - TRIETHYLAMINE,
           2-(p-(1-(p-METHOXYPHENYL)-2-PHENYLPROPENYL)PHENOXY)-, CITRATE
     RN - 13554-24-0

4314 N1 - TRIETHYLAMINE, 2-(p-(alpha-(p-METHOXYPHENYL)STYRYL)PHENOXY)-,
           CITRATE, MONOHYDRATE
     RN - 13542-71-7

4315 N1 - TRIETHYLAMINE,
            2-(p-(2-(p-METHOXYPHENYL)-1,2,3,4-TETRAHYDRO-1-NAPHTHYL)PHENOXY)--
            , CITRATE, MONOHYDRATE

4316 N1 - TRIETHYLAMINE,
            2-(p-(6-METHOXY-2-PHENYL-1,2,3,4-TETRAHYDRO-1-NAPHTHYL)PHENOXY)-,
            HYDROCHLORIDE, (E)-

4317 N1 - TRIETHYLAMINE, 2-(p-(6-METHOXY-2-(p-TOLYL)-3-INDENYL)PHENOXY)-,
            HYDROCHLORIDE

4318 N1 - TRIETHYLAMINE, 2,2'''-((METHYLVINYLENE)BIS(p-(PHENYLENEOXY))BIS-,
            DIHYDROCHLORIDE
      RN - 15624-30-3

4319 N1 - TRIETHYLAMINE, 2-(p-(2-NITRO-1,2-DIPHENYLVINYL)PHENOXY)-, CITRATE

4320 N1 - TRIETHYLAMINE, 2-(p-(2-PHENYL-3,4-DIHYDRO-1-NAPHTHYL)PHENOXY)-,
            HYDROCHLORIDE

4321 N1 - TRIETHYLAMINE, 2-(p-(2-PHENYLINDEN-3-YL)PHENOXY)-, CHLORATE

4322 N1 - TRIETHYLAMINE, 2-(p-(2-PHENYLNAPHTHO(2,1-b)FURAN-1-YL)PHENOXY)-,
            HYDROCHLORIDE
      RN - 25433-83-4

4323 N1 - TRIETHYLAMINE, 2-(p-(alpha-PHENYLSTYRYL)PHENOXY)-, CITRATE

4324 N1 - TRIETHYLAMINE,
            2-(p-(2-PHENYL-1,2,3,4-TETRAHYDRO-1-NAPHTHYL)PHENOXY)-, (E)-

4325 N1 - TRIETHYLAMINE,
            2-(p-(2-PHENYL-1,2,3,4-TETRAHYDRO-1-NAPHTHYL)PHENOXY)-, (Z)-

4326 N1 - TRIETHYLAMINE, 2,2'''-(PROPYLENEBIS(p-PHENYLENEOXY))BIS-,
            DIHYDROCHLORIDE
      RN - 15624-39-2

4327 N1 - TRIETHYLAMINE,
            2-(p-(1,2,3,4-TETRAHYDRO-2-(p-CHLOROPHENYL)NAPHTHYL)PHENOXY)-
      RN - 13073-86-4

4328 N1 - TRIETHYLAMINE, 2,2',2''-TRICHLORO-, HYDROCHLORIDE
      RN - 817-09-4

4329 N1 - TRIETHYLENE GLYCOL
      RN - 112-27-6

4330 N1 - TRIETHYLENETETRAMINE
      RN - 112-24-3

4331 N1 - TRIOCTANOIN
      RN - 538-23-8

4332 N1 - s-TRIOXANE, 2,4,6-TRIISOPROPYL-
      RN - 7580-12-3

4333 N1 - TRISILOXANE, 1,1-DIPHENYL-1,3,3,5,5-PENTAMETHYL-

4334 N1 - 1-alpha-H,5-alpha-H-TROPANE-2-beta-CARBOXYLIC ACID,
            3-beta-HYDROXY-, METHYL ESTER, BENZOATE (ester), HYDROCHLORIDE
      RN - 53-21-4

4335 N1 - 1-alpha-H,5-alpha-H-TROPANIUM,
            8-(p-BUTOXYBENZYL)-3-alpha-HYDROXY-, BROMIDE, (-)-TROPATE
      RN - 29025-14-7

4336 N1 - 1-alpha-H,5-alpha-H-TROPANIUM,
            8-BUTYL-6-beta,7-beta-EPOXY-3-alpha-HYDROXY-, BROMIDE, (-)-TROPATE
      RN - 149-64-4

4337 N1 - 1-alpha-H,5-alpha-H-TROPANIUM, 8-CARBOXY-3-HYDROXY-8-METHYL-,
            PHENYL ESTER, CARBAZATE (ester)

4338 N1 - 1-alpha-H,5-alpha-H-TROPANIUM,
            6-beta,7-beta-EPOXY-3-alpha-HYDROXY-8-METHYL-, METHYL SULFATE,
            (-)-TROPATE
      RN - 18067-13-5

4339 N1 - 1-alpha-H,5-alpha-H-TROPANIUM, 3-alpha-HYDROXY-8-ISOPROPYL-,
            BROMIDE, (+-)-TROPATE
      RN - 22254-24-6

```
4340  N1  - 1-alpha-H,5-alpha-H-TROPANIUM, 3-alpha-HYDROXY-8-ISOPROPYL-,
            BROMIDE, (+-)-TROPATE, HYDRATE

4341  N1  - 1-alpha-H,5-alpha-H-TROPAN-3-alpha-OL, 6-beta,7-beta-EPOXY-,
            (-)-TROPATE (ester) HYDROBROMIDE
      RN  - 114-49-8

4342  N1  - TRYPSIN INHIBITOR, PANCREATIC BASIC
      RN  - 9087-70-1

4343  N1  - TRYPTOPHAN, DL-
      RN  - 54-12-6

4344  N1  - TRYPTOPHAN, L-
      RN  - 73-22-3

4345  N1  - TRYPTOPHAN, N-ACETYL-, L-
      RN  - 1218-34-4

4346  N1  - TRYPTOPHAN, 5-HYDROXY-
      RN  - 56-69-9

4347  N1  - TRYPTOPHAN, 5-HYDROXY-, DL-
      RN  - 114-03-4

4348  N1  - TRYPTOPHAN, 5-HYDROXY-, L-
      RN  - 4350-09-8

4349  N1  - TUNGSTEN
      RN  - 7440-33-7

4350  N1  - TUNGSTIC ACID, SODIUM SALT, DIHYDRATE
      RN  - 53125-86-3

4351  N1  - TUNICAMYCIN
      RN  - 11089-65-9

4352  N1  - TYROSINE, L-
      RN  - 60-18-4

4353  N1  - m-TYROSINE, DL-
      RN  - 775-06-4

4354  N1  - L-TYROSINE, O-(4-HYDROXY-3,5-DIIODOPHENYL)-3,5-DIIODO-
      RN  - 51-48-9

4355  N1  - URACIL
      RN  - 66-22-8

4356  N1  - URACIL, 1-beta-D-ARABINOFURANOSYL-
      RN  - 3083-77-0

4357  N1  - URACIL, BENZYLTHIO-
      RN  - 33086-27-0

4358  N1  - URACIL, 5-BROMO-3-sec-BUTYL-6-METHYL-
      RN  - 314-40-9

4359  N1  - URACIL,
            1,3-DIMETHYL-6-(3-(4-(o-METHOXYPHENYL)-1-PIPERAZINYL)PROPPYLAMINO-
            )-
      RN  - 34661-75-1

4360  N1  - URACIL, 5-FLUORO-
      RN  - 51-21-8

4361  N1  - URACIL, 5-FLUORO-1-(TETRAHYDRO-1-FURYL)-

4362  N1  - URACIL, 5-FLUORO-1-(TETRAHYDRO-2-FURYL)-
      RN  - 17902-23-7

4363  N1  - URACIL, 5-FLUORO-1-(TETRAHYDRO-2-FURYL)- mixt. with URACIL (1:4)

4364  N1  - URACIL, 5-(HYDROXYMETHYL)-6-METHYL-
      RN  - 147-61-5

4365  N1  - URACIL, 5-IODO-2-THIO-

4366  N1  - URACIL, 6-METHYL-
      RN  - 626-48-2
```

```
4367  N1  - URACIL, 6-METHYL-2-THIO-
      RN  - 56-04-2

4368  N1  - URACIL, 6-PROPYL-2-THIO-
      RN  - 51-52-5

4369  N1  - URACIL, 6-PROPYL-2-THIO-, and IODINE

4370  N1  - URACIL, 2-THIO-
      RN  - 141-90-2

4371  N1  - URANIUM, BIS(NITRATO-O,O')DIOXO-, (OC-6-11)-
      RN  - 36478-76-9

4372  N1  - UREA
      RN  - 57-13-6

4373  N1  - UREA, 1-((p-ACETYLPHENYL)SULFONYL)-3-CYCLOHEXYL-
      RN  - 968-81-0

4374  N1  - UREA, ADIPIC ACID mixed with CARBOXYMETHYLCELLULOSE ACIDS

4375  N1  - UREA, 1-AMIDINO-3-(p-NITROPHENYL)-, MONOHYDROCHLORIDE
      RN  - 51-58-1

4376  N1  - UREA,
            3-((4-AMINO-2-METHYL-5-PYRIMIDINYL)METHYL)-1-(2-CHLOROETHYL)-1-NI-
            TROSO- MONOHYDROCHLORIDE
      RN  - 55661-38-6

4377  N1  - UREA, 1-(2-BENZIMIDAZOLYL)-3-METHYL-
      RN  - 21035-25-6

4378  N1  - UREA, 1,3-BIS(2-CHLOROETHYL)-1-NITROSO-
      RN  - 154-93-8

4379  N1  - UREA, 1-BUTYL-3,3-DIMETHYL-1-NITROSO-
      RN  - 56654-53-6

4380  N1  - UREA, 1-BUTYL-1-NITROSO-
      RN  - 869-01-2

4381  N1  - UREA, BUTYL- and SODIUM NITRITE (2:1)

4382  N1  - UREA, 1-BUTYL-3-SULFANILYL-
      RN  - 339-43-5

4383  N1  - UREA, 1-BUTYL-3-(p-TOLYLSULFONYL)-
      RN  - 64-77-7

4384  N1  - UREA, 1-BUTYL-3-(p-TOLYLSULFONYL)-, SODIUM SALT
      RN  - 473-41-6

4385  N1  - UREA,
            1-((p-(2-(CHLORO-o-ANISAMIDO)ETHYL)PHENYL)SULFONYL)-3-CYCLOHEXYL-
      RN  - 10238-21-8

4386  N1  - UREA, 1-(2-CHLOROETHYL)-3-CYCLOHEXYL-1-NITROSO-
      RN  - 13010-47-4

4387  N1  - UREA, 3-(p-CHLOROPHENYL)-1,1-DIMETHYL-
      RN  - 150-68-5

4388  N1  - UREA, 3-(p-CHLOROPHENYL)-1-METHOXY-1-METHYL-
      RN  - 1746-81-2

4389  N1  - UREA, 3-(p-CHLOROPHENYL)-1-METHYL-1-(1-METHYL-2-PROPYNYL)-
      RN  - 3766-60-7

4390  N1  - UREA, 1-((p-CHLOROPHENYL)SULFONYL)-3-ISOPROPYL-
      RN  - 2281-78-9

4391  N1  - UREA, 1-((p-CHLOROPHENYL)SULFONYL)-3-PROPYL-
      RN  - 94-20-2

4392  N1  - UREA, 3-(3-CHLORO-p-TOLYL)-1,1-DIMETHYL-
      RN  - 15545-48-9

4393  N1  - UREA,
            1-CYCLOHEXYL-3-((p-(2-(5-METHYL-3-ISOXAZOLECARBOXAMIDO)ETHYL)PHEN-
            YL)SULFONYL)-
      RN  - 24477-37-0
```

4394 N1 - UREA, 1-CYCLOHEXYL-3-(4-METHYLMETANILYL)-
      RN - 565-33-3

4395 N1 - UREA, 1-CYCLOHEXYL-3-(p-TOLYLSULFONYL)-
      RN - 664-95-9

4396 N1 - UREA, 3-(3,4-DICHLOROPHENYL)-1,1-DIMETHYL-
      RN - 330-54-1

4397 N1 - UREA, 3-(9,10-DIDEHYDRO-6-METHYLERGOLIN-8-alpha-YL)-1,1-DIETHYL-,
            MALEATE (1:1)
      RN - 19875-60-6

4398 N1 - UREA, 1,3-DIMETHYL-
      RN - 96-31-1

4399 N1 - UREA, 1,1-DIMETHYL-3-(5-METHYL-2-BENZIMIDAZOLYL)-, HYDROCHLORIDE,
            HYDRATE

4400 N1 - UREA, 1,3-DIMETHYL-1-NITROSO-
      RN - 13256-32-1

4401 N1 - UREA, 1,3-DIMETHYL-2-THIO-
      RN - 534-13-4

4402 N1 - UREA, ETHYL-
      RN - 625-52-5

4403 N1 - UREA, 1-ETHYL-1-NITROSO-
      RN - 759-73-9

4404 N1 - UREA, ETHYL- and SODIUM NITRITE (1:1)

4405 N1 - UREA, ETHYL- and SODIUM NITRITE (2:1)

4406 N1 - UREA, 1-ETHYL-2-THIO-
      RN - 625-53-6

4407 N1 - UREA,
            1-(HEXAHYDROCYCLOPENTA(c)PYRROL-2(1H)-YL)-3-(p-TOLYLSULFONYL)-
      RN - 21187-98-4

4408 N1 - UREA, HYDROXY-
      RN - 127-07-1

4409 N1 - UREA, 1-(2-HYDROXY-3-BORNYL)-3-(p-TOLYLSULFONYL)-, (1R,2R,3S,4S)-
      RN - 26944-48-9

4410 N1 - UREA, 1-(2-HYDROXYETHYL)-1-NITROSO-
      RN - 13743-07-2

4411 N1 - UREA, ISOPROPYL- and SODIUM NITRITE (2:1)

4412 N1 - UREA, (METHYLETHANEDIYLIDENE)BIS(HYDRAZINOFORMIMIDOYL-2-THIO-

4413 N1 - UREA, METHYL and SODIUM NITRITE (1:2)

4414 N1 - UREA, 1-METHYL-2-THIO-
      RN - 598-52-7

4415 N1 - UREA, N-NITROSO-N-PROPYL-
      RN - 816-57-9

4416 N1 - UREA, 3-NITROSO-1,1,3-TRIETHYL-
      RN - 50285-70-6

4417 N1 - UREA, 1-(3-OXO-1,4-ANDROSTADIEN-17-beta-YL)-

4418 N1 - UREA, (PHENYLACETYL)-
      RN - 63-98-9

4419 N1 - UREA, (2-PHENYLBUTYRYL)-, and 5-ETHYL-3-METHYL-5-PHENYLHYDANTOIN
            (1:3)

4420 N1 - UREA, 1-PHENYL-3-(1,2,3-THIADIAZOL-5-YL)-
      RN - 51707-55-2

4421 N1 - UREA, 1-PHENYL-2-THIO-
      RN - 103-85-5

4422 N1 - UREA, SULFANILYL-
      RN - 547-44-4

```
4423  N1  - UREA, 1,1,3,3-TETRAMETHYL-
      RN  - 632-22-4

4424  N1  - UREA, 1,1,3,3-TETRAMETHYL-2-THIO-
      RN  - 2782-91-4

4425  N1  - UREA, 2-THIO-
      RN  - 62-56-6

4426  N1  - UREA, 1,1,3-TRIMETHYL-3-NITROSO-
      RN  - 3475-63-6

4427  N1  - URIC ACID, MONOSODIUM SALT
      RN  - 1198-77-2

4428  N1  - URIDINE, 5-BROMO-2'-DEOXY-
      RN  - 59-14-3

4429  N1  - URIDINE, 2'-DEOXY-5-FLUORO-
      RN  - 50-91-9

4430  N1  - URIDINE, 2'-DEOXY-5-IODO-
      RN  - 54-42-2

4431  N1  - VACCARIA PYRAMIDATA Merik, crude extract

4432  N1  - VALERAMIDE, 2-ETHYL-3-METHYL-
      RN  - 4171-13-5

4433  N1  - VALERIC ACID, 4-AMINO-5-(1,3-DIOXO-2-ISOINDOLINYL)-5-OXO-

4434  N1  - VALERIC ACID, 2,2-DIMETHYL-5-(2,5-XYLYLOXY)-
      RN  - 25812-30-0

4435  N1  - VALERIC ACID, 2,2-DIPHENYL-, 2-(DIETHYLAMINO)ETHYL ESTER,
            HYDROCHLORIDE
      RN  - 62-68-0

4436  N1  - VALERIC ACID, 2-PROPYL-
      RN  - 99-66-1

4437  N1  - VALERIC ACID, 2-PROPYL-, CALCIUM SALT (2:1)

4438  N1  - VALERIC ACID, 2-PROPYL-, SODIUM SALT
      RN  - 1069-66-5

4439  N1  - VALERONITRILE, 2,3-BIS(p-HYDROXYPHENYL)-
      RN  - 65-14-5

4440  N1  - VALERONITRILE,
            2-(3,4-DIHYDROXYPHENYL)-3-(p-HYDROXYPHENYL)-2-METHYL-

4441  N1  - VALERONITRILE,
            5-((3,4-DIMETHOXYPHENETHYL)METHYLAMINO)-2-(3,4-DIMETHOXYPHENYL)-2-
            -ISOPROPYL-, MONOHYDROCHLORIDE
      RN  - 152-11-4

4442  N1  - VALERONITRILE, 4,5-EPITHIO-

4443  N1  - VALEROPHENONE, 3-(p-CHLOROPHENYL)-4'-HYDROXY-4-METHYL-2-PHENYL-,
            erythro-
      RN  - 31365-02-3

4444  N1  - VALEROPHENONE, 3-(p-CHLOROPHENYL)-2-(p-HYDROXYPHENYL)-, erythro-
      RN  - 31365-03-4

4445  N1  - VALEROPHENONE, 3-(p-CHLOROPHENYL)-4'-HYDROXY-2-PHENYL-, erythro-
      RN  - 31365-01-2

4446  N1  - VALEROPHENONE,
            3-(p-CHLOROPHENYL)-4-METHYL-2-PHENYL-4'-(2-(1-PYRROLIDINYL)ETHOXY-
            )-, erythro-
      RN  - 31301-21-0

4447  N1  - VALEROPHENONE,
            3-(p-CHLOROPHENYL)-2-PHENYL-4'-(2-(1-PYRROLIDINYL)ETHOXY)-,
            erythro-
      RN  - 31301-19-6
```

4448 N1 - VALEROPHENONE,
            3-(p-CHLOROPHENYL)-2-(p-(2-(1-PYRROLIDINYL)ETHOXY)PHENYL)-,
            erythro-
      RN - 31301-22-1

4449 N1 - VALEROPHENONE, 2,3-DIPHENYL-4'-HYDROXY-, erythro-
      RN - 31301-23-2

4450 N1 - VALEROPHENONE, 2,3-DIPHENYL-4'-(2-(1-PYRROLIDINYL)ETHOXY)-,
            erythro-
      RN - 31301-18-5

4451 N1 - VALEROPHENONE,
            3-(m-METHOXYPHENYL)-2-PHENYL-4'-(2-(1-PYRROLIDINYL)ETHOXY)-,
            erythro-
      RN - 33249-16-0

4452 N1 - L-VALINAMIDE, N(sup
            2)-(((1-CARBOXY-2-PHENYLETHYL)AMINO)CARBONYL)-L-ARGINYL-N-(4-
            ((AMINOIMINOMETHYL)AMINO)-1-FORMYLBUTYL)-
      RN - 37691-11-5

4453 N1 - VALINE,
            N-(N-ACETYL-3-(p-(BIS(2-CHLOROETHYL)AMINO)PHENYL)ALANYL)-, ETHYL
            ESTER
      RN - 13425-94-0

4454 N1 - VALINE, 3-MERCAPTO-, D-
      RN - 52-67-5

4455 N1 - VANADIC ACID, AMMONIUM SALT
      RN - 7803-55-6

4456 N1 - VANADIUM PENTOXIDE (dust)
      RN - 1314-62-1

4457 N1 - VANILLIN
      RN - 121-33-5

4458 N1 - VASOPRESSIN, 8-L-LYSINE-
      RN - 50-57-7

4459 N1 - VEGETABLE (SOYBEAN) OIL, brominated

4460 N1 - VENOM, SCORPION, ANDROCTONUS AMOREUXI

4461 N1 - VENOM, SNAKE, NAJA NIGRICOLLIS

4462 N1 - VENOM, SNAKE, VIPERA ASPIS

4463 N1 - VERATRAMANIUM, 17,23-EPOXY-3-HYDROXY-28,28-DIMETHYL-11-OXO-,
            IODIDE, (3-beta,23-beta)-
      RN - 66409-99-2

4464 N1 - VERATRAMINE
      RN - 60-70-8

4465 N1 - VERATRINE
      RN - 8051-02-3

4466 N1 - VERATRUM CALIFORNICUM

4467 N1 - VERATRYLAMINE
      RN - 5763-61-1

4468 N1 - VERBENA BONARIENSIS Linn., extract

4469 N1 - VICOA INDICA Willd. D.C.

4470 N1 - VIDR-2GD

4471 N1 - VINCALEUKOBLASTINE
      RN - 865-21-4

4472 N1 - VINCALEUKOBLASTINE, SULFATE (1:1) (SALT)
      RN - 143-67-9

4473 N1 - VINYLAMINE, N-ETHYL-N-NITROSO-
      RN - 13256-13-8

4474 N1 - VINYLIDENE CHLORIDE (inhibited)
      RN - 75-35-4

4475 N1 - VIOMYCIN
      RN - 32988-50-4

4476 N1 - VITAMIN K
      RN - 12001-79-5

4477 N1 - VITEX NEGUNDU Linn., seed extract

4478 N1 - VONDOZEB
      RN - 8018-01-7

4479 N1 - WATAPANA SHIMARON

4480 N1 - WATER, HEAVY (D2-O)
      RN - 7789-20-0

4481 N1 - WELDING FUME PARTICLES

4482 N1 - WHEAT, extract

4483 N1 - WITHANIA SOMNIFERA, roots

4484 N1 - WOODFORDIA FRUTICOSA Kurz, flower extract

4485 N1 - XANTHINE, 1,8-DIMETHYL-3-PHENYL-

4486 N1 - XANTHINE, 3-HYDROXY-
      RN - 13479-29-3

4487 N1 - XYLENE
      RN - 1330-20-7

4488 N1 - m-XYLENE
      RN - 108-38-3

4489 N1 - o-XYLENE
      RN - 95-47-6

4490 N1 - p-XYLENE
      RN - 106-42-3

4491 N1 - m-XYLENE, 5-CHLORO-

4492 N1 - m-XYLENE-alpha,alpha'-DIOL,
            alpha'-((tert-BUTYLAMINO)METHYL)-4-HYDROXY-
      RN - 18559-94-9

4493 N1 - m-XYLENE, alpha,alpha,alpha,alpha',alpha',alpha'-HEXACHLORO-
      RN - 881-99-2

4494 N1 - p-XYLENE, alpha,alpha,alpha,alpha',alpha',alpha'-HEXACHLORO-
      RN - 68-36-0

4495 N1 - 3-beta,20-alpha-YOHIMBAN-16-beta-CARBOXYLIC ACID,
            10-CHLORO-18-beta-HYDROXY-17-alpha- METHOXY-, METHYL ESTER,
            3,4,5-TRIMETHOXYBENZOATE (ester)
      RN - 7008-24-4

4496 N1 - 3-beta,20-alpha-YOHIMBAN-16-beta-CARBOXYLIC ACID,
            1-(2-(DIETHYLAMINO)ETHYL)-18-beta-HYDROXY-
            11,17-alpha-DIMETHOXY-, METHYL ESTER, 3,4,5-TRIMETHOXYBENZOATE
            (ester)
      RN - 53-18-9

4497 N1 - 3-beta,20-alpha-YOHIMBAN-16-beta-CARBOXYLIC ACID,
            1-(2-(DIETHYLAMINO)ETHYL)-18-beta-HYDROXY-
            11,17-alpha-DIMETHOXY-, METHYL ESTER, 3,4,5-TRIMETHOXYBENZOATE
            (ester), TARTRATE
      RN - 1111-44-0

4498 N1 - 3-beta,20-alpha-YOHIMBAN-16-beta-CARBOXYLIC ACID,
            18-beta-HYDROXY-11,17-alpha-DIMETHOXY-, = METHYL ESTER, ESTER
            with 4-HYDROXY-3,5-DIMETHOXYBENZOIC ACID ETHYL CARBONATE
      RN - 84-36-6

4499 N1 - 3-beta,20-alpha-YOHIMBAN-16-beta-CARBOXYLIC ACID,
            18-beta-HYDROXY-11,17-alpha-DIMETHOXY-, METHYL ESTER, 3,4,5-
      RN - 50-55-5

4500 N1 - 3-beta,20-alpha-YOHIMBAN-16-beta-CARBOXYLIC ACID,
        18-beta-HYDROXY-11,17-alpha-DIMETHOXY- METHYL ESTER
        3,4,5-TRIMETHOXYBENZOATE (ester), PHOSPHATE
     RN - 1263-94-1

4501 N1 - 3-beta,20-alpha-YOHIMBAN-16-beta-CARBOXYLIC ACID,
        18-beta-HYDROXY-17-alpha-METHOXY-, METHYL ESTER,
        3,4,5-TRIMETHOXYBENZOATE (ester)
     RN - 131-01-1

4502 N1 - YOHIMBAN-16-CARBOXYLIC ACID,
        18-((3-(4-HYDROXY-3-METHOXYPHENYL)-1-OXO-2-PROPENYL)OXY)-
        11,17-DIMETHOXY-, METHYL ESTER,
        (3-beta,16-beta,17-alpha,18-beta,20-alpha)-
     RN - 35440-49-4

4503 N1 - YTTERBIUM CHLORIDE
     RN - 10361-91-8

4504 N1 - YTTERBIUM NITRATE
     RN - 13768-67-7

4505 N1 - YTTRIUM(III) NITRATE (1:3)
     RN - 10361-93-0

4506 N1 - ZINCATE(3-),
        (N,N-BIS(2-(BIS(CARBOXYMETHYL)AMINO)ETHYL)GLYCINATO(5-))-,
        TRISODIUM
     RN - 11082-38-5

4507 N1 - ZINC, BIS(DIMETHYLDITHIOCARBAMATO)-
     RN - 137-30-4

4508 N1 - ZINC, BIS(2-PYRIDYLTHIO)-, N,N'-DIOXIDE
     RN - 13463-41-7

Appendix II

ACETIC ACID, SODIUM SALT, compd. with THEOPHYLLINE (1:1)

ACETIC ACID, (3,5,6-TRICHLORO-2-PYRIDYLOXY)-

ADENINE, 9-beta-D-ARABINOFURANOSYL-, MONOHYDRATE

ADENOSINE, 3'-DEOXY-

ADENOSINE, 2'-DEOXY-

ADENOSINE, 4'-C-FLUORO-, 5'-SULFAMATE

ADIPIC ACID, compd. with 3-(2-AMINOETHYL)INDOL-5-OL, HYDROCHLORIDE (1:2:2)

ALUMINUM, PENTAKIS(N(sup 2)-ACETYL-L-GLUTAMINATO)TETRAHYDROXYTRI-

ANDROST-4-EN-3-ONE, 17-beta-HYDROXY-17-METHYL-

7-ARSABICYCLO(2.2.1)HEPTA-2,4,6-TRIENE, 1-HYDROXY-, 1-OXIDE

ARSENIC ACID (solution)

ARSENIC ACID, SODIUM SALT

2-AZABICYCLO(2.2.1)HEPTANE, 2-METHYL-

1-AZABICYCLO(3.2.0)HEPT-2-ENE-2-CARBOXYLIC ACID, 3-((2-AMINOETHYL)THIO)-6-(1-HYDROXYETHYL)-7-OXO-, (5R-(5-alpha,6-alpha(R*)))

3-AZABICYCLO(3.2.0)HEPTANE-2,4-DIONE, 3-(2-NAPHTHALENYL)-

6-AZABICYCLO(3.2.1)OCTANE, 1-(m-HYDROXYPHENYL)-6-METHYL-, (+)-

8-AZABICYCLO(3.2.1)OCTANE-2-CARBOXYLIC ACID, 3-(BENZOYLOXY)-8-METHYL-, PROPYL ESTER,HYDROCHLORIDE (1R-(2-endo,3-exo))-

2-AZABICYCLO)2.2.1)HEPTANE, 2-ETHYL-

AZIRINO(2',3':3,4)PYRROLO(1,2-a)INDOLE-4,7-DIONE, 6-AMINO-1,1a,2,8,8a,8b-HEXAHYDRO-8-(HYDROXYMETHYL)-8a-METHOXY-5-METHYL-,CARBAMATE (ester)

3-AZONIABICYCLO(3.2.1)OCTANE, 1,3,8,8-TETRAMETHYL-3-(3-(TRIMETHYL AMMONIO)PROPYL)-,BIS(METHYL SULFATE)

BENZ(a)ANTHRACENE, 7,12-DIMETHYL-

BENZAMIDAZOLE, 2-(2-PIPERIDINOETHYL)-

BENZAMIDE, N,N-DIMETHYL-3,4-METHYLENEDIOXYTHIO-

BENZAMIDE, N-(4,7-DIMETHOXY-6-(2-PIPERIDINOETHOXY)-5-BENZOFURANYL)-, HYDROCHLORIDE

BENZENAMINE, HYDROCHLORIDE

BENZENEACETIC ACID, alpha-METHYL-3-PHENOXY-, CALCIUM SALT, DIHYDRATE, (+-)-

BENZENEDIAZOSULFONIC ACID, p-(DIMETHYLAMINO)-, SODIUM SALT

1,2,4-BENZENETRICARBOXYLIC ACID 1,2-ANHYDRIDE

2H-BENZIMIDAZOL-2-IMINE, 1,3-DIHYDRO-1-((HEPTYLOXY)METHYL-3-METHYL-, MONOHYDROCHLORIDE

2H-BENZIMIDAZOL-2-IMINE, 1,3-DIHYDRO-1-METHYL-3-((OCTYLOXY)METHYL)-, MONOHYDROCHLORIDE

BENZIMIDAZOLE, 1-(2-(DIMETHYLAMINO)-1-METHYLETHYL)-2-(2-MORPHOLINO)ETHYL-, HYDROCHLORIDE

BENZIMIDAZOLE, 2-(2-(1-PYRROLIDINYL)ETHYL)-

BENZIMIDAZOLE, 5,6-DIMETHYL-

BENZIMIDAZOLE, 1-(2-(DIMETHYLAMINO)-1-METHYLETHYL)-2-(2-PIPERIDINO)ETHYL-, HYDROCHLORIDE

BENZIMIDAZOLE, 2-tert-BUTYL-

BENZIMIDAZOLE, 2-BENZYL-1-(2-(DIMETHYLAMINO)-1-METHYLETHYL)-, HYDROCHLORIDE

BENZIMIDAZOLE, 1-(2-(DIETHYLAMINO)ETHYL)-2-(p-METHOXYBENZYL)-

BENZIMIDAZOLE, 2-(2-(ETHYLTHIO)ETHYLTHIO)-

BENZIMIDAZOLE, 2-(6-METHYL-2-PYRIDYL)-

BENZIMIDAZOLE, 1-(2-AMINOETHYL)-

BENZIMIDAZOLE, 2-CYCLOHEXYL-

BENZIMIDAZOLE, 2-PENTAFLUOROETHYL-4,5,6,7-TETRACHLORO-

BENZIMIDAZOLE, 2-ISOPROPYL-

BENZIMIDAZOLE, 2-AMINO-5-CHLORO-

BENZIMIDAZOLE, 1-(2-DIETHYLAMINOETHYL)-2-(2-MORPHOLINOETHYL)-5-NITRO-, HYDROCHLORIDE

BENZIMIDAZOLE, 1-CHLOROMETHYL-, HYDROCHLORIDE

BENZIMIDAZOLE, 1-(3-(DIMETHYLAMINO)PROPYL)-2-(2-(PYRROLIDIN-1-YL)ETHYL)-, HYDROCHLORIDE

BENZIMIDAZOLE, 5-NITRO-2-(2-(1-PYRROLIDINYL)ETHYL)-

BENZIMIDAZOLE, 1-(2-(DIETHYLAMINO)ETHYL)-2-(2-MORPHOLINOETHYL)-, HYDROCHLORIDE

BENZIMIDAZOLE, 2-BENZYL-1-(3-DIMETHYLAMINOPROPYL)-, HYDROCHLORIDE

BENZIMIDAZOLE, 2-METHYL-5-NITRO-

BENZIMIDAZOLE, 1-(3-(DIMETHYLAMINO)PROPYL)-5-NITRO-2-(2-PIPERIDINOETHYL)-, HYDROCHLORIDE

BENZIMIDAZOLE, 2-BENZYL-5-NITRO-

BENZIMIDAZOLE, 2-((2,4-DICHLOROHENOXY)METHYL)-

BENZIMIDAZOLE, 5-NITRO-2-(2-PIPERIDINOETHYL)-

BENZIMIDAZOLE, 2-BENZYL-1-(3-DIMETHYLAMINOPROPYL)-5-NITRO-, HYDROCHLORIDE

BENZIMIDAZOLE, 2-(2-MORPHOLINOETHYL)-5-NITRO-

BENZIMIDAZOLE, 1-(3-(DIMETHYLAMINO)PROPYL)-2-(2-MORPHOLINOETHYL)-5-NITRO-, HYDROCHLORIDE

BENZIMIDAZOLE, 2-(2-MORPHOLINOETHYL)-

BENZIMIDAZOLE, 1-(2-(DIETHYLAMINO)ETHYL)-5-NITRO-2-(2-PYRROLIDIN-1-YL)ETHYL-, HYDROCHLORIDE

BENZIMIDAZOLE, 1-(2-(DIETHYLAMINO)ETHYL)-2-(p-METHOXYPHENYL)-

1-BENZIMIDAZOLECARBOXYLIC ACID, 5,6-DICHLORO-2-(TRIFLUOROMETHYL)-, PHENYL ESTER

2-BENZIMIDAZOLEMETHANOL, alpha-PHENYL-

2-BENZIMIDAZOLEMETHANOL, alpha-(o-CHLOROPHENYL)-

2-BENZIMIDAZOLEMETHANOL, alpha-(p-CHLOROPHENYL)-

BENZIMIDAZOLEMETHANOL, alpha-(p-CHLOROPHENYL)-, HYDROCHLORIDE

2-BENZIMIDAZOLETHIOL, ZINC SALT

2-BENZIMIDAZOLETHIOL

BENZIMIDAZOLINE-1-PROPIONITRILE, 3-(1-(p-CHLORO-alpha-METHYLBENZYL)4-PIPERIDYL)-2-OXO-,HYDROCHLORIDE

2-BENZIMIDAZOLINONE, 1-ACETYL-3-(1-(3-(p-FLUOROBENZOYL)PROPYL)-4-PIPERIDYL)-

2-BENZIMIDAZOLINONE, 1-(1-(3-(p-FLUOROBENZOYL)PROPYL)-4-PIPERIDYL)-, HYDROCHLORIDEMONOHYDRATE

2-BENZIMIDAZOLINONE, 1-(1-(3-(p-FLUOROBENZOYL)PROPYL)-4-PIPERIDYL)-3-PROPIONYL-

2-BENZIMIDAZOLINONE, 1,3-BIS(HYDROXYMETHYL)-

2-BENZIMIDAZOLINONE, 1-(1-(3-(p-FLUOROBENZOYL)PROPYL)-4-PIPERIDYL)-3-HYDROXYMETHYL-

2-BENZIMIDAZOLINONE, 1-(1-(3-(p-FLUOROBENZOYL)PROPYL)-4-PIPERIDYL)-3-METHYL-, HYDROCHLORIDE

1,2-BENZISOTHIAZOLIN-3-ONE, 2-(2-OXO-3-PIPERIDYL)-, 1,1-DIOXIDE

1,2-BENZISOXAZOLE-7-ACETIC ACID, alpha-METHYL-3-PHENYL-

2H-1,4-BENZODIAZEPIN-2-ONE, 1,3-DIHYDRO-1-METHYL-7-NITRO-5-PHENYL-

2H,1,4-BENZODIAZEPIN-2-ONE, 7-CHLORO-5-(o-CHLOROPHENYL)-1,3-DIHYDRO-3-HYDROXY-

3H-1,4-BENZODIAZEPINE, 7-CHLORO-2-(METHYLAMINO)-5-PHENYL-, 4-OXIDE

1,3-BENZODIOXOLE, 5,6-DI(HYDROXYMETHYL)-

1,3-BENZODIOXOLE, 5-METHOXY-6-NITRO-

1,3-BENZODIOXOLE, 5-CHLORO-2-(2-(2-(DIETHYLAMINO)ETHOXY)ETHYL)-2-METHYL-

BENZOFURAN

BENZOFURAN, 5-CHLORO-3-METHYL-2-NITRO-

BENZOFURAN, 5-METHOXY-2-NITRO-

2-BENZOFURANCARBOXYLIC ACID, 4-BROMO-6-((DIMETHYLAMINO)METHYL)-5-HYDROXY-, ETHYL ESTER HYDROCHLORIDE

3-BENZOFURANCARBOXYLIC ACID, 6-CHLORO-4-(DIMETHYLAMINOMETHYL)-5-HYDROXY-2-METHYL-, ETHYLESTER

3-BENZOFURANCARBOXYLIC ACID, 4-CHLORO-5-HYDROXY-2-METHYL-6-((4-METHYL-1-PIPERAZINYLMETHYL)-, ETHYL ESTER

3-BENZOFURANCARBOXYLIC ACID, 6-(DIMETHYLAMINOMETHYL)-5-HYDROXY-2-METHYL-, ETHYL ESTER

3-BENZOFURANCARBOXYLIC ACID, 4-CHLORO-6-(DIMETHYLAMINOMETHYL)-5-HYDROXY-2-PHENYL-, ETHYLESTER

3-BENZOFURANCARBOXYLIC ACID, 6-BROMO-5-HYDROXY-2-METHYL-4-((4-METHYL-1-PIPERAZINYL)METHYL)-,ETHYL ESTER

3-BENZOFURANCARBOXYLIC ACID, 2-((DIMETHYLAMINO)METHYL)-5-METHOXY-, ETHYL ESTER, HYDROCHLORIDE

3-BENZOFURANCARBOXYLIC ACID, 4-CHLORO-6-(DIETHYLAMINOMETHYL)-5-HYDROXY-2-METHYL-, ETHYLESTER

2-BENZOFURANCARBOXYLIC ACID, 4-((DIMETHYLAMINO)METHYL)-5-HYDROXY-, ETHYL ESTER, HYDROCHLORIDE

3-BENZOFURANMETHYLAMINE, 2-ETHYL-N-(3-METHOXYPROPYL)-

3-BENZOFURANMETHYLAMINE, 2-ETHYL-N-(2-METHOXYETHYL)-

3-BENZOFURANMETHYLAMINE, 2-ETHYL-

3-BENZOFURANMETHYLAMINE, N,2-DIETHYL-

7-BENZOFURANOL, 2,3-DIHYDRO-2,2-DIMETHYL-, DIMETHYLCARBAMATE

5-BENZOFURANOL, 4-BROMO-2-PHENYL-6-((4-PHENYL-1-PIPERAZINYL)METHYL)-,

5-BENZOFURANOL, 3-CHLORO-4-(DIETHYLAMINOMETHYL)-2-PHENYL-, HYDROCHLORIDE

5-BENZOFURANOL, 3-CHLORO-4-((DIMETHYLAMINO)METHYL-2-PHENYL-, HYDROCHLORIDE

6-BENZOFURANOL, 2-BROMO-7-((DIMETHYLAMINO)METHYL)-3-PHENYL-, HYDROCHLORIDE

5-BENZOFURANOL, 4-(DIMETHYLAMINOMETHYL)-3-PHENYL-2-((4-PHENYL-1-PIPERAZINYL-METHYL)-

5-BENZOFURANOL, 3-BROMO-4-((DIMETHYLAMINO)METHYL)-2-PHENYL-, HYDROCHLORIDE

5-BENZOFURANOL, 2,4-DIBROMO-3-PHENYL-6-((4-PHENYL-1-PIPERAZINYL)METHYL)-

5-BENZOFURANOL, 2,4-DIBROMO-6-(DIETHYLAMINOMETHYL)-3-PHENYL-, HYDROCHLORIDE

5-BENZOFURANOL, 4-((DIMETHYLAMINO)METHYL)-2-PHENYL-, HYDROCHLORIDE

5-BENZOFURANOL, 4-((DIMETHYLAMINO)METHYL)-3-PHENYL-, HYDROCHLORIDE

5-BENZOFURANOL, 4-BROMO-6-(DIMETHYLAMINOMETHYL)-2-PHENYL-

5-BENZOFURANOL, 2-CHLORO-4-(DIMETHYLAMINOMETHYL)-3-PHENYL-

5-BENZOFURANOL, 3-CHLORO-2-PHENYL-4-((4-PHENYL-1-PIPERAZINYL)METHYL)-

6-BENZOFURANOL, 7-((DIMETHYLAMINO)METHYL)-3-PHENYL-, HYDROCHLORIDE

5-BENZOFURANOL, 4-((DIMETHYLAMINO)METHYL)-6-NITRO-2-PHENYL-, HYDROCHLORIDE

5-BENZOFURANOL, 2-BROMO-4-((DIMETHYLAMINO)METHYL)-3-PHENYL-, HYDROCHLORIDE

2(3H)-BENZOFURANONE, 3-(2-(DIETHYLAMINO)ETHYL)-3-PHENYL-, HYDROCHLORIDE

BENZOFURAZAN, 4-(4-(3-METHOXYPHENYL)-1-PIPERAZINYL)-7-NITRO-

BENZOFURAZAN, 4-NITRO-7-(4-PHENYL-1-PIPERAZINYL)-, 1-OXIDE

BENZOFURAZAN, 4-NITRO-5-(4-PHENYL-1-PIPERAZINYL)-, 1-OXIDE

4-BENZOFURAZANAMINE, N,N-DIMETHYL-7-NITRO-, 1-OXIDE

BENZOIC ACID, 4,4'-IMINODI-, compd. with 3-(2-AMINOETHYL)INDOL-5-OL, HYDROCHLORIDE, HYDRATE(1:2:2:2)

2-BENZIMIDAZOLINONE, 1-(1-(3-(p-FLUOROBENZOYL)PROPYL)-4-PIPERIDYL)-

2H-1-BENZOPYRAN-3-CARBOXYLIC ACID, 8-(3-(HYDROXYMERCURI)-2-METHOXYPROPYL)-2-OXO-, SODIUM SALT, compd. with THEOPHYLLINE (1:1)

(1)BENZOPYRANO(3,4-b)FURO(2,3-h)(1)BENZOPYRAN-6(6aH)-ONE, 1,2,12,12a-TETRAHYDRO-2-alpha-ISOPROPENYL-8,9-DIMETHOXY-

2,1,3-BENZOSELENADIAZOLE, 5-METHYL-

2,1,3-BENZOSELENADIAZOLE, 5,6,-DIMETHYL-

BENZOSELENAZOLE, 2,5-DIMETHYL-

BENZOSELENAZOLE, 2-METHYL-

BENZOSELENAZOLIUM, 3-ETHYL-2-(3-(3-ETHYL-2-BENZOSELENAZOLINYLIDENE)-2-METHYLPROPENYL)-, IODIDE

2,1,3-BENZOTHIADIAZOLE, 5-CHLORO-4-(2-IMIDAZOLIN-2-YL)-

BENZOTHIAZOLE, 6-((p-(DIETHYLAMINO)PHENYL)AZO-

BENZOTHIAZOLE, 2-AMINO-5,6-DICHLORO-

BENZOTHIAZOLE, 2-AMINO-6-METHOXY-

BENZOTHIAZOLE, 2,2'-DITHIOBIS-

7-BENZOTHIAZOLESULFONIC ACID, 2-(p-AMINOPHENYL)-6-METHYL-

6-BENZOTHIAZOLINESULFONIC ACID, 2,2'-AZINOBIS(3-ETHYL-, AMMONIUM SALT (1:2)

3H-2,1-BENZOXAMERCUROLE, 7-NITRO-3-OXO-

2-BENZOXAZOLINONE, 6-(2-THENOYL)-

2-BENZOXAZOLINONE, 6-BENZOYL-

BENZYL ALCOHOL, 4-AMINO-alpha-((tert-BUTYLAMINO)METHYL)-3-CHLORO-5-(TRIFLUOROMETHYL)-,HYDROCHLORIDE

4,4'-BIPHENYLDICARBOXYLIC ACID, compd. with 3-(2-AMINOETHYL)INDOL-5-OL, ACETATE (1:2:2)

BUTYROPHENONE, 4'-FLUORO-4-(4-HYDROXY-4-(alpha,alpha,alpha-TRIFLUORO-m-TOLYL)PIPERIDINO)-

CADMIUM SULFATE (1:1) HYDRATE (3:8)

CADMIUM SULFATE, HYDRATE

CAFFEINE, 8-ETHOXY-

CAFFEINE, 8-MERCAPTO-, HYDROCHLORIDE

CARBAMIC ACID, METHYL-, m-CYM-5-YL ESTER

CARBAMIC ACID, METHYL-, 3,4-METHYLENEDIOXYPHENYL ESTER

CARBAMIC ACID, (1-((5-CYANOPENTYL)CARBAMOYL)BENZIMIDAZOL-2-YL)-,METHYL ESTER

CARBAMIC ACID, METHYL(METHYLTHIO)-, 2,3-DIHYDRO-2,2-DIMETHYL-7-
BENZOFURANYL ESTER

CARBAMIC ACID, METHYL(PHENYLTHIO)-, 2,3-DIHYDRO-2,2-DIMETHYL-7-
BENZOFURANYL ESTER

CARBAMIC ACID, METHYL((4-METHYLPHENYL)THIO)-, 2,3-DIHYDRO-2,2-
DIMETHYL-7-BENZOFURANYL ESTER

CARBAMIC ACID, METHYL((3-METHYLPHENYL)THIO)-, 2,3-DIHYDRO-2,2-
DIMETHYL-7-BENZOFURANYL ESTER

CARBAMIC ACID, DIETHYLDITHIO-, 2-BENZOTHIAZOLYL ESTER

CARBAMIC ACID, METHYLNITROSO-, 2,2-DIMETHYL-3-OXO-2,3-DIHYDRO-7-
BENZOFURANYL ESTER

CARBAMIC ACID, ((DIBUTYLAMINO-THIO)METHYL-, 2,2-DIMETHYL-2,3-DIHYDRO-
7-BENZOFURANYL ESTER

CARBON MONOXIDE

CARBON TETRACHLORIDE

CARBONIC ACID, CYCLIC 1-(HYDROXYMETHYL)-2-METHYLETHYLENE ESTER, ESTER
with 6-(2-AMINO-2-PHENYLACETAMIDO)-3,3-DIMETHYL-7-OXO-4-THIA-1-
AZABICYCLO(3.2.0)HEPTANE-2-CARBOXYLIC ACID,HYDROCHLORIDE

CINNAMIC ACID, alpha-(p-AMINOPHENYL)-, 3-TROPANYL ESTER,
HYDROCHLORIDE, HYDRATE (4:5)

CLINDAMYCIN-2-PHOSPHATE

CYCLACILLIN

CYCLOHEXANOL, 1-ETHYNYL-, CARBAMATE

4-CYCLOHEXENE-1,2-DICARBOXYLIC ANHYDRIDE, 4-CHLORO-

4-CYCLOHEXENE-1,2-DICARBOXIMIDE, N-METHYL-

CYCLOPENTA(c)FURO(3'-2':4,5)FURO(2,3-h)(1)BENZOPYRAN-1,11-
DIONE,2,3,6a,9a-TETRAHYDRO-4-METHOXY-

1H-CYCLOPENTAPYRIMIDINE-2,4(3H,5H)-DIONE, 6,7-DIHYDRO-3-CYCLOHEXYL-

3-CYCLOPENTENE-1,2-DIOL, 3-(6-AMINO-9H-PURIN-9-YL)-5-(HYDROXYMETHYL)-,
(1R,2S,3R,5R)-

CYCLOPROPANECARBOXYLIC ACID, 3-(2,2-DIBROMOETHENYL)-2,2-DIMETHYL-
CYANO(3-PHENOXYPHENYL)METHYL ESTER, (1R-(1-alpha(S*),3-alpha))-

CYCLOPROPANECARBOXYLIC ACID, 2,2-DIMETHYL-3-(2-METHYLPROPENYL)-, ESTER
with N-(HYDROXYMETHYL)-1-CYCLOHEXENE-1,2-DICARBOXIMIDE, (+)-(E)-

DEXTRAN 5

DEXTRAN 10

DEXTRAN 11

DEXTRAN 40

1,3-DIAZABICYCLO(3.1.0)HEX-3-ENE, 2,2-DIMETHYL-6-(p-NITROPHENYL)-4-
PHENYL-

DIBENZ(b,e)OXEPIN-delta(sup 11(6H),gamma)-PROPYLAMINE, N,N-DIMETHYL-,
HYDROCHLORIDE

6H-DIBENZO(b,d)PYRAN-1-OL, 6a,7,8,10a-TETRAHYDRO-6,6,9-TRIMETHYL-3-
PENTYL-

1,4:5,8-DIMETHANONAPHTHALENE, 1,4,4a,5,8,8a-HEXAHYDRO-1,2,3,4,10,10-HEXACHLORO-, endo, exomixture (more than 60% ALDRIN)

EBURNAMENIN-14-OL, 14,15-DIHYDRO-, (3-alpha,14-beta)-(+-)-

EPON 1007

EPON 820

EPON 1001

EPOXY RESIN ERL-2795

ESCIN

ETHANOL, 2-CHLORO-

ETHANOL, 2-(((2-ETHYL-3-BENZOFURANYL)METHYL)AMINO)-

ETHANOL, 2-PROPOXY-

ETHYLAMINE, 1-METHYL-2-(2,6-XYLYLOXY)-, HYDROCHLORIDE

ETHYLENEDIAMINE, N,N-DIETHYL-N'-((2-ETHYL-3-BENZOFURANYL)METHYL)-

FORMAMIDE, N-(4-METHYL-5-OXO-4,5-DIHYDRO-1,2-DITHIOLO(4,3-b)PYRROL-6-YL)-

beta-D-FRUCTOFURANOSE, 4-O-beta-D-GALACTOPYRANOSYL-

FUMARIC ACID, compd. with 3-(2-AMINOETHYL)INDOL-5-OL, ACETATE (1:2:2)

GLUCARIC ACID, 1,4:6,3-DILACTONE, DIACETATE, D-

GLUCOFURANOSE, 3-O-(2-(DIETHYLAMINO)ETHYL)-1:2,5:6-DI-O-ISOPROPYLIDENE-, alpha-D-

GLUCOFURANOSE, 1:2,5:6-DI-O-ISOPROPYLIDENE-, alpha-D-

GLUTAMIC ACID, N-(p-(((2-AMINO-3,4,5,6,7,8-HEXAHYDRO-4-OXO-6-PTERIDINYL)METHYL)AMINO)BENZOYL)-, L-

GLUTAMINE, N-(2-(5-HYDROXY-3-INDOLYL)ETHYL)-

GLUTARIC ACID, compd. with 3-(2-AMINOETHYL)INDOL-5-OL, HYDROCHLORIDE (1:2:2)

GLYCOLS, POLYETHYLENE, MONO((1,1,3,3-TETRAMETHYLBUTYL)PHENYL) ETHER
OCTYL PHENOL condensed with 20 MOLES ETHYLENE OXIDE
OCTYL PHENOL condensed with 8-10 MOLES ETHYLENE OXIDE
OCTYL PHENOL condensed with 16 MOLES ETHYLENE OXIDE
OCTYL PHENOL condensed with 3 MOLES ETHYLENE OXIDE

GUANIDINE, 1-METHYL-3-NITRO-1-NITROSO-

GUANOSINE, O-METHYL-

GUANOSINE, 2'-DEOXY-

HOMATROPINIUM, 8-METHYL-, BROMIDE

HYDRATROPIC ACID, p-(1-OXO-2-ISOINDOLINYL)-

HYDRAZINE, (2-(3,4-METHYLENEDIOXYPHENOXY)ETHYL)-, HYDROCHLORIDE

HYDROGEN CHLORIDE (aerosol)

HYDROGEN CHLORIDE

1H-IMIDAZO(1,2-b)PYRAZOLE, 2,3-DIHYDRO-

IMIDAZO(4,5-c)PYRIDIN-4-ONE, 2-((2-3-AMINO-6-(3-AMINO-6-(3-AMINO-6-(3-AMINO-6-(3-AMINO-6-(3,6-DIAMINOHEXANAMIDO)HEXANAMIDO)HEXANAMIDO)HEXANAMIDO)HEXANAMIDO)HEXANAMIDO)-2-DEOXY-alpha-D-GLUCOPYRANOSYL)AMINO)-3,3a,5,6,7,7a-HEXAHYDRO-7-HYDROXY-,6'-CARBAMATE

4H-IMIDAZO(4,5-c)PYRIDIN-4-ONE, 2-((2-(3-AMINO-6-(3-AMINO-6-(3-AMINO-6-(3-AMINO-6-(3,6 DIAMINOHEXANAMIDO)HEXANAMIDO)HEXANAMIDO)HEXANAMIDO)-2-DEOXY-alpha-D-GULOPYRANOSYL)AMINO)-3,3a,5,6,7,7a-HEXAHYDRO-7-HYDROXY-, 6'-CARBAMATE

1H-IMIDAZOLE, 4,5-DIHYDRO-2-((2-METHYLBENZO(b)THIEN-3-YL)METHYL)-HYDROCHLORIDE

1H-INDAZOLE, 3-CHLORO-6-NITRO-

1H-INDAZOLE, 1-(3-(DIMETHYLAMINO)PROPYL)-5-METHYL-3-PHENYL-, HYDROCHLORIDE

1H-INDAZOLE, 5-((p-(DIMETHYLAMINO)PHENYL)AZO)-

1H-INDAZOLE, 7-((p-(DIMETHYLAMINO)PHENYL)AZO)-

INDOL-5-OL, 3-(2-AMINOETHYL)-, ADIPATE

INDOLE, 2,3-DIMETHYL-7-NITRO-

INDOLE, 3-(2-AMINOPROPYL)-6-CHLORO-, HYDROCHLORIDE

INDOLE, 5-AMINO-3-(1-PYRROLIDINYLMETHYL)-

INDOLE, 5-METHOXY-3-)1-PHENETHYL-4-PIPERIDYL)METHYL-

INDOLE, 3-(3-PIPERIDYLMETHYL)-

INDOLE, 5-(DIMETHYLAMINO)-

INDOLE, 1-METHYL-3-(4-PIPERIDYLMETHYL)-, HYDROCHLORIDE

INDOLE, 3-(2-AMINOPROPYL)-4-CHLORO-, HYDROCHLORIDE

INDOLE, 2-(2-AMINOBUTYL)-4-CHLORO-, HYDROCHLORIDE

INDOLE, 3-(2-AMINOBUTYL)-6-CHLORO-, HYDROCHLORIDE

INDOLE, 3-((DIMETHYLAMINO)METHYL)-7-NITRO-

INDOLE, 3-(2-(HYDROXYAMINO)PROPYL)-, HYDROCHLORIDE, (+-)-

INDOLE, 3-(2-AMINOETHYL)-5-METHOXY-, HYDROCHLORIDE

INDOLE, 5-METHOXY-3-(4-PIPERIDYLMETHYL)-

INDOLE, 3-(1-PHENETHYL-4-PIPERIDYLMETHYL)-

INDOLE, 3-(1-BENZYL-4-PIPERIDYLMETHYL)-5-METHOXY-, HYDROCHLORIDE

INDOLE, 3-(2-AMINOPROPYL)-5-FLUORO-, HYDROCHLORIDE

INDOLE, 5-METHOXY-3-(2-(METHYLAMINO)PROPYL)-

INDOLE, 3-(2-(DIMETHYLAMINO)ETHYL)-5-METHYLTHIO-

INDOLE, 3-(2-METHYLAMINOPROPYL)-5-METHYLTHIO-

INDOLE, 3-(2-(DIMETHYLAMINO)PROPYL)-5-METHYLTHIO-

INDOLE, 3-(2-PIPERIDYLMETHYL)-

INDOLE, 3-(PIPERIDINOMETHYL)-

INDOLE, 5-BENZYLTHIO-3-(2-DIMETHYLAMINO)PROPYL)-

INDOLE, 5-BENZYLTHIO-3-(2-METHYLAMINOPROPYL)-

INDOLE, 3-(2-PYRIDYLMETHYL)-

INDOLE, 3-(1-METHYL-3-PIPERIDYLMETHYL)-

INDOLE, 5-DIMETHYLAMINO-3-(2-(DIMETHYLAMINO)ETHYL)-

INDOLE, 5-(DIMETHYLAMINO)-3-((DIMETHYLAMINO)METHYL)-

INDOLE, 3-BENZYL-5-(DIMETHYLAMINO)-

INDOLE, 5-(DIMETHYLAMINO)-3-(PIPERIDINOMETHYL)-

INDOLE, 3-((DIMETHYLAMINO)METHYL)-6-NITRO-

INDOLE, 5-(DIMETHYLAMINO)-3-MORPHOLINOMETHYL-

INDOLE, 5-METHOXY-3-(2-AMINOPROPYL)-, HYDROCHLORIDE

INDOLE, 5-METHOXY-3-(2-(1-PYRROLIDINYL)ETHYL)-

INDOLE, 3-(2-AMINO-2-METHYLPROPYL)-

INDOLE, 3-(2-(DIMETHYLAMINO)ETHYL)-, HYDROCHLORIDE

INDOLE, 3-((DIMETHYLAMINO)METHYL)-7-METHYL-

INDOLE, 3-(2-AMINO-1,1-DIMETHYLETHYL-5-FLUORO-

INDOLE, 3-(2-AMINOETHYL)-7-METHYL-

INDOLE, 3-METHYL-2-(p-(2-(1-PYRROLIDINYL)ETHOXY)PHENYL)-

INDOLE, 1-METHYL-3-(1-PHENETHYL-4-PIPERIDYLMETHYL)-

INDOLE, 3-(3-AMINOBUTYL)-

INDOLE, 3-METHYL-

INDOLE, 3-(2-AMINOPROPYL)-4-FLUORO-, HYDROCHLORIDE

INDOLE, 3-(2-AMINOPROPYL)-5-CHLORO-

INDOLE, 3-(2-AMINOBUTYL)-4-CHLORO-

INDOLE, 3-(2-AMINO-2-METHYLPROPYL)-5-BROMO-

INDOLE, 3-(2-AMINO-2-METHYLPROPYL)-5-CHLORO-

INDOLE, 3-(2-AMINOPROPYL)-7-CHLORO-, HYDROCHLORIDE

INDOLE, 3-(2-(METHYLAMINO)ETHYL)-5-METHYLTHIO-

INDOLE, 3-(2-AMINO-1,1-DIETHYLETHYL)-

INDOLE-3-ACETIC ACID, 2-ISOPROPYLHYDRAZIDE

INDOLE-3-ACETIC ACID, 1-(4-AZIDOBENZOYL)-5-METHOXY-2-METHYL-

1H-INDOLE-3-ACETIC ACID, 1-(4-CHLOROBENZOYL)-5-METHOXY-2-METHYL-2-(4-(3-((4-(BENZOYLAMINO)-5-(DIPROPYLAMINO)-1,5-DIOXOPENTYL)OXY)PROPYL)-1-PIPERAZINYL)ETHYL ESTER (+-)-, (Z)-2-BUTENEDIOATE (1:2)

1H-INDOLE-3-BUTANOIC ACID

INDOLE-3-CARBOXALDEHYDE, 5-DIMETHYLAMINO-

INDOLE-3-CARBOXYLIC ACID, HYDRAZIDE

INDOLE-5-CARBONITRILE, 3-FORMYL-

INDOLE-5-CARBONITRILE, 3-ACETYL-

INDOLE-5-CARBONITRILE, 3-BENZOYL-

INDOLE-5-CARBONITRILE, 3-(PHENYLACETYL)-

INDOLE-5-CARBONITRILE, 3-(alpha-HYDROXYPHENETHYL)-

INDOLE-5-CARBONITRILE, 3-BENZYL-

INDOLE-5-CARBONITRILE, 3-(2-DIMETHYLAMINOETHYL)-

INDOLE-5-CARBONITRILE, 3-(DIMETHYLAMINOMETHYL)-

3-INDOLEMETHANOL, alpha-METHYLAMINOMETHYL-

INDOLINE, 1-METHYL-5-(PHENYLAZO)-

2-INDOLINONE, 3-HYDROXY-3-(2-PYRIDYLMETHYL)-

ISOINDOLE, 4,5,6,7-TETRAHYDRO-5-METHYL-2-PHENYL-

ISOINDOLINIUM, 4,5,6,7-TETRACHLORO-2-METHYL-2-(2-(TRIMETHYLAMMONIO)ETHYL)-, DICHLORIDE

ISONIPECOTIC ACID, 1-(5-NITRO-3-INDOLYLMETHYL)-4-PHENYL-, ETHYL ESTER, HYDROCHLORIDE

ISOPHTHALIC ACID, compd. with 3-(2-AMINOETHYL)INDOL-5-OL, HYDROCHLORIDE (1:2:2)

JACOBINE

KETONE, 2-INDOLYL METHOXYMETHYL-

KETONE, 2-ETHYL-3-BENZOFURANIL p-HYDROXYPHENYL

KETONE, HYDROXYMETHYL 2-INDOLYL-

KETONE, 3,5-DIBROMO-4-HYDROXYPHENYL 2-ETHYL-3-BENZOFURANYL

KETONE, 3-INDOLYL 4-PIPERIDYL

KETONE, 5-DIMETHYLAMINO-3-INDOLYL PHENYL

KETONE, HYDROXYMETHYL 2-METHYL-3-INDOLYL

KETONE, 3-INDOLYL PIPERIDINOMETHYL

KETONE, 3-INDOLYL MORPHOLINOMETHYL

KETONE, HYDROXYMETHYL 1-METHYL-3-INDOLYL

LASIOCARPINE

LUTEINIZING HORMONE-RELEASING HORMONE, (D-TRP(sup 6)-PRO(sup 9))-, ETHYLAMIDE

MALONAMIC ACID, N-(2-CARBOXY-3,3-DIMETHYL-7-OXO-4-THIA-1-AZABICYCLO(3.2.0)HEPT-6-YL)-2-PHENYL-, 1-PHENYL ESTER

MALONIC ACID, (1,3-DITHIOL-2-YLIDENE)-, DIISOPROPYL ESTER

MALONONITRILE, (PIPERONYLIDENE)-

MERCURY, (3-(o-(CARBOXYMETHOXY)BENZAMIDO)-2-METHOXYPROPYL)HYDROXY-, MONOSODIUM SALT, compd. with THEOPHYLLINE

MERCURY(II) IODIDE (solution)

METHANESULFONANILIDE, 4'-(3-(HEXAHYDRO-1H-AZEPIN-1-YL)PROPIONYL)-, HYDROCHLORIDE

METHANESULFONIC ACID, ETHYL ESTER

METHANESULFONIC ACID, METHYL ESTER

METHANONE, (2-CHLOROPHENYL)(2-((DIETHYLAMINO)METHYL)-1H-IMIDAZOL-1-YL)-5-NITROPHENYL)-,trans-2-BUTENEDIOATE

MOMORDICA CHARANTIA L., fruit extract

MONOCROTALINE

MORPHINAN, 3,17-DIMETHYL-, (9-alpha,13-alpha,14-alpha)-, PHOSPHATE (1:1)

MORPHOLINE, 4-(3,4-METHYLENEDIOXYTHIOCINNAMOYL)-

MORPHOLINIUM, (3-INDOLYLMETHYLENE)-, HEXACHLOROSTANNATE(2-) (2:1)

2,7-NAPHTHALENEDISULFONIC ACID, 3-HYDROXY-4-((4-SULFO-1-NAPHTHYL)AZO)-, TRISODIUM SALT

NITRIC ACID (red fuming)

4-OXA-1-AZABICYCLO(3.2.0)HEPTANE-2-CARBOXYLIC ACID, 3-(2-HYDROXYETHYLIDINE)-7-OXO-, SODIUM SALT, (2R-(2-alpha,3Z,5-alpha))

7-OXA-3-AZABICYCLO(4.1.0)HEPTANE, 3-NITROSO-

5-OXA-AZABICYCLO(4.2.0)OCT-2-ENE-2-CARBOXYLIC ACID, 7-(2-CARBOXY-2-(p-HYDROXYPHENYL)ACETAMIDO)-7-METHOXY-3-(((1-METHYL-1H-TETRAZOL-5-YL)THIO)METHYL)-8-OXO-, DISODIUM SALT, (6R,7R)-

7-OXABICYCLO(2.2.1)HEPT-5-ENE-2,3-DICARBOXYLIC ACID, AMINE SALT, (endo)-

7-OXABICYCLO(2.2.1)HEPTANE-2,3-DICARBOXYLIC ACID, DISODIUM SALT

6-OXABICYCLO(3.1.0)HEXANE-2-CARBOXYLIC ACID, 1,5-DIMETHYL-3-METHYLENE-

4-OXO-, METHYL ESTER

6-OXABICYCLO(3.1.0)HEXANE-2-CARBOXYLIC ACID, 3-BROMO-3-(BROMOMETHYL)-1,5-DIMETHYL-4-OXO-

7-OXABICYCLO(4.1.0)HEPT-3-ENE-3-CARBOXAMIDE, 6-AMINO-2,5-DIOXO-

7-OXABICYCLO(4.1.0)HEPTANE-3-CARBOXYLIC ACID, 4-METHYL-, ALLYL ESTER

7-OXABICYCLO(4.1.0)HEPT-3-ENE-2,5-DIONE, 3-HYDROXY-4-METHYL-, stereoisomer

7-OXABICYCLO(4.1.0)HEPT-3-EN-2-ONE, 5-HYDROXY-3-(1-HYDROXY-3-METHYL-2-BUTENYL)-, (1S-(1-alpha,3(S*),5-alpha,6-alpha))-

7-OXABICYCLO(4.1.0)HEPT-2-ENE

7-OXABICYCLO(4.1.0)HEPTANE-2-PROPIONIC ACID, alpha-(2-AMINOPROPIONAMIDO)-5-OXO-,stereoisomer

7-OXABICYCLO(4.1.0)HEPT-3-ENE-2,5-DIONE, 3-HYDROXY-4-METHYL-

7-OXABICYCLO(4.1.0)HEPTANE, 3-(EPOXYETHYL)-

7-OXABICYCLO(4.1.0)HEPT-3-ENE

1,3-OXATHIOLANE, 5-(CHLOROMETHYL)-

2H-1,3,2-OXAZAPHOSPHORINE, 2-(BIS(2-CHLOROETHYL)AMINO)TETRAHYDRO-2-OXIDE

2H-1,3,2-OXAZAPHOSPHORINE, TETRAHYDRO-2-(BIS(2-CHLOROETHYL)AMINO)-, 2-OXIDE, MONOHYDRATE

1,3,2-OXAZAPHOSPHORINE, 3-(2-CHLOROETHYL)-2-((2-CHLOROETHYL)AMINO)TETRAHYDRO-, 2-OXIDE

PHENTHYLAMINE, alpha-METHYL-3,4-(METHYLENEDIOXY)-, (+-)-

PENICILIN G, ALUMINUM complex with SULFAMETHOXYPYRIDAZINE

PENICILLIN, compd. with CHOLINE CHLORIDE

PHENOL, p-(5-(5-(4-METHYL-1-PIPERAZINYL)-2-BENZIMIDAZOLYL)-2-BENZIMIDAZOLYL)-,TRIHYDROCHLORIDE

PHENOL, 4,4'-ISOPROPYLIDENEDI-, TETRAMER WITH 1-CHLORO-2,3-EPOXYPROPANE

PHENOL, 4,4'-ISOPROPYLIDENEDI-, DIMER with 1-CHLORO-2,3-EPOXYPROPANE

PHENOL, 4,4'-ISOPROPYLIDENEDI-, MONOMER with 1-CHLORO-2,3-EPOXYPROPANE

PHENOLPHTHALEIN

PHOSPHORODITHIOIC ACID, S-((6-CHLORO-2-OXO-3(2H)-BENZOXAZOLYL)METHYL)O,O-DIETHYL ESTER

PHOSPHORUS (red)

PHTHALIC ACID, compd. with 3-(2-AMINOETHYL)INDOL-5-OL, HYDROCHLORIDE, HYDRATE (1:2:2:1)

PHTHALIMIDE, 4,5,6,7-TETRACHLORO-

PHTHALIMIDE, N-((HEXAHYDRO-1H-AZEPIN-1-YL)METHYL)-

PHTHALIMIDE, N-(2,3-EPOXYPROPYL)-

PHTHALIMIDE, N-ISOBUTYL-

PHTHALIMIDE, N-(4-(HEXAHYDRO-1H-AZEPIN-1-YL)BUT-2-YNYL)-

PIPERAZINE, 1,4-(BIS(2-2-METHYL-1,3-BENZODIOXOL-2-YL)ETHYL))-

PIPERAZINE, 1-((6-METHYL-3-PHENYL-2-BENZOFURANYL)METHYL)-4-PHENYL-

PIPERAZINE, 1-((5-NITRO-3-PHENYL-2-BENZOFURANYL)METHYL)-4-PHENYL-

PIPERAZINE, 1-(p-CHLORO-alpha-PHENYLBENZYL)-4-METHYL-

PIPERAZINE, 1-PIPERONYL-4-(3,7,11-TRIMETHYL-2,6,10-DODECATRIENYL)

1-PIPERAZINECARBOXAMIDE, N,N-DIETHYL-4-METHYL-

1-PIPERAZINEETHANOL, 4-(2-(2-METHYL-1,3-BENZODIOXOL-2-YL) ETHYL)-,DIHYDROCHLORIDE

1-PIPERAZINEETHANOL, 4-(7-NITROBENZOFURAZAN-4-YL)-

2-PIPERIDINEACETIC ACID, alpha-PHENYL-, METHYL ESTER

1-PIPERIDINEETHANOL, 4-(3-INDOLYLMETHYL)-

PIPERIDINIUM, 1-ETHYL-1-(2-HYDROXYETHYL)-, BROMIDE, BENZILATE (ester)

PIPERONAL, DIBENZYLMERCAPTAL

PLATINUM(II), DIAMMINEDICHLORO-, cis-

POLYDIMETHYL SILOXANE

PREGNA-1,4-DIENE-3,20-DIONE, 6-alpha,9-DIFLUORO-11-beta,17,21-TRIHYDROXY-, 21-ACETATE,17-BUTYRATE

1,3-PROPANEDIAMINE, N,N-DIETHYL-N'-((2-ETHYL-3-BENZOFURANYL)METHYL)-

1-PROPANOL, 3-((2-ETHYL-3-BENZOFURANYL)METHYLAMINO)-

2-PROPANOL, 1-(1H-INDOL-4-YLOXY)-3-((1-METHYLETHYL)AMINO)

2-PROPANOL, 1-(ISOPROPYLAMINO)-3-(1-NAPHTHYLOXY)

2-PROPANOL, 1-(1,2-BENZISOTHIAZOL-4-YLOXY)-3-((1,1-DIMETHYL-2-PROPYNYL)AMINO)-

2-PROPANOL, 1-((2-(6,11-DIHYDRODIBENZ(b,e)OXEPIN-11-YL)ETHYL)METHYLAMINO)-3- PHENOXY-

2-PROPANOL, 1-(1,2-BENZISOTHIAZOL-4-YLOXY)-3-((1-METHYLBUTYL)AMINO)-

2-PROPANOL, 1-METHOXY-

1-PROPANONE, 2-HYDROXY-1-(3-INDOLYL)-

1-PROPEN-1-OL, 3-(1,3-BENZODIOXOL-5-YL)-, ACETATE

2-PROPENOIC ACID, BUTYL ESTER

PROPIONAMIDE, N-(2-(3-AZABICYCLO(3.2.0)HEPT-3-YL)-1-METHYLETHYL)-N-2-PYRIDYL-, (+-)-

PROPIONIC ACID, 2-(4-CHLOROPHENOXY)-2-METHYL-, 2-(1,2,3,6-TETRAHYDRO-1,3-DIMETHYL-2,6-DIOXO-7H-PURIN-7-YL) ETHYL ESTER

PROPIONIC ACID, 2-(2-BENZIMIDAZOLYL)-

PSEUDOCAINE, TARTATE

6H-PURIN-6-ONE, 1,9-DIHYDRO-2-AMINO-9-((2-HYDROXYETHOXY)METHYL)-

PURINE, 2,6-DICHLORO-7-METHYL-

PURINE-3-OXIDE

PYRETHRUM

1,2-PYRIDAZINEDICARBOXIMIDE, TETRAHYDRO-4-(CHLOROMERCURI)-5-METHOXY-N-METHYL-

1,2-PYRIDAZINEDICARBOXIMIDE, TETRAHYDRO-4-(BROMOMERCURI)-5-METHOXY-

7H-PYRROLO(2,3-d)PYRIMIDINE-5-CARBOXAMIDE, 4-AMINO-7-beta-D-RIBOFURANOSYL-

7H-PYRROLO(2,3-d)PYRIMIDINE, 4-AMINO-7-beta-D-RIBOFURANOSYL-

RETRONECINE, 3,8-DIDEHYDRO-

RIBOFURANURONAMIDE, 1-(6-AMINO-9H-PURIN-9-YL)-1-DEOXY-N-METHYL-, HEMIHYDRATE

SEBACIC ACID, compd. with 3-(2-AMINOETHYL)INDOL-5-OL, ACETATE (1:2:2)

SELENIUM (COLLOIDAL)

SENECIONAN-11,16-DIONE, 12-HYDROXY-

SENECIONANIUM, 8,12-DIHYDROXY-4-METHYL-11,16-DIOXO-

SOLCOSERYL

SPIRO(1-alpha-H,5-alpha-H-NORTROPANE-8,1'-PYRROLIDINIUM), 3-alpha-HYDROXY-, CHLORIDEBENZILATE

D-STREPTAMINE, O-2,6-DIAMINO-2,6-DIDEOXY-alpha-D-GLUCOPYRANDOSYL-(1-4)-O-(beta-D-RIBOFURANDOSYL-(1-5))-2-DEOXY-

D-STREPTAMINE, O-3-DEOXY-4-C-METHYL-3-(METHYLAMINO)-beta-L-
ARABINOPYRANOSYL-(1-6)-O-(2,6-DIAMINO-2,3,4,6-TETRADEOXY-alpha-D-
glycero-HEX-4-ENOPYRANOSYL-(1-4)-2-DEOXY-

STREPTOLIN A, SULFATE

SUCCINAMIC ACID, N-((2-METHOXY-3-((1,2,3,6-TETRAHYDRO-1,3-DIMETHYL-
2,6-DIOXOPURIN-7-YL)MERCURI)PROPYL)CARBAMOYL)-

SUCCINAMIC ACID, N-((2-METHOXY-3-((1,2,3,6-TETRAHYDRO-1,3-DIMETHYL-
2,6-DIOXOPURIN-7-YL)MERCURI)PROPYL)CARBAMOYL)-, SODIUM SALT

SUCCINIC ACID, MERCAPTO-, DIETHYL ESTER, S-ester with O,O-DIMETHYL
PHOSPHORODITHIOATE

TECOMINE

TELLURIUM OXIDE

TEREPHTHALIC ACID, compd. with 3-(2-AMINOETHYL)INDOL-5-OL and ACETATE
(1:2:2)

TERMINALIA ARJUNA, BARK EXTRACT

5H-TETRAZOLOAZEPINE, 6,7,8,9-TETRAHYDRO-

THEOPHYLLINE, 8-PENTYL-

THEOPHYLLINE, 7-(1,3-DIOXOLAN-2-YLMETHYL)-

THEOPHYLLINE, 8-BUTYL-, HYDROCHLORIDE

THEOPHYLLINE, 8-BENZYL-7-(2-(ETHYL(2-HYDROXYETHYL)AMINO)ETHYL)-
,HYDROCHLORIDE

THEOPHYLLINE, 7-(2-(CYCLOHEXYLAMINO)ETHYL)-, HYDROCHLORIDE

THEOPHYLLINE, 7-(2-((3-PYRIDYLMETHYL)AMINO)ETHYL)-

7-THEOPHYLLINEACETAMIDE, OXIME, HYDROCHLORIDE

7-THEOPHYLLINEPROPIONAMIDE, OXIME, HYDROCHLORIDE

THEORPHYLLINE, 7-(2-((3-PYRIDYLMETHYL)AMINO)ETHYL)-, NICOTINATE

5-THIA-1-AZABICYCLO(4.2.0)OCT-2-ENE-2-CARBOXYLIC ACID, 3-(HYDROXY-
METHYL)-8-OXO-7-(2-(2-THIENYL)ACETAMIDO)-, ACETATE, MONOSODIUM SALT

5-THIA-1-AZABICYCLO(4.2.0)OCT-2-ENE-2-CARBOXYLIC ACID, 3-
(((AMINOCARBONYL)OXY)METHYL)-7-METHOXY-8-OXO-7((2-
THIENYLACETYL)AMINO)-, (6R-cis)-

5-THIA-1-AZABICYCLO(4.2.0)OCT-2-ENE-2-CARBOXYLIC ACID, 7-(2-
(CYANOACETAMIDO)-3-(HYDROXYMETHYL)-8-OXO-1, ACETATE (ester),
MONOSODIUM SALT

4-THIA-1-AZABICYCLO(3.2.0)HEPTANE-2-CARBOXYLIC ACID, 3,3-DIMETHYL-6-
(((5-METHYL-3-PHENYL-4-ISOXAZOLECARBOXAMIDE)-7-OXO-

4-THIA-1-AZABICYCLO(3.2.0)HEPTANE-2-CARBOXYLIC ACID, 6-((AMINO(4-
HYDROXYPHENYL)ACETYL)AMINO)-3,3-DIMETHYL-7-OXO-, TRIHYDRATE, (2S-(2-
alpha,5-alpha,6-beta(S*)))-

4-THIA-1-AZABICYCLO(3.2.0)HEPTANE-2-CARBOXYLIC ACID, 6-(3-(o-
CHLOROPHENYL)-5-METHYL-4-ISOXAZOLECARBOXAMIDO)-3,3-DIMETHYL-7-OXO-,
SODIUM SALT, MONOHYDRATE

4-THIA-1-AZABICYCLO(3.2.0)HEPTANE-2-CARBOXYLIC ACID, 3,3-DIMETHYL-7-
OXO-6(2-PHENOXY-ACETAMIDO)-, MONOPOTASSIUM SALT

4-THIA-1-AZABICYCLO(3.2.0)HEPTANE-2-CARBOXYLIC ACID, 6-
((AMINOPHENYLACETYL)AMINO)-3,3-DIMETHYL-7-OXO-, (2,2-DIMETHYL-1-
OXOPROPOXY)METHYL ESTER, HYDROCHLORIDE

4-THIA-1-AZABICYCLO(3.2.0)HEPTANE-2-CARBOXYLIC ACID, 6-(((HEXAHYDRO-
1H-AZEPIN-1-YL)METHYLENE)AMINO)-3,3-DIMETHYL-7-OXO-, HYDROXYMETHYL
ESTER, PIVALATE (ester),MONOHYDROCHLORIDE, (+)-

4-THIA-1-AZABICYCLO(3.2.0)HEPTANE-2-CARBOXYLIC ACID, 6-
((AMINOPHENYLACETYL)AMINO)-3,3-DIMETHYL-7-OXO-, 1-
((ETHOXYCARBONYL)OXY)ETHYL ESTER, HYDROCHLORIDE

4-THIA-1-AZABICYCLO(3.2.0)HEPTANE-2-CARBOXILIC ACID, 3,3-DIMETHYL-7-
OXO-6-(2-PHENYLACET=AMIDO)-, compd. with 2-(DIETHYLAMINO)ETHYL p-
AMINOBENZOATE (1:1), MONOHYDRATE

4-THIA-A-AZABICYCLO(3.2.0)HEPTANE-2-CARBOXYLIC ACID, 3,3-DIMETHYL-7-
OXO-6-(PHENOXYPHENYLACETYL)AMINO)-, MONOPOTASSIUM SALT

5-THIA-AZABICYCLO(4,2,0)OCT-2-ENE-2-CARBOXYLIC ACID, 3-
(HYDROXYMETHYL)-8-OXO-7-(2-(THIENYL)ACETAMIDO)-, SODIUM SALT

THIENO(2,3-c)PYRIDINE-3-CARBOXYLIC ACID, 2-AMINO-6-BENZYL-4,5,6,7-
TETRAHYDRO-, ETHYL ESTER,HYDROCHLORIDE

3-THIOPHENEMALONAMIC ACID, N-(2-CARBOXY-3,3-DIMETHYL-7-OXO-4-THIA-1-
AZABICYLO(3.2.0)HEPT-6-YL)-, DISODIUM SALT

THYMOL, 6,6'-(3H-2,1-BENZOXATHIOL-3-YLIDENE)DI-, S,S-DIOXIDE

s-TRIAZOLO(4,3-a)PYRIDINE, 5,6,7,8-TETRAHYDRO-3-(2-(4-(o-TOLYL)-1-
PIPERAZINYL)ETHYL)-,HYDROCHLORIDE

1H-v-TRIAZOLO(4,5-d)PYRIMIDIN-7-AMINE

1-alpha-H,5-alpha-H-TROPAN-3-alpha-OL,3-(p-HYDROXYPHENYL)-2-
PHENYLPROPIONATE (ester)ACETATE (ester), HYDROCHLORIDE

1-alpha-H,5-alpha-H-TROPAN-3-alpha-OL, 2-(p-CHLOROPHENYL)-2-
PHENYLACETATE, HYDROCHLORIDE

1-alpha-H,5-alpha-H-TROPAN-3-beta-OL, BENZILATE (ester)

1-alpha-H,5-alpha-H-TROPAN-3-beta-OL, HYDROCHLORIDE

TROPANE, 3-(alpha-(o-TOLYL)BENZYLOXY)-, HYDROBROMIDE

TROPANE, HYDROCHLORIDE

1-alpha-H,5-alpha-H-TROPANE-2-beta-CARBOXYLIC ACID, 3-beta-HYDROXY-,
METHYL ESTER, BENZOATE

1-alpha-H,5-alpha-H-TROPANE-2-beta-CARBOXYLIC ACID, 3-beta-HYDROXY-,
BENZOATE (ester),HYDROCHLORIDE

1-alpha-H,5-alpha-H-TROPANE-2-CARBOXYLIC ACID, 3-OXO-, METHYL ESTER,
HYDROCHLORIDE

1-alpha-H,5-alpha-H-TROPANIUM, 8-(p-ETHYLBENZYL)-3-alpha-HYDROXY-,
BROMIDE, (+-)-TROPATE,trans-

1-alpha-H,5-alpha-H-TROPANIUM, 3-HYDROXY-8-(p-OCTYLBENZYL)-, BROMIDE,
BENZOATE (ester)

TRYPTOPHAN, N-ACETYL-1-NITROSO-, METHYL ESTER, DL-

D-TRYPTOPHANAMIDE, N(sup alpha)-(N-ACETYL-D-PHENYLALANYL)-

UREA, 1-(2-CHLOROETHYL)-1-NITROSO-3-RIBOFURANOSYL-, 5'-(p-
NITROBENZOATE), 2',3'-CYCLICACETAL with ACETONE

UREA, 1-(2-BENZOTHIAZOLYL)-3-METHYL-

UREA, N,N'-BIS(1,3-BENZOXATHIOL-2-YLTHIO)METHYL)-

UREA, (alpha-(2-METHYLHYDRAZINO)-p-TOLUOYL)-, MONOHYDROBROMIDE

UREA, N-METHYL-N-NITROSO-

VANADIUM PENTOXIDE (fume)

XANTHINE, 7-(5-HYDROXYHEXYL)-3-METHYL-1-PROPYL-

XANTHINE, 3-ISOBUTYL-1-METHYL-

ZINC OXIDE

ZINC, Complex with 1,10-PHENANTHROLINYLENE

ZINC CHLORIDE

ZINC SULFATE (1:1)

ZINC, (N,N'-PROPYLENE-1,2-BIS(DITHIOCARBAMATE))

CHAPTER 3

REPRODUCTIVE HAZARDS IN INDUSTRY: IDENTIFICATION AND PREVENTION

Kari Hemminki and Marja-Liisa Lindbohm

1. INTRODUCTION

Changes in industrial structure over recent decades brought about the need for additional labor force and resulted in the increasing employment of women. The increased participation of pregnant women in the labor force raised concerns about the effects of occupational exposure of offspring: Therefore protective legislation concerning women workers was passed in many countries. Recently, both social and scientific events have caused the issue to be seen in a new light. Examples of these events include women's movement for equal employment opportunities and data on the sterilizing effects of exposure to dibromochloropropane in male workers. The latter discovery proved that reproductive hazards are not only the problem of pregnant women; rather the vulnerability of paternal reproductive health must also be kept in mind.

In the present article we survey the application of experimental and epidemiologic approaches in the prevention of reproductive hazards in the work place. We also discuss the types of chemicals that women are exposed to and the changing role of women in the labor force.

2. MECHANISMS OF REPRODUCTIVE TOXICITY

Harmful agents in the occupational environment can affect reproduction preconceptionally, during pregnancy, and after birth (1-4). Preconceptional hazardous events can affect the testes, the ovaries, or the maternal or paternal gametes which contain the hereditary information of the offspring. Experimental studies have identified large numbers of mutagens that can potentially damage male and female gametes. No differences in the sensitivity of female or male cells to the toxic actions of exogenous agents are known to exist. Thus the prevention of preconceptional damages caused by mutational effects implies the protection of both sexes from harmful exposure.

Postconceptionally, during pregnancy, the offspring's exposure to harmful agents depends mainly on the mother's exposure. The placenta acts as a barrier against some agents but many toxic agents traverse the placenta. Spontaneous abortion, fetal death, congenital malformations, growth disturbances, or functional disorders can result from fetotoxic effects. Genotoxic effects during pregnancy can cause childhood cancer or genetic disorders in the gametes of the child. Teratogenicity testing has been concerned with postconceptional events.

In humans, most reproductive studies have focused on postconceptional events and relate to maternal exposures at the time of pregnancy. Some studies on paternal exposures have also been carried out but they are technically even more complicated than the ones on female exposure.

3. EVIDENCE ON OCCUPATIONAL HAZARDS

Reproductive epidemiology has only recently attracted concentrated research effort. The field is now at the stage where relevant outcomes have been investigated and study designs validated. It has become apparent that these studies pose a number of special problems in epidemiology, such as the rarity, recurrence, and sensitivity of events, voluntary decisions involved, and the exact timing of reproductive processes (5-6). The acquisition of data on exposure is particularly demanding in occupational and environmental studies, and the common inaccuracies and misclassifications are likely to weaken any associations. As the associations are likely to be relatively weak anyway (because the levels of environmental exposures are relatively low), misclassifications may lead to unwarranted conclusions about the absence of risk.

The literature on epidemiologic findings is surveyed in other chapters of this book and elsewhere (5-7). As a summary, studies on food poisoning episodes have shown that the ingestion of alkylmercury and food oil contaminated by technical polychlorinated biphenyls leads to congenital defects in the offspring. It also appears to be relatively well proven that laboratory work poses reproductive problems, possibly because of exposure to many types of solvents. Although exposure to anesthetic gases at the levels now used probably does not entail detectable hazard, other exposures that occur in hospitals, such as exposure to antineoplastic agents (8-9) or ethylene oxide, may pose risk, unless well controlled.

By this time there should be sufficient understanding and agreement on methods and data bases large enough for case retrieval in order to assess further the role of occupational and other environmental factors in reproduction (see e.g. 5,6). We thus feel that epidemiologic studies on reproduction have an important role in occupational health. The role is emphasized due to the lack of validation of animal models, as discussed later. Thus this field of epidemiology appears as a key research instrument in the prevention of occupational hazards.

In the same token as we acknowledge that epidemiology is the only measure of disease outcomes in man, we have to admit that it suffers from several limitations, such as sample-size problems and costs. It has even been maintained that a systematic epidemiologic research has failed to identify a single human teratogen so far. Experimental studies that are relatively inexpensive could potentially provide useful information about embryotoxicity of chemicals. Unfortunately, no comprehensive assessment of the validity of animal tests in predicting human risks has been done. Anyway, such assessment is hampered due to the lack of epidemiologic and experimental data. Correlations between humans and animals exist on a qualitative basis, but from a practical point of view only quantitative relationships would be useful. Judged from the very limited amounts of data available, some quantitative correlations between tests on humans and animals may exist (10). Because the predictive value of animal tests remains to be established, animal tests cannot prove teratogenicity of a chemical in humans. However, most prudent preventive strategies use both epidemiologic and experimental approaches to identify hazards and to reduce exposures in the workplaces.

4. PREVALENT EXPOSURES

Extensive industrial hygiene surveys have been carried out in many countries, and they have provided information on the types of chemicals used in the workplace. However, exposure of male and female workers have not been distinguished in such surveys. This is a shortcoming, as women are an essential part of the labor force today. Additionally, the workforce is generally segregated into typical male and female jobs; women tend to be exposed to different kinds of occupational hazards than men.

There has been a general trend towards an increase in women's participation in the paid labor force after the Second World War. In many industrialized countries the proportion of economically active women in the total female population is nowadays over 40 %. In the future, the growth of the female labor force has been predicted to continue.

Women tend to work in a narrow range of traditional female jobs (11). In Finland, 45 % of the women were employed in occupations totally predominated by women; at least 91 % of the workers were women (12). Women are most often employed as service workers, clerical workers, or professional and technical workers. For instance, in Finland the most common occupations of women in 1980 were farm worker, cleaning woman, sales worker, office clerk and nurse (13). Typical occupations of women in industry are textile, clothing, food industry, or packing work.

The recent growth of the female labor force in Finland has occurred mainly in the traditional female occupations. In the future, the occupational structure of the labor force will change due to the new technology. However, the growth of large traditional female occupations, like health care professions, cleaning work, and hygiene and beauty treatment, will continue. In general, the need of workers will increase considerably in the service trade. Also the proportion of clerical personnel in the labor force will grow, whereas the decrease in the number of industrial jobs - a general trend in many western countries - has been predicted to continue. In Finland, the only growing sectors of industry are probably metal, chemical and electronics industry.

The prevalence of various exposures among women have been considered in a Scandinavian Working Group on Reproductive Hazards. The order of prevalence, but not necessarily the order of reproductive importance, is shown in Table 1. Organic solvents, inorganic gases and textile dust were thought to be the most prevalent chemical factors to which working women are exposed to. Organic solvents are undoubtedly important also from

the toxicological point of view, and they probably constitute the
main reproductive problem for exposed women in the workplace.

TABLE 1. Most prevalent chemical exposures of working women in
the Scandinavian countries.

>   Organic solvents
>   Inorganic gases
>   Textile dust-colors
>   Plastics chemicals, pyrolysis products
>   Pesticides
>   Formaldehyde
>   Rubber chemicals
>   Anesthetic gases
>   Solder fumes
>   Metals
>   Oil mist

In the future the nature of chemical exposure has been
predicted to change. The level of exposures will decrease, but at
the same time simultaneous exposure to many chemicals with low
concentration will become more general as the usage of chemicals
in the society is growing continuously. In western countries,
approximately 200-1000 new chemicals (in quantities of 500 kg or
more) are developed and introduced into the marketplace every
year. A potential reproductive hazard, in addition to chemicals,
is ionizing and nonionizing radiation, the use of which will also
grow in future work environment. It has been estimated that
internationally the number of workers exposed to radiation will
increase over 100 % by the year 2000.

5. CLUES FROM EXPERIMENTAL DATA

Several hundred chemicals have been tested for teratogenicity
and embryotoxicity in experimental animals. Such tests are
required by national agencies supervising the safety of food,
drugs, pesticides etc. Yet uncertainties exist about the
predictive value of animal tests; extensive attempts to assess
the validity of the animal experiments (10) have not shown a
convincing concordance, nor have they shown a complete
discordance. It is likely that the animal tests for
teratogenicity and embryotoxicity will remain in the arsenal of
toxicology. For most chemicals, the absence of human data leaves
animal data the only basis of reproductive risk assessment. It
must not be ignored by occupational health staff nor by those
setting occupational safety standards.

The hygienic standards and norms have been established to protect most of the workers from acute toxicity of industrial exposures. Teratogenic properties of industrial compounds have not been an important factor influencing the setting of the hygienic standards. This is understandable as very few epidemiological studies are available to show an association between a parental occupational exposure and malformations in the offspring. Moreover, the predictive power of the animal tests has not been firmly established. Reviews of the teratogenicity tests have indicated that the effective concentration of metals in animal tests generally exceeded the calculated human exposures by about 100 times or more (14). By contrast, many organic compounds had generally such high TLV values that they probably do not guarantee the safety of the developing human embryo exposed in utero. In Table 2 the compounds are listed for which the safety margin between TLV and the effective animal doses does not appear to be large enough. The safety margins allow less than a factor of 10 for acrylonitrile, carbon disulfide, chloroform, chloroprene, methylene chloride, styrene, tetrachloroethylene, and toluene. Exposure to these compounds at the TLV would appear hazardous. For another group of compounds - including 1,1-dichloroethane, ethylene oxide, methacrylate esters, trichloroethylene, and xylene - the apparent safety margin is still probably not large enough and the TLVs could be lowered to ensure larger safety margins.

TABLE 2. Compounds with low safety margins

1- to 10-fold	10- to 50-fold
Acrylonitrile	1,1-dichloroethane
Carbon disulfide	Ethylene oxide
Chloroform	Metacrylate esters
Chloroprene	Trichloroethylene
Methylene chloride	Xylene
Styrene	
Tetrachloroethylene	
Toluene	

Daily exposure of workers (mg/kg body weight) at TLV levels of chemicals (OSHA, 1976) was compared to effective doses of the chemical in experimental animals (see ref. 14).

It should be emphasized that this kind of comparison is quite theoretical, and it does not provide absolute unsafe exposures, nor does it specify safe levels. However, with the present understanding of the animal experiments it would appear prudent to lower the TLV values for the compounds for which the human exposure may be up to 1/100 of the effective human dose. Even though the extrapolation from animal tests is compounded by uncertainties, the revision of the hygienic standards concerning the pregnant worker appears justifiable in such cases. With ever-increasing female participation in the work force, more emphasis should be placed on reproductive hazards and their prediction, in the absence of adequate epidemiologic data, from experimental results.

CONCLUSIONS

Reproductive hazards in the workplaces can be identified through epidemiologic research. Outcomes such as spontaneous abortions and malformations require large sample sizes that cannot usually be collected from single workplaces. Several workplaces need to be pooled and a coordinated effort is required in the execution of the studies. However, a systematic follow-up of the rates of spontaneous abortions and malformations by industrial physicians may offer clues to reproductive hazards. On other outcomes, such as birthweight of children and sperm abnormalities in exposed men, smaller sample sizes are required but many types of confounding factors may exist that impede the interpretation of the results.

Relatively few occupational chemicals or exposures have been shown or suspected to cause reproductive hazards in man. They include laboratory work and solvents, anesthetic gases, dichlorobromopropane, ethylene oxide and anticancer drugs as occupational exposures, and alkylmercury and technical polychlorinated biphenyls as food contaminants. Yet allert occupational health practice also considers results from experimental animals, and, in general, helps to organize the work of pregnant women so that undue chemical exposures are prevented at any time of pregnancy.

REFERENCES

1. B.R. Strobino, J. Kline, and Z. Stein, Chemical and physical exposures of parents: Effects on human reproduction and offspring. Early Hum. Dev. 1, 1978, 371.
2. F.M. Sullivan and S.M. Barlow, Congenital malformations and other reproductive hazards from environmental chemicals. Proc. R. Soc. Lond. (Biol.) 205, 1979, 91.
3. K. Hemminki, M. Sorsa and H. Vainio, Genetic risks caused by occupational chemicals. Scand. J. Work Environ. Health 5, 1979, 307.
4. J.F. Haas and D. Schottenfeld, Risks to the offspring from parental occupational exposures. J. Occup. Med. 21, 1979, 607.
5. K. Hemminki, O. Axelsson, M-L. Niemi, and et al. Assessment of methods and results of reproductive occupational epidemiology: spontaneous abortions and malformations in the offspring of working women. Am. J. Ind. Med. 4, 1983, 293.
6. K. Hemminki and H. Vainio, Occupational epidemiology and reproduction. In: Recent Advances in Occupation Health, ed. by J.M. Harrington. Churchill Livingstone, Edinburgh, 1984, p. 117.
7. M-L. Lindbohm, H. Taskinen and K. Hemminki, Reproductive health of working women. Public Health Rev., in press.
8. K. Hemminki, P. Kyyrönen and M-L. Lindbohm, Spontaneous abortions and malformations in the offspring of nurses exposed to anesthetic gases, cytostatic drugs and other potential health hazards in hospitals based on registered information of outcome. J. Epid. Comm. Health 39, 1985, 141.
9. S.G. Selevan, M-L. Lindbohm, R.W. Hornung and K. Hemminki, A study of occupational exposure to antineoplastic drugs and fetal loss in nurses. New Engl. J. Med. 313, 1985, 1173.
10. K. Hemminki and P. Vineis, Extrapolation of the evidence on teratogenicity of chemicals between humans and experimental animals: chemicals other than drugs. Teratog. Carcinog. Mutag. 5, 1985, 251.
11. International Labour Organisation. Advisory committee on salaried employees and professional workers. Problems of women non-manual workers: work organization, vocational training, equality of treatment at the workplace, job opportunities. Report III. International Labour Office, Geneva, 1981.
12. K. Kauppinen-Toropainen, E. Haavio-Mannila, I. Kandolin and M. Simonsuuri-Sorsa, Women and work. Työterveyslaitoksen katsauksia 57. Länsi-Savo Oy, Mikkeli, 1983. (in Finnish)
13. Official statistics of Finland VI C: 106. Population and housing census 1980. Central Statistical Office of Finland. Government printing centre, Helsinki, 1983.
14. K. Koskinen and K. Hemminki, Experimental teratogenicity and embryotoxicity of occupational chemicals. In: Occupational Hazards and Reproduction, ed. by K. Hemminki, M. Sorsa and H. Vainio. Hemisphere, Washington D.C., 1985, p. 127-144.

CHAPTER 4

TERATOGENIC CHEMICALS IN UNDERGRADUATE GENERAL CHEMISTRY LABORATORIES

DORIS K. KOLB

Several years ago a student came up to me in the laboratory, quietly explained that she was pregnant, and asked if there would be anything the class might be working with that day that she should avoid. She was asking a very good and important question, but I was surprised to hear her ask it. No one had ever asked me that question before. Fortunately, the laboratory exercise that day involved metric measurements and density determinations, and I could tell her with confidence that it posed no risk. But could I tell her that every week? Probably not.

I had to admit that I had never really contemplated what hazards our laboratory experiments might present to students who happened to be expectant mothers. I had no idea as to whether or not some of our laboratory chemicals might be teratogenic. Yet the enrollment in our chemistry classes for students in health-related fields is about 90% female, and many of these students are married. We should expect now and then to have students who are pregnant.

I began to give more attention to the possible dangers that might be associated with the materials our students were using in the laboratory. As for that particular student, she was sometimes excused from laboratory work, especially when there would be exposure to volatile organic liquids or noxious gases. On those days she would get all the information from her partner for writing up lab reports. Happily her baby was born normal and healthy.

Of course, one way to circumvent the problem of possible teratogens in the laboratory would be to exclude all pregnant students from laboratory chemistry courses. Even if that could be accomplished, it still would not solve the problem. Students who sign up for chemistry courses could be pregnant without knowing it. Since the first trimester is an especially vulnerable period for the rapidly developing embryo, damage could be done before a woman even began to realize that she might be at risk.

Clearly we need to look at the materials we are using in our General Chemistry laboratories and determine whether or not they are safe for <u>all</u> students.

1. POTENTIAL TERATOGENS IN GENERAL CHEMISTRY LABORATORY MANUALS

Most academic chemistry departments some years ago addressed the problem of carcinogenic chemicals in the laboratory. Many have tried to eliminate the use of materials such as benzene and carbon tetrachloride, which have been linked to human cancer. But what about the chemicals that might cause birth defects?

Examination of twenty widely used laboratory manuals (refs. 1-20) indicates that a number of chemical substances classified as potential teratogens (refs. 21-23) are currently being used in General Chemistry laboratories. The manuals include some that are used in freshman level General-Organic-Biochemistry courses, as well as those used in more traditional General Chemistry courses. The fact that many of the experiments in these manuals use materials that are possible teratogens does not in itself necessarily constitute a significant health risk. In order for a teratogen to cause damage, it must get _into_ the body of a pregnant woman, and then into the fetus. In other words, it must be ingested through the mouth or taken in through the respiratory tract or the skin. Solid materials may be inhaled if air turbulence happens to carry the solid powder into the air, or they may accidentally reach the mouth if fingers that have been handling the powder happen to touch the face. However, it is those gases and liquids that might be inhaled or absorbed through the skin that are the biggest cause for concern.

The current list of potential teratogens already exceeds 4000 and it continues to grow, so it is likely that the substances considered here are only _some_ of the potentially teratogenic materials encountered in General Chemistry laboratories. It should also be noted that other undergraduate laboratories use quite a few additional materials that are possible teratogens. Organic chemistry laboratories, especially those in which "unknowns" are given out frequently, may use hundreds of different organic compounds, and there might well be dozens of potential teratogens among them. In the interest of safety for all students, instructors of chemistry laboratories should look up all the materials to be used in their classes to see whether or not they might be potential carcinogens or teratogens.

Common materials such as sodium chloride, carbon dioxide, and cottonseed oil are not included in Table I, nor are such food ingredients as cholesterol, caffeine, lactose, and leucine, even though they are used in some of the laboratory experiments and they do appear in the list of potential teratogens (ref. 22). Students would get much more exposure to these compounds in their daily lives than in the chemistry laboratory.

Of the various potential teratogens included in Table I, some can be handled quite safely and do not really represent a health risk. However, some of the materials should probably be avoided by students who are pregnant or

Table 1. Some Potentially Teratogenic Substances Used in General Chemistry Laboratories

	1	2	3	4	5	6	7	8	9	10	11	12	13	14	15	16	17	18	19	20*
Aniline		x										x								
Arsenic compounds					x	x	x			x					x	x				
Benzene	x					x					x			x				x		x
2-Butanone			x	x																
Cadmium salts				x	x		x		x						x					
Carbon disulfide									x											x
Carbon monoxide**	x	x		x	x	x	x	x	x	x	x	x	x	x	x		x	x	x	x
Carbon tetrachloride	x	x	x			x	x			x	x								x	x
Chloroform			x		x	x	x	x	x	x	x	x		x		x	x	x	x	x
Ethanol		x	x	x	x	x	x	x	x	x	x	x		x	x		x	x	x	x
Formaldehyde	x					x						x				x				
Lead		x	x				x						x			x	x			
Lead chloride	x				x								x				x			x
Lead nitrate					x	x		x	x	x	x		x		x	x	x			x
Mercury and its salts	x			x	x		x	x			x					x	x	x	x	
Phenol		x				x		x												
Salicylic acid		x	x	x	x	x	x	x	x	x	x	x	x	x			x	x	x	x
Toluene	x	x	x			x			x	x	x	x	x	x	x		x	x	x	x
Zinc chloride	x	x			x	x	x		x	x	x	x	x		x		x	x	x	x
Zinc sulfate					x	x	x		x	x						x				x

* The numbers refer to Laboratory Manuals listed in the numbered references (refs. 1-20).

** CO is not a reactant nor an intended product, but it is produced whenever burners are used.

by any females who possibly <u>might</u> be. Each substance ought to be looked at on an individual basis.

1.1 Potentially Teratogenic Metals

Table 1 lists two common metals, lead and mercury. The highly teratogenic organic compounds of these metals are not ordinarily handled in the undergraduate laboratory. Inorganic salts of lead and mercury are discussed in the next section. It is only the free elements that are addressed here.

<u>Lead</u> is a solid that melts at 327°C. Simply handling pieces of lead shot or lead foil should pose no appreciable health risk for students. <u>Mercury</u>, on the other hand, is a liquid of significant vapor pressure, and working with metallic mercury is known to be hazardous. The long term risk of breathing mercury vapor applies to all students, but there is a special, more immediate risk for the student who happens to be pregnant.

Typical exposure to mercury in the General Chemistry laboratory occurs during (A) Boyle's Law experiments, (B) thermal decomposition of mercuric oxide, (C) displacement of mercury from its dissolved salts, and (D) cleaning up spills from broken thermometers.

The Boyle's Law experiments (A) often require fairly large amounts of metallic mercury. One popular type of apparatus requires about 300 grams of mercury per team of students, and it employs a wooden plunger, which tends to leave mercury droplets behind on the counter tops. Often there are ten or more of these units in use during a single laboratory session. Perhaps this experiment might be just as successful if students watched it on videotape, reading the data directly from close-up shots of the apparatus on the television screen. Taping this experiment several dozen times could produce a random collection of slightly different experiments providing many individual sets of data.

Thermal decomposition of mercuric oxide (B) is a classic experiment that is very much worthwhile in the freshman laboratory. It is an excellent example of how different a compound can be from its component elements. It is also the historical reaction that Joseph Priestley carried out when he discovered oxygen. However, it need not be done individually by every student. If the instructor demonstrates this experiment, the students' exposure to mercury is greatly reduced. (Note that this experiment generates hot mercury vapor, which is more hazardous than the same amount of cool liquid mercury.) This reaction could also be shown to students by means of a film strip or video tape.

The displacement of mercury from a dissolved mercury salt (C) using a metal such as copper, for example, might easily be substituted by the similar displacement of silver from silver nitrate solution.

Occasional accidents involving broken thermometers (D) are almost inevitable, so long as glass thermometers are used in chemistry laboratories. However, the use of thermometers filled with colored alcohol can help to reduce the mercury contamination from spills that end up between the cracks.

1.2 Potentially Teratogenic Inorganic Compounds

The inorganic compounds in Table 1 include <u>arsenic compounds</u>, <u>cadmium salts</u>, <u>lead chloride</u>, <u>lead nitrate</u>, and <u>mercury salts</u>. These are highly poisonous compounds as well as being suspected teratogens, and they need to be handled with extra care. Fortunately, most of these substances are used only in dilute solution and usually in semi-micro quantities. Solutions of arsenic, cadmium, lead, and mercury salts are typically used in connection with Qualitative Analysis procedures, and the amounts used are often no more than a few drops. Hand washing at the end of the laboratory period is especially important after working with solutions such as these.

1.3 Potentially Teratogenic Organic Compounds

There are two solid organic compounds listed in Table 1, phenol and salicylic acid. <u>Phenol</u> is a low melting (41-43°C) solid with a high vapor pressure. It is a severe skin irritant in addition to being highly toxic and potentially teratogenic. Since it is normally dispensed as a liquid (with a little water), phenol is listed with the organic liquids in Table 2.

<u>Salicylic acid</u> (m.p. 157-159°C) is a crystalline solid widely used in the General Chemistry laboratory. All but three of the lab manuals examined use salicylic acid, usually for making aspirin or oil of wintergreen. When handled properly, salicylic acid should pose no significant hazard for students in the laboratory. The only appreciable uptake of this compound that might occur would be through inhalation of the tiny particles picked up and carried by the air stream. This can be minimized by avoiding work areas where there is air turbulence or ventilation currents.

The organic liquids in Table 1 include <u>ethanol</u> (ethyl alcohol), which is a common solvent and chemical reagent. During normal exposure in the laboratory such a small amount of ethanol is inhaled or absorbed through the skin that it would correspond to only a miniscule taste of the liquid. However, denaturants in "lab alcohol" can modify its toxicity. Denatured alcohol often contains about 5% of an additive such as benzene or methanol. Of the twenty lab manuals examined, eighteen use ethanol. The other two specified methanol instead. In general, methanol is considerably more toxic than ethanol.

The other organic liquids in Table 1 are also listed in Table 2, along with concentrated solutions of phenol and formaldehyde. These liquids, as a group, are probably the most hazardous of all the potential teratogens found in the

General Chemistry laboratory. All are volatile to some degree, as indicated by their boiling points, and some are carcinogens as well.

Table 2. <u>Potentially Teratogenic Liquids in the General Chemistry Laboratory</u>

Organic Liquids	B.P. (°C)	Toxic When Inhaled	Absorbed Through Skin	Some Possible Toxic Effects
Aniline	184	Yes	Yes	intoxication; headaches; skin lesions; anemia
Benzene	80	Yes	Yes	bone marrow damage; leukemia; aplastic anemia; depression
2-Butanone	79.6	Yes		headache; eye irritation (suspected carcinogen)
Carbon Disulfide	45.6	Yes	Yes	nausea; hallucinations; tremors; blood changes
Carbon Tetrachloride	76.7	Yes	Yes	nausea; headache; cancer; kidney damage; liver damage; septic dermatitis
Chloroform	61	Yes		liver and kidney damage; cancer (less toxic than CCl_4)
Formalin *	96	Yes		skin irritation; cancer; vapors irritating to mucous membranes
Phenol **	182	Yes	Yes	nausea; paralysis; severe skin irritation; poisoning; liver and kidney damage
Toluene	110	Yes	Yes	nausea; headache; mild anemia; central nervous system damage (less toxic than benzene)

* Formalin is a 40% aqueous solution of formaldehyde gas.
** Pure phenol is a solid, but it liquefies with about 8% water.

<u>Aniline</u> is a severe skin irritant, and it can produce headaches in addition to being a potential teratogen. It is used in only two of the lab manuals that were examined, and it could readily be removed from those.

<u>Benzene</u> is suspected to cause leukemia as well as birth defects. Although many laboratories have tried to phase out the use of benzene in recent years, six of the laboratory manuals in Table 1 still use it. <u>Toluene</u>, which is a common substitute for benzene, is also on the list of potential teratogens. However, it appears to be much less toxic than benzene. When benzene or toluene is needed only as a solvent, some other hydrocarbon (such as hexane)

might possibly be used instead, but when the hydrocarbon must be aromatic, the use of a substitute may not be feasible. It does appear that the xylenes are less toxic than toluene, and much safer than benzene, so they might be used to replace benzene or toluene.

2-Butanone is an eye irritant and suspected carcinogen as well as a potential teratogen. It is used in the undergraduate laboratory as a sample for making tests on the ketone group. Acetone can be used just as well.

Carbon disulfide (CS_2) is a highly flammable, volatile, and extremely foul-smelling liquid that causes a burning sensation on the skin. It can produce psychic and visual disturbances as well as nausea, vomiting, and convulsions. Typically carbon disulfide is used as a solvent for substances such as sulfur or phosphorus. There are other solvents (the methylene halides or the xylenes, for example) that would be more pleasant to work with and much less hazardous.

Both carbon tetrachloride (CCl_4) and chloroform ($CHCl_3$) may cause liver and kidney damage, as well as cancer and birth defects. Even though many laboratories have discontinued the use of CCl_4 and $CHCl_3$, three-fourths of the lab manuals examined here still use one or the other of these chemicals, and five of them use both. In those experiments that avoid the use of CCl_4 or $CHCl_3$ methylene chloride (CH_2Cl_2) is commonly used instead.

1.4 Potentially Teratogenic Gases

Since gases get into the body so easily through the lungs, those that are potential teratogens would appear to be significant hazards for pregnant women. Two of the compounds listed in Table 1 are gases.

Carbon monoxide (CO) is a deadly poison as well as a potential teratogen. It is rarely made deliberately in a chemistry laboratory, but it is produced to some degree whenever organic fuel is burned. Every time a student uses a Bunsen burner, carbon monoxide is generated. The level can be minimized by turning off burners when they are not in use and by making sure that the room is well ventilated.

Another common gas that appears on the list of potential teratogens is formaldehyde. Since it is normally used as a 40% aqueous solution ("formalin"), it is listed in Table 2 with the organic liquids. Only four of the twenty lab manuals use formaldehyde: one in a clock reaction, two to test for the presence of the aldehyde group, and the other to make a polymer of the phenol-formaldehyde type. In none of these is the use of formaldehyde essential. There are other simple clock reactions, there are other less hazardous aldehydes, and there are other polymerization reactions that would be more suitable for an introductory chemistry course.

Conclusion

Of the twenty potentially teratogenic chemicals listed in Table 1, the ones that appear to present most risk for the pregnant chemistry student are the organic liquids given in Table 2. Some of these (aniline, butanone, carbon disulfide, formaldehyde, and phenol) could easily be omitted from introductory laboratory courses. Benzene and toluene might be substituted by xylene (or perhaps by other hydrocarbons), and both chloroform and carbon tetrachloride could be replaced by methylene chloride.

Eliminating potential teratogens from Organic Chemistry laboratories would be much more difficult. Many different volatile liquids and low melting solids are handled in the Organic laboratory, and the common practice of issuing "unknowns" to students, especially in Organic Analysis courses, greatly increases the number and variety of compounds to which students might be exposed. Fortunately, there is a strong movement at present toward the miniaturization of glassware and experiments in undergraduate laboratories. Among the many benefits of this trend is the reduced volume of organic waste materials and the diminished student exposure to potentially hazardous chemicals.

The inorganic material that probably poses the greatest risk to General Chemistry students is the liquid metal, mercury. One way to reduce the level of mercury vapor in the laboratory would be to have the instructor do some of the experiments as demonstrations. Any metallic mercury that must be kept in the laboratory should be stored in covered containers, so that there are no open pools, and mercury spills should be cleaned up immediately.

The use of film strips and video tapes can also be used to minimize the exposure of students to chemicals that might be harmful. Hands-on experience in the laboratory is valuable, but an occasional well-done experiment on video tape can allow students to become familiar with important reactions involving hazardous chemicals without actual exposure to the materials.

Of course, volatile substances that might be toxic should always be used in the hood, and students should be urged to make it a habit to wash their hands before leaving the chemistry laboratory. Safe practice in the undergraduate laboratory should always be one of the prime concerns of any chemistry faculty.

REFERENCES

1. M.R. Abraham and M.J. Pavelich, "Inquiry Into Chemistry", Waveland Press, Prospect Heights, IL, 1980.
2. J.M. Bauer and M.M. Bloomfield, "Laboratory Manual for Chemistry and the Living Organism", 3rd ed., Wiley, New York, NY, 1984.
3. J.A. Beran and J.E. Brady, "Laboratory Manual for General Chemistry", 2nd ed., Wiley, New York, NY, 1982.

4. E. Boschmann and N. Wells, "Chemistry in Action", Revised ed., McGraw-Hill, New York, NY, 1985.
5. W.E. Bull, W.T. Smith, and J.H. Wood, "Laboratory Manual for College Chemistry", 6th ed., Harper & Row, New York, NY, 1980.
6. M. Hein, L.R. Best, R.L. Miner, and J.M. Ritchey, "College Chemistry in the Laboratory", Brooks/Cole, Monterey, CA, 1984.
7. G.R. Hered, W.H. Nebergall, and W. Hered, "Basic Laboratory Studies in College Chemistry", 6th ed., Heath, Lexington, MA, 1980.
8. J.R. Holum and R.C. Denison, Laboratory Manual for "Fundamentals of General Organic and Biological Chemistry", 2nd ed., and "Elements of Organic and Biological Chemistry", 6th ed., Wiley, New York, NY, 1982.
9. W.T. Lippincott, D.W. Meek, K.D. Gailey, and K.W. Whitten, "Experimental General Chemistry", Macmillan, New York, NY, 1984.
10. K. Liska and L.T. Pryde, "Introductory Laboratory Chemistry for Health Professionals", Macmillan, New York, NY, 1984.
11. J.H. Nelson and K.C. Kemp, Experiments for "Chemistry: The Central Science" by Brown and LeMay, 3rd ed., Prentice-Hall, Englewood Cliffs, NJ, 1985.
12. T.I. Pynadath, Basic Experiments for "Introduction to General, Organic, and Biological Chemistry" by Gilliland, West, St. Paul, MN, 1982.
13. J.J. Roberts, J.L. Hollenberg, and J.M. Postma, "General Chemistry in the Laboratory", Freeman, New York, NY, 1984.
14. G.I. Sackheim and D.D. Lehman, "Laboratory Chemistry for the Health Sciences", 5th ed., Macmillan, New York, NY, 1985.
15. G.H. Schenk and D.D. Ebbing, "Qualitative Analysis and Ionic Equilibrium", Houghton Mifflin, Boston, MA, 1985.
16. A. Sherman, S. Sherman, and L. Russikoff, "Laboratory Experiments for Basic Chemistry", 3rd ed., Houghton Mifflin, Boston, MA, 1984.
17. E.J. Slowinski, W.C. Wolsey, and W.L. Masterton, "Chemical Principles in the Laboratory", 4th ed., Saunders, Philadelphia, PA, 1985.
18. S.R. Smith and W.L. Masterton, "Laboratory Manual for Introduction to Chemistry", Saunders, Philadelphia, PA, 1984.
19. K. Timberlake, "Laboratory Manual for Chemistry", 3rd ed., Harper & Row, New York, NY, 1983.
20. G.S. Weiss, R.K. Wismer, and T. Greco, "Experiments in General Chemistry", 2nd ed., Macmillan, New York, NY, 1985.
21. R.E. Beyler and V.K. Meyers, "What Every Chemist Should Know About Teratogens--Chemicals That Cause Birth Defects", J. Chem. Educ. 59 (1982) 759-62.
22. V.K. Meyers and R.E. Beyler, "How to Make an "Educated Guess" About the Teratogenicity of Chemical Compounds", ed. by S.M. Somani and F.L. Cavender, Charles C. Thomas, Springfield, IL, 1981, pp. 124-161.
23. V.K. Meyers and C.Y. Meyers, "Chemicals Which Cause Birth Defects--Teratogens", A Brief Guide, 1980, Carbondale, IL, paperback, 37 pages. Available from the authors at cost ($3.00).

CHAPTER 5

SAFE HANDLING OF TERATOGENIC CHEMICALS
BLAINE C. MCKUSICK

The safe handling of teratogenic chemicals is a special case of the safe handling of chemicals in general. There are general principles that apply to the handling of all chemicals. These are modified for particular chemicals depending on their physical, chemical, and toxicological properties on the scale and place of operation. It is convenient to discuss the subject as it applies to three main places where chemicals are handled: laboratories, industrial operations, and out in the community. We will begin with the place where the problem of handling teratogens is most straightforward, a place well known to many readers of this book: the laboratory.

1.1. HANDLING TERATOGENS IN THE LABORATORY.

Laboratories typically handle a large number and variety of chemicals. Little or nothing is known about the toxicological properties of many laboratory chemicals. Some, especially in research laboratories, are new substances about which very little is known, perhaps not even the structure. Hence the key to safety in the laboratory is to have a general procedure for handling chemicals such that no matter what the properties of the chemical, whether it is explosive, corrosive, highly flammable, highly lethal, allergenic, carcinogenic, teratogenic, or some combination of these and other dangerous properties, one is unlikely to get into serious trouble. Such a general procedure is described in the National Research Council report, "Prudent Practices for Handling Hazardous Chemicals in Laboratories" (1), and other books on laboratory safety provide similar advice (2,3). Briefly, the procedure calls for carrying out most laboratory operations in a well-ventilated area (e.g., a fume hood or a glove box) and avoiding skin contact with chemicals. A more detailed description follows.

Before starting work with a chemical, one should find out whatever of its pertinent physical, chemical, and toxicological properties are known so that these can be taken into account in handling it safely. Safety glasses should be worn at all times in a laboratory, and these may be supplemented by goggles, a face mask, or other eye protection for operations especially hazardous to eyes, such as pouring large amounts of corrosive substance. Avoid eating, drinking, or smoking in laboratories. Clearly label all chemicals and include warning labels if they present a special hazard. Wear impervious gloves and other special clothing as needed. Good ventilation is essential; the rate of flow of fresh air into a laboratory should be such that the air changes 4 to 12 times an hour, and the air should be well dispersed as it enters to avoid turbulence.

A hood is a laboratory's most important safety apparatus. Properly used, hoods not only protect laboratory personnel from potentially poisonous vapors and dusts, but they also act as a barrier from splashes, fires, and minor explosions, and they contain accidental spills. The velocity of air flowing into a hood at its face should be 8-30 meters (60-100 feet)/minute; a gauge or some sort of continuous monitoring device should be present to indicate whether a hood is operating properly. Periodic inspections should check both air velocity at several points along the face of the hood and the air-tightness of the exhaust system. Hoods are working areas, not storage areas; material and equipment not in use should be kept to a minimum, as they may partially block vents and lower hood efficiency. Operations should be carried out as far back in the hood as convenient, but at least 5 centimeters (six inches) behind the hood face, as a hood's efficiency rises markedly going from the face to this distance.

Chemicals known to be exceptionally hazardous because of high toxicity require special precautions beyond the general guidelines just described. Highly potent teratogens, such as thalidomide and dimethylmercury, fall into this class. They should be stored in an area of limited access. Each laboratory worker's written plans for working with such a teratogen and disposing of the wastes afterwards should be approved by the laboratory supervisor in advance of use. A log should be kept of the amount in storage; each time some is removed, the amount taken, the date, and the name of the users should be recorded.

The precautions to be taken will vary with the properties of the chemical. For example, dimethylmercury is volatile (bp 92°C), oil soluble, and flammable. Hence it should be handled well back in a hood, its container should be open as little as possible, gloves of oil-resistant material (neoprene or nitrile rubber) should be worn, the user's front should be protected by a rubber apron if more than a gram or so is used, and no open flame should be nearby. With thalidomide, a solid of negligible volatility and low oil-solubility, prompt stoppering of an opened container would be less important, thin rubber gloves favoring manual dexterity would suffice, but drafts that might blow thalidomide dust around would have to be scrupulously avoided.

The question of whether there should be restrictions on the handling of teratogens by women sometimes arises. No restrictions should be necessary in laboratories following the good safety practices outlined here. However, if restrictions are deemed necessary, then simply excluding pregnant women from an operation or a laboratory is not enough; all women of child-bearing potential should be excluded because the most sensitive period for many teratogens is before pregnancy is usually recognized.

1.2 HANDLING TERATOGENS IN INDUSTRIAL OPERATIONS.

The quantities of chemicals used in industrial operations are generally far greater than in laboratories, so their health hazard is potentially greater. Counterbalancing this factor of scale are several other factors: more is known about the properties of most industrial chemicals than about many of those used in laboratories, engineering controls (ventilation, enclosed operations, remote controls) can be installed to greatly limit opportunities for exposure, and good operating procedures can be designed for the various processes.

As in the laboratory, special precautions are required for operations with highly toxic substances, such as highly potent teratogens. Usually it is possible to design and operate processes involving teratogens in ways that make opportunities for significant exposure so slight that women need not be excluded from such processes. However, there are situations where exclusion of women has to be considered. An example would be a process employing large quantities of a teratogenic solvent that readily penetrates skin, and with some small possibility of significant skin exposure to the liquid existing despite good engineering controls, protective clothing, and work practices. The decision is a weighty one, for, as mentioned in the section on laboratories, if exclusion is deemed necessary, it should apply to all women of child-bearing potential, not just to pregnant women. If exclusion is deemed necessary, it may be possible to mitigate its effects; thus, in the present example, stages of the process involving substantial amounts of the teratogenic liquid might be isolated sufficiently that women could work in the preceding and following stages.

1.3 HANDLING TERATOGENS IN THE COMMUNITY.

This is a much different situation than the last two because most of the public is notoriously unknowledgable about how to handle chemicals, and little control of their actions is possible. Hence potent teratogens should not be put in the hands of the public. The use of weak ones in consumer products should be avoided as much as possible, and if used, they should be in forms and concentrations where the possibility of adverse effects is remote. Labels with warnings and directions for proper use are of course essential, and indeed are often required by law.

REFERENCES

1   Committee on Hazardous Substances in the Laboratory, National Research Council, "Prudent Practices for Handling Hazardous Substances in Laboratories", National Academy Press, Washington, D.C., 1981, pp. 30-56, 193-212.
2   L. Baretherick, "Hazards in the Chemical Laboratory", 3rd ed, Royal Society of Chemistry, London, 1981.
3   M.E. Green and A. Turk, "Safety in Working with Chemicals", McMillan, New York, N.Y., 1978.

CHAPTER 6

USE OF REGISTERED DATA IN STUDIES OF OCCUPATIONAL EXPOSURE AND PREGNANCY OUTCOME

Marja-Liisa Lindbohm and Kari Hemminki

1. INTRODUCTION

Epidemiological studies on the effects of occupational exposure to reproduction pose several special problems related to the collection of valid and reliable information on pregnancy outcome and potential occupational exposures during or before pregnancy. Generally the data have been obtained either by interviewing the workers or by collecting the pregnancy data from medical records and occupational exposure data from company or union records. Biological monitoring data or industrial hygienic data could also provide a good measure of exposure, but they are seldom available (1).

Both interview and register data have their pitfalls. Inaccuracy of spontaneous abortion recall has been observed in retrospective questionnaire studies (2, 3). Response bias and some evidence of recall bias has also been reported (2, 4). The use of registered data may help to avoid these problems. However, register data can also be erroneous, and especially exact and complete information of exposure may be unavailable.

Here the Finnish registers will be described and some examples of their use in the investigations of the effects of occupational exposure to spontaneous abortion and congenital malformations will be presented.

2. STUDY STRATEGY

The registered data have been used for the identification and restriction of the study population. The general strategy of the studies has been as follows (Figure 1.). First, the workers have been identified from the existing national registers or the

STUDY STRATEGY

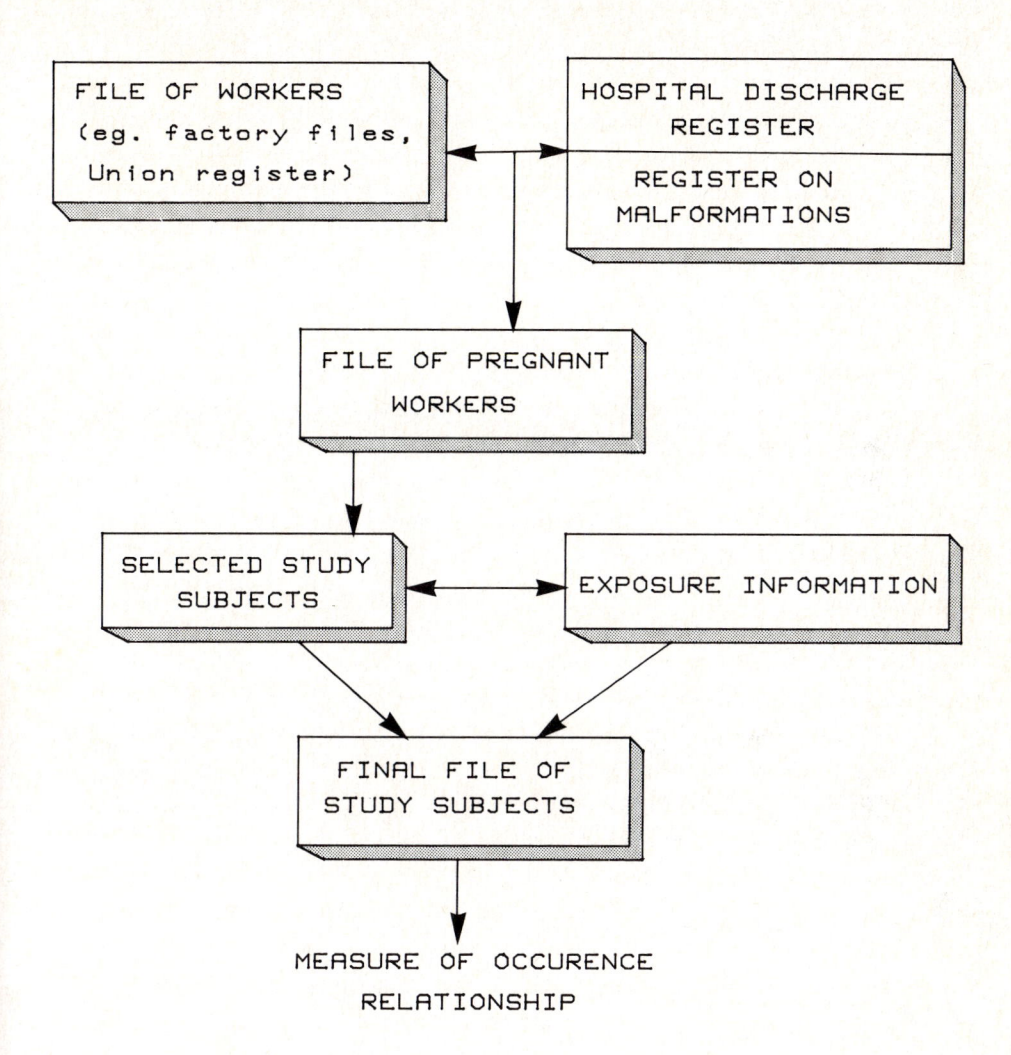

Fig. 1. Study strategy in studies of occupational exposures and pregnancy outcome.

personnel files of the employers. Secondly, the data on a working population has been linked with the aid of a personal identification code (a unique number assigned to an individual at birth) to the Hospital Discharge Register and to the Finnish Register of Congenital Malformations in order to identify the pregnancies of the study population. Finally, information on occupational exposures during the critical period of pregnancy has been obtained from the occupational health care personnel of the workplaces or the individuals themselves. Also the data on occupation and industry obtained from the population census has been used to classify the workers into job exposure categories to characterize the exposure.

3. REGISTERS ON PREGNANCY OUTCOME

The Finnish National Board of Health maintains a computerized nation-wide <u>Hospital Discharge Register</u> of all the patients discharged from hospital. The register includes all the women who have been treated in hospital for spontaneous abortion, induced abortion and who have given birth to a child. For every discharged patient data on personal identification code, diagnosis, dates of admission and discharge and hospital code are recorded in the register. The register has been supplemented with spontaneous abortions treated on an outpatient basis.

The reliability of the hospital register has been studied by analysis of the coverage and the accuracy of the data. In 1982 the register covered 96% of all officially recorded births and 90% of all recorded induced abortions. The coverage of spontaneous abortion data is difficult to estimate. The problem is related to the patterns with which the hospital services are used in the community. A comparison of interview and register data among hospital personnel found that the mean length of gestation was longer for spontaneous abortions included in the hospital register than for abortions only reported by the women by questionnaire (5). If exposure causes early abortions in particular, the use of hospitalized cases leads to underestimation of its effects. The detection of spontaneous abortions from the register was also associated with the education level among hospital personnel. This could be explained by differences in seeking medical care or by differences in recognition and reporting of spontaneous abortions.

A study on the accuracy of spontaneous abortion diagnosis was performed in one Helsinki hospital (5). The study indicated that the diagnosis in the discharge register agreed with the hospital records in 91% of the cases. In the policlinic of the same hospital, the diagnosis of spontaneous abortion, given at the time of treatment, remained unchanged in 87 % of the cases; after the pathologic-anatomic examination and in other 10 % of the cases pregnancy had been verified earlier by a pregnancy test (H. Taskinen, personal communication).

One important presumption for linking hospital discharge data to occupational data is the correctness of personal identification codes. The proportion of errors in the codes has been decreasing steadily from 8.9 % in 1973 to 1.6 % in 1983.

The Finnish Register of Congenital Malformations was established in 1963. Register is based on compulsory notifications of all malformations detected during the first year of life. The notification lists the names and dates of birth of the mother and child, a description of the delivery, and the malformation type of the child. Additionally a matched-pair register has been established for investigation of selected indicator malformations (6).

It has been estimated that the failure rate in detection of malformations in the Finnish surveillance system is of the order of 30% (6). The failure rate varies by the type of defect, and is probably related to the severity and clinical significance of the malformation. Particularly minor malformations are underreported. When analysing them it has to be considered to what extent register deficiencies might introduce any bias or otherwise hamper the study on occupational reproductive hazards.

The registered pregnancy data has its advantages. They are readily available and they include information on large populations. By linking them to the records of the workers the study can be restricted to those women only who have been pregnant thus reducing the study size remarkably. When using the registered data, a number of problems of the interview studies, namely memory defects, low response rate, and selection between respondents and nonrespondents can also be avoided. The problems related to pregnancy registers are imperfect coverage of the records, possible selection among spontaneous abortions patients in seeking hospital care and in the case of the malformations possible selection in their notification.

4. REGISTERS ON OCCUPATIONAL GROUPS

There are three types of data sources which may be used for the identification of workers: 1) registers based on occupation (e.g. Union registers, Register of Health Care Personnel), 2) local registers of the employers, and 3) population census.

Many Finnish trade unions have nowadays computerized nation-wide <u>membership registers</u>. Generally they contain data on the actual members' identification code, name, employer, local trade union, and the date of joining the union. Data on the members who have resigned the union have to be collected separately from the manual records or from the computerized payment registers.

The usability of the union registers depends in part upon the unionisation of labour of the industry. In Finland this is generally high; for instance in the metal industry estimated at 95% by the union officials. Ununionized workers are probably short-term employees or those who work in smaller workplaces than unionized workers. Workforces in smaller enterprises may experience more hazardous conditions than the workers in large industries. If they fall outside the scope of the study the effect of high exposures may be missed. Another problem related to the use of union registers is that the dates of joining and resigning the union may differ from actual dates of hire and termination of the employment. There has also been shortcomings in the registration and updating of the data on the employer and occupation.

All the workers in health-related occupations in Finland are listed in the <u>Central Register of Health Care Personnel</u>. The coverage of the register can be considered good as the personnel is registered at graduation and data are updated by employers at hire and termination. The individuals themselves are responsible for the updates of demographic data, which are not always current. The register contains information for instance on personal identification code, name, job title, date of employment, and workplace.

Information on occupational groups may also be obtained from the <u>population census</u>. In the census information is requested on demographic factors, occupation and industry. These data can be used to classify the workers by job-exposure. The occupation stated on the census form only relates to the job held at a certain point in time. Therefore, these data are more reliable in industries with relatively stable populations.

One possible source for the identification of the study population are the personnel records of the local employers. Nowadays they are computerized in many larger companies. Usually employers collect data on identification code, name, date(s) of hire and termination, and the job title of the worker. The employment dates recorded by the company are more accurate than those of the union. Employers are requested to maintain employee records for taxation purposes for 6 years. However, it may be difficult to obtain the worker records from the smaller enterprises and thus a portion of the exposed workers may fall outside the study.

Additionally, the employee records may have disappeared, if the company has closed down or the owner has changed. The collection of the data from local records is also more laborious, expensive and time-consuming than the use of national registers.

Given the limitations above, the national and local records may be considered as useful sources for the identification of the study population. They can be used for the restriction of the study to a population in which the particular exposure is fairly common thus increasing the effectiveness of the study. However, the data on occupational exposures in these registers are often unspecific or missing. The specific exposure data during the critical period of pregnancy must be clarified from other sources.

5. EXAMPLES
1. Studies on nurses

Nurses working in selected departments of general hospitals in Finland were collected from the Central Register on Health Personnel in Finland. Using the Hospital Discharge Register and the Register of Congenital Malformations case nurses were selected who had a spontaneous abortion or a malformed child between years 1973-79. Controls consisted of 3 nurses with a normal birth; the control nurses were matched on age and hospital of employment. Information on exposure in the first trimester of pregnancy was sought through the head nurses of the hospitals (7). Exposure to antineoplastic drugs was associated with malformations in the offspring. The odds ratio was 2.0 when antineoplastic drugs were handled less than once a week, but it rose to 4.7 (p = 0.02) when they were handled more often. The increase in the latter group was contributed by 8 malformations of various organ systems.

The second study used a similar design but it focused on nurses employed in hospitals that ranked high in the use of antineoplastic drugs (8). Information on the exposure was obtained by self-administered, mailed questionnaires. The odds ratio for hospitalized spontaneous abortions in relation to exposure to antineoplastic drugs was 2.3 (p = 0.01).

The design of these studies is as follows:

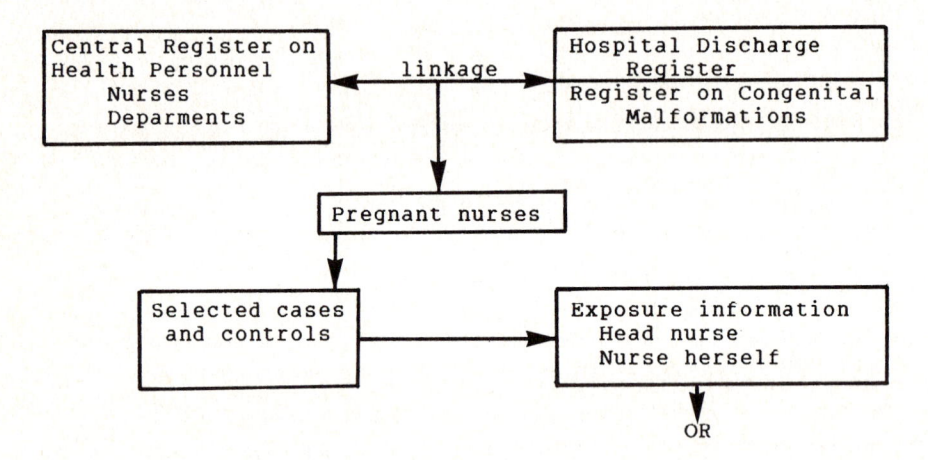

```
┌─────────────────────┐              ┌─────────────────────┐
│ Central Register on │   linkage    │ Hospital Discharge  │
│ Health Personnel    │◄────────────►│      Register       │
│      Nurses         │              │ Register on Congenital│
│    Deparments       │              │    Malformations    │
└─────────────────────┘              └─────────────────────┘
             │                                  │
             │         ┌─────────────────┐      │
             └────────►│ Pregnant nurses │◄─────┘
                       └─────────────────┘
                                │
             ┌──────────────────┴──────────────────┐
             ▼                                     ▼
    ┌─────────────────┐                  ┌─────────────────────┐
    │ Selected cases  │                  │ Exposure information│
    │  and controls   │─────────────────►│     Head nurse      │
    │                 │                  │    Nurse herself    │
    └─────────────────┘                  └─────────────────────┘
                                                   │
                                                   ▼
                                                  OR
```

2. Census study on occupation/exposures

In a Finnish study, based on the data of a National Census from 1975, (9) the occupations were grouped according to presumed exposure into seven categories: exposure to solvents; metals; exhaust fumes; polycyclic aromatic hydrocarbons; other chemicals; textile dust; and animal micro-organisms. The relative risks of spontaneous abortions, obtained from Hospital Discharge Register, were not significantly increased in any exposure group. As the womens' exposure was deduced from their occupations it is possible that the heterogeneity of occupations with respect to intensity of exposure had diluted the possible effects. The analysis of detailed occupational categories showed some female occupations with an increased risk. After controlling for age, number of children and place of residence spinners, fabric inspectors and women in nonspecific occupations related to cutting and sewing had an increased risk (p<0.10) and weavers a significantly increased risk of abortions (p<0.01). In addition, butchers and sausagemakers, laboratory assistants and workers caring for fur-bearing animals had a significantly elevated risk.

The design of this study was:

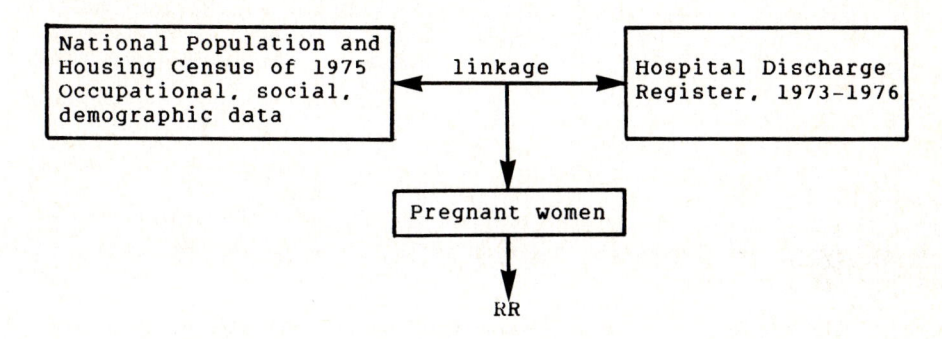

```
┌─────────────────────┐                    ┌─────────────────────┐
│ National Population │                    │                     │
│ and Housing Census  │      linkage       │ Hospital Discharge  │
│ of 1975 Occupational│◄──────────────────►│ Register, 1973-1976 │
│ social, demographic │                    │                     │
│ data                │                    │                     │
└──────────┬──────────┘                    └──────────┬──────────┘
           │                                          │
           └──────────────────┬───────────────────────┘
                              ▼
                    ┌──────────────────┐
                    │  Pregnant women  │
                    └────────┬─────────┘
                             ▼
                             RR
```

3. Occupational study in plastics industry based on union files

The study population comprised all female workers in the plastics industry who were found in the files of the national Union of Chemical Workers in 1979 or who had resigned from the Union during 1978 and 1979 (10). The workers' reproductive data for 1973 to 1980 were collected from the Hospital Discharge Register. Information on occupational exposures was obtained fromthe occupational health services of the workplaces. No increased risk of spontaneous abortions was observed among workers processing polymerized plastics or heated plastics made of vinyl chloride, or styrene. The odds ratio for workers actually processing polyurethane was increased (1.9, not statistically significant), and that for all workers in polyurethane processing factories was significantly increased (3.0, p=0.02).

The design of the study was:

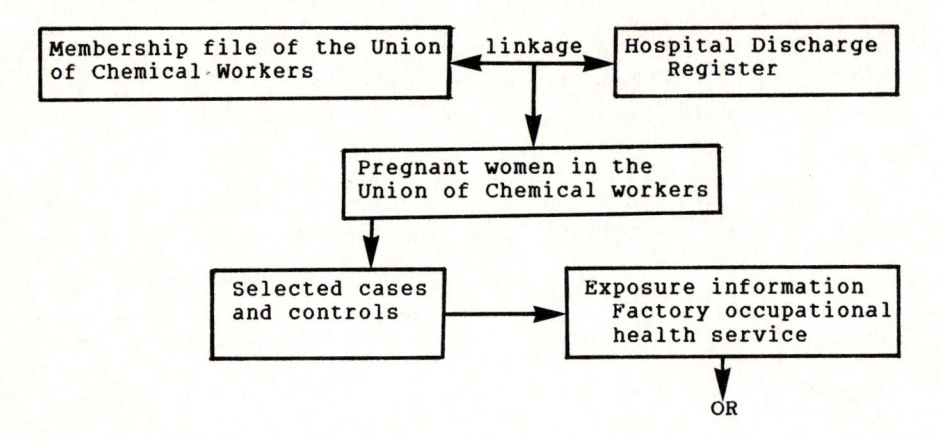

```
┌─────────────────────────────┐   linkage   ┌──────────────────────┐
│ Membership file of the Union│ ◄─────────► │ Hospital Discharge   │
│ of Chemical Workers         │             │ Register             │
└──────────────┬──────────────┘             └──────────────────────┘
               │
               ▼
     ┌──────────────────────────────┐
     │ Pregnant women in the        │
     │ Union of Chemical workers    │
     └──────────────┬───────────────┘
                    │
        ┌───────────┴────────────┐
        ▼                        ▼
┌────────────────────┐   ┌──────────────────────────┐
│ Selected cases     │──►│ Exposure information     │
│ and controls       │   │ Factory occupational     │
│                    │   │ health service           │
└────────────────────┘   └─────────────┬────────────┘
                                       ▼
                                      OR
```

4. Occupational study in pharmaceutical industry based on company files

Information about all female workers who had been employed in the Finnish pharmaceutical industry during the 1970's were obtained from <u>the files of the companies</u> (11). The workers' pregnancy data were collected from the <u>Hospital Discharge Register</u>. A case-control study was carried out in which the cases were women who had had a spontaneous abortion during employment in the pharmaceutical factory. Three age-matched female pharmaceutical factory workers who had given birth to a child were chosen as controls for every case. The information about occupational exposures was collected from questionnaires which were completed by the <u>occupational physician or nurse at the factory</u>. For methylene chloride, which is very commonly used as a solvent in the pharmaceutical industry, the increase in odds ratio was of borderline significance (odds ratio 2.3, $p = 0.06$). In a logistic regression model (which included estrogen exposure, solvent exposure by frequency of the usage and heavy lifting), the odds ratio was increased for estrogens (odds ratio 4.2, $p = 0.05$) and for continuous heavy lifting (odds ratio 5.7, $p = 0.02$).

The design of the study was:

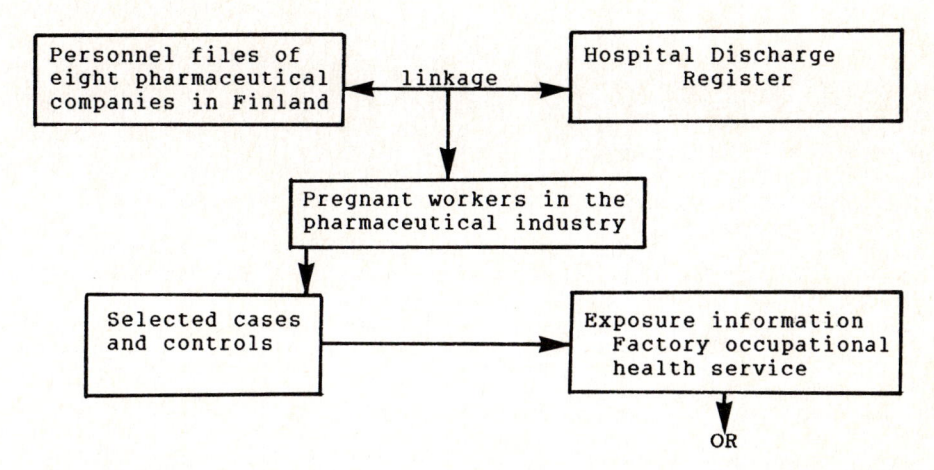

```
┌─────────────────────┐                    ┌─────────────────────┐
│ Personnel files of  │     linkage        │ Hospital Discharge  │
│ eight pharmaceutical│◄──────────────────►│      Register       │
│ companies in Finland│                    │                     │
└─────────────────────┘                    └─────────────────────┘
             │
             ▼
        ┌─────────────────────────────┐
        │ Pregnant workers in the     │
        │ pharmaceutical industry     │
        └─────────────────────────────┘
                    │
                    ▼
┌─────────────────────┐                    ┌─────────────────────┐
│ Selected cases      │                    │ Exposure information│
│ and controls        │───────────────────►│ Factory occupational│
│                     │                    │ health service      │
└─────────────────────┘                    └─────────────────────┘
                                                      │
                                                      ▼
                                                      OR
```

6. CONCLUSIONS

We have discussed here the advantages and disadvantages of registered data in reproductive studies. The availability of registered data on the outcomes secures information free from biases in recall, reporting and response. Furthermore, the data are readily accessible and may cover large populations. Various occupational data sources are useful in the initial definition of the study population. They are, however, rarely detailed enough to provide time-specific exposure information, and this has to be obtained on an ad hoc basis. The use of register linkage allows resources to be focused on the laborious phases of ascertainment of exposure.

REFERENCES

1 G.K. Lemasters and S.G. Selevan, Use of exposure data in occupational reproductive studies. Scand. J. Work Environ. Health, 10 (1984) 1-6.
2 L.Z. Heidam and J. Olsen, Self-reported data on spontaneous abortions compared with data obtained by computer linkage with the hospital registry. Scand. J. Soc. Med., 13 (1985) 159-163.
3 A. Wilcox and L.F. Horney, Accuracy of spontaneous abortion recall. Am. J. Epidemiol. 120 (1984) 727-733.
4 G. Axelsson and R. Rylander, Exposure to anaesthetic gases and spontaneous abortion: response bias in a postal questionnaire study. Int. J. Epidemiol., 11 (1982) 250-256.

5 M-L. Niemi, K. Hemminki and M. Sallmén, Application of hospital discharge register for studies on spontaneous abortions. In: K. Hemminki, M. Sorsa and H. Vainio (eds): "Occupational hazards and reproduction". Washington DC, Hemisphere Publishing Co, 1985, pp. 237-247.
6 L. Saxén, Twenty years of study of the etiology of congenital malfromations in Finland. In: H. Kalter (ed.): "Issues and reviews in teratology" Vol 1. Plenum Publishing Co, 1983, pp. 73-110.
7 K. Hemminki, P. Kyyrönen and M-L. Lindbohm, Spontaneous abortions and malformations in the offspring of nurses exposed to anesthetic gases, cytostatic drugs and other potential hazards in hospitals based on registered information of outcome. J. Epid. Comm. Health 39 (1985) 141-147.
8 S.G. Selevan, M-L. Lindbohm, R.W. Hornung and K. Hemminki, A study of occupational exposure to antineoplastic drugs and fetal loss in nurses. N. Engl. J. Med. 313 (1985) 1173-1178.
9 M-L. Lindbohm, K. Hemminki and P. Kyyrönen, Parental occupational exposure and spontaneous abortions in Finland. Am. J. Epid. 120 (1984) 370-378.
10 M-L. Lindbohm, K. Hemminki and P. Kyyrönen, Spontaneous abortions among women employed in the plastics industry. Am. J. Ind. Med. 8 (1985) 579-586.
11 H. Taskinen, M-L. Lindbohm and K. Hemminki, Spontaneous abortions among women working in the pharmaceutical industry. Br. J. Ind. Med. 43 (1986) 199-205.

CHAPTER 7

LONG-TERM EFFECTS OF CHEMICALS ON DEVELOPING BRAIN AND BEHAVIOR

M. MIRMIRAN and S. DE BOER

1 CHEMICAL HAZARDS FOR DEVELOPING BRAIN AND BEHAVIOR

The developing fetus and child are exposed to a wide - and still expanding - range of possibly hazardous substances, e.g. as a result of environmental pollution, through various types of noxious food constituents or a vast number of drugs. Many, if not most, of these substances easily pass the placenta and/or are excreted into the breast milk. They may even accumulate in the fetus, which does not yet have the metabolization and excretion capacity of the adult. High levels of various chemicals may therefore accumulate in the brain, which during the first part of its development is not yet or inadequately protected by a blood-brain barrier. After the period of main organogenesis (ref. 1), the final stages of brain development are spread across a long period and continue even deep into childhood (refs. 2-4). Thus, chemicals may influence its development not only before but also during and after birth. Effects on brain development in their turn may have far-reaching consequences for behavioral development. Even when no morphological abnormalities can be found, behavioral development may still be affected. Effects on brain and behavioral development may result in later sleep difficulties such as were found for antihypertensive clonidine (ref. 5), changed sexual orientation seen with diethylstilbestrol (ref. 6), lowered IQ and mental retardation as found in cases of excessive prenatal exposure to alcohol (see section 1.3) or various types of environmental and food pollution (see section 1.1). It will be clear that these and many other types of effects on brain and behavioral development may profoundly affect the quality of life and, in addition, have adverse economic consequences (ref. 7). The present proportions of the problem are not easy to gauge due to two major problems. Namely, until recently not much attention had been paid to this problem. Also it is difficult to relate subtle behavioral consequences of prenatal exposure to adverse influences, which may not become apparent until many years after birth. However, the presently available knowledge on neurobehavioral teratological effects of many substances on laboratory animals and the human fetus and infant suggests that the significance of the problem is considerable (refs. 8, 9).

In this chapter, emphasis will be put on, respectively, the degree of exposure of developing humans to potentially neurobehavioral teratogenic substances, their vulnerability to noxious effects, the ways in which brain development may be influenced, the animal neurobehavioral literature and methodological problems. Since neurobehavioral development does not stop at birth, in this chapter we proceed from a working definition that teratogenesis is the science of all developmental disturbances, morphological and functional, including those induced after birth.

1.1 Environment and nutrition as sources of neurobehavioral teratogens

Environmental pollution may reach the fetus and infant through a variety of routes. Inhalation of polluted air in industrial areas and areas with a high traffic density, and of substances in the working environment of the pregnant or lactating woman may result in high concentrations of potentially teratogenic substances in the developing fetus or infant. The food ingested by mother or infant is another important source of adversely acting substances. It may contain pollution from the environment, residues from pesticides or animal drugs, food additives or natural poisons. Amongst others, various metals, volatile solvents and pesticides have been shown to affect adult human brain and behavior, and in addition affect neuronal and/or behavioral development in animals (refs. 10-12). Therefore such compounds may be suspected to have also behavioral teratogenic effects in humans.

A common example of neurobehavioral teratogenic effects caused by polluted food is the Minamata disease. In a number of areas in Japan methylmercury from industrial waste accumulated in fish which was one of the main sources of the food of the local population. Another case of poisoning with methylmercury occurred in Iraq, where people consumed grain seed treated with a methylmercury fungicide. Women with only minimal poisoning symptoms gave birth to children that showed many neurological and behavioral abnormalities, such as mental retardation, coordination deficits and seizures (refs. 12, 13).

Lead is another well-known behavioral teratogen. It may reach the fetus by the placenta, or the infant may ingest it through the mother's milk. Young children may ingest it with lead-polluted dust. Lead can also be taken up from polluted air or drinking-water. A positive relation was found between the presence of lead in drinking water and prenatally caused mental retardation (ref. 14). Adverse effects of lead poisoning on the neurological and behavioral development of young children have been found in children ingesting lead containing paint particles. Furthermore, a negative correlation was observed between tooth lead concentration and school performance in young school children. (refs. 12, 15).

Some other cases of neurobehavioral teratogenesis were caused by ingestion of food polluted by polychlorinated biphenyls. High concentrations of polychlorinated biphenyls in rice oil consumed by pregnant women caused impaired neurobehavioral development of the child: low IQ, sluggishness, clumsy and jerky movements, apathy and hypotonia. Maternal intake of lower doses through consumption of contaminated fish caused, amongst other things, smaller head circumference and poor neuromuscular maturity in neonates (ref. 16).

The use of food additives and excess nutritional supplements adds to the the exposure of the developing human organism to potentially neurobehavioral teratogenic influences. Noxious effects of food additives on behavior of young children which have been found (refs. 12, 17) may implicate potential hazards for normal development. A well-known teratogenic factor is excess of vitamin A. It reduces adult brain size and produces effects on behavior that do not correlate with the effect on brain size, when given to rats on gestational days 14 and 15 in doses that do not induce high rates of mortality (ref. 18). When treatment took place on gestational days 17 and 18, no effect on brain size was found, but in adulthood the animals seemed to have a slight motor deficit (ref. 19).

Monosodium glutamate (MSG), a food additive which is commonly used as a flavor enhancer and salt substitute, has been shown to cause physical, neuronal and behavioral teratogenic effects when administered to rats in relatively high doses (refs. 20, 21). Although neither intestinal tract nor placenta are highly permeable for this substance, Frieder and Grimm (ref. 20) showed that 10 g/kg MSG given in drinking water to pregnant rats on gestational days 7 to 20 did affect feeding behavior, activity levels and discrimination learning in their offspring. Therefore, in spite of the intestinal and placental uptake barriers, MSG seems capable of reaching the fetus in doses high enough to cause adverse effects.

Lecithin is another food constituent which has been shown to cause neurobehavioral teratogenic effects in rats. It is added to foods as an emulsifier, but it is also present in soy lecithin preparations which are consumed as 'healthy' food supplements. Soy lecithin preparations contain various phospholipids which can be incorporated into the brain as membrane constituents or acetylcholine, and conceivably may affect brain development if available in high levels. Pregnant dams were fed a lecithin-enriched diet (prepared by adding a commercial soy lecithin preparation) from gestational day 7 until weaning. Subsequently, the pups were also fed this diet. Treated pups showed faster rightening responses on postnatal days 1 and 2 and slower responses on day 4. Negative geotaxis latencies were shorter in the treated pups. At the age of 77 days morphine-induced analgesia measured by means of the tail-flick response was absent in the pups from the lecithin-enriched group. In other words, the diet induced long-lasting behavioral effects. Furthermore, biochemical measures of cerebellar and cerebral cortical development such as ornithine decarboxylase activity, DNA and RNA content and protein content, were all affected, suggesting a compression in time of cerebellar development and a delayed maturation of cerebral maturation. Similar measurements in the midbrain failed to elicit effects (ref. 22). In a subsequent study Bell et al. (ref. 23) found that a lecithin-enriched diet resulted in age- and brain region-dependent changes in utilization rates of noradrenaline and dopamine, transmitter uptake capacities and tyrosine hydroxylase activity. The character of the changes found on day 60 suggests a promotion of impulse activity in both midbrain and brain stem, and reduced activity in the cerebral cortex.

1.2 Therapeutically used drugs

In the prescription of drugs to pregnant women often little attention is paid to possible adverse effects on brain and behavioral development of the fetus. Drug intake during pregnancy is relatively high (refs. 24-29). Effects elicited during the first trimester, in which gross anatomical aberrations may be caused, have now been confirmed. Since the thalidomide tragedy, 20 years ago, drugs have been tested routinely for this type of adverse effects (ref. 1). However, the risk of functional teratological effects, which may also be caused in later stages of development, even after birth, is not yet generally taken into account.

An example of a drug which causes various delayed effects in the offspring of women treated during pregnancy is diethylstilboestrol (DES). This drug had been prescribed for many years in high doses to pregnant women, with the aim to prevent miscarriages. After the discovery of its carcinogenous effects on female offspring, it was withdrawn from the market. Later it appeared to have induced not only carcinoma but also morphological alterations in the reproductive tract and psychological aberrations in daughters of treated women, viz., changed sexual orientation (refs. 1, 6, 28). Many other drugs given to pregnant women have been found to induce changes in the development of nervous system and behavior (refs. 29, 30). Examples of drugs prescribed to pregnant women, which are probable neurobehavioral teratogens are: barbiturates (ref. 31), benzodiazepines (refs. 32, 33), tricyclic antidepressants (refs. 30, 34-36), various antihypertensive agents (refs. 5, 35, 37-39), anticonvulsants (refs. 4, 40), neuroleptics (refs. 30, 41), and anesthetics (ref. 42).

Among the drugs used to treat the fetus or neonate there are also potential neurobehavioral teratogens which might affect further development of the child. For instance, prenatal corticosteroid treatment of preterms in order to improve lung function may induce adverse effects on psychomotor development (refs. 43, 44). Prenatal betamethasone treatment of rhesus monkeys resulted in decreased brain weight at birth among other abnormalities (ref. 45). Theophylline, which is used to treat apnoea in premature infants (ref. 46) is metabolized to caffeine. The latter compound was found to be teratogenic in the rat (ref. 47).

Neuropeptides are a new class of potential teratogenic drugs about to be marketed and suggested to have teratogenic effects (ref. 48).

1.3 Addictive drugs

Children of women addicted to opiates, cannabinoids or alcohol or chronically treated with benzodiazepines during pregnancy are often born with withdrawal symptoms, and/or show retarded behavior and various other abnormalities when growing up. Therefore, relatively extensive research has been performed in this field. Animal studies have shown that behavioral abnormalities found in laboratory animals treated prenatally with these substances extended well into adulthood (ref. 8). For instance, children exposed to opioids before birth show hyperactivity, disturbed sleep and increased lability of state from 12 weeks to 6 months. In addition, as they grow up, they show impaired organizational and perceptual abilities and poor self-adjustment. In situations requiring motor inhibition, they exhibit heightened activity (ref. 49).

Since the discovery of the fetal alcohol syndrome (FAS), extensive research has been carried out on the teratogenic effects of alcohol. The consequences of early exposure to this substance can serve to illustrate the multiplicity of effects that a chemical can cause. Chronic exposure of the fetus to high levels of alcohol has been found to result in many cases in a large spectrum of characteristic developmental abnormalities, consisting of: a) neurological and behavioral abnormalities, such as delayed motor development, microcephaly, low IQ, hyperactivity and sleep disturbances; b) growth deficiencies; c) a number of characteristic craniofacial malformations; and d) various other malformations, such as limb, joint and cardiac abnormalities (ref. 50). A high percentage of newborns of alcohol addicted mothers shows at least some of these characteristics. Among these deviations, brain and behavioral abnormalities have received a great deal of attention, because a high percentage of the children is mentally retarded. It has been shown that the degree of microcephaly caused by alcohol, as well as other abnormalities, decreases significantly when heavily drinking women decrease their alcohol intake in the last two-thirds of their pregnancy, suggesting that the FAS characteristics are especially induced after the period of organogenesis (refs. 51, 52). Microcephaly in the rat can still be induced during the brain growth spurt after birth, by treatment with ethanol or propanol on postnatal days 5-8, a developmental stage corresponding to part of the last trimester in humans (ref. 53). Not only the brain abnormalities but also the facial malformations characteristic of the human FAS appeared to be reproducible in experimental animals. In the mouse, ethanol exposure on gestational day 7 (gastrulation stage of embryogenesis) has been shown to induce craniofacial abnormalities similar to those found in humans. These skull malformations, especially those in the median part of the face, are probably caused by underdevelopment of the medial part of the forebrain (ref. 54). In addition to these gross aberrations, which were found in animals as well as in man, various microscopic changes in brain development have been found in animal studies (see section 3.3).

1.4 Intake of psycho-active substances integrated in common life patterns

Noxious substances inhaled when smoking, caffeine absorbed from coffee or other drinks, ethanol-uptake from alcoholic drinks are examples of potentially neurobehavioral teratogens absorbed by pregnant women as part of everyday social life patterns.

Caffeine, which is present in coffee, tea, cocoa and cola, but also in various over-the-counter medications, has been shown to be clearly teratogenic in rats in doses comparable to those ingested daily by many people (refs. 30, 47, 55). West et al. (ref. 47) found that a dose as small as 5 mg/kg caffeine (comparable to the content of 4 cups of coffee) administered on gestational days 3-19 in the rat, affected not only physical development (e.g. delayed incisor eruption in males and females, vaginal opening in females, slower growing body weight) but also development of the auditory startle reflex, food and water intake, passive and active avoidance at adult age.

Tobacco smoking during pregnancy was reported to induce decreased size and hyperactivity of infants, and decreased reading or mathematical ability at the age of 11 years (ref. 30). Naeye and Peters (ref. 56) found higher activity, shorter attention span and decreased scores for spelling, reading and arithmetic performance at the age of 7 in children prenatally exposed to smoke constituents as compared to siblings that were not exposed during pregnancy. Slotkin et al. (ref. 57) showed that prenatal nicotine exposure in rats resulted in various pre- and postnatal changes in brain ornithine decarboxylase activity, DNA synthesis, and DNA, RNA and protein content. Furthermore, CO from smoke reduces fetal blood oxygen transport capacity (ref. 58), while hypoxia can cause neurobehavioral teratogenic effects (ref. 59).

Effects of low doses of alcohol are considered to be not as dramatic as those of heavy drinking. The occurrence of teratogenic effects decreases when addicted women cut down on alcohol intake or stop drinking altogether after the first trimester (refs. 51, 52). However, McLeod et al. (ref. 60)) found a disappearance followed by a decreased level of fetal breathing movements for 3 hours after the intake of a low dose of alcohol (0.25 g/kg). Therefore, if these movements have a function in the development of the fetus, regular social drinking may have some noxious effects as well. In addition, rat studies have shown that postnatal ethanol treatment can still cause abnormalities in the development of the brain (see section 1.3).

1.5 Effects of exposure to a combination of various chemicals

Above we gave a number of examples of chemicals that may affect development of brain and behavior. It should be realized that the fetus will often be exposed to combinations of various potentially teratogenic substances. For instance, many pregnant women use more than one drug (ref. 28). Addicted women often do not restrict themselves to only one drug of abuse. In addition, they may also use clinically prescribed drugs (refs. 49, 51, 52, 61). Caffeine and/or nicotine and/or alcohol are ingested by many women during pregnancy in addition to possible drugs. Mother and fetus may also be exposed to environmental and food pollution and food additives. There are also non-chemical teratogenic factors that may contribute their effects, e.g., radiation, stress and, especially in addicted women, undernutrition and poor health. Even if enough knowledge were available on the potential functional teratogenic effects of each of the individual chemical and non-chemical class of influences mentioned above, the effect of combinations of these factors would still be unpredictable.

2 PASSAGE OF POTENTIALLY NOXIOUS SUBSTANCES INTO THE FETUS AND INFANT

The placenta is permeable to many types of drugs and chemical pollution. Especially lipophilic and nonionized substances with low molecular weight (< 500-1000) can pass rapidly. Not all fetal blood passes the liver. Furthermore, the liver develops its metabolizing capacity only gradually, which is far from complete at birth. Renal excretion of adverse chemicals is likewise very limited during most of the gestation period. Therefore a wide range of potentially harmful chemicals which easily reaches the fetus may hardly or not be metabolized or excreted. As a consequence of the resulting accumulation, the fetus throughout gestation may be exposed to higher levels of toxic substances than the mother (refs. 1, 62, 63).

After birth the infant can be affected by toxic substances taken up by the lactating mother and excreted into the milk. Different drugs and environmental polluting chemicals have been shown to be excreted in milk. Clinically prescribed drugs normally do not reach high levels in breast milk, but there are exceptions. Especially chemicals which cannot be metabolized by the infant may occur in high levels, and thus become potentially harmful (refs. 64, 65).

The blood-brain barrier in the fetus and newborn infant is highly permeable for chemicals, since it develops gradually a permeability comparable to that of the adult only by the first year of life (ref. 3).

Metals may reach high concentrations in the fetus. Infants exposed to methylmercury before birth have higher blood levels than the mother, whereas infants which only received the poison after birth through the milk had lower or equal blood levels compared to their mothers (ref. 10). In animal studies it was found that mercury is concentrated in the fetal brain and may reach levels that are 2 to 4 times those found in the mother's brain (ref. 13). Methylmercury appeared to induce neurological and behavioral abnormalities in prenatally exposed mice even at doses that induced neither overt signs of abnormal development nor significant changes in brain weight, protein, choline acetyltransferase or cholinesterase (ref. 66). Lead is also known to reach higher levels in the immature as compared to the mature brain. Lead is absorbed to a higher extent and excreted in smaller amounts by the young organism (ref. 14). In general, children have a higher gastrointestinal absorption of metals as compared to the adults. Metals are absorbed from milk to a higher extent than from other types of nutrition which makes young infants especially vulnerable to contaminated milk (ref. 15).

For therapeutic drugs similar results as those above have been found. Diazepam given to pregnant rats can easily pass the placenta and accumulate in fetuses because of its small size and lipophilic character and because of the inability of the fetus to metabolize or excrete the drug and its metabolites. The concentration in the fetus may reach a level that exceeds that in the dam. These levels have been shown to be toxic when applied on human tissue culture cells. Accumulation of diazepam and its metabolites in the infant from the mother's milk is also possible (refs. 32, 67). Theophylline and caffeine are not metabolized completely by preterm neonates, resulting in relatively long half-life time of these drugs (refs. 46, 68). Caffeine accumulates in fetal brains (ref. 55). Alpha-methyldopa, used to treat hypertension in pregnant women, reaches concentrations in the fetus which are similar or higher compared to those in the mother (ref. 38).

Alcohol ingested by the pregnant woman reaches comparable levels in mother and fetus, but may disappear from the fetus at a much lower rate than from the mother because of accumulation in the amniotic fluid (refs. 60, 69, 70). Hutchings (ref. 49) found indications that prenatally administered methadone accumulated and persisted in neonatal rat brain and liver for long periods, while the half life of this substance in adult rat plasma was only a few hours.

3 DERANGEMENTS OF BRAIN DEVELOPMENT

There has been a substantial awareness among clinicians of the gross teratological effects with respect to developing organs, in particular since the thalidomide tragedy. In order to prevent teratological effects elicited by use of drugs during the period of organogenesis, warnings for prescription of suspected drugs are often limited to the first trimester of pregnancy. Less attention has been paid, however, to the possibility of inducing finer developmental disturbances after development of the main structures. Slight disturbances in neural development can easily be overlooked after birth. For example, fnctional disturbances may not show up until a more advanced age, e.g. after the child starts going to school or during puberty or adolescence. When effects do not come to expression until years after birth, the possible relation with toxic influences that might have been present during fetal development is not easy to establish and often this possibility will be disregarded altogether. Psychotropic drugs especially can be expected to affect brain and behavioral development. After the development of the main structures of the brain, effects may occur on processes such as cell migration, cell differentiation, development of receptors for different neurotransmitter substances, brain hormones and peptides, development of electrical activity of neurons, etc.. Each deviation from normal development may have a chain of consequences leading to complex neurobehavioral disturbances in later life.

3.1 Effects on brain size

Many chemicals cause a decrease in brain size during fetal development. Changes in brain size can be caused in various ways. A decreased brain weight may be a consequence of general undernutrition caused by effects on placental functioning. Examples of other possible mechanisms are inhibition of cell multiplication or cell growth, increased cell death, disrupted trophic effects induced by changes in cell maturation and neurochemistry.

In the assessment of human development, head circumference appears to be a good measure for brain size (ref. 2). Human neonatal head circumference was found to be reduced after treatment with the antihypertense alpha-methyldopa (refs. 37, 38). Propanolol, hydantoin, alcohol and estrogens were reported to have similar effects (ref. 28). In the rat Mirmiran et al. (refs.34, 35) found decreased brain weights after early postnatal treatment with clonidine and clomipramine. In the rhesus monkey prenatal treatment with betamethason caused decreased brain weight (ref. 45). Caffeine also was shown to reduce the weight of some brain parts when administered in the rat during gestation and up to weaning (ref. 55).

3.2 Effects on biochemical measures of brain cell growth and maturation

Ornithine decarboxylase activity in the brain reflects its pattern of maturation, whereas inhibition of this enzyme is accompanied by disrupted behavioral development (ref. 71). The pattern of activity of this enzyme may change after treatment with chemicals. Slotkin et al. (ref.57) showed that prenatal treatment with nicotine (dams were injected with 3 mg/kg nicotine twice daily from gestational day 4 to 20) resulted in changes in brain ornithine decarboxylase activity before and after birth, as well as in DNA synthesis, and DNA, RNA and protein content after birth. The pattern of biochemical changes suggested that the timing of cellular maturation was disrupted in a region specific way. Bell and Slotkin (ref. 22) found effects on similar biochemical measures after nutritional supplementation of rat dam and pup diets with a lecithin enriched preparation (see section 1.1). Caffeine changed DNA, RNA and protein content of some brain parts in rats after administration during gestation and until weaning (refs. 55, 72). Reserpine treatment on gestational day 16 caused an increase of cholesterol concentration (especially on day 30) and of DNA concentration (mainly on day 60). The development of incorporation of precursors in cholesterol was also changed in a region specific way (ref. 73).

3.3 Effects on brain structure

Changes in brain structure can occur in many different ways. For instance, neuronal death or disruptions in neuronal maturation (see also section 3.2), differentiation (see also section 3.7), migration, synaptic formation, glial and neurochemical development (see also section 3.4), can all have effects on brain structure.

Various microscopic aberrations have been detected in the brains of ethanol treated animals. Exposure to alcohol of rat pups on postnatal days 1-10 resulted in development of aberrant mossy fibers in the hippocampal CA3 field. The increase in body weight was not affected. Such mossy fibers were not found in pups treated prenatally with alcohol during gestational days 1-10 or 11-21, but were found in rats treated with alcohol during the whole gestation period (refs. 74, 75). Alcohol treatment of rats during gestational days 10-21 was found to reduce the number of hippocampal CA1 pyramidal cells, but not the number of dentate gyrus granule cells. Again the physical growth of animals was not affected (ref. 76). Furthermore, fetal exposure to low levels of ethanol delays cortical neuronal development. A temporary retardation of postnatal cerebellar development was found after prenatal alcohol treatment. Prolonged treatment into the lactation period induced more severe effects on cerebral cortex and cerebellar development (refs. 50, 70).

As already suggested by the examples mentioned above, a range of brain developmental mechanisms appear to be influenced by ethanol. Indications have been found that the process of cell proliferation is affected (ref. 54). Protein synthesis has been reported to be decreased by chronic prenatal alcohol treatment. The developmental pattern of ornithine decarboxylase activity is changed after alcohol treatment. An important factor in the disruption of development of brain structure by ethanol is a disorganization of cell migration. In humans large numbers of brains cells were found to migrate in an erratic fashion, to areas such as the leptomeninges (ref. 50). In the mouse also heterotopic neuroepithelial cells were found (ref. 54). Furthermore, dendritic arborization, myelination and axonal distribution were shown to be affected (ref. 50).

Neurochemical changes caused by exposure to some drugs (see section 3.4) may result in changes in maturation and morphological development since neurotransmitters probably play a trophic role in morphologic development (ref. 77). For instance, prenatal dopamine (DA) depletion in rabbits was shown to result in a decreased number of mature boutons and an increased number of growth cones in the putamen and less mature striatal perikarya. Thus presynaptic DA may play a neurotropic role in the development of target neurons in the neostriatum (refs. 78, 79). Noradrenaline probably has a neurotropic effect on development of pyramidal cells in the cerebral cortex in the rat (ref. 80). Serotonin may also influence development of its target neurons in the rat. Namely, serotonin depletion results in delayed and prolonged neurogenesis in serotonin-innervated cell populations (ref. 81). Endogenous peptides probably also play a role in brain development. For example, indications have been found that neonatal beta-endorphin injection from day 1 to 7 decreases the number of brain opiate receptors on day 9. In addition, various endogenous substances have been shown to affect brain and behavioral development if administered exogenously (ref. 82).

Early administration of lead has been shown to affect hippocampal structure (refs. 83, 84). The hippocampal sensitivity for developmental effects of lead may be related to the accumulation of lead and zinc in this brain region. Although the lead content of hippocampi of early lead-treated rats is not increased compared to that found in controls (ref. 85), the whole brain lead content is increased while that of zinc is decreased (ref. 86).

Prenatal and early postnatal diazepam exposure was shown to induce gliosis and perivascular cuffing in the brains of 45- to 64-day-old rats suggesting inflammatory processes and direct cell damage. These changes were possibly a consequence of effects of diazepam on the immune system or blood-brain barrier (ref. 67).

3.4 Effects of drugs on development of brain receptors and neurochemistry

Pre- or early postnatal exposure to chemicals which influence brain neurochemistry may disturb brain development in various ways (refs. 77, 87; see also section 3.3).

Neonatal blockade of dopamine (DA) receptors by penfluridol treatment changed the activity of the mesolimbic DA system at the age of 4 weeks (ref. 88). Prenatal haloperidol or alpha-methyl-p-tyrosine-methyl ester in the rat resulted in a decreased DA receptor function in postnatal caudate tissue which was still present at the age of 60 days in the haloperidol group, despite a gradual decline of the difference with saline treated controls. Postnatal exposure to haloperidol through the dam's milk resulted in a supersensitivity of caudate DA receptors (ref. 89). DA receptor blockade by treatment with haloperidol during the entire gestation and lactation resulted in reduced functional sensitivity of DA autoreceptors at the age of 50 days and behavioral supersensitivity of cholinergic receptors (ref. 90). Postnatal DA receptor blockade by haloperidol treatment during days 15 to 24 was found on day 28 to have caused a functional hypersensitivity of DA receptors and an increased B_{max} accompanied by a functional hyposensitivity of muscarinic cholinergic receptors (ref. 91). In general, chronic prenatal DA receptor blockade turned out to have consequences for adult receptor sensitivity that are opposite to those of comparable postnatal treatment (ref. 90). Prenatal treatment with a low dose of amphetamine (0.5 mg/kg) resulted in an increased conversion of precursor in DA and NA (noradrenaline) and an increased tyrosine hydroxylase activity in adulthood, while DA and NA levels themselves were normal (ref. 92).

Prenatal diazepam treatment in the rat decreases the hypothalamic NA level and turnover after the age of 28 days and in adulthood (refs. 93-95). Treatment of rat pups at the age of 2 and 3 weeks with clonidine affects NA turnover in the hypothalamus on day 29 (ref. 96).

Neonatal treatment with chlorpromazine or lysergic acid diethylamide (LSD) in rats resulted in lowered brain 5HT (5 Hydroxy Tryptamine) levels in adulthood (ref. 97). Perinatal methadone treatment in rats was shown to decrease not only total brain weight, but also to retard synaptic development of central 5-HT, DA and NA neurons (ref. 98). Early diazepam treatment was found to affect uptake of choline in 60 day old male rats (but not in females) and uptake of GABA (Gamma Amino Butyric Acid) and 5HT in 60 day old females (ref. 99).

Prenatal exposure of rats to diazepam reduced the number of benzodiazepine receptors in the thalamus at the age of one year (ref. 100). Pre- and postnatal administration of chlordiazepoxide also were shown to reduce benzodiazepine binding sites in hippocampus and cortex on day 60 (ref. 33).

There are indications that early exposure to lead decreases acetylcholine release and turnover (ref. 101). In addition, neonatal administration of lead has been shown to increase the number of GABAergic receptors at the age of 60-70 days (ref. 14). Effects of early lead exposure on dopamine and noradrenaline levels may also exist (ref. 102).

3.5 Effects of drugs on development of brain electrophysiological activity

Pre- and postnatal lead exposure was shown to depress selectively electrical activity at a frequency of 6-7 Hz in the hippocampus of 70 day-old rats (ref. 84). Neonatal lead treatment was also found to affect the electrically elicited hippocampal afterdischarge at the age of 15 weeks (ref. 103).

3.6 Effects on later brain plasticity

Treatment with lead during lactation was shown to decrease the rearrangement of cholinergic afferents to the outer molecular layer of the hippocampal dentate gyrus following unilateral perforant path transection at the age of 100 days. This suggests a decrease in neuronal plasticity in adulthood after early lead treatment. Comparable effects have been found after glucocorticoid treatment (ref. 83). Prenatal ethanol exposure of rats has been shown to alter the post-lesion sprouting response in the central nervous system after the age of 90 days (ref. 104). Neonatal clonidine treatment of rats on days 8-21 was shown to prevent the increase in brain size that occurred in saline treated controls as a consequence of rearing under enriched environmental conditions (refs. 105, 106). Prenatal imipramine and excess vitamin A treatment of rats prevented the effect of enriched environmental conditions during rearing on maze behavior and on brain weight, cortical thickness and neuronal diameter (refs. 107, 108).

Changes in brain plasticity as a consequence of exposure to chemicals during development may also have consequences during neurobehavioral aging. A diminished plasticity might promote the expression of functional deficits that develop at high ages as a consequence of aging processes in the brain (ref. 109).

3.7 Endocrine effects influencing neuronal development

Early lead exposure may disturb the hepatic catabolism of estrogen and progesteron, leading to changed hormone levels. Furthermore, sex hormone levels and receptor sensitivity in the pregnant mother may also be affected by lead. These hormonal effects can lead to indirect changes in neurobehavioral development (ref. 14). Increased luteinizing hormone levels have been found in adult males treated perinatally with delta-9-THC (ref. 110). Treatment of rats with naltrexone on postnatal days 1-10 has been shown to result in blockade of estradial benzoate induced LH release on day 24, suggesting an effect on sexual differentiation of the brain (ref. 111).

3.8 Consequences of effects on prenatal motility

It has been suggested that prenatal motility has a function in the development of the central nervous system. Therefore, prenatal effects of chemicals on fetal movement patterns might have consequences for brain development. Spontaneous fetal activity of rats has been shown to be depressed after treatment of the mother with alcohol (ref. 69). Fetal breathing movements were depressed until 3 hours after acute alcohol administration in humans (ref. 60). Some of the aberrations in brain structure found after prenatal ethanol treatment (see section 3.3) might be related to changes in prenatal behavioral functioning. Changes in prenatal movement patterns may also be related to the development of behavioral states. The latter can be altered as a consequence of pre- or early postnatal exposure to various drugs (see section 4).

4 EFFECTS ON BEHAVIORAL STATE DEVELOPMENT

The three main behavioral states, wake, quiet sleep and Rapid Eye Movement (REM) sleep gradually develop in fetal and postnatal life. Wake is characterized by a low amplitude EEG (Electro EncephaloGram) with high frequencies, presence of muscle tonus, and behavioral waking (regular slow movements). Quiet sleep is accompanied by a high voltage, low frequency EEG, presence of muscle tonus, absence of behavioral waking (or behavioral sleeping), regular breathing and heart rate, absence of rapid eye movements and of phasic jerky random movements. REM sleep is defined by a low voltage, high frequency EEG, absence of muscular tonus, presence of relaxed sleeping posture, occurrence of rapid eye movements and random rapid phasic movements of various parts of the body. Breathing and heart rhythm show irregularities. Some of the state characteristics develop earlier than others. For instance, the REM sleep-like movements develop before any EEG can be measured. The association of the various characteristics of the three states develops gradually from a total absence of association in early development to a strong association in adulthood. In the rat, which is born relatively immature, the different states in their adult appearance cannot be distinguished until the age of about 12 days (ref. 112). This was established by using phasic activity, REM, and disappearance of muscle tonus. The percentage of total sleep time spent in REM sleep in the neonatal rat is high during the first 10 days after birth and then gradually decreases. In species born more mature, such as the guinea pig, this early stage of state development occurs before birth (ref. 113). In man, REM state characteristics show association from the gestational age of 35-37 weeks on. Before that age, they occur more independently of each other (ref. 114). Time spent in the REM state is considerable in the last trimester, and also in the first period after birth (refs. 115, 116).

The REM state may have a special function in the maturation of the central nervous system in the developing organism (ref. 116). In addition it may play a role in information processing and/or the maintenance of nervous system function in the adult (ref. 117). Therefore, REM sleep, or some of the brain mechanisms underlying its characterizing phenomena, may play an essential role in brain plasticity during development as well as in adulthood. A normal development of the association of state characteristics may be essential for normal brain function. Deviations in this association or in other aspects of state organization may be related to neurobehavioral disturbances (refs. 114, 118, 119).

Mirmiran et al. (refs. 34, 35) suppressed REM sleep in postnatal rats with two pharmacologically different drugs, the antihypertensive clonidine (a selective noradrenergic agonist) and the antidepressant clomipramine (a monoamine reuptake blocker, which is relatively selective for serotonin). They showed that this treatment resulted in various neurobehavioral changes in adulthood. After treatment with clomipramine (25 or 30 mg/kg daily on neonatal days 8-21), the animals showed changes in ambulation in an open field (interpreted as a higher level of emotionality), disrupted male sexual behavior, and higher response rates in a left-right alternation task in a Skinnerbox. Furthermore, their brain weight was lower than that of controls. They also showed an increased level of REM sleep and myoclonic jerks during

REM sleep at the age of about 11 months. Rats treated neonatally with clonidine (daily 135 g/kg on neonatal days 8 and 9 and 200 ug/kg on days 10-21) showed an increased ambulation in an open field, disrupted masculine sexual behavior, and increased myoclonic jerks during REM sleep. A slight increase in REM sleep did not reach significance. Brain weights of these animals were decreased (ref. 35). In an experiment in which animals were treated with 150 g/kg clonidine per day on postnatal days 8-18, the NA turnover in hypothalamus and amygdala on day 29 was decreased in treated animals (ref. 96). Rats treated with clonidine neonatally were also slower in a latent T-maze learning task after the age of 33 days (ref. 96). In a later study, rats treated neonatally with clomipramine (15 or 30 g/kg/day on postnatal days 2-14) showed disturbed male sexual behavior and a decrease in time spent in wakefulness in adult age. In contrast, rats treated at the same age with 200 mg/kg/day alpha-methyldopa (a false NA transmitter) showed only slightly disturbed sexual behavior (ref. 120). Alpha-methyldopa, an antihypertensive commonly used in pregnancy, also suppresses REM sleep in neonatal rats and cats (refs. 96, 121, 122). Cats treated with alpha-methyldopa neonatally showed a delayed development of motor coordination (ref. 122). Similarly treated rats showed higher activity levels and increased rate of shuttlebox acquisition at the age of 35 to 50 days (ref. 121). Hilakivi and colleagues (ref. 123, 124) demonstrated strain-dependent changes in alcohol intake in rats after neonatal REM sleep deprivation by means of clomipramine. Prenatal clomipramine treatment was further reported to affect emotionality (ref. 125) or anxiety (ref. 126) at the ages of respectively 2 months and 35-42 days, as measured in tests investigating exploration and social interactions. Clonidine and alpha-methyldopa have also been reported to induce neurobehavioral changes in humans after prenatal treatment. Clonidine treatment during fetal development resulted in slight hyperactivity and increased occurrence of sleep disturbances at the age of about 6 years in children (ref. 5). A child treated with alpha-methyldopa prenatally showed an abnormal development of its sleep-awake rhythm and number of body movements during REM sleep (ref. 39). Prenatal alpha-methyldopa treatment also decreased headcircumference in boys (ref. 38). These data suggest that in laboratory animals as well as in man disturbance of REM sleep during development may be a cause of later deviations in neurobehavioral development.

Denenberg et al. (ref. 127) showed that the development of behavioral states in newborn rabbits was markedly changed for at least 40 days after one single theophylline injection on the first day of life. REM sleep was suppressed, the development of quiet sleep was delayed, and the level of wakefulness was increased. The development of behavioral states in rabbits closely resembles that in humans, and the theophylline dose applied gave a peak plasma level of the same magnitude as did doses used for treatment of apnea in human neonates.

Hutchings (ref. 49) reviews a number of studies in which effects of prenatal exposure to heroin and methadone were shown to change sleep patterns in newborns. Infants exposed prenatally to heroin or methadon showed a decrease in quiet sleep and an increase in REM sleep in a number of studies, and a decrease in both sleep states in one other study. At the age of a few years such children still showed behavioral deviations from non-exposed control groups, such as irritability, high activity and a decreased performance in a number of cognitive tests (ref. 49). In a rat study, Hutchings (ref. 49) found also sleep disturbances in animals prenatally exposed to methadon.

Livezey et al. (ref. 100) found that prenatal exposure to diazepam induced changed quiet sleep patterns in adulthood. Treated rats showed more light slow wave sleep and less deep slow wave sleep than controls. Furthermore, uninterrupted waking episodes in diazepam treated rats were lengthened, and the EEG during both slow wave states showed a diminished degree of sychronization compared to the control group. Neurobehavioral teratogenic properties were demonstrated for benzodiazepines (refs. 32, 93).

Hilakivi (ref. 128) found that in rats prenatal alcohol exposure during the entire period of pregnancy resulted in less active sleep, more wake and a more frequent interruption of the quiet sleep state by waking episodes on neonatal age. Human newborns with FAS may show abnormal EEG profiles and sleep disturbances such as reduced REM sleep (ref. 25).

This information suggests that early pharmacological REM sleep suppression or other types of state disorganization may disrupt brain and behavioral development. Behavior in adulthood may still be changed as a consequence of the abnormal development, but also as a result of the aberrant adult sleep pattern. Therefore, chronic early REM sleep-like state suppression or other types of state disorganization may be important neurobehavioral teratogenic mechanisms (see also refs. 77, 118, 129).

5 EXPERIMENTAL EFFECTS OF CHEMICALS ON BEHAVIORAL DEVELOPMENT

There is a vast amount of literature on the effects of chemicals on behavioral development. In many cases, other effects are also found, such as changes in physical development (body weight, eye opening, incisor eruption, testes descent or vaginal patency). Effects on behavior are often found with doses that do not seem to cause other easily observable physical effects. This has been shown, for example, for the effect of methylmercury on swimming behavior in the mouse (ref. 66). If test batteries containing a larger number of behavioral tests are used, the following is often found. In a number of tests effects are found, whereas in a number of different tests there is no effect. It is not yet possible to determine whether consistent patterns of related behavioral effects exist. Changes in early behavioral functioning can be expected to have consequences for development of adult behavior. Thus, it can be expected that in the future it might be possible to find clusters of functions which are affected together by similar treatments. For instance, a change in early exploration of the environment (ref. 130) or sensory functioning, or other aspects of the animals' interactions with the environment, may well have consequences for development of adult behavior. On the other hand, behavioral changes may not become apparent until adulthood. Thus, it is necessary to examine adult as well as young animals for behavioral teratogenic effects. Even behavioral aging can theoretically be affected by effects of chemicals on early development. In fact, effects may show up for the first time in any stage of life. In order to investigate the effects of chemical substances on behavioral development, many different tests have been applied. In this section some examples of effects reported on a number of behavioral categories are given, illustrating the variety in effects found, as well as in the test methods applied.

5.1 Development of reflexes, neuromotor coordination and sensory capacity

Development of reflexes, neuromotor coordination and sensory capacity are aspects of neurobehavioral functioning that are tested relatively often. In particular, different reflex and neuromotor tests have been developed. These behavioral tests have the advantage that they can also be measured in young rat pups. Furthermore, normal neuromotor and sensory functioning can be assumed to be prerequisites for normal performance in most other behavioral tests.

Diazepam administration from gestational day 13 to 20 was shown to cause a changed relation between the amplitude of the acoustic startle response and the level of background noise at the ages of 12-20 days (ref. 131). Rats exposed via the placenta to ethanol from gestational day 1-20 showed more rapid and vigorous righting responses (measured on days 4-12) and shorter dowel grasping times (measured from the day of eye opening on) (ref. 132). Pre- and/or early postnatal methadone treatment in the rat affects startle behavior, the righting reflex, paw withdrawal in reaction on a pain stimulus, bar grasping, tail hanging, edge aversion, visual orientation and auditory reflex (ref. 133). Treatment with 2 or 6 mg/kg methylmercury on gestational days 6-9 was found to delay development of surface righting and swimming, while a lower dose accelerated negative geotaxis turning and swimming angle development (ref. 134). In another study identical treatment with methylmercury also affected olfactory discrimination and auditory startle habituation in preweaning rats (ref. 135). Modification of the auditory startle reflex by a stimulus presented before the acoustic stimulus can be used to test sensory function in rat pups as well as in adult animals. Treatment with the aminoglycoside antibiotic kanamycin caused a deficit in reflex modification, which was still present on postnatal day 38 (ref. 136).

5.2 Activity and exploration

Activity and exploration are also frequently measured in behavioral teratological research. Many different test situations can be chosen, e.g. small or large open fields, 8-maze, holeboard, activity cages, activity wheels, etc.. Although the behavior measured in different tests is indicated by the same terms, it should not be expected that activity in one situation is affected in other test situations in exactly the same way. Each test is likely to elicit slightly different aspects of activity and/or explorative behavior.

On postnatal day 21 rats treated on gestational days 12-15 with amphetamine showed lower activity than did controls in a small open field. No significant differences on postnatal days 13, 15, 18 in the same field or on days 46 and 60 in a larger open field were found. In the same study, rats treated and tested in the same way but with chlorpromazine, showed a decreased locomotor activity on postnatal days 13 and 15 (ref. 137). Mice treated with phenobarbital on the last 6 to 7 gestational days showed increased locomotor activity in an open field at the age of 75 days (ref. 138). Rats treated prenatally (gestational days 5-8, 11-14 or 17-20) with chlorpromazine or reserpine showed higher activity in a rotary activity wheel on the age of 97-98 days. Meprobamate-treated rats were not different from controls. Rats treated in the same way as above, but tested from days 35 to 77 in a cubicle showed only an effect of meprobamate, namely a decrease of activity. In both tests the stage of pregnancy in which the injections were given also affected activity levels in the control groups (ref. 139). Postnatal treatment on days 8-21 with clomipramine or clonidine was found to increase open field activity in 70-75 day-old rats (refs. 34, 35, 123). Postnatal alpha-methyldopa treatment on days 4-24 resulted in increased locomotor activity in an open field at the age of 35 days (ref. 121). Neonatal treatment with monosodiumglutamate (MSG) resulted in lowered spontaneous motor activity in automex chambers at the age of 109-131 days (ref. 21). Prenatal administration of MSG through the drinking water also resulted in decreased activity at the age of 35 days in an open field (ref. 20). Prenatal lead exposure of rats resulted in increased open field activity at the age of 40-42 days, whereas postnatal treatment with lead did not affect later open field activity (refs. 84, 101). Postnatal treatment at the age of 5-45 days with phenobarbital, haloperidol, diazepam, amphetamine, and chlorpromazine affected open field behavior of rats at the age of 90 days (ref. 140). After gestational imipramine treatment rats showed normal locomotor activity, but a diminished number of exploratory responses in an open field (ref. 141). Prenatal methadone treatment resulted in depressed ambulation scores in an open field at the age of 28-31 days (ref. 142). Exploratory behavior in a holeboard test on postnatal day 37 was changed (lower number of head-dips, decrease in time spent head-dipping, and lower locomotor activity) after neonatal treatment with clonazepam on days 1-21 (ref. 143). Buelke-Sam et al. (ref. 135) found a significant raise in 8-maze activity in male rats on ages varying from postnatal day 21 to 120, after prenatal treatment with methylmercury. In their study, prenatal amphetamine treatment did not induce consistent effects on postnatal behavior.

5.3 Effects on learning behavior

Learning capacity of experimental animals can be studied in a wide range of different tests. These tests can be divided into different categories, such as simple and complex tasks, appetitively and aversively motivated tasks. These tasks measure different aspects of cognitive behavior in rats. It is essential that different tests are used in order to prevent that effects can be missed. Many of these tests have methodological disadvantages. For example, long and labor-intensive training periods, food or water deprivation, or stress induced by punishment may interact with effects of neurobehavioral teratogens. Performance of the experimental subjects in many of these tests can be affected by a wide variety of functional deficits, e.g. deficits in sensory functioning, a decreased ability to inhibit reactions on stimuli, an increased level of activity, changes in motivational factors or attention, etc.. Therefore, additional research is always necessary in order to be able to interpret test outcomes. In particular, the more complex tests can be expected to be good apical tests. Namely, the test result can be affected by influences on many different aspects of the behavioral functioning of the animal, and may therefore be sensitive to a variety of effects on behavior. However, the animal might compensate for deficits in functioning by adopting slightly different strategies and show normal levels of performance in spite of changes in functioning (ref. 109).

5.3.1 Effects on appetitive learning behavior

5.3.1.1 Maze behavior

A number of investigators have reported results of teratological studies in which effects on maze behavior were tested. A variety of different types of mazes and maze-tasks was used.

Effects of early treatment with cannabis or THC on maze behavior have been studied by Gianutsos and Abbatiello (ref. 144) and Uyeno (ref. 145). Food deprived and pre-trained (food rewarded) rats whose mothers have been treated with 250 mg/kg Cannabis sativa extract on gestation days 8-11 were tested in a 4-unit 8-cul Lashley III maze, starting at the age of 65 days. These rats made more errors, needed more trials to reach a certain criterion (ref. 144), and spent more time in the maze than did controls. Uyeno (ref. 145) who treated pregnant rats with 30, 60 or 120 mg/kg THC on gestational days 10-12, found no effect of this treatment in the 20 day-old offspring in a two channel maze.

Coyle (ref. 141) and Coyle and Singer (ref. 107) studied effects of prenatal treatment of rats with imipramine (5 mg/kg during the entire period of pregnancy) on T-maze alternation, performance in a swimming maze, and food-rewarded performance in a Henderson-type maze. Testing started when the animals were 60 days old. No effects were seen in offspring reared from weaning under deprived conditions (one rat per cage). However, when reared under enriched conditions (more rats per cage with toys) performance of imipramine-treated offspring was impaired compared to that of controls. De Boer et al. (ref. 120) found no effect of the related tricyclic antidepressant clomipramine (7.5 and 15 mg/kg, administered subcutaneously to rat pups on postnatal days 2-14) on acquisition and performance in an eight arm radial maze and on food rewarded learning of a series of Hebb-Williams mazes.

Alfano and Petit (ref. 101) observed a decreased T-maze alternation in rats exposed to lead (administered via the maternal food) for the first 25 postnatal days. An increased number of errors was made by rats nursed from postnatal days 1-21 by lead-injected dams in a series of Hebb-Williams mazes (ref. 146). These rats also needed a larger number of trials to reach a criterion than did placebo-treated controls (testing began at the age of 43 days). Experiments were also reported with rats treated with lead during 21 days after weaning (day 22 to 42) and during testing, and also starting at an adult age (about 100 days), 21 days before testing and continued during testing. In spite of clear signs of intoxication in animals treated with the highest dose level, lead-treated rats did not make more errors nor did they require more trials for a criterion to be met in the Hebb-Williams test compared to placebo-treated controls. Rosen et al. (ref. 147) did not find effects of treatment during postnatal days 1-20 with lead on performance on an 8-arm radial maze at the age of 25 or 90 days.

Coyle and Singer (ref. 107) found that vitamin A treatment (100 000 i.u./kg) applied to pregnant rats on gestational days 8-10 decreased performance of their offspring in a water maze and in a food rewarded Henderson type maze. This was observed only when the animals were reared in an enriched environment. These results parallel those obtained with imipramine.

Hoffeld and Webster (ref. 148) treated pregnant rats with three tranquillizing drugs, reserpine (0.1 mg/kg), chlorpromazine (6.0 mg/kg), and meprobamate (60.0 mg/kg) during gestational days 5-8, 11-14 or 17-20. From the age of 88 days on, the offspring was trained (with food reward) in a Lashley type-III maze to a criterion. Rats treated during early pregnancy (days 5-8 of gestation) with chlorpromazine needed more trials to reach the criterion than did the controls. Treatment during mid-pregnancy (days 11-14 of gestation) with the same drug resulted in faster learning of the maze as compared to controls. No effect was seen from the other treatments.

Prenatal treatment via the drinking water with monosodiumglutamate resulted in decreased water rewarded learning performance in a 6-unit black-white simultaneous discrimination maze (ref. 20).

Morphine pellets implanted subcutaneously on postnatal day 5 or 11 increased the number of errors made in a Lashley III maze at the age of 72-77 days (ref. 149).

Barbiturates have been shown to affect spontaneous alternation and radial maze performance in mice (ref. 150). Rats treated prenatally with aluminum showed a deficit in radial maze acquisition (ref. 151). Neonatal clonidine treatment delayed choice of a water rewarded arm in a T-maze by water deprived rats which had been pretrained in this maze with food reward (ref. 33).

5.3.1.2 Skinnerbox performance

Differential reinforcement of low rate (DRL) responding in a Skinnerbox has been used in different studies as a test for teratogenic effects on behavior. Prenatal treatment of rats with haloperidol resulted in normal baseline level of lever pressing in a Skinnerbox for a water reward. However, like after postnatal haloperidol treatment, an increase in the number of sessions to criterion for DRL responding was observed in these animals (ref. 41). Simple acquisition of the bar-press response for water reward was shown to be affected by prenatal treatment with chlorpromazine, but not by prenatal amphetamine treatment (ref. 137). The response rate, but not response accuracy, in a left-right alternation learning test in a Skinnerbox was increased after neonatal clomipramine treatment ref. 34).

5.3.2 Aversive learning behavior

5.3.2.1 Active avoidance

Neonatal treatment of rats on days 1-14 with the monoamine oxidase inhibitor pargyline decreased acquisition performance in a shuttlebox and increased rate of extinction of the response. On the other hand, an analogous treatment with acetylcholesterase inhibitor pyridostigmine decreased the rate of extinction of this behavior (ref. 152). Acquisition of shuttlebox performance at the age of 84 days was significantly affected by prenatal treatment with meprobamate and chlorpromazine. Subsequent extinction of the behavior was significantly affected by the latter two drugs and by reserpine. These effects were dependent on the stage of pregnancy in which the animals had been exposed (ref. 153).

Exposure to methadone throughout gestation and lactation decreased shuttlebox performance in rats at the age of 6 weeks (ref. 154). Exposure to ethanol through the mother's milk on days 0-17 decreased shuttlebox acquisition of rats at the age of 75 days (ref. 155).

5.3.2.2 Passive avoidance

Teratological effects on passive avoidance behavior have been tested in a number of studies. It is often assumed that passive avoidance performance during the test session reflects memory capacity of the animal tested. However, such performance can also be considered a test of fear or arousal (ref. 138).

Mice treated with phenobarbital (40 mg/kg) on the last 6-7 days before birth showed decreased passive avoidance latencies in the test session at the age of 90 days (ref. 138). Delta-9-THC treatment during pregnancy caused a decreased rate of learning a passive avoidance response on postnatal day 21. However, on day 90 no difference in passive avoidance learning was found (ref. 156).

Rats exposed to lead through the maternal milk on the first 25 postnatal days showed impaired passive avoidance acquisition at the age of 66-100 days (ref. 101).

5.3.2.3 Conditioned taste aversion

Riley et al. (ref. 157) have shown that 10 and 15 day-old offspring of rats treated on gestational days 6-20 with ethanol ingest less of a saccharin solution paired previously with LiCl than controls, although they show a clear taste aversion. They interpret this result as additional evidence for a deficient passive avoidance learning. A decreased passive avoidance performance using the more traditional shock punishment has also been shown in rats prenatally treated with ethanol. However, pre-exposure to unpleasant treatments can weaken subsequent taste avoidance conditioning. Therefore, the observed phenomenon might occur not only after pre-exposure to the US (Unconditioned Stimulus) used in the conditioning procedure, but also after pre-exposure to different US's (ref. 158). In addition, it has been shown that rats can acquire conditioned taste avoidance in utero (refs. 159, 160). Therefore, weakened postnatal taste aversion conditioning could be a result of the aversiveness of prenatal poisoning, instead of decreased postnatal learning capacity. Thus, the conditioned taste aversion procedure may be a less suitable test for investigating behavioral teratogenic effects.

5.3.2.4 Water maze learning

Rats treated prenatally with naloxone showed a deficit in backward Biel maze learning at the age of 57 days (ref. 161). Coyle and Singer (ref. 107) found effects of prenatal imipramine or excess vitamin A exposure on performance in a swimming maze, but only if the animals were reared in an enriched environment.

5.4 Social behavior

There are a number of categories of social behavior that can be investigated. For example, interactions of the pup with other pups and with the dam can be studied early in ontogeny. Play behavior and social exploration in encounters with other rats can be studied at a more advance age. From puberty on, sexual, agressive and maternal behavior are important categories of social behavior. All of these categories should be studied in order to assess potential adverse effects of early exposition to chemical substances. These various categories of social behavior do not seem to be studied as frequently in neurobehavioral teratological research as, for example, learning or activity.

5.4.1 Sexual behavior

Development of sexual behavior can be affected by neonatal pharmacological treatment with the monoamine oxidase inhibitor pargyline, the monoamine depletor reserpine as well as with the acetylcholine esterase inhibitor pyridostigmine. These results suggest that biogenic amines are involved in sexual differentiation of the brain (refs. 162, 163). Pargyline treatment from day 1 to 14 or day 15 to 28 resulted in earlier development of puberty in female rats and delayed appearance of puberty in male rats. Male sexual behavior was decreased in both sexes. Treatment with reserpine on days 1, 4, 7 and 10 delayed the manifestation of puberty in both sexes, and caused disturbed female ovarian cycles and decreased male mounting behavior.

Administration of pyridostigmine during the first two neonatal weeks resulted in advanced puberty and increased male sexual behavior in males and females. Pyridostigmine-treated females which had been ovariectomized postpubertally and treated with an androgen, showed increased male sexual behavior to females, decreased female sexual behavior, and increased aggression towards males. Therefore, drugs affecting brain monoamines may change development of brain and sexual behavior. Jarzab et al. (ref. 164) studied the effect of neonatal (first 7 days after birth) alpha-adrenergic receptor stimulation or blockade on sexual development of female rats. Their results suggest that alpha1-receptor blockade and/or beta-receptor stimulation increases feminization and decreases the defeminizing effect of testosterone. Furthermore, they observed that neonatal clonidine treatment resulted in decreased lordosis behavior of ovariectomized, oestrogen- + progesteron-treated female rats. Mirmiran et al. (ref. 35) found that neonatal clonidine treatment of male rats (days 8-21) resulted in disrupted adult male sexual behavior. In addition, neonatal treatment with clomipramine also disrupted adult male sexual behavior (refs. 34, 35, 120). Alpha-methyldopa possibly exhibits similar effects. Male rats treated perinatally with delta-9-THC have been found to be sexually less responsive at adult age (ref. 110).

5.4.2 Other categories of social behavior

An example of pup-dam interaction changed by chemicals is reported by Barrett and Livesey (ref. 130). They found that methylmercury-treated pups were nursed for a longer period than controls. A study in which effects of neonatal treatment of rats with diazepam and lorazepam on adolescent (days 35-40) behavior was tested failed to produce significant effects in a social interaction test. However, aggressive behavior in a resident-intruder aggression test was found to be changed after treatment with both drugs. Treatment with 0.1 mg/kg clonazepam enhanced offensive behaviors when the animals were confronted with an intruder in their home-cage. However, submissive behaviors were increased when the animals intruded into territories of other rats. Rats treated with 0.5 and 1 mg/kg behaved more dominantly when they were intruders (ref. 143). Social dominance in a task in which adult rats had to compete for water was reduced in animals prenatally exposed to methadone (ref. 165).

5.5 Food and water intake

Food and water intake in adult rats does not seem to have been studied frequently. Yet, changes in these behaviors might in some cases be a possible explanation for differences in body weight. However, ingestive behavior of pups has been used as a test for neurobehavioral functioning. Suckling behavior of pups is affected by prenatal ethanol exposure and the animals show longer attachment latencies and decreased suckling pressure (ref. 166).

6 METHODOLOGICAL ASPECTS OF NEUROBEHAVIORAL TERATOLOGY

As shown in section 5, there is a wide variety of methods applied in neurobehavioral teratology, even within each behavioral category. When comparable tests are used, differences in methodology in most cases can result in different teratogenic effects. Even carefully controlled experiments using identical procedures do not always yield the same results (ref. 135). Although there are many uncertainties about the optimal test strategy and interpretation of the results, most investigators agree that it is necessary to include neurobehavioral testing in routine neuro-toxicological studies for purposes of regulating use of chemicals.

6.1 Some methodological issues

There are a number of theoretical and practical factors that have to be taken into account in behavioral teratology. A complete overview can be found in literature (refs. 62, 109, 167-169). In this section only some of the most important problems are discussed.

One issue is the statistical unit that has to be taken into account. Some investigators are of the opinion that it is not correct to consider rats from the same litter as independent units. They suggest that litter means should be used as the unit for statistical analysis, instead of the individuals (refs. 169-172). Litter can significantly affect behavior, even at ages long after weaning (Buelke-Sam et al., 1985). However, using litter means may result in a conservative statistical test, which is undesirable in toxicology. It may be more appropriate to test only one animal from each litter in any given test. For instance, if one would have litters of 8 pups, 4 male and 4 female, one male and one female from each litter could be used in a separate part of the testing program.

In case of prenatal treatment, care should be taken that pups are fostered appropriately (ref. 169). Otherwise, postnatal effects of changes of maternal behavior resulting from the treatment might be confounded with prenatal effects of fetal exposure to chemicals. Changes in pup-dam interactions, caused by effects of postnatal treatments on either the dam or the pup, may lead to indirect teratogenic effects. It is difficult to distinguish such effects from direct teratogenic effects. Furthermore, exposure of dam and fetus or pup to chemicals may cause indirect effects because of induction of undernutrition or decreased supply of oxygen, which in turn are also teratogenic factors (refs. 59, 173, 174). Maternal stress caused by exposure to chemicals may also play a role (ref. 175). In addition, cagemate behavior after weaning may also affect behavioral development (ref. 176).

Choice of proper control treatment is also an important issue. Since placebo treatment can also affect offspring behavior (ref. 139), it is essential to have at least one placebo treated group. However, some investigators include an untreated group as additional control (ref. 135). Furthermore, in case of altered caloric intake by the drug treated dam (e.g. in the case of treatment with an anorectic drug), pair-fed controls have to be included. If the tested substance has a caloric value of itself, as in the case of ethanol, control animals should get a diet which corrects for this factor. If the predictive value of the tests used is not yet known, a positive control group, treated with a substance with known neurobehavioral teratogenic properties, can be of help in evaluating the results (refs. 109, 177). The nature of control group(s) which have to be included is determined by the research question.

Dose-effect relations in neurobehavioral teratology may be complex. For instance, high doses of naloxone may stimulate certain aspects of development, while lower doses have the opposite effect (see below). A prenatal dose of 10 mg/kg methadone resulted in a larger increase in activity of rats on postnatal days 17 and 22 than a dose of 15 mg/kg (ref. 49). This type of dose-effect relations is very common in psychopharmacology, and probably also in neurobehavioral toxicology. Careful choice of dose range is necessary since ineffectiveness of a certain dose level does not always mean that all lower doses can be assumed to have no effect.

Interpretation of effects of chemicals on brain and behavioral development is another difficult issue. For instance, should every developmental change be considered detrimental to the organism? It is clear that in most cases effects on behavioral development consist of delays and decreased performance. However, effects of chemicals on brain development are not necessarily adverse. For example, neonatal naloxone treatment in preweaning rats was shown to stimulate body and brain growth. This effect was dose-dependent. Lower dose was found to inhibit growth (refs. 178-180). Prenatal naloxone has also been reported to stimulate physical and behavioral development of rats, although the same treatment decreased Biel water maze learning performance (ref. 161). Neonatal administration of Met-enkephalin has been reported to facilitate maze performance of adult rats (ref. 181). Neonatal undernutrition during development also can "improve" learning behavior in rats, although physical as well as neurobehavioral development is clearly retarded in other respects (refs. 173, 174). However, the safest assumption is that true improvements are unlikely to occur. Within the framework of developmental continuity it is essential that any given developmental process shall develop at the right moment. Therefore, even in the case of improvement of some functions, any change of behavioral development can be expected to cause imbalances in the development of the behavioral repertoire as a whole. One must be careful not to interpret the results of "accelerating" developmental processes as a "positive" effect of chemicals.

6.2 Different approaches in neurobehavioral teratological research

When making a choice of test situations, some investigators are biased by the effects of the tested substance in adulthood. Based on this knowledge, it is possible to formulate and test a specific hypothesis about aspects of brain and behavioral development that are expected to be affected. For instance, haloperidol can be expected to alter development of the dopamine system and motor activity, whereas clonidine can be expected to affect development of the catecholamine system and REM sleep.

A quite different approach is adopted by investigators interested in all possible toxic effects, independent of the effects expected on the basis of current knowledge. Often no specific hypothesis is possible in case of screening for possible adverse effects of chemicals on development. Moreover, it is essential to take into account that unexpected effects might occur. Therefore, it is necessary to investigate effects on a wide range of behaviors in order to decrease the chance of missing an important effect.

There are important differences between the fundamental and applied research, such as different objectives, and research methods and approach. However, both areas can benefit from each other's results. Fundamental research can yield new test methods, and may help in interpreting certain effects. Applied research, which often involves screening programs, is inclined to test a wider range of behavioral categories and may therefore yield unexpected results and new problems or viewpoints for fundamental research.

6.3 Behavioral screening batteries

In order to test whether some substance affects neurobehavioral development, it is necessary to choose tests which in principle cover the whole behavioral repertoire of the animal at different stages of development. Tests should be performed of reflex- or neuromotor development, sensory functioning, activity, emotionality, exploration, motivation and attention, as well as learning (appetitive and aversive learning in simple and complex tasks), various categories of social behavior, and food and water ingestion. Within each behavioral category different methods are available (see section 5 and refs. 62, 109, 177, 182). It is advisable to choose a number of methods within each category, since different tests often address different aspects of the same behavioral category and therefore do not necessarily yield the same results.

In the USA test batteries have been developed for the purpose of screening for behavioral teratological effects. Two important batteries of tests for rats are the Cincinnati Behavioral Teratology Test Batteries and the battery used in the Collaborative Behavioral Teratology Study (CBTS). Both batteries test: a) the development of a number of landmarks, like incisor eruption, eye opening, testis descent, vaginal opening, and b) development of a number of reflexes, and neuromotor coordination and sensory functioning, such as negative geotaxis, surface righting, olfactory discrimination, acoustic startle, pivoting locomotion, auditory startle onset, olfactory orientation and swimming ontogeny. The Cincinnati battery also measures: c) figure-8 or open field activity on pre-weaning age, d) acoustic startle behavior, figure-8 or open field activity, operant conditioning, water maze performance, spontaneous alternation, M-maze and Y-maze performance, active and passive avoidance behavior all measured after weaning (not all of these tests are used in each battery). An extensive methodological study using the CBTS battery indicated that it is possible to find consistent results with this battery in spite of differences in behavioral testing results between replications within laboratories and between laboratories. The test battery has been used in order to investigate the effects of prenatal administration of amphetamine and methylmercury. After amphetamine treatment no consistent effects were found. However, methylmercury revealed clear behavioral teratogenic effects. The Cincinnati test battery has been used to test a variety of chemicals and also proved to be sensitive to teratogenic effects. Overall, the sensitivity of both test batteries seems to be comparable. However, they test slightly different aspects of behavioral development. The CBTS battery puts much emphasis on activity measurements, while the Cincinnati battery includes a larger range of learning tests (refs. 135, 177, 183-187).

The studies using the batteries mentioned above have yielded important contributions to the field of behavioral teratology. Their results strongly suggest that neurobehavioral teratological testing yields reproducible and reliable measures. However, they do not yet cover the whole area of rat behavioral development. Notably, they do not screen for effects on social behavior. This is a serious disadvantage in view of endocrinological and behavioral teratological effects found in animal and man. It seems essential to test social functioning of treated animals during development as well as in adulthood. For instance, social exploration, play behavior, maternal behavior, sexual and aggressive behavior, could be included to complete a test battery. Furthermore, the batteries only use relatively simple tests of cognitive functioning in rats. It is important to include tests of learning, memory, and problem solving in more complex tasks. For example, latent learning might be added. Measurements of wake/sleep states during development as well as in adulthood might be very valuable. The importance of such measurements is discussed in section 4.

A complete behavioral teratology battery should include the following types of tests:

a) Tests of sensory functions.

Olfactory, visual, auditory, vestibular and tactile functioning and pain and temperature sensitivity should all be tested. Not only the presence or absence of sensory functioning, but also the range of sensitivity should be investigated. For instance, not only the capacity to hear is important, but also the range of frequencies that can be detected. There are tests for most aspects of sensory capacity, several of which can be used in their present form in young rat pups (see e.g. refs. 109, 136, 177, 182, 186, 188).

b) Tests of the development of reflexes and neuromotor coordination.

Various tests for reflex development and neuromotor coordination are included in the existing batteries (see above and refs. 177, 182, 188, 189).

c) Tests of social behavior.

Investigation of pup-pup and pup-dam (ref. 130) interactions can be performed in early age. Development of play behavior and social exploration can be investigated (ref. 126). In adolescent and adult rats, male and female sexual behavior should be tested (refs. 34, 35, 120, 162, 163). Furthermore, aggressive behavior should be tested (refs. 109, 182, 190).

d) Tests of spontaneous activity, exploration and emotionality.

Various tests of activity and exploration are already included in the existing batteries (refs. 109, 177, 182, 188).

Open field size may interact with effects on activity. Therefore, motor activity and exploration should be tested in 2 or 3 differently sized open fields, as well as in a simple (empty open field) as compared to a complex (maze-like, or open field with objects) situation. Home cage activity and response to stimuli (e.g. a tone) can be tested automatically. Activity and exploration of pups might also be studied in the homecage (ref. 130). In

addition, a number of tests of emotionality could be included, such as latency to enter an open field or a social exploration test (ref. 126).
Since the activity shows a circadian rhythmicity, it is important to test whether changes in this rhythm occur.

e) Tests of behavioral states.

Recording sleep-wakefulness is a valuable test to be added to neurobehavioral screening batteries. Behavioral state disorganization or suppression may be predictive of deviations in later neurobehavioral functioning. The recordings can be carried out both during development and in adulthood. Sleep disturbances may well be a mediatory factor underlying behavioral changes. The profound circadian rhythmicity of sleep-wake pattern is another important biological factor that can be measured (see section 4).

f) Food and water consumption.

Suckling behavior in young rat pups can easily be tested (refs. 166, 191). There are indications that aberrations in this behavior in humans have a predictive value for later neurobehavioral functioning (ref. 166). Effects on suckling behavior in animals may have a high predictive value for adverse effects in humans. Namely, the organization of suckling in animals and man may very well be comparable to a large extent. Food and water ingestion and their circadian patterns could be measured in adulthood.

g) Tests of simple cognitive functioning.

Simple learning tests are, for instance, habituation to a tone, passive avoidance, simple tests of operant learning, simple maze tests (e.g. T or Y mazes), or learning in a runway. Tests using a variety of aversive and appetitive reinforcements should be selected (e.g. shock, food or water, sexual reinforcement, water-escape tasks). Examples of this type of tests can be found in the existing screening batteries (ref. 177).

h) Tests of complex cognitive functioning.

Possibilities for tests of complex cognitive functioning are as follows: Hebb-Williams maze problem solving behavior, behavior in a radial maze or a Morris water tank maze, learning set formation, multiple T-mazes and DRL learning in a Skinnerbox (refs. 34, 35, 62, 120). Although the value of apical tests is not yet clear (ref. 167), the Hebb-Williams test could serve as an example of such a test. In this test measures of activity, motivation, learning, memory and problem solving capacity can be determined in one single test situation.

It is important that learning and memory tests selected for inclusion in screening batteries are sensitive to toxic effects. Tasks requiring long training even in normal animals may be unsuitable. The necessity of giving a long pretraining may indicate a low degree of "preparedness" of the animal species for the task. Such tasks may not be the most suited ones for measuring normal functioning. It is possible that the learning performance of relatively untrained animals reflects different neurobehavioral processes than that of the extensivily trained animals. The latter animals may behave almost robot-like. Performance of such an animal may have become extremely stable and therefore highly resistant to influences of drugs or toxicants. Selection of learning tests which are relatively well adapted to the natural behavioral repertoire of the species of animal used, may lead to less time consuming and also more sensitive tests. For instance, a rat can quickly learn a spatial information. Tests of spatial behavior with minimal pretraining could be developed. For example, in a Hebb-Williams maze the number of errors usually decreases predominantly during the first few trials and therefore these first trials may yield sufficient information. Radial maze performance is acquired quickly. Two weeks of testing is probably enough to make a reliable estimation of the animals' spatial learning capacity.

i) Tests of brain plasticity.

Early environmental stimulation affects neurobehavioral development and therefore may interact with behavioral teratological effects (refs. 47, 106-108, 192). It is possible that some subtle effects on neurobehavioral development come to expression only in case of optimal development of the control group. Then the rearing in an enriched environment might increase the probability of detection of neurobehavioral defects. On the other hand, environmental enriched rearing conditions might stimulate recovery from slight damage, and thereby obscure effects. Therefore, more attention should be directed to possible interactions of rearing conditions with neurobehavioral damage. In general, research on interactions of various kinds of environmental factors with neurobehavioral teratogenic effects deserves greater attention, because such research can potentially reveal methods to stimulate recovery of the young organism from some types of brain damage.

6.4 Screening strategy

It is almost impossible and certainly impractical to use a complete battery as indicated in section 6.3 for testing multiple doses of large numbers of chemicals. It is clear from the literature (ref. 183) that it is expensive, laborious, as well as time-consuming to perform, for example, even a limited size CBTS study. Ideally, one would wish to study various doses of each chemical, different stages of neurobehavioral development and also the effects in adulthood and during aging. This should be done using more than one route of administration and using more than one animal species.

A complete test battery as indicated above could be developed, in which a large range of tests of sensory, motor and other behavioral functions to be carried out on specific ages is included. Each test procedure could be specified exactly for each age group, as well as the sequences of tests which are allowed to be performed using the same animals. In order to reduce the number of tests that should be performed per chemical, the battery might be subdivided in a number of sub-batteries, not all of which would have to be carried out in every study. A general strategy for choice of tests and ages on which the tests are performed could be developed. The sub-batteries might be applied in order of increasing complexity, costs, and age. Only if a previous battery indicates no adverse effects, a next battery would be used. For instance, a first battery might test for effects on reflex development, neuromotor coordination, sensory development, suckling behavior, and development of sleep-wake states. A next battery could contain tests on activity, exploration, emotionality, food- and water consumption and circadian rhythms. A subsequent battery could test for effects on simple learning behavior. Next batteries then might contain tests of complex cognitive behavior and social behavior. If in some battery effects are found, and if further study of these effects is of interest, tests for further analysis could again be selected from the large overall battery. Such an approach would limit the number of tests necessary in case a substance is found to be teratogenic and would offer the possibility to analyse effects into more detail.

Collaboration of laboratories is indispensible for standard procedures to be developed, to collect data on normal baseline levels of performance of non-treated animals, and to determine the effect profile of a number of standard-teratogens in the complete battery. During the process of collecting data it may become more clear which tests are most useful and which tests could be excluded. For instance, it may become clear whether application of apical test strategies has advantages over using separate tests for various functions (ref. 167).

It must also be realized that much information might already be present in the human population. Epidemiological studies of behavioral teratogenic effects of various substances to which developing humans have already been exposed, can yield much valuable information about the eventual dangers of many 'old' chemicals. In addition, such studies can help to find a reliable way to extrapolate findings in animal studies to risks for human development.

Based on the results found in animals one may be able to predict what kind of effects in humans may be expected after exposure to 'new' chemicals.

Exposure to some chemicals (pollution, food additives and drugs) occurs not only in man, but also in domestic animals. Thus, screening for effects on functioning in these animals might supplement results of epidemiological studies in man and those of laboratory animal studies. For instance, effects on reflex development, motor coordination and sensory functioning, as well as effects on state development, food and water ingestion and activity could all be studied in domestic animals. Tests of social behavior and cognitive functioning could possibly also be performed in some cases. This additional information would supplement screening studies which are typically done on a single laboratory animal species. Generally, a one-animal species screening is not sufficient for reliable risk evaluation. Furthermore, it may be attempted to develop simple evertebrate and/or in vitro models for screening for some types of effects. Possibly the use of such tests could help limit the necessity for performing a too wide range of vertebrate tests.

ACKNOWLEDGEMENT

The authors are indebted to Tini Eikelboom for secretarial assistance.

REFERENCES

1   J.M. Manson, Teratogens, in: C.D. Klaassen, M.O. Amdur and J. Doull (Eds), Casarett and Doull's Toxicology, 3rd edn., Macmillan Publishing Company, New York, 1986, pp. 195-220.
2   H.T. Epstein, Stages in human development, Develop. Brain Res., 30 (1986) 114-119.
3   A. Statz and K. Felgenhauer, Development of the blood-CSF barrier, Develop. Med. Child Neurol., 25 (1983) 152-161.
4   S.J. Wallace, Studies on the effects of anticonvulsant drugs on the developing human brain, in: J. Yanai (Ed.), Neurobehavioral Teratology, Elsevier, Amsterdam, 1984, pp. 133-151.
5   H.J. Huisjes, M. Hadders-Algra and B.C.L. Touwen, Is clonidine a behavioural teratogen in the human?, Early Human Develop., 13 (1986) 43-48.
6   A.A. Ehrhardt, H.F.L. Meyer-Bahlburg, L.R. Rosen, J.F. Feldman, N.P. Veridiano, I. Zimmerman and B.S. McEwen, Sexual orientation after prenatal exposure to exogenous estrogen, Arch. Sexual Behav., 14(1) (1985) 57-75.
7   R.A. Morris and T.B. Sonderegger, Legal applications and implications for neurotoxin research of the developing organism, Neurobehav. Toxicol. Teratol., 6(4) (1984) 303-306.
8   D.E. Hutchings, Neurobehavioral effects of prenatal origin: drugs of use and abuse, in: R.H. Schwartz and S.J. Yaffe (Eds.), Drug and Chemical Risks to the Fetus and Newborn, Alan R. Liss, New York, 1980, pp. 109-114.
9   J. Yanai (Ed.), Neurobehavioral Teratology, Elsevier, Amsterdam, 1984.
10   L.D. Longo, Environmental pollution and pregnancy: Risks and uncertainties for the fetus and infant, Am. J. Obstet. Gynecol., 137(2) (1980) 162-173.
11   S. Norton, Toxic responses of the central nervous system, in: C.D. Klaassen, M.O. Amdur and J. Doull (Eds), Casarett and Doull's Toxicology, 3rd edn., Macmillan Publishing Company, New York, 1986, pp. 359-386.

12   B. Weiss, Behavior as a measure of adverse responses to environmental contaminants, in: L.L. Iversen, S.D. Iversen and S.H. Snyders (Eds.), Handbook of Psychopharmacology, Vol. 18, Plenum Press, New York, 1984, pp. 3-57.
13   L.W. Chang and Z. Annau, Developmental neuropathology and behavioral teratology of methylmercury, in: J. Yanai (Ed.), Neurobehavioral Teratology, Elsevier, Amsterdam, 1984, pp. 405-432.
14   E.K. Silbergeld, Behavioral teratology of lead, in: J. Yanai (Ed.), Neurobehavioral Teratology, Elsevier, Amsterdam, 1984, pp. 433-445.
15   R.A. Goyer, Toxic effects of metals, in: C.D. Klaassen, M.O. Amdur and J. Doull (Eds), Casarett and Doull's Toxicology, 3rd edn., Macmillan Publishing Company, New York, 1986, pp. 582-635.
16   G.G. Fein, J.L. Jacobson, S.W. Jacobson, P.M. Schwartz and J.K. Dowler, Prenatal exposure to polychlorinated biphenyls: Effects on birth size and gestational age, J. Pediatr., 105(2) (1984) 315-320.
17   T.J. Maher, Neurotoxicology of food additives, NeuroToxicol. 7(2), 1986, 187-200.
18   D.E. Hutchings, J. Gibbon and M.A. Kaufman, Maternal vitamin A excess during the early fetal period: Effects on learning and development in the offspring, Develop. Psychobiol. 6(5) (1973) 445-457.
19   D.E. Hutchings and J. Gaston, The effects of vitamin A excess administered during the mid-fetal period on learning and development in rat offspring, Develop. Psychobiol. 7(3) (1974) 225-233.
20   B. Frieder and V.E. Grimm, Prenatal monosodium glutamate (MSG) treatment given through the mother's diet causes behavioral deficits in rat offspring, Intern. J. Neuroscience, 23 (1984) 117-126.
21   R.E. Squibb, H.A. Tilson, O.A. Meyer and C.A. Lamartiniere, Neonatal exposure to monosodium glutamate alters the neurobehavioral performance of adult rats, Neurotoxicology, 2 (1981) 471-484.
22   J.M. Bell and T.A Slotkin, Perinatal dietary supplementation with a commercial soy lecithin preparation: Effects on behavior and brain biochemistry in the developing rat, Develop. Psychobiol., 18(5) (1985) 383-394.
23   J.M. Bell, W.L. Whitmore, T. Cowdery and T.A. Slotkin, Perinatal dietary supplementation with a soy lecithin preparation: Effects on development of central catecholaminergic neurotransmitter systems, Brain Res. Bull. 17(2) (1986) 189-195.
24   G. Boethius, Recording of drug prescriptions in the county of Jämtland, Sweden. II. Drug exposure of pregnant women in relation to course and outcome of pregnancy. Europ. J. Clin. Pharmacol., 12 (1977) 37-43.
25   T.K.A.B. Eskes and W.S. Nijdam, Epidemiology of drug intake during pregnancy, in: B. Kramer, F. Kramer, F.E. Hyffen and E. del Pozo (Eds.), Drugs and Pregnancy, Academic Press, London, 1984, pp. 17-28.
26   J.D. Goldberg and M.S. Golbus, The value of case reports in human teratology, Am. J. Obstet. Gynecol., 154(3) (1986) 479-482.
27   R.H. Schwartz, The obstetrician's view, in: R.H. Schwartz and S.J. Yaffe (Eds.), Drug and Chemical Risks to the Fetus and Newborn, Alan R. Liss, Inc., New York, 1980, pp. 153-156.
28   D.F. Swaab and M. Mirmiran, Possible mechanisms underlying the teratogenic effects of medicines on the developing brain, in: J. Yanai (Ed.), Neurobehavioral Teratology, Elsevier, Amsterdam, 1984, pp. 55-71.
29   D.F. Swaab and M. Mirmiran, Functional teratogenic effects of chemicals on the developing brain, Monogr. Neural Sci., 12 (1986) 45-57.
30   R.M. Brown and R.H.B. Fishman, An overview and summary of the behavioral and neural consequences of perinatal exposure to pychotropic drugs. in: J. Yanai (Ed.), Neurobehavioral Teratology, Elsevier, Amsterdam, 1984, pp. 3-54.
31   R.H.B. Fishman and J. Yanai, Long-lasting effects of early barbiturates on central nervous system and behavior, Neurosci. Biobehav. Rev. 7(1) (1983)

19-28.
32 V.E. Grimm, A review of diazepam and other benzodiazepines in pregnancy, in: J. Yanai (Ed.), Neurobehavioral Teratology, Elsevier, Amsterdam, 1984, pp. 153-162
33 J.C. Tucker, Benzodiazepines and the developing rat: A critical review, Neurosci. Biobehav. Rev., 9(1) (1985) 101-111.
34 M. Mirmiran, N.E. Van de Poll, M.A. Corner, H.G. Van Oyen and H.L. Bour, Suppression of actives sleep by chronic treatment with chlorimipramine during early postnatal development: Effects upon adult sleep and behavior in the rat, Brain Res., 204 (1981) 129-146.
35 M. Mirmiran, J. Scholtens, N.E. Van de Poll, H.B.M. Uylings, J. Van der Gugten and G.J. Boer, Effects of experimental suppression of active (REM) sleep during early development upon adult brain and behavior in the rat, Develop. Brain Res., 7 (1983) 277-286.
36 G. Zahle Østergaard and S.E. Pedersen, Neonatal effects of maternal clomipramine treatment, Pediatrics, 69 (1982) 233.
37 V.A. Moar, M.A. Jefferies, L.M.M. Mutch, M.K. Ounsted and C.W.G. Redman, Neonatal head circumference and the treatment of maternal hypertension, Brit. J. Obstet. Gynaec., 85 (1978) 933-937.
38 M.K. Ounsted, V.A. Moar, F.J. Good and C.W.G. Redman, Hypertension during pregnancy with and without specific treatment; The development of the children at the age of four years, Brit. J. Obstet. Gynaecol., 87 (1980) 19-24.
39 M. Shimohira, J. Kohyama, Y. Kawano, H. Suzuki, M. Ogiso and Y. Iwakawa, Effect of alpha-methyldopa administration during pregnancy on the development of a child's sleep, Brain Dev., 8 (1986) 416-423.
40 L. Bossi, Fetal effects of anticonvulsants, in: P.L. Morselli, C.E. Pippenger and J.K. Penry (Eds.), Antiepileptic Drug Therapy in Pediatrics, Raven Press, New York, 1983, pp. 37-64.
41 V. Cuomo, R. Renna, G. Cagiano, A. Serinelli, N. Brunello and G. Racagni, Comparative evaluation of the behavioural consequences of prenatal and early postnatal exposure to haloperidol in rats, Neurobehav. Toxicol. Teratol., 7(5) (1985) 489-492.
42 V.W. Blair, A.R. Hollenbeck, R.F. Smith and J.W. Scanlon, Neonatal preference for visual patterns: Modification by prenatal anesthetic exposure?, Develop. Med. Child Neurol., 26 (1984) 476-483.
43 M.C. Bohn, Glucocorticoid induced teratologies of the nervous system, in: in: J. Yanai (Ed.), Neurobehavioral Teratology, Elsevier, Amsterdam, 1984, pp. 365-387.
44 I.S. Marton and M. Szondy, Possible neuroendocrine hazards of prenatal steroid exposure, in: E. Endröczi, L. Angelucci, V. Scapagnini and D. De Wied (Eds.), Neuropeptides, Neurotransmitters and Regulation of Endocrine Processes, Akademiai Kiado, Budapest, 1983, pp. 535-543.
45 J.W.C. Johnson, W. Mitzner, J.C. Beck, W.T. London, D.L. Sly, P.A. Lee, V.A. Khouzami and R.L. Cavalieri, Long-term effects of betamethasone on fetal development, Am. J. Obstet. Gynecol., 141(8) (1981) 1053-1064.
46 J. Baird-Lambert, P.E. Doyle, D. Thomas, E. Jager-Roman, M. Cvejic and N. Buchanan, Theophyllinne metabolism in preterm neonates during the first weeks of life, Develop. Pharmacol. Therap., 7 (1984) 239-244.
47 G.L. West, T.J. Sobotka, R.E. Brodie, J.M. Beier and M.W. O'Donnell, Postnatal neurobehavioral development in rats exposed in utero to caffeine, Neurobehav. Toxicol. Teratol., 8(1) (1986) 29-43.
48 G.J. Boer and D.F. Swaab, Neuropeptide effects on brain development to be expected from behavioral teratology, Peptides, 6 (Suppl. 2) (1985) 21-28.
49 D.E. Hutchings, Methadone and heroin during pregnancy: A review of behavioral effects in human and animal offspring, Neurobehav. Toxicol. Teratol., 4(4) (1982) 429-434.
50 W. Colangelo and D.G. Jones, The fetal alcohol syndrome: A review and assessment of the syndrome and its neurological sequelae, Progr.

Neurobiol., 19 (1982) 271-314.
51 H.L. Rosett, L. Weiner, B. Zuckerman, S. McKinlay and K.C. Edelin, Reduction of alcohol consumption during pregnancy with benefits to the newborn, Alcoholism: Clin. Exp. Res., 4(2) (1980) 178-184.
52 H.L. Rosett, L. Weiner, A. Lee, B. Zuckerman, E. Dooling and E. Oppenheimer, Pattern of alcohol consumption and fetal development, Obstet. Gynecol., 61(5) (1983) 539-546.
53 K.A. Grant, and H.H. Samson, n-Propanol induced microcephaly in the neonatal rat, Neurobehav. Toxicol. Teratol., 6(2) (1984) 165-169.
54 K.K. Sulik, J.M Lauder and D.B. Dehart, Brain malformations in prenatal mice following acute maternal ethanol administration, Int. J. Develop. Neurosci., 2(3) (1984) 203-214.
55 T. Nakamoto, A.D. Hartman, H.I. Miller, T.E. Temples and G.E. Quinby, Chronic caffeine intake by rat dams during gestation and lactation affects various parts of the neonatal brain. Biol. Neonate, 49 (1986) 277-283.
56 R.L. Naeye and E.C. Peters, Mental development of children whose mothers smoked during pregnancy, Obstet. Gynecol., 64(5) (1984) 601-607.
57 T.A. Slotkin, N. Greer, J. Faust, H. Cho and F.J. Seidler, Effects of maternal nicotine injections on brain development in the rat: Ornithine decarboxylase activity, nucleic acids and proteins in discrete brain regions, Brain Res. Bull., 17(1) (1986) 41-50.
58 M.A. Bureau, D. Shapcott, Y. Berthiaume, J. Monette, D. Blouin, P. Blanchard and R. Begin, Maternal cigarette smoking and fetal oxygen transport: A study of P50, 2,3-dephosphoglycerate, total hemoglobin, hematocrit, and type F hemoglobin in fetal blood, Pediatrics, 72(1) (1983) 22-26.
59 M.L. McCullough and D.E. Blackman, The behavioral effects of prenatal hypoxia in the rat, Develop. Psychobiol., 9(4) (1976) 335-342.
60 W. McLeod, J. Brien, C. Loomis, L. Carmichael, C. Probert and J. Patrick, Effect of maternal ethanol ingestion on fetal breathing movements, gross body movements, and heart rate at 37 to 40 weeks' gestational age, Am. J. Obstet. Gynecol., 145 (1983) 251-257.
61 H.L. Johnson and T.S. Rosen, Prenatal methadone exposure: Effects on behavior in early infancy, Pediatr. Pharmacol., 2 (1982) 113-120.
62 I. Coyle, M.J. Wayner and G. Singer, Behavioral teratogenesis: A critical evaluation, Pharmacol. Biochem. Behav., 4(2) (1976) 191-200.
63 G.W. Mihaly and D.J. Morgan, Placental drug transfer: Effects of gestational age and species, Pharmac. Ther. 23 (1984) 253-266.
64 J.W.A. Findlay, The distribution of some commonly used drugs in human breast milk, Drug Metab. Rev., 14(4) (1983) 653-684.
65 J.T. Wilson, Determinants and consequences of drug excretion in breast milk, Drug Metab. Rev., 14(4) (1983) 619-652.
66 J.M. Spyker, S.B. Sparber and A.M. Goldberg, Subtle consequences of methylmercury exposure: Behavioral deviations in offspring of treated mothers, Science, 177 (1971) 621-623.
67 B. Frieder, A. Meshorer and V.E. Grimm, The effect of exposure to diazepam through the placenta or through the mother's milk, Neuropharmacol., 9 (1984) 1099-1104.
68 M. Weinberger, The pharmacology and therapeutic use of theophylline, J. Allergy Clin. Immunol., 73(5) (1984) 525-540.
69 W.P. Smotherman, K.S. Woodruff, S.R. Robinson, C. del Real, S. Barron and E.P. Riley, Spontaneous fetal behavior after maternal exposure to ethanol, Pharmacol. Biochem. Behav. 24(2) (1986) 165-170.
70 B. Volk, Neurohistological and neurobiological aspects of fetal alcohol sydrome in the rat, in: J. Yanai (Ed.), Neurobehavioral Teratology, Elsevier, Amsterdam, 1984, pp. 163-193.
71 J.M. Bell, D.S. Madwed and T.A. Slotkin, Critical development periods for inhibition of ornithine decarboxylase by alpha-difluoromethylornithine: Effects on ontogeny of sensorimotor behavior, Neuroscience, 19(2) (1986)

457-464.
72 H. Tanaka, K. Nakazawa and M. Arima, Adverse effect of maternal caffeine ingestion on fetal cerebrum in rat, Brain Develop., 5 (1983) 397-406.
73 R. Martinez, D. Zipitria and R. Dominguez, Development of some biochemical parameters in the central nervous system of female rats treated with reserpine during pregnancy, IRCS Med. Sci., 13 (1985) 57-58.
74 J.R. West and K.M. Hamre, Effects of alcohol exposure during different periods of development: Changes in hippocampal mossy fibers, Develop. Brain res., 17 (1985) 280-284.
75 J.R. West, C.A. Hodges and A.C. Black, Prenatal exposure to ethanol alters the organization of hippocampal mossy fibers in rats, Science, 211 (1981) 957-959.
76 D.E. Barnes and D.W. Walker, Prenatal ethanol exposure permanently reduces the number of pyramidal neurons in rat hippocampus, Developm. Brain Res., 1 (1981) 333-340.
77 M. Mirmiran and D.F. Swaab, Influence of drugs on brain neurotransmitters and behavioral states during development, Develop. Pharmacol. Therapeutics, (1987), (in press.).
78 V.M. Tennyson, M. Budininkas-Schoenebeck and P. Gershon, Effects of chronic reserpine treatment on development of maturity of the putamen in fetal rabbits, Brain Res. Bull., 9(1-6) (1982) 651-662.
79 V.M. Tennyson, P. Gershon, M. Budininkas-Schoenebeck and T.P. Rothman, Effects of extended periods of reserpine and alpha-methyl-p-tyrosine treatment on the development of the putamen in fetal rabbits. Int. J. Develop. Neurosci., 1(4/5) (1983) 305-318.
80 D.L. Felten, H. Hallman and G. Jonsson, Evidence for a neurotrophic role of noradrenaline neurons in the postnatal development of rat cerebral cortex, J. Neurocytol., 11 (1982) 119-135.
81 J.M. Lauder, A.C. Towle, K. Patrick, P. Henderson and H. Krebs, Decreased serotonin content of embryonic raphe neurons following maternal administration of p-chlorophenylalanine: a quantitative immunocytochemical study, Develop. Brain Res., 20 (1985) 107-114.
82 J.E. Zadina and A.J. Kastin, Neonatal peptides affect developing rats: Beta-Endorphin alters nociception and opiate receptors, corticotropin-releasing factor alters corticosterone, Develop. Brain Res., 29 (1986) 21-29.
83 D.P. Alfano, T.L. Petit and J.C. LeBoutillier, Development and plasticity of the hippocampal-cholinergic system in normal and early lead exposed rats, Develop. Brain Res., 10 (1983) 117-124.
84 L.J. Burdette and R. Goldstein, Long-term behavioral and electrophysiological changes associated with lead exposure at different stages of brain development in the rat, Develop. Brain Res., 29 (1986) 101-110.
85 E.J. Fjerdingstad, G. Danscher and E. Fjerdingstad, Hippocampus: selective concentration of lead in the normal rat brain, Brain Res., 80 (1974) 350-354.
86 M. McCarren and C.U. Eccles, Neonatal lead exposure in rats: I. Effects on activity and brain metals, Neurobehav. Toxicol. Teratol. 5(5) (1983) 527-531.
87 J.M. Lauder and H. Krebs, Neurotransmitters in development as possible substrates for drugs of use and abuse, in: J. Yanai (Ed.), Neurobehavioral Teratology, Elsevier, Amsterdam, 1984, pp. 289-314.
88 P. Lundborg and J. Engel, Neurochemical brain changes associated with behavioural disturbances after early treatment with psychotropic drugs, in: A. Vernadakis, E. Giacobini and G. Filogamo (Eds.), Maturaton of Neurotransmission, Satellite Symp., 6th Meeting Int. Soc. Neurochem., Saint-Vincent, 1977, Karger, Basel, 1978, pp. 226-235.
89 H. Rosengarten and A.J. Friedhoff, Enduring changes in dopamine receptor cells of pups from drug administration to pregnant and nursing rats,

Science, 203 (1979) 1133-1135.
90 I.A. Shalaby and L.P. Spear, Chronic administration of haloperidol during development: Later psychopharmacological responses to apomorphine and arecoline, Pharmacol. Biochem. Behav., 13(5) (1980) 685-690.
91 H. Kajiyama and Y. Nomura, Alterations in dopaminergic and muscarinic cholinergic receptors after subchronic treatment with haloperidol in the developing rat brain, J. Pharm. Dyn., 4 (1981) 85-90.
92 A.G. Nasello and O.A. Ramirez, Brain catecholamines metabolism in offspring of amphetamine treated rats, Pharmacol. Biochem. Behav., 9(1) (1978) 17-20.
93 C.K. Kellogg, R.D. Simmons, R.K. Miller and J.R. Ison, Prenatal diazepam exposure in rats: Long-lasting functional changes in the offspring, Neurobehav. Toxicol. Teratol., 7(5) (1985) 483-488.
94 C.K. Kellogg and T.M. Retell, Release of [3H]norepinephrine: Alteration by early developmental exposure to diazepam, Brain Res., 366 (1986) 137-144.
95 R.D. Simmons, R.K. Miller and C.K. Kellogg, Prenatal exposure to diazepam alters central and peripheral responses to stress in adult rat offspring, Brain Res., 307 (1984) 39-46.
96 M. Mirmiran, E. Brenner, J. Van der Gugten and D.F. Swaab, Neurochemical and electrophysiological disturbances mediate developmental behavioral alterations procuced by medicines, Neurobehav. Toxicol. Teratol., 7(6) (1985) 677-683.
97 V. Nair, Prenatal exposure to drugs: Effect on the development of brain monoamine systems, in: A. Vernadakis and N. Weiner (Eds.), Drugs and the Developing Brain, Plenum Press, New York, 1974, pp. 171-194.
98 T.A. Slotkin, W.L. Whitmore, M. Salvaggio and F.J. Seidler, Perinatal methadone addiction affects brain synaptic development of biogenic amine systems in the rat, Life Sci., 24 (1979) 1223-1230.
99 B. Frieder and V.E. Grimm, Some long-lasting neurochemical effects of prenatal or early postnatal exposure to diazepam, J. Neurochem., 45 (1985) 37-42.
100 G.T. Livezey, M. Radulovacki, L. Isaac and T.J. Marczynski, Prenatal exposure to diazepam results in enduring reductions in brain receptors and deep slow wave sleep, Brain Res., 334 91985) 361-365.
101 D.F. Alfano and T.L. Petit, Postnatal lead exposure and the cholinergic system, Physiol. Behav., 34 (1985) 449-455.
102 M. Golter and I.A. Michaelson, Growth, behavior, and brain catecholamines in lead-exposed neonatal rats: A reappraisal, Science, 187 (1975) 359-361.
103 M. McCarren and C.U. Eccles, neonatal lead exposure in rats: II. Effects on the hippocampal afterdischarge, Neurobehav. Toxicol. Teratol., 5 (1983) 533-540.
104 J.R. West, S.T. Dewey and M.D. Cassell, Prenatal ethanol exposure alters the post-lesion reorganization (sprouting) of acetylcholinesterase staining in the denatte gyrus of adult rats, Develop. Brain Res., 12 (1984) 83-95.
105 M. Mirmiran, H.B.M. Uylings and M.A. Corner, Pharmacological suppression of REM sleep prior to weaning counteracts the effectiveness of subsequent environmental enrichment on cortical growth in rats, Develop. Brain Res., 7 (1983) 102-105.
106 M. Mirmiran and H.B.M. Uylings, The environmental enrichment effect upon cortical growth is neutralized by concomitant pharmacological suppression of active sleep in female rats, Brain Res., 261 (1983) 331-334.
107 I.R. Coyle and G. Singer, The interaction of post-weaning housing conditions and prenatal drug effects on behavior, Psychopharmacologia, 41 (1975) 237-244.
108 I.R. Coyle and G. Singer, The interactive effects of prenatal imipramine exposure and postnatal rearing conditions on behaviour and histology, Psychopharmacologia 44 (1975) 253-256.
109 J. Buelke-Sam and C.A. Kimmel, Development and standardization of

screening methods for behavioral teratology, Teratology, 20 (1979) 17-30.
110 E.L. Abel, Prenatal exposure to cannabis: A critical review of effects on growth, development, and behavior, Behav. Neural Biol., 29 (1980) 137-156.
111 S.A. Lira, D.W. Phipps and D.K. Sarker, Loss of estradiol-positive feedback action on LH release during prepubertal period in rat treated postnatally with an opiate antagonist, Neuroendocrinology, 44 (1986) 331-337.
112 M. Mirmiran and M.A. Corner, Neuronal discharge patterns in the occipital cortex of developing rats during active and quiet sleep, Develop. Brain Res., 3 (1982) 37-48.
113 D. Jouvet-Mounier, L. Astic and D. Lacote, Ontogenesis of the states of sleep in rat, cat, and guinea pig during the first postnatal month, Develop. Psychobiol., 2(4) (1969) 216-239.
114 P. Casaer and H. Devlieger, The behavioural state in human perinatal life, J. Develop. Physiol., 6 (1984) 187-194.
115 R.S.G.M. Bots, J.G. Nijhuis, C.B. Martin and H.F.R. Prechtl, Human fetal eye movements: Detection in utero by ultrasonography, Early Human Develop., 5 (1981) 87-94.
116 H.P. Roffwarg, J.N. Muzio and W.C. Dement, Ontogenetic development of the human sleep-dream cycle, Science, 152 (1966) 604-619.
117 C. Smith, Sleep states and learning, A review of the animal literature, Neurosci. Biobehav. Rev., 9(2) (1985) 157-168.
118 M. Mirmiran, The importance of fetal/neonatal REM sleep, Eur. J. Obstet. Gynecol. Reprod. Biol., 21 (1986) 283-291.
119 E.B. Thoman, V.H. Denenberg, J. Sievel, L.P. Zeidner and P. becker, State organization in neonates: Developmental inconsistency indicates risk for developmental dysfunction, Neuropediatrics, 12 (1981) 45-54.
120 S. De Boer, M. Mirmiran, F. Van Haaren, A.L. Louwerse and N.E. Van de Poll, Neurobehavioral teratogenic effects of clomipramine and alpha-methyldopa, (submitted).
121 P. Juvancz, The sleep of artificially reared newborn rats, effect of alpha-methyl-dopa treatment on paradoxical sleep and on adult behaviour, Acta Physiol. Acad. Sci. Hung., 57(1) (1981) 87-98.
122 D. Saucier and L. Astic, Effets de l'alpha-méthyl-dopa sur le sommeil du chat nouveau-né. Evolution comportementale au cours du 1er mois post-natal, Psychopharmacologia, 42 (1975) 299-303.
123 L.A. Hilakivi, J.D. Sinclair and I.T. Hilakivi, Effects of neonatal treatment with clomipramine on adult ethanol related behavior in the rat, Develop. Brain Res., 15 (1984) 129-132.
124 L. Hilakivi and J.D. Sinclair, Effect of neonatal clomipramine treatment on adult alcohol drinking in the AA and ANA rat lines, Pharmacol. Biochem. Behav., 24(5) (1986) 1451-1455.
125 E.L. Rodriguez Echandria and S.T. Broitman, Effect of prenatal and postnatal exposure to therapeutic doses of chlorimipramine on emotionality in the rat, Psychopharmacology, 79 (1983) 236-241.
126 S.E. File and J.C. Tucker, Prenatal treatment with clomipramine has an axiolytic profile in the adolescent rat, Physiol. Behav., 31(1) (1983) 57-61.
127 V.H. Denenberg, L.P. Zeidner, E.B. Thoman, P. Kramer, J.C. Rowe, A.F. Philipps and J.R. Raye, Effects of theophylline on behavioral state development in the newborn rabbit, J. Pharmacol. Exp. Ther., 221 (1982) 604-608.
128 L. Hilakivi, Effects of prenatal alcohol exposure on neonatal sleep-wake behaviour and adult alcohol consumption in rats, Acta pharmacol. et toxicol., 59 (1986) 36-42.
129 M. Mirmiran, The role of the central monoaminergic system and rapid eye movement sleep in development, Brain Developm., 8 (1986) 382-389.
130 J. Barrett and P.J. Livesey, Lead induced alteration in maternal behavior and offspring development in the rat, Neurobehav. Toxicol. Teratol., 5(5)

(1983) 557-563.
131 C. Kellogg, D. Tervo, J. Ison, T. Parisi and R.K. Miller, Prenatal exposure to diazepam alters behavioral development in rats, Science, 207 (1980) 205-207.
132 D.C. Cogan, L.E. Cohen and G. Sparkman, Effects of gestational alcohol on the development of neonatal reflexes in the rat, Neurobehav. Toxicol. Teratol., 5(5) (1983) 517-522.
133 I.S. Zagon and P.J. McLaughlin, An overview of the neurobehavioral sequelae of perinatal opioid exposure, in: J. Yanai (Ed.), Neurobehavioral Teratology, Elsevier, Amsterdam, 1984, pp. 197-234.
134 S.V. Vorhees, Behavioral effects of prenatal methylmercury in rats: A parallel trial to the Collaborative Behavioral Teratology Study, Neurobeh. Toxicol. Teratol., 7(6) (1985) 717-725.
135 J. Buelke-Sam, C.A. Kimmel, J. Adams, C.J. Nelson, C.V. Vorhees, D.C. Wright, V.St. Omer, B.A. Korol, R.E. Butcher, M.A. Geyer, J.F. Holson, S.L. Kutscher and M.J. Wayner, Collaborative behavioral teratology study: Results, Neurobehav. Toxicol. Teratol., 7(6) (1985) 591-624.
136 J.R. Wecker, J.R. Ison and J.A. Foss, Reflex modification as a test for sensory function, Neurobehav. Toxicol. Teratol., 7(6) (1985) 733-738.
137 C.V.H. Clark, D. Gorman and A. Vernadakis, Effects of prenatal administration of psychotropic drugs on behavior of developing rats, Develop. Psychobiol., 3(4) (1970) 225-235.
138 L.D. Middaugh, C.A. Santos III and J.W. Zemp, Effects of phenobarbital given to pregnant mice on behavior of mature offspring, Develop. Psychobiol., 8(4) (1975) 305-313.
139 D.R. Hoffeld, J. McNew and R.L. Webster, Effect of tranquillizing drugs during pregnancy on activity of offspring, Nature, 218(5139) (1968) 357-358.
140 N.M. Fonseca, A.B. Sell and E.A. Carlini, Differential behavioral responses of male and female adult rats treated with five psychotropic drugs in the neonatal stage, Psychopharmacologica 46 (1976) 263-268.
141 I.R. Coyle, Changes in developing behavior following prenatal administration of imipramine, Pharmacol. Biochem. Behav., 3(5) (1975) 799-807.
142 P.R. Freeman, Methadone exposure in utero: effects on open-field activity in weanling rats, Intern. J. Neuroscience, 11 (1980) 295-300.
143 S.E. File, The effects of neonatal administration of clonazepam on passive avoidance and on social, aggressive and exploratory behavior of adolescent male rats, Neurobehav. Toxicol. Teratol., 8(5) (1986) 447-452.
144 G. Gianutsos and E.R. Abbatiello, The effect of pre-natal Cannabis Sativa on maze learning ability in the rat, Psychopharmacologia, 27 (1972) 117-222.
145 E.T. Uyeno, Δ^9-Tetrahydrocannabinol administration during pregnancy of the rat, Proc. West. Pharmacol. Soc., 16 (1973) 64-67.
146 C.T. Snowdon, Learning deficits in lead-injected rats, Pharmacol. Biochem. Behav., 1(6) (1973) 599-603.
147 J.B. Rosen, R.F. Berman, F.C. Beuthin and R.T. Louis-Ferdinand, Age of testing as a factor in the behavioral effect of early lead exposure in rats, Pharmacol. Biochem. Behav., 23(1) (1985) 49-54.
148 D.R. Hoffeld and R.L. Webster, Effect of injection of tranquillizing drugs during pregnancy on offspring, Nature, 205(4976), 1965, 1070-1072.
149 T. Sonderegger, S. O'Shea and E. Zimmermann, Consequences in adult female rats of neonatal morphine pellet implantation, Neurobehav. Toxicol., 1(2) (1979) 161-167.
150 J. Yanai, An animal model for the effect of barbiturate on the development of the central nervous system, in: J. Yanai (Ed.), Neurobehavioral Teratology, Elsevier, Amsterdam, 1984, pp. 111-132.
151 V. Bernuzzi, D. Desor and P. Lehr, Development and learning abilities of rats prenatally intoxicated with aluminum, Neurosci. Lett., Suppl. 26,

1986, S32.
152 K. Hecht, M. Poppei, Th. Schlegel, G. Hinz, R. Tönjes, F. Götz and G. Dörner, Long-term behavioural effects of psychotrophic drugs administered during brain development in rats, in: G. Dörner and M Kawakami (Eds.), Hormones and Brain Development, Elsevier/North-Holland Biomedical Press, 1978, pp. 277-283.
153 D.R. Hoffeld, R.L. Webster and J. McNew, Adverse effects on offspring of tranquillizing drugs during pregnancy, Nature, 215 (1967) 357-358.
154 M.A. Peters, The effect of maternally administered methadone on brain development in the offspring, J. Pharmacol. Exp. Therap., 203 (1977) 340-346.
155 N.W. Bond, Postnatal alcohol exposure in the rat: Its effects on avoidance conditioning, Hebb-Williams maze performance, maternal behavior, and pup development, Physiol. Psychol., 8(4) (1980) 437-443.
156 R.M. Vardaris, S.J. Weisz, A. Fazel and A.B. Rawitch, Chronic administration of delta-9-tetrahydrocannabinol to pregnant rats: Studies of pup behavior and placental transfer, Pharmacol. Biochem. Behav., 4(3) (1976) 249-254.
157 E.P. Riley, S. Barron, C.D. Driscoll and J.-S. Chen, Taste aversion learning in preweanling rats exposed to alcohol prenatally, Teratology, 29 (1984) 325-331.
158 N.S. Braveman, What studies on preexposure to pharmacological agents tell us about the nature of the aversion-inducing agent, in: L.M. Barker, M.R.Best and M. Domjan (Eds.), Learning Mechanisms in Food Selection, Baylor University Press, 1977, pp. 511-530.
159 W.P. Smotherman, Odor aversion learning by the rat fetus, Physiol. Behav., 29(5) (1982) 769-771.
160 G. Stickrod, D.P. Kimble and W.P. Smotherman, In utero taste/odor aversion conditioning in the rat, Physiol. Behav., 28(1) (1982) 5-7.
161 C.V. Vorhees, Effects of prenatal naloxone exposure on postnatal behavioral development of rats, Neurobehav. Toxicol. Teratol., 3(3) (1981) 295-301.
162 G. Dörner, G. Hinz, F. Döcke and R. Tönjes, Effects of psychotrophic drugs on brain differentiation in female rats, Endokrinologie, 70(2) (1977) 113-123.
163 G. Hinz, F. Döcke and G. Dörner, Long-term changes of sexual functions in rats treated neonatally with psychotrophic drugs, in: G. Dörner and M. Kawakami (Eds.), Hormones and Brain Development, Elsevier/North-Holland Biomedical Press, 1978, pp. 121-127.
164 B. Jarzab, G. Lindner, T. Lindner, P.M. Sickmöller, H. Geerlings and K.D. Döhler, Adrenergic influences on sexual differentiation of the rat brain, Monogr. Neural Sci., 12 (1986) 191-196.
165 C.I. Thompson and I.S. Zagon, Reduced social dominance in rats perinatally exposed to methadone, Neurobehav. Toxicol. Teratol., 5(1) (1983) 17-21.
166 E.P. Riley, J.H. Hannigan and M.A. Balaz-Hannigan, Behavioral teratology as the study of early brain damage: Considerations for the assessment of neonates, Neurobehav. Toxicol. Teratol., 7(6) (1985) 635-638.
167 R.E. Butcher, Behavioral testing as a method for assessing risk, Environ. Health Perspect., 18 (1976) 75-78.
168 R.E. Butcher and C.J. Nelson, Design and analysis issues in behavioral teratology testing, Neurobehav. Toxicol. Teratol. 7(6) (1985) 659.
169 C.V. Vorhees, Behavioral teratogenicity testing as a method of screening for hazards to human health: A methodological proposal, Neurobehav. Toxicol. Teratol., 5(4) (1983) 469-474.
170 H. Abbey and E. Howard, Statistical procedure in developmental studies on species with multiple offspring, Develop. Psychobiol., 6(4) (1973) 329-335.
171 D.F. Cox, Identifying experimental units and calculating experimental error, Science, 213 (1981) 931.

172 M.H. Teicher, D.E. Pearson, B.A. Shaywitz and D.J. Cohen, Identifying experimental unit and calculating experimental error, Science, 213 (1981) 931.
173 J.L. Smart, J. Dobbing, B.P.F. Adlard, A. Lynch and J. Sands, Vulnerability of developing brain: Relative effects of growth restriction during the fetal and suckling periods on behavior and brain composition of adult rats, J. Nutrition, 103 (1973) 1327-1338.
174 J.L. Smart and J. Dobbing, Vulnerability of developing brain. II. Effects of early nutritional deprivation on reflex ontogeny and development of behaviour in the rat, Brain Res., 28 (1971) 85-95.
175 R.F. Smith and L. Goldman, Behavioral effects of prenatal exposure to ethylene dibromide, Neurobehav. Toxicol. Teratol. 5(5) (1983) 579-585.
176 D.E. Pearson, M.H. Teicher, B.A. Shaywitz, D.J. Cohen, J.G. Young and G.M. Anderson, Environmental influences on body weight and behavior in developing rats after neonatal 6-hydroxydopamine, Science, 209 (1980) 715-717.
177 C.V. Vorhees, Comparison of the Collaborative Behavioral Teratology Study and Cincinnati Behavioral Teratology test batteries, Neurobehav. Toxicol. Teratol., 7(6) (1985) 625-633.
178 I.S. Zagon and P.J. McLaughlin, Naltrexone modulates growth in infant rats, Life Sci., 33 (1983) 2449-2454.
179 I.S. Zagon and P.J. McLaughlin, Increased brain size and cellular content in infant rats treated with an opiate antagonist, Science, 221 (1983) 1179-1180.
180 I.S. Zagon and P.J. McLaughlin, Opioid antagonist-induced modulation of cerebral and hippocampal development: Histological and morphometric studies, Develop. Brain Res., 28 (1986) 233-246.
181 A.J. Kastin, R.M. Kostrzewa, A.V. Schally and D.H. Coy, Neonatal administration of Met-enkephalin facilitates maze performance of adult rats, Pharmacol. Biochem. Behav., 13(6) (1980) 883-886.
182 A. Chester, D. Hallesy and F. Andrew, Behavioral methods in reproductive and developmental toxicology, Neurobehav. Toxicol. Teratol., 7(6) (1985) 745-752.
183 C.A. Kimmel and J. Buelke-Sam, Collaborative Behavioral Teratology Study: Background and overview, Neurobehav. Toxicol. Teratol., 7(6) (1985) 541-545.
184 J. Adams, J. Buelke-Sam, C.A. Kimmel, C.J. Nelson and D.R. Miller, Collaborative Behavioral Teratology Study: Preliminary Research, Neurobehav. Toxicol. Teratol., 7(6) (1985) 555-578.
185 J. Adams, J. Buelke-Sam, C.A. Kimmel, C.J. Nelson, L.W. Reiter, T.J. Sobotka, H.A. Tilson and B.K. Nelson, Collaborative Behavioral Teratology Study: Protocol design and testing procedures, Neurobehav. Toxicol. Teratol., 7(6) (1985) 579-586.
186 J. Adams, D.M. Oglesby, H.S. Ozemek, J. Rath, C.A. Kimmel and J. Buelke-Sam, Collaborative Behavioral Teratology Study: Programmed data entry and automated test systems, Neurobehav. Toxicol. Teratol., 7(6) (1985) 547-554.
187 C.J. Nelson, R.P. Felton, C.A. Kimmel, J. Buelke-Sam and J. Adams, Collaborative Behavioral Teratology Study: Statistical approach, Neurobehav. Toxicol. Teratol., 7(6) (1985) 587-590.
188 S.M. Barlow, United Kingdom: Regulatory attitudes toward behavioural teratology testing, Neurobehav. Toxicol. Teratol., 7(6) (1985) 643-646.
189 M.J. Kallman and L.W. Condie, A test battery for screening behavioral teratogens in mice, Neurobehav. Toxicol. Teratol., 7(6) (1985) 727-731.
190 S.E. File, Effects of neonatal administration of diazepam and lorazepam on performance of adolescent rats in tests of anxiety, aggression, learning and convulsions, Neurobehav. Toxicol. Teratol., 8(3) (1986) 301-306.
191 L.P. Spear, E.K. Enters and D.G. Linville, Age-specific behaviors as tools for examining teratogen-induced neural alterations, Neurobehav. Toxicol.

Teratol., 7(6) (1985) 691-695.
192 M. Mirmiran, H. Van den Dungen and H.B.M. Uylings, Sleep patterns during rearing under different environmental conditions in juvenile rats, Brain Res., 233 (1982) 287-298.

CHAPTER 8

TERATOGENICITY OF PESTICIDES AND OTHER ENVIRONMENTAL POLLUTANTS

M.J. KLAND

1. INTRODUCTION

1.1 Early History: The Natural Pesticides

The use of agricultural pesticides has paralleled the development of agrarian societies, and was prevalent long before the Roman Empire existed (ref. 1). From antiquity to the present day native plants and their extracts have been used as insecticides. The application of natural plant extracts as a means of pest control probably originated in Asia and was introduced to Europe by the Venetian traveller Marco Polo in the late 13th or early 14th century. By 1848 the extracts of derris root and tobacco (sources of rotenone and nicotine, respectively) were also in use. The latter 19th century saw the list of insecticides expanded to include dinitrophenol and hydrogen cyanide. By the early 1900s, bromomethane, p-dichlorobenzene and naphthalene had been added to the list (ref. 2b).

Currently pest control by natural plant extracts is practiced primarily by subsistence farmers in those less developed part of the world where it is still an economic necessity.(ref. 3). Of the approximately 2000 plant species with known insecticidal properties (ref. 4), few have been developed commercially. These include the pyrethrins, rotenones and some of the alkaloids. Pyrethrins were the most important natural plant extracts in the early commercial insecticide formulations and were already in use in Persia and Yugoslavia during the early 1800s. By 1939 pyrethrum imports to the United States were 13.5 million lbs, declining from this peak as the synthetic analogs (e.g., the allethrins) appeared on the market. The addition of stabilizers (antioxidants) and synergists to the original pyrethrum formulations saved the natural product from commercial extinction. Currently the demand for pyrethrum flowers is still over 25,000 tons per annum--met by hand-harvested crops from Ecuador, Kenya and Tanzania (ref. 5).

Inorganics have also contributed to the early history of pesticide development, albeit somewhat less spectacularly than insecticides of plant origin. The naturalist Pliny the Elder (70 A.D.) recommended the use of arsenic as an insecticide. The sulfide(s) of arsenic are also believed to have been used for this purpose in China in the 1500s. By the nineteenth century a number of other metal salts had joined the ranks of the arsenic compounds (ref. 6).

For reviews of the literature on insecticides from plants see USDA Agricultural Handbooks 154 (1958) and 461 (1975), and The American Chemical Society publication: "Natural Pest Control Agents" (1966), all cited in reference 4. Further citations are given by Balandrin et al. (ref. 3). The chemistry and mechanism(s) of action of naturally occurring herbicides is treated by Putnam in a recent report in *Chemical and Engineering News (C&EN)* (ref. 7).

1.2 <u>Synthetic Pesticides</u>

The 19th and early 20th centuries experienced phenomenal scientific growth, particularly in chemistry and physics. However, it was the impetus of a second world war with its massive demands for substitutes for scarce fuels, pesticides, medicines, weapons and transportation that catalyzed the exponential growth in these areas. Among the beneficiaries of this incentive were the petrochemical-based polymer industry, pharmaceuticals and large scale agribusiness with its escalating need for fertilizer and pesticides to compensate for monoculture-induced soil depletion and disease problems (refs. 8 and 9).

The post-war revolution in agriculture was not without its critics, first among biologists and early environmental scientists; later, among lay citizens concerned with their air, water and food. Perhaps the most prophetic of early writings on the pollution of aquatic ecosystems was Rachel Carson's "Silent Spring", which reached well beyond the biological science community in its influence (ref. 10). An aquatic biologist on the University of Maryland Zoology staff, Carson was herself a victim of cancer, adding to the poignancy of her message.

Eugene Odum, another concerned ecologist, argued persuasively for the application of ecosystem development theory to human ecology, and the need to devise a strategy leading to ecosystem stability, rather than short term gains at great environmental cost. Monoculture leads to soil depletion and disease susceptibility; excessive pesticide use, to the destruction of beneficial species, etc. (ref. 11).

By the time Hardin's "Tragedy of the Commons" (ref. 12a) and Commoner's "The Closing Circle: Confronting the Environmental Crisis" (ref. 12b) were published, the environmental movement had taken on a life of its own and the EPA* was a *fait accompli*, having been established by Congress in 1970.

1.3 Definition and Sources of Pesticide Information

The term pesticide is defined by Risebrough as "material useful for the mitigation, control or elimination of plants or animals detrimental to human health or economy" (ref. 13).

The Pesticide Index (ref. 14) lists the following categories of pesticides: acaricides, attractants, chemosterilants, defoliants, fungicides, herbicides, insecticides, molluscicides, nematicides, plant regulators, repellents, and rodenticides. Listings are in alphabetical order with structural and molecular formulae for single chemical entities. Other data include: CAS nomenclature and number; Wiswesser Line Notation; LD-50 and test animal data when available; physical appearance and safety information. Also provided are: a CAS nomenclature index; separate molecular (line) formulae of chemicals identified by their common names; a separate section of Wiswesser line notations, also with common names; an appendix of manufacturers, and an appendix of recent publications dealing with pesticide names.

The recent looseleaf *Agrochemicals Handbook* (ref. 15) will have the advantage of currency, since the prospectus promises periodic updates. Designed primarily for manufacturers and users of agrichemicals, it has features that should make it useful as a reference for the teratologist and toxicologist as well (a bioactivity index, health and safety information and ingredients listings for commercial formulations).

1.4 Classes of Pesticides and Their Modes of Action

Pesticides may be broadly classified by use as insecticides, herbicides, fungicides, fumigants, and antimicrobials, etc. Of the 7100 separately indexed entries appearing the 5th edition of the Pesticide Index, 1600 are main entries. Hence this discussion will of necessity be limited to a small number of compounds in each class, selected for their broad class characteristics as well as their importance.

Insecticides fall largely into three main chemical groups: 1) the organochlorines whose action is primarily on the peripheral nervous system; 2) organophosphates, and 3) carbamates. The latter two classes are cholinesterase inhibitors.

Historical accident dictates that the chlorinated pesticides be considered first. It is well over a century since Othmar Zeidler first

---

*Environmental Protection Agency

synthesized DDT (2,2-bis(p-chlorophenyl)-1,1,1-trichloroethane) in the laboratory of Professor Adolph von Bayer (1873) (ref. 16). Nearly a half century earlier (1825) the photochemical addition of 3 moles of chlorine to benzene to give the hexachloride had been achieved. However recognition of the insecticidal properties of these compounds came much later--1935 for the hexachloride and 1939 for DDT--when Dr. Paul Müller repeated Zeidler's synthesis. He was investigating compounds of the general formula I* in search of a liposoluble contact poison:

$$Cl-\bigcirc-X-\bigcirc-Cl \quad (X = C, O, S, SO, SO_2, NH)^*$$

I

Müller found DDT to be remarkably effective against a variety of arthropods, including flies, mosquitoes and other insects, as well as the Colorado potato beetle. The discovery earned Müller the 1948 Nobel award in chemistry.

The timing of Müller's discovery insured its early application in the Mediterranean and South Pacific theaters of World War II to eliminate mosquito-vectored diseases: malaria, filariasis, dengue fever; also typhoid fever, carried by lice and fleas.

The efficacy of DDT in controlling morbidity and reducing mortality rates from pest-vectored diseases was probably a major factor in the world population explosion of the '70s (Metcalf, ref. 16).

As with human disease vectors, so DDT succeeded initially with some of the major agricultural pests.** By the early 1970s over 4 billion pounds of the insecticide had been used--approximately 80% of it on agricultural crops. It was also in wide use for pest control in home flower and vegetable gardens, and domestically as protection against moths and carpet beetles.

The phenomenal success of DDT stimulated further research, and by 1946 the two DDT analogs, DDD and methoxychlor (Table 1,A) had been produced (Tables are at the end of the chapter). The observation of greater insecticidal activity in those organochlorine compounds that lose their HCl more easily led to yet another group of chlorinated derivatives, the condensed ring chlorocyclodienes (Table 1,B). Thus, nearly all of the chlorinated pesticides currently in use had been

---

*Compounds of formula I were known to act as stomach poisons against moths and beetles.

**The coddling moth (deciduous fruits); pink bollworm (cotton); the gypsy moth and spruce budworm, two defoliators of our forests.

synthesized by 1950--less than ten years after DDT was marketed.

1.5 "The Other Side of The Coin": Environmental Persistence and Insect Resistance

At first blush the physicochemical characteristics of DDT seemed very nearly ideal. It had the desired high fat/low water solubility, low volatility and resistance to photo-oxidation, to insure that it would survive long enough to be effective. Its primary degradation product DDE had nearly identical characteristics. But precisely those traits that were built into the DDT molecule to guarantee its survival *in situ* and its insect toxicity have made it one of the most formidable of environmental pollutants. DDT and its degradation products are ubiquitous in the global environment--in soil and water; in the body fats of mammals, and in insect and plant lipids. In those organisms constituting trophic webs the concentration factors of DDT and DDE are estimated at 10 percent per trophic level (ref. 17). Harrison et al. found an overall DDT concentration in Lake Michigan (water→amphipods→fish, e.g., Coho salmon, lake trout) of approximately 10^7 (Metcalf, ref. 16, p. 512).

The environmental persistence of DDT and its immediate metabolite DDE is characteristic of chlorinated organic pesticides as a class. Given the well-documented long term detrimental effects of many of these chemicals on species at all levels of the food chain--particularly on avian and estuarine species, insects and plants beneficial or even essential to agriculture, it is a fortunate accident of nature that resistant target pests evolved within a single generation. Unfortunately these resistant species also included the vectors of killer diseases along with the housefly--the first insect to develop resistance (ref. 18). In addition, 27 agricultural pests had become DDT resistant by 1970, many of these of economic importance.

This feat of "accelerated microevolution" involved the genetically controlled production of a dehydrochlorinating enzyme ("DDT-ase") that converted DDT to DDE. Microsomal oxidation of the latter produced polar degradable compounds.

2. THE ORGANOHALOGEN AROMATIC AND CYCLIC PESTICIDES AND RELATED COMPOUNDS

2.1 Modes of Action and Biochemistry of DDT and Related Chloroorganics.

DDT acts as a nerve poison on insects and mammals. Symptoms of intoxication include hyperexcitation, increasingly severe tremors resulting in convulsions, prostration, and finally, death. The tremors arise from the multiplication of single initial nerve impulses, producing a cascading effect.

In general, the chlorinated pesticides have wide spectrum application. They penetrate the outer chitin layer of susceptible insect species, producing paralysis of the peripheral nervous system. A detailed discussion of their metabolic pathways is beyond the scope of this chapter and is available elsewhere (refs. 19a,b). While chemical theories of action at the molecular level abound, none provides a universally consistent rationale for the biotoxicities of all DDT analogs. Proposed mechanisms evolved from a classical pharmacologic conductophore-toxaphore picture in the 1940s, to a stereochemical approach in the early '50s. This was followed by theories of selective adsorption of the DDT analog at a suitable lipoprotein interface, and of toxicity based on appropriate molecular size and shape, so as to achieve interstitial fit of the DDT analog into the nerve membrane lattice. As with other areas of synthetic organic chemistry, the use of accurate Fisher-Hirschfelder type models here proved useful in predicting analog fit. Theories related to the mechanism of action of DDT analogs are summarized in Fig. 1 (Figures are at the end of the chapter). A more detailed review is given in ref. 16, pp. 515ff.

Like the arachnids, vertebrates have evolved mechanisms for coping with the toxic effects of chloroorganic-type pesticides. Upon ingestion the compounds are largely absorbed from the GI tract, carried to the liver via the portal vein, and deposited in other organs throughout the body. Most solid chlorinated pesticides are also efficiently absorbed by the skin. Excretion is mainly by feces; however residual elimination is slow, and some chloroorganics persist in body tissues and fluids long after ingestion. Table 2 lists proximate excretion times and relative toxicities in qualitative terms for some common commercial pesticide products.

The main metabolite of DDT found in the liver and fats of mammals is its first dehydrochlorination product DDE, along with the unchanged DDT. A second step may occur leading to the oxidative dehydrochlorination of DDE to the substituted acid DDA, p,p'-dichlorodiphenylacetic acid (Fig. 2). This metabolite is excreted as the conjugate glucuronide.

Unsaturated analogs of DDT are generally transformed to expoxides by liver enzymes, stored in adipose tissue, or further metabolized to hydrophilic substances and excreted as conjugates. Thus aldrin is epoxidized to dieldrin and heptachlor to its epoxide for storage in adipose tissue. In mammals these epoxides may then be enzymatically dechlorinated, hydroxylated, oxidized or conjugated and the resulting hydrophils excreted in the feces. In toxaphene partial dehydrochlorination results in the excretion of chloride. Since its metabolites are water soluble toxaphene has less of a tendency to accumulate in fatty tissue and is more readily cleared. Commercial lindane (hexachlorocyclohexane; BHC) is an isomeric mixture whose composition will determine which metabolic path(s) predominate. The gamma isomer ($1\alpha,2\alpha,3\beta,4\alpha,5\alpha,6\beta$) is dehalogenated and excreted largely as the glutathione conjugate. In the other isomers degradation paths vary and may occur extrahepatically as well as in the liver. The principal metabolic path for p-dichlorobenzene is via monohydroxylation.

2.2 The Teratologist's Dilemma.

Past experience has taught us that much of the pesticide information of greatest relevance to human health and safety will be derived from inadvertent human exposure, either during the manufacture, or the large-scale application of pesticides. From Percival Pott's description of occupational cancer of the scrotum in British chimney sweeps[*] (1775; ref. 21), to the more recent occurrence of a rare liver angiosarcoma among workers exposed to vinyl chloride (VC) monomer (refs. 22a,b); to the carcinogenic and reproductive hazards of the soil fumigant and nematocide, dibromochloropropane (DBCP), whose use is no longer permitted (refs. 23a,b,c,d) . . . man has remained the ultimate test animal. The reason is not hard to find. With the advent of large scale agriculture, fertilizers and pesticides have become an economic fact of life.

Many formulations were in use long before the passage of TOSCA[**], OSHA[***], and FIFRA[****], hence were "grandfathered" in. Legally mandated testing logistics are such that the EPA must depend largely on toxicology data provided by manufacturers' studies, done either in-house or by outside commercial laboratories retained by them. Neither arrangement insures adequately against bias, as will be seen in the

---

[*]"Chirurgical Observations", 1775.

[**]PL94-469: Toxic Substances Control Act of 1976.

[***]PL91-596: Occupational Safety and Health Act of 1970.

[****]PL95-396: Federal Insecticide, Fungicide and Rodenticide Act as Amended (1978).

later DBCP example; and in at least one case on record a major commercial laboratory submitted fraudulent data (ref. 120). Recent increased emphasis on cost-benefit considerations has further eroded the original intent of the legislation, enacted during the environmental revolution of the '70s. More often than not the hidden costs may involve the health and safety of the worker--or an unexplained cluster of illnesses, miscarriages and/or birth defects in a community after heavy spraying with a known toxic pesticide.

2.3 <u>Teratogenicity and Reproductive Effects of Organochlorine Pesticides</u>.

A number of once flourishing birds of prey (raptors) have now become endangered species, no longer able to produce viable eggs. Their main source of food, i.e., fish, concentrate DDT in their tissues. Osprey and other principal avian predators of the aquatic food chain, were exposed to large quantities of DDT and its metabolite DDE. These compounds impair avian calcium metabolism resulting in the production of fragile, calcium- deficient egg shells that break before the embryo can be brought to term (ref. 83). A similar fate has befallen the brown pelican, the peregrine falcon, the bald eagle, etc. (Risebrough et al. ref. 82a). Deleterious effects of DDT and related organochlorine pesticides in fish are not confined to the reproductive impairment of raptors. The California Department of fish and game documented extensive fish kills mainly by chlorinated pesticides in 1963. Numbers ranged from hundreds to 30,000 (8 cases) to over 100,000 (3 cases). Significant numbers of game fish were involved, and potentially dangerous residual levels of DDT were detected in some instances. Since then intensive monitoring and improved cooperation between the concerned state agencies (fish and game; agriculture) has reduced the number and magnitudes of fish kills (10 cases reported in 1969 involving 36,955 fish, ref. 82b).

Stored DDT and dieldrin present in lake trout eggs at spawning time can affect the ultimate survival of the young (ref. 82c). Oyster growth is inhibited even at low concentrations of DDT. This characteristic growth sensitivity of a number of mollusks to DDT, and the rates at which DDT is flushed out when the mollusk is transferred to fresh water, has been used as a pesticide monitoring tool (Butler, ref. 82d).

Among the known sequelae of exposure to chlorinated organics in mammals is that of estrogen-like activity (ref. 84a). DDT inhibition of testicular growth and secondary sex characteristics development in white leghorn cockerels was reported as early as 1950 (ref. 85a). Later studies showed that mice fed DDT (200-300 ppm) developed smaller ovaries and testes; that DDT administration interfered with ova implantation in mice and resulted in a higher incidence of cystic ovaries and persistent vaginal estrus in rat neonates (ref. 84b). Low doses of DDT administered over extended periods (50 d. to 21 mo.) increased the mean estrus cycle. At higher doses (100 to 250 ppm DDT) fertility, gestation, lactation, survival times of parents and offspring and viabilities of offspring were all significantly affected. Deichmann et al. reported low reproductive activity in beagles on 12 mg/kg/d DDT for 14 months. Findings included delayed estrus, reduced libido, high offspring mortality rates and stillbirths (ref. 85b). Unfortunately early studies with DDT often used technical grades or did not specify isomeric composition. Some of the best-documented reports of estrogenic behavior of DDT involve studies of the o,p'-isomer of DDT which appears to be more active than the p,p'-isomer in this respect. Among DDT congeners it is the o,p'-isomer that most closely resembles estradiol in its estrogenic behavior. Thus, it is a strong inducer of uterine ornithine carboxylase, elevates the concentration of cytosol progesterone receptor, and, when administered to immature rats, it elevates the uterine induced protein, IP. (Kupfer et al., ref. 84a, p. 125-128).

Generally endogenous or synthetic estrogens will have an exposed or masked phenolic substituent (e.g., OCH_3). However the purified o,p'-DDT from which all detectable phenolic impurities had been extracted continued to show estrogenic activity. Since *in vivo* metabolism of the compound produces a number of phenolic derivatives with estrogenic potential, it was assumed that prior hydroxylation must occur. Evidence from *in vitro* binding experiments however suggests that unchanged o,p'-DDT may also be involved (Kupfer, et al., p. 132).

While the literature abounds with reports of the undesirable reproductive consequences of DDT exposure at all levels of animal systems, little human research in this area has made its way into the open literature. Shepard's *Catalog of Teratogenic Agents* (ref. 86) and Nisbet-Karch (ref. 47) each list only the work of O'Leary et al. (ref. 87), correlating spontaneous abortion in human females with human pesticide residues, and prematurity of human fetuses with DDE levels found in fetal whole blood. Perhaps the more serious risk with DDT and DDE is the significant presence of these two along with other organochlorine pesticides in the breast milk, where they concentrate and continue to exert an influence on growth, development and hormonal, CNS and enzyme systems (Barlow and Sullivan, ref. 80, p. 26). Other chlorinated pesticides that fall into the category of selective concentraters in breast milk include aldrin, dieldrin, chlordane, chlordecone (kepone), heptachlor epoxide, the antifungal agent hexachlorobenzene (HCB) and mirex. Two related industrial chemicals-- the polybrominated and polychlorinated biphenyls resist biodecomposition and maintain persistent residence in mammalian tissue. It is possible that for them selective concentration and excretion via breast milk may constitute the main (or sole) route of elimination.

Some of the organohalides known to concentrate in breast milk have been assigned MACs[*] by the U.S. Food and Drug Administration (FDA) and ADIs[**] by the WHO.[***] However it is not unusual for a nursing infant to ingest amounts exceeding these values (Table 3; ref. 88).

DDT is currently (FY 1985) under test for chronic toxicity at Northwestern University and is scheduled for future epidemiologic study at the Center for Environmental Health (ref. 89).

2.4 DDT Analogs: The Chlorinated Diarylethanes

DDT analogs are substituted diarylethanes:

$$\text{Structure II: } (C_6H_4R)(C_6H_4R^1)CH-CCl_3 \quad (R, R^1 = \text{Halogen, Me-, -OMe, etc.})$$

The action spectrum for DDT and its structural analogs is known to be quite broad and cannot be attributed to simple enzyme inhibition, as in the case of the carbamates or the organophosphates. The presence of chloroaryl moieties, as well as steric effects at receptor sites, both appear to be factors affecting insecticidal activity. In addition to DDT itself, its metabolites DDE and DDA and DDD have some activity. Efforts to overcome insect resistance and to produce more biodegradable analogs led to the introduction of substituents other than chlorine for

---

[*] MAC-maximum allowable concentration.
[**] ADI-allowable daily intake.
[***] WHO-World Health Organization

R and R' in the aryl moieties (e.g., methoxychlor, methylchlor) and to moving R and/or R' to the ortho position. Animal toxicity studies led to the early (1950) observation of the hormonal action of DDT and its analogs and the later attribution of greater estrogenic activity to the o,p'-isomer of DDT (ref. 84a).

Methoxychlor is degraded in vivo by O-dealkylation and excreted as mono-and bis-phenols. It is much less environmentally persistent; also much less toxic to rats (oral LD_{50}> 6000 mg/Kg compared with LD_{50} 118 mg/Kg for DDT; Metcalf, ref. 16). However, methoxychlor toxicity in fish approaches that of DDT, and in cold water fish, e.g., Atlantic salmon, it can accumulate to excessive levels. Although much less toxic in mammals than DDT it is similar in its estrogenic action. Methylchlor is less toxic to fish than methoxychlor, but also rather ineffectual as an insecticide. Comparison of the persistence characteristics of the methyl and methoxy analogs of DDT shows the microsomal side chain oxidation of the alkyl group to be more efficient than microsomal O-dealkylation.

2.5 Chlorinated Benzenes and Pentachlorophenol

Of 12 chlorinated benzenes, three have found most frequent use as pesticides--the ortho and p-dichlorobenzenes and hexachlorobenzene (HCB)[*]. The dichlorocompounds (DCBs) are used as insecticides and fumigants; HCB, as a fungicide, and in seed treatment.

Pentachlorophenol (PCP) has been used as an insecticide, a fungicide, defoliant, herbicide and wood preservative. As a street drug of abuse it is known as 'angel dust'. PCP is a metabolic stimulant and has caused deaths from hypothermia. It can also produce peripheral motor neuropathies when absorbed via the skin.

The halogenated benzenes have relatively high vapor pressures due in part to the interaction of unbound (resonance) electrons on the halogens with conjugated aromatic double bonds:

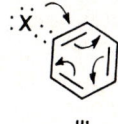

III

Ring symmetry is also a determinant, greater symmetry favoring higher vapor pressure. The tendency of HCB to sublime, coupled with its stability, favor cross-contamination of the environment by HCB, from

---

[*]Hexachlorobenzene (HCB; C_6Cl_6).

soil to air and water, and vice versa.

A recent inhalation study (Dow-Chemical, 1985) of the teratogenic potential of o- and p-dichlorobenzenes on pregnant rats (days 6 through 15) and rabbits (days 6 through 18) concluded that the pesticides were neither fetotoxic nor teratogenic under experimental conditions, despite maternal toxicities. However, rat doses (0,100,200,400 ppm) resulted in significant decreases in weight gain, while liver weight increased for the dams at 400 ppm. Rabbits showed a similar loss of weight after 3 days' exposure to 400 ppm of o-DCB or 800 ppm of the p-isomer. Dichlorobenzene exposures were for 6 hours/day throughout the experiment (ref. 96).

The deaths of breast-fed infants in the mid-fifties in Turkey, and an epidemic of skin sores and discolorations (*porphyria cutanea tarda*) were associated with the accidental consumption of HCB-contaminated seed grain (refs. 93-94). Clinical symptoms included weight loss, enlargement of lymph nodes and thyroid, abnormal growth of body hair and skin photosensitization.

In 1973 a small community in Louisiana exhibited enzyme disruptions attributed to the presence of up to 23 ppb HCB in the blood of affected inhabitants (ref. 93).

HCB is known to cross the rat placenta, accumulating in the fetus. At high dose levels to the dam many suckling pups died before weaning, the viability index being zero for the F_1 generation. Hence dietary HCB decreased the number of pups that survived to weaning. A minimum, e.g., no effect, dose level of 20 ppm of HCB was established (refs. 95a,b,c). As with other chloroorganics, HCB affects the CNS and with it a variety of essential vital functions.

HCB accumulates in catfish (x 15000) and is toxic to some birds. Its half-life in sheep and cattle (~ 90 days) speaks for its stability and *in vivo* persistence.

2.6 <u>Hexachlorophene</u> (2,2'-methylenebis(3,4,6-trichlorophenol), HCP)

This compound is a substituted diphenyl methane, hence structurally

IV

a DDT analog, as well as a chlorinated phenol analogous to PCP. It is used as a bactericide and fungicide, and was at one time available in over the counter formulations as a skin cleanser, in talcs, etc. It is readily absorbed via the skin and highly neurotoxic particularly to newborns (Mennuti, ref. 90a). Clusters of similar malformations were observed in infants of workers exposed to HCP in detergent washes (loc. cit, p. 45). Brandt et al. reported transplacental passage and accumulation of HCP in a mouse study (ref. 91). Infants exposed to a 6% HCP powder showed brainstem vacuolization similar to that induced in newborn experimental animals repeatedly treated topically with 3% HCP. Moreover examination of histologic brain sections of dead premature infants indicated a positive correlation between HCP baths and lesions in brain white matter (ref. 92).

Single doses of HCP (75-125 mg/kg) administered to male rats caused degenerative changes in the seminiferous tubules (ref. 84c). The topical exposure of female neonates to HCP did not affect fertility or cyclic ovarian activity; nor did it alter vaginal opening. However, treated males exhibited lower fertility, probably due to their inability to ejaculate, since sexual behavior and spermatogenesis were both normal (Rao et al., pp. 156-157, ref. 84c). The structurally related di- and trichlorophenoxy acid herbicides (2,4-D and 2,4,5-T) present a special problem in that they are contaminated with the highly toxic chlorinated dibenzo-1,4-dioxins, and will be discussed later in connection with Agent Orange.

2.7 <u>Lindane</u> (benzene hexachloride, $C_6H_6Cl_6$; BHC, HCH)

As commonly used in commercial formulations this insecticide (termiticide) contains a number of isomers of which the active ingredient gammexane is the $(1\alpha,2\alpha,3\beta,4\alpha,5\alpha,6\beta)$-1,2,3,4,5,6-hexachlorocyclohexane:

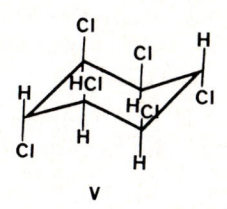

V

Lindane in 1% cream, lotion and shampoo formulations is also used as a parasiticide and ovacide (Kwell) in the treatment of lice (ref. 92, p. 1446). Lindane has a local irritant action and can be absorbed dermally. Acute toxicity in humans may occur by all exposure routes: ingestion, inhalation or dermal (ref. 97). All isomers of BHC act on the central nervous system (CNS), but not identically: the gamma and alpha isomers are CNS stimulants, the principal symptoms of acute toxicity being convulsions, whereas the β-and δ-isomers are CNS depressants. The predominant metabolic route for lindane is dehalogenation followed by glutathione conjugation. Since the technical grade formulations are mixtures, their metabolic pathways are a function of composition of the mixture.

BHC is less persistent in the environment, hence is viewed as less of a problem. This may be a misperception in view of its toxicity to mammals. A dose of 45 mg administered as a vermifuge resulted in serious illness for the patient, including convulsions (ref. 99). Seizures in young children after the application of lindane preparations have also been reported (ref. 92, p. 1446). Topical use of lindane preparations on pregnant women should be avoided in view of their skin penetrating power and potential for CNS toxicity. The use of vaporizers containing lindane has also resulted in acute poisoning, probably due to overheating with some decomposition.

The gamma isomer of BHC has by far the greatest acute toxicity in laboratory animals but its fairly rapid excretion by the kidneys prevents massive body accumulation. Consequently the γ-isomer exhibits the lowest chronic toxicity on repeated exposures. The β-isomer has the highest chronic, but lowest acute toxicity.

Chronic dermatitis frequently occurs among workers in BHC plants. Symptoms of acute BHC poisoning in man and experimental animals are similar. Animal pathology mimics that of DDT, and the treatment for acute BHC or DDT toxicity is essentially the same (ref. 99).

Administration of separate isomeric forms of BHC (α, β) produced liver tumors and lung metastases in mice, whether bred for a low or high incidence of spontaneous tumors (ref. 100). Effects of BHC reported on exposed humans include liver cirrhosis and chronic hepatitis in 8 workers; also cases of aplastic anemia and leukemia (ref. 100, p. 157). Animal studies to date focused primarily on the reproductive effects of lindane are both insufficient and inconclusive. Earl et al. reported fetotoxic effects (stillbirths, perinatal deaths) in beagles (ref. 101a). On the other hand a later study (ref. 101b, Rivett et al.) found liver enlargement but no teratogenic effects. Finally two studies (Palmer, et al.) one on CD strain rats (ref. 101c), the second on CFY rats and New Zealand white rabbits (ref. 101d) reported enlarged hepatocytes and vacuolated cytoplasm (rats), but no adverse reproductive effects or selective embryotoxicities.

A more recent Indian study of premature labor and abortions reported significantly higher pesticide concentrations both in the circulating blood and placental tissues of the affected women when compared with their full-term counterparts (ref. 102).

Finally, three of four lindane studies under the National Toxicology program were scheduled for completion in 1985 (ref. 89, p. 60). Meanwhile the use of lindane as a pesticide is to be severely restricted, and products containing the compound may no longer be used in vaporizers or as indoor smoke fumigants (ref. 103).

2.8 Aldrin, Dieldrin, Endrin

Aldrin belongs to a group of chlorinated condensed ring insecticides classified as cyclodienes from the degree of unsaturation of the parent structures. Dieldrin and endrin are isomeric epoxides of the parent aldrin, each having one remaining double bond. All three compounds were widely used at one time, chiefly as crop insecticides and termiticides, but also as fumigants in the moth proofing of carpets and woolens. At present their use is severely restricted, many applications having been cancelled or denied registration (ref. 103, pp. 1, 4 and 8).

Aldrin (hexachloro-hexahydro-1,4,5,8-dimethanonaphthalene): a cyclodiene, **VI**

Dieldrin } isomeric epoxides
Endrin } of Aldrin, **VIIa,b**

The oxidation of aldrin to dieldrin occurs rapidly throughout the ecosystem in soil, plants, and animals. However, dieldrin degrades slowly, hence is a world-wide environmental contaminant, albeit at low levels. Endrin, the isomer of dieldrin, is the most toxic to the liver and kidneys of the three compounds (Morgan, ref. 20, p. 15). However both dieldrin and endrin exhibit the acute liver effects characteristic of chlorinated hydrocarbons. Thus, DDT and dieldrin both caused enlargements in hepatocytes in rats, particularly in the central zones of the liver (ref. 100, p. 153). Exposure to all three compounds may be by ingestion, inhalation, or through dermal absorption, with consequent severe CNS effects. From 1- to 4-hour exposures to aldrin result in irritability, convulsions and depression, and unconsciousness. Eventual liver damage occurs with chronic exposure (ref. 99, p. 381). Dieldrin greatly reduces or eliminates appetite, apparently through CNS action.

Either the nervous symptoms or the anorexia may appear first. Effects of both dieldrin and aldrin are similar in animals and man.

Aldrin and endrin are listed as indefinite animal carcinogens; dieldrin, as a known animal carcinogen (ref. 104).

Dieldrin has been shown to cross the placenta in rats (ref. 106a) and decrease litter size and fertility in mice significantly (10 ppm dieldrin fed 30 days prior to mating and during gestation; ref. 106b). Administration of aldrin to birds (chick, pheasant, quail) induced malformations primarily of the genital tract, decreased pregnancy rate and litter size in mice, and was teratogenic to the golden hamster (ref. 107).

Dieldrin has been undergoing *in vitro* mutagenesis/genetic toxicity testing (CHO cells) to have been completed in 1985. Testing on endrin for mammalian mutagenesis/genetic toxicity (mouse lymphoma cells) was to have started in 1985 (ref. 89, pp. 37 and 49).

Endrin is known to cause birth defects in laboratory animals, hence the EPA advises against exposure of female workers during pregnancy (ref. 103, p. 9) and the routine use of special protective clothing for women.

Early studies of cyclodienes revealed reproductive effects on mice, rats, and dogs associated with changes in the estrus cycle (ref. 100, p. 154). Ottolenghi et al. (ref. 105) observed teratogenic effects on mice and hamsters at 1/2 LD_{50} doses of aldrin, dieldrin and endrin. In addition to the anomalies observed (cleft palate, webbed feet and open eyes), growth retardation and fetal deaths occurred. Effects on the dams were not reported, but none of the expected overt toxic symptoms associated with chlorinated cycloalkenes was in evidence (ref. 105). For a more detailed review of the earlier reproductive studies the Ottolenghi reference should be consulted.

2.9 Chlordecone (Kepone) and Mirex.

Kepone (decachloroctahydro-1,3,4-methano - 2H-cyclobuta [cd] pentalene-2-one) was patented in 1952 by Allied Chemical and registered for ant and cockroach control. Its chief use, however, was against the banana root borer in Central and South America, where the pesticide was obtained from Germany (refs. 108a,b).

Kepone, VIII

Mirex, IX

The history of the kepone findings is instructive. The blood sample of a worker with symptoms of neurological illness was submitted to CDC[*] for evaluation and found to contain kepone in the ppm range. Life Sciences Products (LSP), Inc., the Hopewell, Virginia, manufacturer of kepone, was ordered to discontinue the kepone process by Virginia authorities and complied voluntarily. This action was followed by retrospective and current epidemiological evaluations of other employees, and sampling of the James River for kepone contamination. Early results from the EPA laboratory at Research Triangle Park (RTP) revealed that kepone was ubiquitous throughout the tidal river estuary, with concentrations reaching 2.1 µg/g in finfish and 0.48 µg/g in oysters (ref. 108, p. 918). The EPA preliminary survey also showed extensive environmental contamination in the neighborhood of LSP in air particulates and soil. Added to the EPA data was the hospitalization of a number of employees with the colloquially dubbed 'kepone shakes'. Governor Mills Godwin faced the unenviable duty of closing the entire tidal river, with its tributaries to finfish and shellfish harvesting as a public health measure, putting a large number of fishermen out of work. Worse yet, commercial oyster beds must be seeded with juveniles (1 to 6 cm) and require approximately 3 years to mature. An estimated 70% of the production from Virginia's private oyster beds depends on such oyster seedlings from the lower James River. A "crash" study was therefore initiated to determine the rates at which contaminated oysters would purge themselves of kepone when transplanted to clean water. Fortunately for the seafood industry, about two weeks of purging at summer temperatures and 7 weeks at winter temperatures did reduce kepone levels in the seedlings sufficiently that harvesting of seed oysters was again permitted. Action levels were adopted by the FDA in February and March of 1976: 0.1 µg/g in the edible portion of finfish, 0.3 µg/g in mollusks and 0.4 µ/g in edible portions of blue crab were pronounced safe (ref. 108a, p. 919).

The observation that 85% of the fish that exceeded the kepone action level were males led to analysis of the roe of gravid females. It was found that gravid females do indeed transfer a part of their kepone burden to the eggs. This was equally true for shad (ref. 108a, p. 920) and the blue crab (ref. 109). Species other than fish in the James River region also accumulate kepone; these include waterfowl, the blue heron, Canadian geese, the osprey, bald eagle, white-footed mouse, etc.

---

[*]Center for Disease Control.

In general, levels of kepone detected are a function of feeding patterns and length of residence in contaminated areas, with the highest levels found in fish feeders.

Sediments on the James River bottom are a reservoir for kepone, recycling the compound through the trophic levels of plants and animal organisms, back to benthic animals. Approximately 500 km^2 of the James River area contain detectable kepone levels (>.02 µg/gm).

In addition to its neurotoxicity in man, kepone is a known animal hepatocarcinogen (mice, rats; ref. 110) and a suspect carcinogen in humans. Reproductive and teratogenic effects have been reported for animal species ranging from sheepshead minnow and Japanese quail to mice, rats and man (Table 4A; ref. 111a), with open literature data on the latter very limited. Sternberg (ref. 100, p. 155) alluded to "a group of workers at a kepone manufacturing plant" (see above) who developed enlarged livers and suffered testicular damage along with neurotoxicity. Nisbet/Karch reports occupational exposure as leading to reproductive failure (ref. 47; Table on p. 173; refs. 111a,c). Taylor et al. found a significant reduction in the sperm motility of 13 out of 148 men working in a kepone manufacturing plant (ref. 111b, Table 4B). A NIOSH report alluded to the loss of libido and reduced sperm counts in men occupationally exposed to kepone (ref. 111d). All registered products containing kepone were effectively cancelled by May 1, 1978 (ref. 103, p. 13).

An early mirex report to the EPA noted that if male rats were fed mirex during the breeding period only, and bred to females fed 25 ppm mirex (45 to 102 days), significantly fewer offspring were born alive and fewer survived to weaning than in the controls. Also, from 33 to 46% of the offspring developed cataracts. The pathologic effects of mirex on the eyes was traced to its ingestion during the suckling period (refs. 113a,b). There is evidence that mirex stimulates liver microsomal metabolism. Proliferation of endoplasmic reticulum and an increase in oxidative metabolism were observed (ref. 113a, p. 51). Although existing stocks of mirex (dodecachloro analog of kepone) could not be sold after June 30, 1978, formulations containing the compound are still registered for restricted applications (ref. 103, pp. 16-17). Mirex decomposes to kepone in the environment (ref. 112), possibly by oxidative hydrolysis of the CCl_2 group to $C=O$. Thus the persistance/toxicity/contamination problem is still with us.

Currently both kepone and mirex are classified as animal positive carcinogens, kepone as a suspect human carcinogen, and mirex as an experimental teratogen (refs. 114a,b). Both compounds are being investigated under the National Toxicology Program -kepone for reproductive/developmental toxicity and mirex for carcinogenicity (ref. 111e).

2.10 Toxaphene

Toxaphene ($C_{10}H_{10}Cl_8$) is a mixture of polychlorinated camphenes (bicyclic terpenes). Currently in restricted use as an insecticide, it is toxic to fish, birds and wildlife and may be fatal to shrimp, and crab, etc. (ref. 103, p. 26). Its toxicity and routes of entry in mammals are typical of the cyclic chlorinated hydrocarbons as a class;

Toxaphene

X

namely, it is highly neurotoxic and can cause degenerative changes in the liver parenchyma and renal tubules.

Toxaphene is an animal carcinogen (refs. 114-115), a suspect human carcinogen and animal teratogen (ref. 114d). Because it is environmentally persistent as well, the EPA description of its current permitted uses is so circumscribed with restrictions as to raise the question of regulatory feasibility (see ref. 103, pp. 25-28). Allowed restricted uses include: control of scabies on beef cattle or sheep; minor use for army worm, cutworm and grasshopper control; minor use for mealybug and pineapple moth; sicklepod in soybeans and peanuts; insects in corn, and in dry and southern peas. Emergency use until December 31, 1986 is allowed when warranted. Mammalian teratogen studies are summarized in the following sources: ref. 2a, p. 178; Zielhuis (ref. 116); ref. 84, p. 152; ref. 100, p. 157. Zielhuis reviewed a Russian reproductive study of Il'ina on women chronically exposed to polychlorinated pinenes, who had previously suffered "slight to moderate" poisoning. The findings are of interest because of the close structural relationship to toxaphene and the strong possibility of camphene/pinene rearrangements during chlorination. The cohort was compared with non-exposed controls (n=155). Reproductive effects examined were: disturbed menstrual cycle, secondary infertility, salpingitis, cervical erosion and uterine fibromata. Menstrual disturbance was noted from the first month of exposure, increased in frequency with duration, with data highly significant for all variables compared. Adverse neurologic effects appeared to parallel gynecologic findings (ref. 116).

2.11 Chlordane and Heptachlor

Chlordane ($C_{10}H_6Cl_8$) and Heptachlor ($C_{10}H_5Cl_7$) belong to the family of bicyclic cyclodiene organochlorine insecticides discussed earlier (See under Aldrin). Both compounds are highly toxic, readily

Chlordane XI
(1,2,4,5,6,7,8,8-octachloro-3a4,7,7a-tetrahydro-4,7-methanoidane)

Heptachlor XII
(1,4,5,6,7,8,8-hepta-chloro-3a4,7,7a-tetra-hydro-4,7-methano-1H-indene)

absorbed through the skin and other portals (e.g., via dust, oral ingestion, etc.) Heptachlor follows the favored cyclodiene transformation route to the epoxide, in which form it may be stored in adipose tissue. There it may be further transformed to more soluble chemical species and excreted mainly via the fecal route.

Animals poisoned by chlordane, heptachlor and/or related compounds show very marked loss of appetite and neurologic symptoms. Repeated experimental exposure to low doses of chlordane lead to hyperexcitability, tremors and convulsions, followed by marked anorexia and loss of weight for those animals that survive long enough. Chronic exposure to chlordane or heptachlor leads to degenerative changes in the liver and kidney tubules.

The accidental application of a 25% solution of chlordane (technical grade) to a human caused symptoms within 40 minutes and death before medical attention was obtained. Two patients died after the ingestion of low oral doses of chlordane. Both showed severe fatty degeneration of the liver (ref. 99, p. 550).

Chlordane is reported to increase the incidence of hepatocarcinoma in rodents (ref. 117a). Both chlordane and heptachlor are classified as animal positive carcinogens by the IARC (ref. 117b).

Chlordane is excreted in mammalian milk. Rats fed 150 to 300 ppm chlordane during and after gestation produced initially normal pups that later developed excitability and tremors, if nursed by their lactating dams. However if transferred to untreated foster mothers they developed normally (ref. 118). Mice treated throughout pregnancy and lactation

with 8 mg/kg/day chlordane produced young with a defect in their cell-
mediated immune response. A single oral dose of 25 mg/kg chlordane in
the golden hamster on day 7, 8, or 9 p.c.* was teratogenic, but not
embryotoxic (ref. 119). However fetal death and congenital anomalies--
e.g., cleft palate, webbed foot--occurred with high incidence at the 50
mg/kg level.

Both heptachlor and chlordane have been severely restricted in
recent years and their formulations are now mainly used for termite
control (ref. 103, p. 2) and the dipping of roots or tops of non-food
plants. Most registered products containing chlordane were effectively
cancelled or their application for registration denied by December 31,
1980. A similar action covers heptachlor use as of July 1,1983.

2.12 <u>2,4-D, 2,4,5-T</u> (2,4-dichlorophenoxy- and 2,4,5-trichlorophenoxy-
acetic acids) and the <u>Dioxin Dilemma</u>.

2,4-D and 2,4,5-T are chlorinated phenoxy compounds of the general
chemical structure:

$$\left[\underset{}{\text{Cl}_x\ (x=1\ \text{to}\ 5)} \diagdown \underset{}{\bigcirc} - O(CH_2)_n - \underset{\|}{C} - O \right] \quad H, Na, R, \text{ or } R'NH_2$$
$$(R, R' = \text{alkyl})$$

They are widely used in several hundred commercial herbicide
formulations (Morgan, ref. 20, Chap. 6).

The chlorophenoxy acids, salts and esters are moderately irritating
to eyes, skin, respiratory tract and lining of the GI tract. Prolonged
and/or repeated dermal contact may result in depigmentation.

Chlorophenoxy compounds are absorbed across the gut wall, skin and
lungs. Excretion times are relatively short (hours to days) primarily
via the urine. They are not appreciably stored in body fat. When fed
in large doses to experimental animals, 2,4-D caused vomiting, diarrhea,
ulcerations of mouth and pharynx, anorexia, loss of weight, and injury
to the kidneys, liver and CNS. Some species developed myotonia of the
hind extremities, attributed to the demyelination observed in the dorsal
column of the cord. EEG changes indicating disturbance of brain
function were also observed at high dose.

In humans, the ingestion of large amounts of the chlorophenoxy acids

---

*p.c. - post conception.

produced severe metabolic acidosis and electrocardiographic changes, muscle weakness, myotonia, myoglobinurea and elevated serum phosphokinase--all associated with injury to striated muscle. In large doses chlorophenoxy acids may result in hyperthermia since they can interfere with oxidative phosphorylation (ref. 20, p. 27).

2.12.1 Toxicology of Chlorodibenzo-p-dioxins

The teratogenic potential of chlorophenoxyacetic acid derivatives cannot be unambiguously evaluated without consideration of the dioxin contaminants formed from the monomers by a 2-step condensation at elevated temperatures:

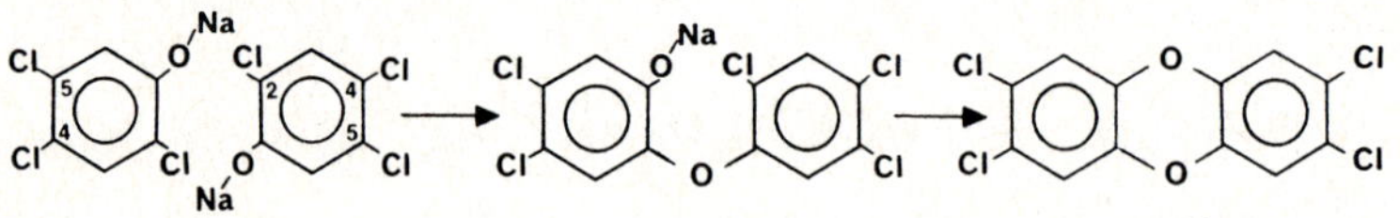

Langer et al. found that the corresponding octachlorodioxin formation was favored for the sodium pentachlorophenate but that the yield of 2,3,7,8-tetrachlorodibenzo-1,4-dioxin (TCDD, XIII) was low for the 2,4,5-trichlorophenate. They concluded that the formation of linear trimers and tetramers were favored over cyclization of the dimer in the presence of a labile meta chlorine, and that steric effects also played an important selective role (ref. 121a).

The severe dermatologic effects of chlorinated dibenzodioxins were recognized as early as 1899. By the 1950s a rash of runaway reactions associated with 2,4,5-T production had caused serious outbreaks of chloracne among German workers and in the United States as well (refs. 121b and 133).

Chick edema disease became a serious economic problem by the mid-1950s, by which time millions of broilers had succumbed to it in the U.S. The problem was traced to toxic components in the unsaponifiable fraction of certain low cost feed fats introduced into the chick diet to increase the caloric intake (ref. 121c). Symptoms included fluid in the heart sack and abdominal cavity, subcutaneous edema and liver necrosis. Injection of purified chick edema factor into fertile eggs resulted in lower hatch yield, embryonic deformities and edema. Unhatched embryos exhibited a variety of defects (malformed beaks, leg deformities, no development of the right mesencephalon, and eye defects). Hatched embryos were growth-retarded, with sparse and defective feathers. The isolated toxin was ultimately identified as 1,2,3,7,8,9-

hexachlorodibenzo-1,4-dioxin.

Sparschu et al. reported the embryotoxicity of TCDD in rats (1970) (refs. 122a,b). Data are summarized for rats and mice in Table 5. The three major effects observed were: intestinal hemorrhages (rat fetuses) and increased incidence of cleft palate and kidney abnormalities (mouse fetuses). TCDD in µg/kg doses has also been reported to cause embryotoxic effects in hamsters: eye abnormalities, reduction of mean fetal weight; GI hemorrhages, increased prenatal mortality (ref. 123).

TCDD appears to be an unusually specific teratogen for cleft palate and certain kidney abnormalities. It is also notable for the very low doses (1 to 10 µg/kg) of TCDD required to induce both teratogenic and fetolethal effects in rats and mice.

At threshold doses, TCDD potentiates the teratogenicity of 2,4,5-T, itself a weak teratogen (Neubert et al., Fig.3). Limited data available are suggestive as well of a correlation between pronounced chloracne potency and embryotoxicity (121b).

The study of Moore, Gupta et al. clearly showed that exposing pregnant mice to TCDD during fetal metanephric kidney formation results in a dose-dependent hydronephrotic kidney development (ref. 124). If the pups were also nursed by a TCDD-treated mother, the incidence of hydronephrosis increased. Pups born of untreated mothers, but foster-nursed by treated mothers also developed hydronephrotic kidney disease. Hence the presence of TCDD in the dam's milk can play a significant role in determining the extent of kidney damage.

2.12.2 Ubiquity of the Dioxins

The chlorophenoxy herbicides are used in the maintenance of rights of way, roadsides and rangelands, and to destroy plants toxic to livestock, including ragweed and poison ivy. By far their most important application, however, is in farming, where the need for ploughing and discing is either reduced or eliminated by the use of potent weed killers. Between 1966 and 1981 farm use of herbicides had increased 280% to 625 million lbs., e.g., more than the total insecticide use. Through run-off, precipitation, sublimation, etc., entire ecosystems, from aquatic algae and fish, land plants and animals to man, all imbibed these substances via the food chain.

In 1961 the U.S. Army began a highly controversial defoliation and crop destruction program in South Vietnam, in collaboration with the South Vietnamese government, and focussed on areas of major Viet Cong activity. The principle defoliant used was Agent Orange--a mixture of

2,4-D and 2,4,5-T. At first the visible ecologic effects of this program were limited to the denuding and possibly permanent destruction of huge forest areas. But the economic effects soon became evident, as rubber plantations and food crops were destroyed, and the civilian population began to experience severe nutritional privation. By 1969 reports leaking out of the country told of severe skin rashes, nausea, numbness of hands and feet and, more alarming, the birth of deformed infants in large numbers in the areas sprayed (ref. 126). NCI contracted with the Bionetics Research Laboratory (BRL; Kensington, MD) to screen pesticides for carcino-, muta- and teratogenicity. BRL found that 2,4,5-T--a major component of Agent Orange--did in fact produce marked fetal deformities in rats and mice. However, further investigation pointed to a contaminant of the chlorophenoxy acids as the main culprit--namely the dioxin TCDD.

The list of animal embryotoxicities of dioxins continued to grow to include rabbits, guinea pigs and dogs (Schwetz et al., ref. 121b). The symmetrical 2,3,7,8-tetrachlorodibenzodioxin is now recognized as the most toxic of the dioxins and one of the most toxic chemical compounds known (refs. 121b,e). The guinea pig was the most sensitive mammal tested.

2.12.3 Epidemiology

Reports associating herbicides and birth defects in humans first appeared in Vietnamese newspapers in 1969. These led to a survey of birth defects, conducted by Dr. Cutting of the U.S. Army medical research team with the cooperation of the South Vietnam ministry of health. Over 1/2 million obstetrical records from 22 maternity hospitals located in 16 cities were examined for the years 1960-69. They showed no significant increase in stillbirths or malformations over prior years. Unfortunately Cutting's data came largely from capital area hospitals not serving the population from highly sprayed rural regions; hence this cohort was markedly under-represented. When the original data were analyzed excluding the largely unexposed capital region, the more heavily exposed areas showed increased rates of stillbirths and malformations from 1965 on. The review was carried out by a special commission sent to Vietnam by the AAAS, headed by Constable, Meselson and Westing (ref. 127a). Hospital records for the province of Tai Ninh, serving the population living along the rivers draining the area of heaviest defoliation, showed a stillbirth rate approximately twice the average for other districts for which comparable data were obtained.

The AAAS commission found an increased incidence of malformations (*spina bifida*, cleft palate) among children admitted to the Saigon Children's Hospital for corrective surgery. The incidence of *spina bifida* had increased from 0.7% (1959-65) to 2.1% (1967-68); cleft palate, from 0.5% (1959-65) to 2.6% (1966-68). These data are in accord with animal experiments discussed in the preceding section.

The U.S. Air Force "Ranch Hand" study (ref. 128b) compared 1206 veterans who flew herbicide spraying missions with 778 veterans transporting air cargo in South East Asia. Several health problems occurred more frequently in the Ranch Handers' cohort than in the controls. There was also a statistically significant increase in birth defects among Ranch Handers' offspring as compared with controls, after adjustment for 5 confounding variables. More significant was the consistently greater risk of undesirable pregnancy outcomes for 6 out of 7 types of outcomes and 9 out of 12 types of birth defects.

Kidney and liver ailments (other than cirrhosis, hepatitis or jaundice) also exceeded the controls. Cancer rates for the Ranch Handers, while consistently higher, were not considered to be significantly so at the time of the study.

In January, 1983 a panel of scientists from 21 countries examined the claims of longer term deleterious effects on land, wildlife and humans of Vietnamese wartime exposure to herbicides (ref. 128c). The birth defects reported most frequently were those also associated with 2,4,5-T animal experiments. They included cleft palate, hare lip and missing limbs, e.g. muscular-skeletal defects, and incomplete closure of embryonic tissue leading to neural and spinal defects.

In a case-control study of molar pregnancies (Huong and Ngoc) 48 of 85 women who presented had been exposed to herbicide sprays compared with 27 of 176 women presenting with normal pregnancies. Another study by the same workers compared the heavily sprayed village of Thanh Phong with the 10th District of Ho Chi Minh City (formerly Saigon). Only 8% of the city cohort had been exposed, compared with all of the villagers. In order to obtain a comparison between completely exposed and unexposed cohorts, the children of the 8%-exposed city cohort were eliminated from the analysis. The sprayed village had from 2 to 3 times the defect rate found in the 10th district (unexposed) cohort.

Two studies compared offspring of the North Vietnamese army veterans who were exposed to herbicide spray operations with those of unexposed--

or lightly exposed--veterans. Defect rates found were 2.5% (exposed fathers) and 0.46% (unexposed fathers).

Nguyen Can et al. (ref. 127c) found significantly higher rates of miscarriage, molar pregnancy and congenital defects in children whose fathers had served in South Vietnam when compared with those whose fathers had not.

A number of studies of adults reported increased disease rates in those exposed to herbicides. Do Thuc Trinh et al. (ref. 127d) compared 350 individuals with at least one exposure to herbicide spray with an unexposed control group (200). A significantly higher percentage of those exposed suffered from neurasthenia, gastritis and chronic hepatitis. Ton That Tung's studies indicated a higher risk factor for liver cancers in soldiers who had been sprayed with herbicides (ref. 127e). Tung's findings on liver cancer were confirmed by Do Duc Van who matched liver cancer cases with 2 sets of controls.

More recently three cases of rare thoracic soft tissue sarcomas were reported (ref. 129). Case-control studies from Sweden reported a 5- to 6- fold increased incidence of soft tissue sarcoma in lumberjacks exposed to phenoxyacetate herbicides (ref. 129). Erickson et al. assessed Vietnam veterans' risks for fathering babies with major structural birth defects in a case-control study (ref. 130). Questionnaires ré Vietnam military service were administered to both parents in case and control groups and further information was obtained by a review of military records. These workers concluded that "Vietnam veterans in general did not have an increased risk . . ." (all types combined; RR estimate, 0.97). This included those with greater EOI[*] for Agent Orange (AO). However, the estimated risks for fathering *spina bifida* babies was significantly higher for Vietnam veterans with greater EOI scores. This was also true for babies with cleft lip with or without cleft palate, and for those with a number of neoplasms as classified in the study (e.g., dermoid and epidermoid cysts (26 cases); teratomas (14 cases); lipomas (9); hamartomas (5); CNS tumors (5); Wilms' tumors (3); hepatoblastomas (1) rhabdomyosarcoma (1) and miscellaneous benign tumors (24)). A significantly greater number of birth-defective siblings was born after the index baby to fathers in the AO-exposed category.

In a critique of the Erickson et al. study, Sterling and Arundel observed that the study was designed primarily to determine whether the

---

[*]Exposure Opportunity Index.

children of veterans serving in Southeast Asia exhibited a higher incidence of birth defects. Since there were no strong reasons to suspect an increase in risk for birth defects in all 2.6 million veterans who served there, they concluded that both the emphasis and expense of the study were not justified. The question at issue (and the related litigation by veterans) concerned the increased risk of defects among veterans exposed to AO. Nevertheless, Erickson et al. did obtain information on possible exposure to AO during these interviews, and were able to relate the specific risks of *spina bifida* and cleft palate to dioxin-2,4,5-T exposures. Sterling emphasized the importance of these findings to teratologists and epidemiologists, in view of their specific replication of animal studies--specificity following exposure to a substance being a strong indication that the substance is a teratogen (ref. 131).

In 1978 EPA issued an RPAR[*] for 2,4,5-T, following the occurrence of a cluster of 8 miscarriages in Alsea, Oregon, near heavily sprayed forest areas (ref. 126b). The U.S. Forest Service was temporarily prevented from spraying 2,4,5-T by an emergency suspension of its use on rights of way, and the EPA funded a reproductive study at Colorado State University and the University of Miami Medical School. The study showed an unusually high miscarriage rate around Alsea correlated with both time of spraying and degree of exposure (refs. 126b and 132). Neither this nor other studies cited in a NIOSH document (ref. 133) were deemed sufficiently conclusive to ban the use of 2,4,5-T, and products containing the herbicide may continue in use only on rice crops, rangelands and a number of restricted non-food crop areas (ref. 103, p. 25).

Perhaps the most catastrophic industrial accident involving dioxin occurred in Sèveso, Italy in July, 1976. Here an entire community surrounding a trichlorophenol feedstock plant was contaminated: 736 individuals were in the maximum exposure zone; 4699 were in a less exposed zone, and 31,800 individuals were in the zone of least exposure. There were four spontaneous abortions and thirty voluntary interrupted pregnancies. The dose-related increase in chloracne occurred, but the spate of voluntary abortions obscured the teratogenicity data.

Because of the risk of contamination with TCDD, 2,4,5-T registration was cancelled October 18, 1983 (48FR48434), but the distribution of existing stocks allowed for another year. This allowance included

---
[*]Rebuttable Presumption Against Registration.

products sold for use on rice, but was otherwise confined to non-food crop areas. Silvex (2,4,5-trichlorophenoxypropionic) acid received similar treatment (ref. 103, pp. 19 and 25).

2.13 <u>Polychlorinated Biphenyls</u> (PCBs, chlorodiphenyls, $C_{12}H_{10-x}Cl_x$)

Polychlorinated biphenyls were manufactured in the U.S. as early as 1929. Their low flammability and generally inert properties soon brought them into wide industrial use. Domestic U.S. manufacture peaked in 1970 at 85 million pounds, then plummeted after the uses of PCBs were sharply restricted (ref. 103, p. 17).

PCBs are obtained by the catalytic chlorination of the parent biphenyl whose structure is that of two linearly linked equivalent aromatic rings:

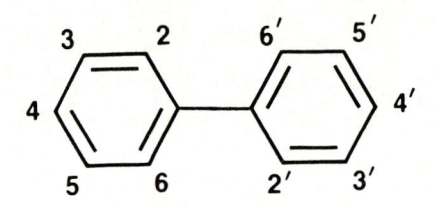

XIV

Biphenyl: Ring numbering convention

Table 6 lists the number of isomers and percent chlorine content in each of the ten classes of chlorinated biphenyls. In all, 209 isomers are theoretically possible, about half of which had been synthesized and characterized by 1976 (refs. 135a,b). Hence commercial PCB formulations may be expected to have significant concentrations of only a fraction of the isomers possible.

Industrially important PCB mixtures are called Aroclors in the U.S., followed by a 4-digit number, the last two digits (usually) indicating proximate chlorine content. In addition there are a number of trade names for products containing PCBs (See Table 7).

PCBs are thermally and chemically stable, e.g., resist high temperatures, oxidants, acids and bases. They are not readily biodegradable, hence persist in the environment. Exposure to sunlight (action spectrum above 290 nm) does however promote photodechlorination.

PCBs dissolve in most common organic solvents and in lipids, but are only slightly soluble in polar solvents, e.g., water, glycerol and glycols. When pure, PCB isomers are colorless crystals at room temperature. Physical and chemical properties of single isomers vary, depending on degree of substitution and position of the chlorine(s). Water solubilities range from .007 to 5 mg/L, and vapor pressures from 10^{-6} to 10^{-3} mm Hg at 20° (ref. 135b). Commercial PCB mixtures have depressed melting points and can vary in viscosity from mobile oils to viscous liquids or tacky resins.

PCB formulations are mixtures designed to fulfill unique specifications (color, density, dielectric constant, fire and flash point, percent chlorine, etc.) Such mixtures may vary from batch to batch. There is some evidence that the presence of trace quantities of chlorinated napthalenes and dibenzofurans in commercial PCBs may be of toxicologic significance (ref. 134, p. 52).

2.13.1 Uses of PCBs

The chemical and thermal stabilities of PCBs, their nonflammabilities and excellent dielectric characteristics led to their wide use as capacitor and transfer fluids.

Other significant uses of PCBs included heat exchangers and hydraulic fluids. Prior to controls PCBs were also used in adhesives, coatings, plasticizers and inks; for microencapsulating dyes for carbonless duplicating paper; as extenders in pesticide formulations and catalyst carriers in olefin polymerizations; to impart hydrophobicity to materials and surfaces; in bactericide formulations (combined with insecticides), and in immersion oil for microscopes. Mixed with chloronaphthalenes, PCBs were also used in wire and cable insulation in the mine and shipbuilding industries (ref. 80, p. 455).

The fluids in both large and small capacitors were essentially 100% PCBs. Capacitors in common household appliances, e.g., fluorescent fixtures, air conditioners, TV sets, used between 0.1 and 0.6 lb. of PCB per appliance, with an estimated minimum use lifetime of 10 years. According to EPA estimates, approximately 10% of these small capacitors were retired annually, leaving about 350 million units still in use as late as 1984. Large capacitors (>3 lb. PCBs) were predominant in electrical substations, buildings and on utility poles. There were still about 3.3 million of these capacitors in service in 1981 (CIB 45, p. 3).

Dielectrics in transformers are usually composed of 60-70% PCBs and up to 40% chlorinated benzenes (ref. 135c). The generic name of askarels is applied to this broad class of nonflammable synthetic chlorinated hydrocarbon insulating liquids. Prominent among askarels formulated in the U.S. are Inerteen,[®] Noflamol[®] and Pyranol[®] (see Table 7). The quantities of fluid contained in these transformers is large, ranging from 40 to 1500 gallons. They have been used primarily in areas where electrical equipment in close proximity to people, property or both necessitated the use of fire-resistant dielectrics. EPA estimates indicate that approximately 107,000 PCB transformers were in use or stored for re-use in 1984. About 77,600 of these were located near commercial and public buildings, e.g., office buildings, shopping centers, hospitals, schools, etc. (refs. 137b,c).

Under TSCA (ref. 138a), the EPA was authorized to control the production and use of chemicals in the U.S. In 1978 the agency exercised its authority (under section 6(e) of TSCA) to prohibit "the manufacture, processing, distribution in commerce and use of PCBs" after January 1, 1978 (CIB 45, p. 3). This prohibition was lifted ré electrical equipment by a final EPA rule issued in 1982, permitting the use of PCBs in certain electrical equipment (small and large capacitors, and transformers) to continue for their remaining useful lives under specified conditions (ref. 137a). A final rule with respect to electrical transformers was issued by the EPA in 1985 prohibiting the use of high secondary voltage network PCB transformers in or near commercial buildings after October 1, 1990. Low secondary voltage network and high secondary voltage radial PCB transformers in or near commercial buildings are required to be equipped with enhanced electrical protection devices by that date (ref. 137c).

2.13.2 Risks of Exposure to PCBs and Related Compounds

The major risks of exposure under current constraints are fire-related. These include: a) PCB-containing electrical equipment exposed to sufficiently high temperatures to release PCBs from equipment casing; b) formation of soots containing PCBs and related products during burning, and the distribution of this contaminated carbonaceous material in the environment. PCB, polychlorinated dibenzofurans (PCDFs) and dibenzodioxins (PCDDs) have all been identified following fires involving electrical equipment. The fire-related release of PCBs through pressure relief safety valves has also been documented in overheated transformers. Here hot PCB vapors can entrain liquid PCBs forming a fine aerosol that is in turn distributed via air convection.

The OSHA PELs* for chloridiphenyls (42% Cl) are 1 mg/m^3, and 0.5 mg/m^3 for products containing 54% Cl. Allowable concentrations (TWAs)** are based on 1968 figures for 8 hours (ACGIH), adopted to prevent liver injury to exposed workers (ref. 138d). MACs of toxicants for the population at large are usually reduced by a factor of 100 to 1000.

2.13.3 Toxicity of PCBs

In their acute toxic effects on the skin and liver PCBs resemble the chlorinated naphthalenes. Acute yellow atrophy is produced in the liver and enhanced in the presence of $CHCl_3$ (synergism). Toxicity increases with increase in chlorine content of the PCB, and with oxide formation. Skin lesions (chloracne) consist of small pimples and dark pigmentation of exposed areas. Later comedones and pustules develop. With systemic intoxication, progressive symptoms are nausea, vomiting, weight loss, jaundice, edema, abdominal pain, and, where liver damage is severe, it is followed by coma and death (Sax, 3d ed., p. 551).

2.13.4 Metabolism of PCBs

A comprehensive review of the metabolism of PCBs was published in 1976 by Sundstrom et al. (ref. 139a) confirming the importance of degree of substitution and location of halogens on toxicity. The lesser chlorinated biphenyls are more readily metabolized. The presence of at least two adjacent hydrogens--preferably in positions 3, 4, 5 or 3', 4', 5'--is required for the rapid metabolism of PCBs. This requirement is satisfied by all mono-, di- and trichlorobiphenyls, and by the tetrachlorobiphenyls with the exception of the 3, 3', 5, 5'-chlorinated PCB. This compound was reported particularly toxic to monkeys, and the intermediate formation of chlorinated dibenzofuran was postulated to account for this toxicity (ref. 139c).

No metabolism has been demonstrated for the decachlorobiphenyl (NIOSH, ref. 136, p. 29). This and other highly chlorinated PCBs not readily metabolized may persist in the tissues for years following exposure. Some PCBs lacking the adjacent hydrogens required for rapid metabolism can be slowly metabolized by hydroxylation and oxidative dechlorination. Since arene oxide intermediates may also be involved, there is the risk of chronic exposure to compounds of high carcinogenic activity (ref. 136, p. 30).

---

*PEL-Permissible exposure limit.
**TWA-Time weighted average.

PCBs are readily absorbed from the digestive tract and probably as readily from the respiratory tract (ref. 136, p. 28). Amounts excreted in animal feces, milk and hair depend on chlorination pattern and degree; only trace amounts are excreted in the urine. Differences in PCB metabolism between mammalian species are more quantitative than qualitative for mice, rabbits, monkeys, cows, goats and pigs. Excreted metabolites in urine, bile and milk are conjugated with glucuronic or sulfuric acids to varying degrees. Metabolism of PCBs is usually via hydroxylation through an arene oxide intermediate (ref. 80, p. 456).

Lucier et al. (1978) reported some marked differences between adult and fetal metabolism in at least one mammal--the rat. Here, while adults and newborns were found to store many PCBs in adipose tissue, biphenyl analogs containing 1, 2, 4, or 6 chorines were readily cleared, not stored. Rat fetuses, by contrast, stored high concentrations of these analogs in the intestine, but cleared them rapidly after parturition (ref. 139b). One explanation is that hydroxylated PCB crosses the placenta and is conjugated to the glucuronide in the liver. Since it is unable to cross the placenta in this form, the conjugate accumulates in the fetal intestine where it may re-form a hydroxy-metabolite. In the hydroxy form the metabolite may be recirculated to the liver for enterohepatic recycling. This lack of a fetal mechanism for exogenous removal of polar conjugates results in a potentially harmful accumulation of the PCB metabolites in the fetus.

2.13.5 Reproductive and Related Effects of Animal Exposure to PCBs

A 1963 report of embryotoxic and teratogenic effects of Aroclor 1242 anticipated the later findings of PCBs as environmental pollutants by five years. When McLaughlin et al. injected the Aroclor into the yolk sacs of 20 fertilized eggs prior to incubation, only one chick hatched--and it died within two days (ref. 140). Embryos examined showed beak deformities, edema and a retarded growth pattern.

Placental transfer of PCBs has been established for the mouse, rat, rabbit and monkey (ref. 80, pp. 457-458). However, because of high PCB liposolubility, the transfer via milk is much greater. This was demonstrated for the Kanechlors with the mouse and rat, the pig (Aroclor 1242) and the monkey (Aroclor 1248; ref. 80, pp. 458-460). Lucier et al. observed a structure activity relationship (SAR) for the PCB transfer via milk, and a positive correlation between chlorine content and degree of transfer (ref. 139b). The high rate of transfer by the milk route makes this by far the most important source of PCB exposure both in the newborn and infant, regardless of the species tested and time of exposure of the dam (e.g., before or after parturition). The half life of PCBs is very long in adult adipose tissue and milk is the main excretion route in nursing dams. Hence the prenatal effects of PCBs may be less significant than their postnatal developmental toxicity.

Like the organochlorine pesticides, PCBs affect endocrine and gonadal function. Male mice fed a diet containing 0 to 400 ppm of Aroclor 1254, for two weeks, showed significantly increased liver weight at all levels of PCB, and decreased weight of seminal vesicle (50%) and testes (18%) at 400 ppm. Total sperm number and concentration were also significantly reduced (40% and 30%, respectively). At 200 ppm a significant reduction in the sperm concentration was still evident (refs. 141a,b).

PCBs resemble diaryl organochlorine pesticides in their effect on androgen and estrogen behavior. Erythrocyte production, which is androgen-dependent in the rat, was reported to decrease significantly when male rats received i.p. injections of Aroclor 1254 (10, 20, or 50 mg/kg) (ref. 141c). Similar effects were observed in the estrus cycles of female mice injected i.p. with 20 mg/kg of Clophen A60 (60% Cl). Orberg et al. (1972) reported a mean prolongation of the first post-injection estrus cycle from 5.5 days prior to injection to 6.6 days. Comparable results were obtained when a peanut oil solution of the Clophen A60 was fed daily (.025 mg/d. for 62 days) to 11 females. Treated females produced fewer implanted ova on mating (ref. 141d).

While estrus cycle data on rats appeared to be negative, there were significant dose-related reductions in plasma progesterone levels on 36-week diets containing 75 to 150 ppm Aroclor 1242. Rat ovaries showed characteristic changes in stromal cells and reduced follicle numbers. At the higher dose (150 ppm) reproduction was totally inhibited after 36 weeks (ref. 141e).

Rhesus monkeys fed a diet containing 2.5 or 5 ppm Aroclor 1248 showed clinical signs of toxicity after two months--progressive weight loss, alopecia, acne and swollen lids. Later, cycle lengths and duration of menstrual bleeding increased. Reproduction was greatly impaired after 7 months on this regimen (ref. 80, p. 462).

In general the adverse reproductive effects of PCBs on fertility are evident sooner in the female of a species, and at lower doses. At sub-toxic doses, PCB effects on reproduction can span several generations.

An interesting phenomenon observed in some of the offspring of mice exposed (prenatally, 32 mg/kg/d) to tetrachlorobiphenyl (3,4,3'4'), was a form of hyperactivity known as the "Spinning Syndrome"--a jerking or rotation of the head often followed by rapid circling. Those offspring affected exhibited slower growth rates than unaffected siblings (ref. 143a), had impaired forelimb grip strength and found crossing a wire rod difficult. Spinners also had long latencies in a one-way avoidance test and poor visual placement response. Hyperactive siblings without the spinning syndrome were also deficient in the wire rod and avoidance tests (143b).

Dopamine agonists and antagonists modified spinning behavior (amphetamine, apomorphine), or inhibited it entirely (haloperidol). Neurologic studies in spinners indicated a biochemical lesion of dopaminergic pathways. Further histologic and ultrastructural CNS studies showed a lesion consisting of CNS projections into ventral, dorsal and (some) cranial nerve roots. Such lesions never appeared in the controls (ref. 143a).

Miniature pigs fed Aroclor 1254 (1, 10 or 30 mg/kg/d) beginning 21 days prior to breeding, and continued throughout pregnancy and lactation, showed dose-related decreases in live litter size and number of pregnancies, and an increase in post-natal mortality. At 10 mg/kg malformations (syndactyly, cleft palates) appeared; at 30 mg/kg, cleft palates and patent fontanelles (ref. 143c).

Dogs fed 0.25, 1 or 5 mg/kg/d Aroclor 1254 throughout pregnancy and lactation had less pregnancies and reduced litter size at the higher dose, as well as increased resorptions and post-natal mortalities. Some pups had cleft palates, enlarged fontanelles and additional phalanges (ref. 143d). Rhesus monkeys fed a diet containing 2.5 or 5.0 mg/kg/d Aroclor 1248 had a high incidence of abortion. Offspring weighed 20% less, showed poor postnatal growth and had characteristic hyperpigmentation. Of 6 offspring produced, 3 died after 2 months' exposure to PCB-tainted mother's milk (ref. 143e).

Summarizing, the main effects of prenatal exposure to PCBs in the species studied were low birth weights, high peri- and postnatal mortalities and poor growth rates of the offspring. Exposure to PCBs very early in pregnancy could inhibit implantation.

Offspring exposed to PCBs excreted in dam's milk had impaired reproductive function (mouse, rat). Prenatal exposure to tetrachlorobiphenyl produced a severe neurological disorder (spinning syndrome) in the mouse, attributed to resultant lesions in dopaminergic pathways. Hydronephrosis in the mouse was also observed with the tetrabichlorobiphenyl.

Cleft palate, enlarged fontanelle and poly- and syndactyly (dog, mini-pig) were observed after administration of Aroclor 1254. The hyperpigmentation and low birth weights observed in monkeys when exposed to Aroclor 1254 prenatally is paralleled in humans under comparable conditions.

2.13.6 Reproductive and Related Effects of Human Exposure to PCBs

Extremely favorable physical and chemical characteristics made PCBs ideal vehicles for widely diverse industrial uses and formulation (see section-Uses). Soon after their industrial production by Monsanto and others (1929) their wide commercial application in products and processes resulted in extensive environmental contamination throughout the world--in air, soil and water. Virtually no living creature is free of PCB contamination, since it has been incorporated by now into all levels of the food chain from the lowliest unicellular creature to man (ref. 142). Table 8 gives PCB concentrations measured in blood sera of 616 residents of urban and rural areas of South Carolina in 1972 (ref. 136, p. 36). The GLC technique used (e-capture with Ni-63, after dehydrochlorination) was of limited sensitivity, hence the poor detection of lower PCB levels. Data correlated with race and residence and appeared to be independent of sex and age. Mean concentrations of PCBs found in maternal and cord blood samples (Tokyo, Japan, Dec. 1973 through Feb. 1974) were 2.8 and 1.1 ppb, respectively, calculated on a whole blood basis (Akiyama et al., 1975). Transfer of PCB from the mother to the fetus appeared to be non-selective (ref. 143f). Table 9 gives PCB concentrations found in seven second- and third-trimester fetuses, calculated on both whole tissue and fat bases. Concentrations reported in 19 first trimester fetuses (5-8 weeks) were less than 2 ppb (ref. 136, p. 37).

In February 1977 PCB analyses of 384 human milk samples from 40 states were reported to NIOSH. Of these, only 5 samples were not positive; 112 samples from 27 states contained measurable amounts of PCBs--up to 12.6 ppm(fat basis).

Systematic worldwide studies of PCB accumulation in humans is limited. The average PCB level in adipose tissue of Europeans is ca. 1 ppm (range 0.3 - 9 ppm), with occasional reports in the hundreds of ppm. In spite of efforts to control PCB contamination it appears that PCB residence in humans is slowly increasing (ref. 80, p. 473). Plasma levels in Americans, Japanese and Europeans is estimated at 3 to 30 ppb, but mean occupational levels found were much higher (∼ 800 ppb; Wassermann, ref. 142), with individual analyses as high as 1900 ppb. Fishbein et al. (1979) reported a high incidence of toxic symptoms among workers in two factories producing capacitors in the U.S. (ref. 144). The danger that weight loss may release these lipid-stored PCBs into the blood, raising PCB levels there by factors up to 10^3 is a serious consideration.

Mean PCB levels in breast milk reported were high worldwide, with levels in the milk fat averaging between 1 and 15 ppm. Mean levels in total milk samples collected throughout Europe ranged from 10 ppb (Norway) to 100 ppb (Germany) and 390 ppb (Poland). Rogan et al. (ref 88) analyzed PCB data from the 1975 EPA survey of chlorinated hydrocarbon pesticides by Savage (ref. 145a) and found that less than 1% (9 out of 1038 samples) had no PCB contamination, 69% (720) had detectable levels below 50 ppb, and 30% (309) were at levels above the quantifiable limit of 50 ppb, calculated on a whole milk basis. About 20% of the latter 309 samples had PCB levels above 10 ppb (0.1 ppm; ref. 88). Data for the pesticides and PCBs are summarized in Table 10.

Measurements of PCB levels in whole breast milk were made in Osaka, Japan between 1972-77. Mean values of 32-40 ppb (range: 10-240 ppb) remained stable for the 5 years of the study. Blood PCB levels correlated well with those of milk, but the latter were 10 times as high. An inverse correlation found between maternal PCB levels and the number of children was evidence that the excretion of PCBs via milk was a major route for the mother and the main source of PCB ingestion by the infant.

Blood PCB levels in occupationally exposed women could be 10 to 100 times higher than for those not so exposed. Their offspring too had much higher PCB blood levels. Since these levels were higher the longer the nursing time, and lower for those infants maintained on formula, it indeed appears that the mother is the main PCB source for the child. Beyond a nursing period of three months, the infant's blood level may well surpass that of the mother.

In the Middle East, non-exposed Israeli women also had high PCB milk levels with the colostrum level about half that found in the milk later on. This may be explained by the lower fat content of the colostrum (ref. 80, p. 474).

A serious episode of PCB poisoning associated with the consumption of PCB-contaminated rice bran oil occurred in Japan in 1968. By September of 1973 over 1200 "Yusho" or rice bran disease cases had been registered, most of them from the Fukuoka and Nagasaki prefectures (approximately 450 cases in each). Hiroshima (80 cases), Kochi (45) and Yamaguchi (40) prefectures were also seriously affected. Seventeen other prefectures reported from 1 to 25 cases each. The source of contamination was a PCB-containing heat exchanger used in deodorizing the rice bran oil at reduced pressure. Analysis of rice bran oils by infrared spectrophotometric and GLC methods showed Kanechlor 400 to be the principal contaminant.

By May of 1975 the number of Yusho patients had risen to 1291 (ref. 136, pp. 40ff). Common symptoms of toxicity were the characteristic acneiform eruption and eye discharges, along with swelling of the upper eyelids previously described, hyperemia of the conjunctiva, hyperpigmentation of skin, mucous membranes and nails (ref. 146).

Attempts were made to bracket the PCB concentrations in oil shipments over time. In analyses that were based solely on chlorine content, oil shipped February 5, 1968 had a PCB content of ca. 3000 ppm. Subsequent shipments decreased rapidly, and oils produced after February 19 had PCB traces only (NIOSH Criteria . . ., p. 41). PCDF at $\sim$0.5% of total PCB concentration, low bromine levels ($\sim$2% of Cl content), traces of chlorinated naphthalenes, and evidence for other unspecified chlorinated contaminants are also noted in the PCB literature references cited in the NIOSH document containing 302 references (ref. 136).

Discharges from the acneiform eruptions of two patients analyzed at 32 and 45 ppm PCBs. An 18 year old male showed ca. 75 and 13 ppm in subcutaneous fat samples taken from his face and abdomen, respectively. GLC patterns similar to those in contaminated rice oils were found in the human samples examined, including those from fetal and placental tissues. Tissues from a stillborn infant (October 1968) were preserved for later analysis. These had PCB concentrations in liver, skin and fat of 1.8, 1.2 and 0.1 ppm, respectively. The pregnant mother had been diagnosed as a severe case of Yusho. First trimester PCB concentrations reported for 19 embryos were low (<2ppb). Second and third trimester were successively higher (Table 9).

Sputum samples collected from 13 patients between December 1969 and May 1970 all contained PCBs. Contamination was highest in December, with detection less common by May, and PCB levels were lower. Autopsy data obtained from 3 of 5 patients' body fat and other tissues are given in Table 11. The cause of death was given as heart failure (4) and a ruptured liver (1). Organs examined for PCBs included the brain, heart, kidney, liver and skin, with highest PCB concentrations generally found in the heart and liver (ref. 147).

The infants of Yusho mothers were called "black" or "cola" babies due to their skin pigmentation which persisted post partum for some months. Even offspring born as long as 5 years after maternal ingestion of the contaminated oil showed some pigmentation. Other abnormalities found in a study of four infants included retarded intrauterine growth (3), facial edema and exopthalmy (3), dentition (2), calcification on skull and a wide, open sagittal skull suture (3) at birth. Postnatal development in Yusho children however appeared normal (ref. 148a).

Of 13 infants born to exposed women, two were stillborn, ten had the characteristic pigmentation of skin and gums, 8 were jaundiced at birth and 9 had conjunctivitis (ref. 80, p. 476). Taki et al. found that all 13 of the neonates exhibited a grayish dark brown skin, and gingival and nail staining. The live offspring had a skin desquamation resembling parchment. All were below the mean weight for gestational age (G.A.); of these 5 were classified as "small" for their G.A.

The health effects of occupational exposure to PCBs are tangential to the purpose of this chapter, hence have been only briefly discussed. They are treated in some detail in ref. 136, pp. 49-65 and references cited therein. Of those effects mentioned, the complaint of sexual impotence encountered with other chlorinated organics (e.g., DBCP, Kepone, etc.) is noted. Also, the higher than expected incidence of melanoma and pancreatic cancers in one study is cause for concern (ref. 149).

2.13.7 Summary

Polychlorinated biphenyls are ubiquitous worldwide and levels are slowly increasing in human tissues.

Of particular concern are the high PCB levels ($\sim$100 ppb) found in human breast milk and the risk that human nurslings will ingest amounts in excess of the maximum allowable intakes. Milk PCB levels in occupationally exposed women may exceed those of the population at large by factors of 10 to 100. This source of exposure is viewed as a greater risk to the infant than that transferred via the placenta during the second and third trimesters (ref. 80, p. 478).

Women exposed to high PCB levels may experience menstrual problems.

The ingestion of PCB-contaminated cooking oil by pregnant women produced Yusho disease and their offspring were born with a characteristic dark grayish-brown discoloration that affected skin, nails and gums, fading slowly after birth. Mortality was higher among infants of Yusho mothers, and survivors were initially handicapped by low birth weights and retarded development. Within 2 to 3 years however the gap between them and unexposed offspring appears to have been closed. While the surviving offspring did not show permanent structural malformations, PCBs did have a marked effect on both fetal and post-natal development, growth and mortality. In view of the possible relationship between malignant melanoma and exposure to PCBs, long-term follow-up studies should be pursued on the surviving offspring of highly exposed mothers as well as on the mothers themselves. One study of nine post-Yusho offspring exposed to PCB via breast milk reported apathy, enervation, hypotonia and a lack of endurance in three of these children for more than 5 years (ref. 151).

PCBs are classified as animal carcinogens and viewed as potential human carcinogens as well (ref. 152). Three NIEHS-funded reproductive toxicity studies were scheduled for fiscal year 1985 (ref. 162c).

2.14 Polybrominated Biphenyls (PBBs, $C_{12}H_{10-x}Br_x$)

The polybrominated biphenyls are analogs of the PCBs reviewed in the previous section. In view of their chemical similarities and current restrictions on the uses of PBBs, it is clear that future chemically related substances bear closer scrutiny prior to commercial production.

2.14.1 Background

Polybrominated biphenyls are solids at room temperature, insoluble in water and soluble to varying degrees in other aromatic hydrocarbons--e.g, benzene and in organic solvents of appropriate (low) polar characteristics.

Of the large number of PBBs theoretically possible, only three have been commercially produced: the hexa-, octa-, and decabromobiphenyls (2,2'-,-4,4'-, 5,5'-hexabromo-1,1'-; ar,ar,ar,ar,ar',ar',ar',ar'-octabromo-1,1'-, and 2,2',3,3',4,4',5,5',6,6'-decabromo-1,1'-biphenyl). Michigan Chemical Company was the sole manufacturer of PBBs sold in the U.S. prior to their discontinuance in 1974 (ref. 153).

2.14.2 Uses of PBBs

Like the PCBs, PBBs were used primarily where low flammability and/or chemical reactivity of the product was a desirable characteristic. A mixture of PBBs in which the hexabromo derivative was the main ingredient was sold as a fire retardant. "Firemaster" BP-6 contained the penta-, hexa-, and heptabromo-1,1'-biphenyls, with the hexabromo compound as the main component, and 2% added calcium trisilicate (ref. 152, p. 169).

PBBs were also widely used as flame retardant additives in polymer formulations, e.g., synthetic fibers, molded plastics and plastic housings; also in the manufacture of polycarbonates, polyesters, polyolefins and polystyrenes. Mixed ABS polymers (acrylonitrile - butadiene - styrene), plastics, coatings and lacquers also contained added PBBs to enhance fire-retardancy.

PBBs may be used as starting materials in the synthesis of biphenyl esters, in a modified Würtz synthesis and as color activators in sensitizers; also, to control the molecular weights of polymers, e.g., in polybutadienes. Other possible uses include wood preservation and as voltage stabilizers in electrical insulation (ref. 80, p. 438).

Commercial production of PBBs dates from 1970. By 1974 ca. 11 million lbs of hexabromobiphenyl had been manufactured and marketed under the "Firemaster" trade name (BP-6 and FF-1). Production of some PBBs was discontinued in the late '70s, but the 1980 decabromobiphenyl production in the U.S. was still reported as more than 10,000 lb. An unspecified quantity of the hexabromobiphenyl produced by a single manufacturer is listed in the Chemical Substances Inventory of 1979 (ref. 152, footnote, p. 170).

2.14.3 Risks of Exposure to PBBs

According to the FDA, the potential for human exposure to PBBs is largely through the ingestion of foods containing PBB residues. Present sources of PBB contamination are in areas where products containing PBBs were formerly produced, processed, or manufactured. The National Hazard Survey of 1974 estimated that approximately 4900 workers were potentially exposed to PBBs, either by skin contact and inhalation, or via inadvertent ingestion. PBB concentrations found in worker's sera ranged from 1.1 to 1729 ppb of the hexabromo derivative (HBB); 0.51 to 581 ppm were detected in workers' adipose tissue.

In 1973 about 2000 lb of PBBs were accidentally mixed with livestock feed at the Michigan Farm Bureau feed mill in Battle Creek, Michigan--the result of packaging mix-up of "Firemaster" and "Nutrimaster", a sweetening agent (MgO) used in cattle feed. Thousands of animals sickened and died. Some 30,000 cattle, along with thousands of other farm animals were quarantined and had to be destroyed. Livestock and poultry on hundreds of farms were contaminated with the fire retardant. Between 1973-4 an estimated 8000 to 12,500 Michigan residents were exposed to contaminated meat, milk and eggs. Later a population survey conducted in Michigan showed that only 10% of the population did not have detectable blood levels of PBBs (ref. 152, p. 169). Since PBBs were known to be biologically stable and eliminated very slowly, significant body burdens of the compounds were expected to persist throughout the lifetimes of exposed individuals.

2.14.4 The Role of Serendipitous Sleuthing in Discovery of the Mix-up

Farmers whose herds (and families) were among the early victims of PBB poisoning were initially unaware of the merging statewide pattern of illness. Were it not for the perseverance and unusual background of one dairy farmer, the true cause of the problem might never have been discovered. Certainly it would have taken much longer to end the mischief caused by the mix-up. This dairy farmer, Frederic Halbert by name and the recipient of what was probably the most contaminated feed consignment from the Farm Bureau Services feed mill, just happened to have a chemical engineering degree and 3 years' experience with the Dow Chemical Company before his return in 1971 to the family farm. Halbert also proved unusually resourceful and persistent in his determination to track the cause of the devastation of his animals and his once-flourishing dairy farm, whose milk production before the end of September 1973 had been outstanding. Thereafter production began to fall off, had declined 40% by mid-October, and his cows were eating less and showing symptoms of illness: weight loss, hoof defects, "rheumy eyes and runny noses" (ref. 153, p. 241). Veterinarians consulted were at a loss, though blood samples of ailing cows were analyzed and the carcasses of dead animals autopsied.

Halbert next turned to the feed; he was aware of the possibility of pesticide contamination, but early analysis ruled out the usual culprits --DDT, dieldrin and PCBs, all of which peak early in gas chromatographic analysis. At this point Halbert's dairy farm was at stake. Scientists at Michigan's Department of Agriculture also failed in their search for a chemical clue, so Halbert turned to the USDA's National Animal Disease Center at Ames, Iowa. Here the accidental failure to switch off the GC apparatus during a lunch break revealed a "Rocky Mountain Range" of late peaks. At this critical point the bureaucratic genius of the Animal and Plant Health Inspection Service called off the investigation for lack of earmarked funds. Halbert, frustrated but undeterred, sent a sample of his feed to scientist George Fries at USDA's Research Center at Beltsville, Maryland. Fortunately Fries was one of the few scientists able to recognize PBBs on a GC at that time--the result of having analyzed a free sample obtained from Michigan Chemical Company a few years previously. When Halbert alluded to the late-merging peak in a telephone conversation with Fries, the latter observed that PBB exhibits this GC behavior. Halbert, intuitively asked whether Michigan Chemical made PBB? Fries, surprised, asked why Halbert had asked--and was told that the company made Nutrimaster.

Once Halbert made the critical association between Nutrimaster and Firemaster, the mystery was solved. By April 29, 1974 Fries had established via both GC and MS (mass spectrometry) that Halbert's feed did indeed contain PBB.

Some weeks later FDA investigators and Farm Bureau people found a partly filled bag of Firemaster at the feed mill. Within the month (May 1974) action (tolerance) levels were established by the FDA for PBB contamination. The Michigan Department of Agriculture began quarantining contaminated farms--a process that went on until the end of 1975. Another six months saw the original MACs for PBBs further lowered to 0.3 ppm for meats and dairy products, and 0.05 ppm for eggs and feed, as the toxic effects in animals were noted at lesser concentrations, and the routine detection of PBBs at these lower concentrations became feasible.

In the absence of precise toxicologic data, it is not unusual for the concentration limits set to be determined by the sensitivity of the analytical methods developed. When dealing with highly toxic substances, such a criterion poses obvious risks, particularly where dietary staples are involved for large populations. In the elapsed interim between the initial deliveries of contaminated feeds to farmers and the quarantine action of May 1974, several thousand farm families in Michigan had consumed considerable quantities of PBB-contaminated meats and dairy products. The non-farm Michigan population was also exposed, but to a lesser extent, because milk from various sources was mixed and homogenized before sale, diluting the contamination.

The Michigan Department of Public Health reported that none of the many complaints of illness examined could be unequivocally attributed to PBB intoxication, but both the medical and epidemiologic conclusions of MDPH have come under strong criticism by W.D. Meester, a clinical toxicologist at Grand Rapids' Blodgett Memorial Hospital. Meester argued that, with 70% of the control group showing detectable PBB blood levels, there was no creditable baseline in the MDPH study. Studies at the laboratories of du Pont de Nemours revealing liver enlargement in rats had persuaded that company to cancel plans for the use of PBBs in flame-resistant clothing. Also, rat-feeding studies by both federal and state agencies (October 1974) led to the conclusion that, while both PCBs and PBBs caused "dramatic alterations" in normal biological processes, the latter compound(s) were the more toxic. According to one FDA official, "the weight of the evidence . . . indicates that PBB caused greater responses at lower levels than PCB and (its toxicity) may be up to five times (greater)" (ref. 153, p. 242).

Typical of the health effects reported were those of the Cole family, revealed in an open letter to the Michigan legislature. Mr. Cole and four children, age 5 to 10 felt "sick and miserable", each suffering from one or more maladies, e.g., "extreme lethargy, severe headaches, stomach discomfort, and stiff or swollen joints". Their illness was attributed to pork from pigs fattened on PBB-contaminated grain, obtained from their local Farm Bureau elevator in Chippewa County. A fat sample taken from the elder Cole showed 0.15 ppm of PBB contamination and the pork eaten was reportedly only lightly contaminated. No mention is made of milk consumed--particularly by the children.

The PBB contamination incident had a devastating effect on the Michigan economy. Long before a complete accounting was available, the loss of farm animals reported was 29,800 cattle, 5,920 hogs, 1,470 sheep and ca. 1.5 million chickens. Thousands of cattle were hauled to a remote 20-acre burial site ("Animal Auschwitz") in central Michigan by Farm Bureau Services.

By late 1975, 335 of 650 claims filed against Michigan Chemical Company and the Michigan Farm Bureau had been settled at a cost of $22.5 million. Frederic Halbert's claim was among those settled early in the proceedings. Among the litigants with cases still pending were many seeking compensation for damage to farm animals contaminated with "sub action levels" of PBBs, based on FDA criteria. It was argued that such animals could not in good conscience be marketed for meat or used for commercial milk production. Hence the litigants were faced with the prospect of total financial losses estimated (unofficially) at $50 million or more. Alternately they faced a long drawn-out legal battle that many less affluent farmers could ill afford. Insistence by Farm Bureau Services and Michigan Chemical that the compensation for animals with below-action level PBB residues be reduced to reflect their "salvage value" resulted in a march on Lansing, Michigan by several hundred outraged farmers, demanding that the governor and legislature opt for greatly reduced official PBB action levels.

This one costly human error had a considerable effect on the Congress, just then in the process of hammering out certain provisions of TSCA--The Toxic Substances Control Act of 1976. In particular those sections dealing with the premarket testing of hazardous chemicals, their labeling and distribution were affected (ref. 154).

2.14.5. Metabolism of PBBs

A review of the absorption, distribution and metabolism of PBBs in animals--mainly cattle and rodents--is already extant and will not be covered here (See DiCarlo et al, ref. 155). Suffice it to say that excretion rates of PBBs are exceedingly low, hence their biological half-lives long. Continued exposure leads to the build-up of PBBs in body fats. A major excretion route is via the lipid fraction of breast milk.

Toxic effects observed in a number of species are similar, and include impaired appetite, weight loss, enlarged liver and a number of adverse reproductive effects. Despite the low levels at which these toxic effects are evident, lethal doses are relatively high.

Although a number of experiments have established the placental transfer of PBBs in the rat and cow, post-partum experiments with rat pups born to controls but nursed by dams fed 50 ppm PBBs, and those born to PBB-exposed dams but nursed by unexposed dams, established the greater importance of PBB transfer via milk compared with placental transfer.

2.14.6 Endocrine and Reproductive Effects of PBBs in Animals

Testicular atrophy in cattle was first reported by Jackson and Halbert, who maintained a bull aged 18 months on a PBB-contaminated diet for six weeks. Semen examination showed many headless and tail-less sperm and no sperm motility. The animal died within three weeks. Autopsy revealed massive liver abscesses (ref. 156a). Later experiments by other workers gave similar results. In addition, organs infiltrated by lymphocytes included the liver, lung, kidney and small intestine (ref. 80, p. 439).

An adult male rhesus monkey maintained on a diet containing 25 ppm PBB died after 25 weeks, during which time he had lost 35% of his initial weight and consumed a little over 1 gram of PBB. Autopsy revealed alopecia and dry, scaly skin, marked edema of the lids with loss of eyelashes, and subcutaneous edema. Internal organic damage included an enlarged heart, severe ulcerative colitis, hyperplastic gastroenteritis, hyperplasia of the bile duct epithelium, hypoactive seminiferous tubules, and keratinized hair follicles (ref. 156b). In an experiment with seven female rhesus monkeys, maintained on a 7 month diet containing 0.3 ppm PBB, the same workers observed a weight loss averaging ca. 7% of initial weight. After 6 months, four of the seven females had longer menstrual cycles and altered ("flattened") serum progesterone peaks. An average of 10.4 mg of PBB had been ingested by these monkeys during the experimental period (as compared with 1000+ mg for the male monkey over a 25-day period).

Animal studies of the effect of PBB exposure on pregnancy have been carried out on the cow, monkey, mouse and rat. A number of these studies employed acceptable teratological methods to determine PBB teratogenicity (ref. 80, pp. 440ff). These are described in some detail in Barlow and Sullivan, and will be discussed only briefly here. When pregnant female mice were fed 200 ppm PBBs on days 4-16 and 8-16, the incidence of fetal mortality and resorption was greater for the 4-16 cohort, with reduced fetal body weight in the 8-16 cohort. Live litter size was also reduced at 100ppm in the 8-16 cohort.

A significant increase in swollen hepatocytes and focal necrosis was observed in pregnant mice when fed a diet containing 1000 ppm of PBBs from days 7 to 18. No liver observations were reported at lower levels (50 and 100 ppm), but a significant dose-related decrease in fetal weight was observed, attaining 14 percent below the mean for controls in the 1000 ppm cohort. One cleft palate occurred at 50 ppm and 5 cases of exencephaly (3 at 100, 2 at 1000 ppm of PBB). These malformations were significant when compared with pooled data from historical controls, but ambiguous when compared with the simultaneously run controls (ref. 156c). In a similar experiment with rats, no malformations were observed, but dose-related mean fetal weight reduction occurred. At a higher dose range (100, 1000, 10^4 ppm, days 6-15), anasarca and gastroschisis (one fetus each) were observed at the two highest doses (ref. 156d).

At the low dose end (from 0.25 mg to 10 mg/day) with five groups of

6-8 rats per dose and 30 controls, maternal liver weight increased significantly at 1.5 and 10 mg/d, but fetal weight and crown rump length were significantly reduced only at the 0.25 mg/d level, and appeared to correlate with lower food and water intake and the maternal weight loss observed in this cohort.

The same workers (Harris et al.) carried out a second experiment feeding cohorts of eight rats 0-10 mg PBB per day (days 7-15). Dams delivered and suckled their own young. Significantly lower weights were observed in the PBB-exposed pups from 3 through 60 days, when the study ended. Post-natal mortality was also higher (controls 1.5%, exposed 14.3%). Vaginal opening was slightly delayed in exposed female pups. Males showed greater weight reduction. Harris et al. carried out yet another experiment, designed to differentiate between pre- and post-natal effects of PBBs. Here pups were cross-fostered with groups of 8 dams given zero or 10 mg/d of PBB (days 7-15). Greatest body-weight reduction occurred in pups born to, and nursed by PBB-exposed dams. PBB pups nursed by control dams and control pups nursed by PBB dams exhibited an intermediate weight reduction pattern when compared with totally exposed and totally non-exposed control pups and dams. The effect of the fostering procedure itself on weight loss was not examined (ref. 157a).

Beaudoin studied the teratogenicity of single high PBB doses in rats (40, 200, 400, 800 mg/kg by gavage). Resorption rates increased at 200 mg/kg for some females exposed on days 6, 8 or 13 of pregnancy. Maternal deaths ($\leq$2/group) occurred at 400 and 800 mg/kg levels, except for dams exposed on day 7: the latter yielded 5 mortalities out of 6 dams. Resorption at the two highest levels were dose-related, and significantly higher than for controls. Major malformations observed were cleft palates and herniated diaphragms. Maternal weight gain was also reduced at the highest PBB dose. Beaudoin confirmed that the effects on fetal weight, resorption and malformation were indeed those of PBB and not the result of reduced food and water consumed, by pair-feeding another group of controls, with rats given 800 mg/kg PBB on day 12 (ref. 157b).

PBBs strongly induced hepatic enzyme activity in pre-weaned rats, even at very low levels (0.2 µg/g=0.2ppb) independently of whether PBB exposure was pre- or postnatal (ref. 80, pp. 443-444). Dams were also affected, but to a lesser degree. Pups suckled by dams exposed to 10ppm PBB exhibited mixed-type microsomal induction of liver enzymes--increased cytochrome P-450, benzo(a)pyrene hydroxylation, etc. The enzyme induction following pre- and/or post-natal PBB exposure can significantly affect response to other environmental chemicals or drugs (synergism).

Of 7 rhesus females fed PBB for 7 months prior to and after breeding, two had persistent implantation bleeding. One of them aborted a mummified fetus at 146d; the other infant was still-born at 154d. Five low-weight but otherwise normal-appearing offspring were delivered after 156-165d gestation. PBB toxicity in the rhesus monkey closely parallels that of PCBs in many respects: alopecia and swollen eyelids, low birth weight offspring and menstrual disorders in the dam (ref. 156b).

The work of Jackson and Halbert with cattle was briefly mentioned earlier (ref. 156a). Among the reproductive effects of PBBs were: evidence for early embryonic resorption, delayed parturition, large calves, frequently stillborn, negligible milk production, and dystocia. Prewitt et al. reported similar findings in a field study of contaminated animals; namely, food consumption and milk production were reduced by one-half, cattle with more than 20 ppm of PBBs in their milk fat produced still born or short-lived calves, had dystocia, and retained placentas were common, as was metritis. Similar symptoms appeared in cows with only 1 ppm of PBBs in their milk fat (ref. 158a).

Other studies of PBB-dosed cattle were reported by Durst et al. (ref. 158b). Six-heifer cohorts received 0.25 mg, 0.25 g or 25 g/d of PBB for 60 days (or until death at the maximum dose) following diagnosis of pregnancy. Three of 6 heifers aborted 30, 33 and 39 days following maximum dosing; the others had dead fetuses when autopsied on days 33, 39 and 40. Fetuses were edematous and hemmorrhagic. Necrosis of the placental cotyledons and uterine hemorrhage were also observed, as were other indications of toxicity prior to autopsy. No toxic effects were seen at lower doses, nor was any gross histopathology evident at autopsy in the lower-dosed cohorts (ref. 158c).

2.14.7. Endocrine and Reproductive Effects of PBBs in Humans

The Firemaster episode of 1973-4 resulted in widespread PBB contamination of dairy products and meats, the quarantining of more than 500 Michigan farms, and the destruction of some 23,000 dairy cattle, 1.6 million chickens and 5 million eggs. By 1975 the body fats of most residents of the state had detectable amounts of PBBs (refs. 155 and 158d). An in-depth study of the exposed farm population was carried out by a team from the Environmental Sciences Laboratory, Mt. Sinai School of Medicine (I.J. Selikoff, Director). Comparison of a Michigan cohort with a matched Wisconsin population showed that the former had significantly more neurologic, musculo-skeletal and skin symptoms then the Wisconsin group. Chief neurologic symptoms reported were extreme fatigue, a marked reduced work capacity, both physical and intellectual, and an excessive sleep requirement--frequently double the usual 6 to 7 hours required (ref. 159). Women were more neurologically affected than men.

A cohort of 4545 individuals were selected to be examined periodically for the long-term effects of PBBs by the Michigan Department of Public Health, in cooperation with the CDC, FDA, NIH and EPA. The cohort contains four groups: quarantined-farm residents, recipients of farm produce, PBB-exposed chemical workers and their families, and a control (pilot study) group. After four years the most frequent symptoms were still headache, fatigue, joint pain and paresthesia. Serum PBB measurements (n=3639) ranged from 0-1900 ppb, with 106 values greater than 100 ppb. Serum PBB values in males were significantly higher than in females, with chemical workers and their families the highest of all, and residents of quarantined farms second. The mean PBB change in 148 subjects was (-)16 ppb from years 1974-7, attesting to its biologic persistence and stability. PBB levels in fat samples obtained from 221 subjects averaged 363 times higher than those in serum.

Chloracne occurred in 21 of 1029 subjects studies in Grand Rapids, Michigan (ref. 155).

Serum samples from PBB-exposed women examined at parturition between 1973-9 had a mean value of 26.2 ppb, but ranged widely, from the detection limit of <1 ppb to 1150 ppb. The cord serum of 58 infants delivered during that period ranged from the detection limit to 104 ppb (mean = 3.2). For 13 pairs studied, the mean maternal/fetal ratio found was 7.04, indicating that while PBB transfer does occur across the placenta, the latter does function as a barrier to some extent, in a similar manner to the placenta with PCB analogs (ref. 80, p. 449).

Carefully randomized samples of breast milk obtained from women residing in the upper and lower Michigan peninsula (U.P., L.P.) were examined for PBBs. All samples were derived from deliveries occurring during August 1976. Ninety-six percent of the U.P. women (51/53) and

43% of the L.P. women (18/42) had detectable levels of PBBs. Based on their data the investigators concluded that between 8-9 million of the L.P. population harbored detectable levels of PBBs. The ratio of body fat/milk fat was close to 1 (0.88) for 10 women in the cohort studied (ref. 160).

In a follow-up fertility study after the Michigan accident, the Mt. Sinai research team examined the seminal fluids of the three groups of men: 1) 41 farmers and other consumers of produce from contaminated farms; 2) 11 employees of Michigan Chemical, manufacturer of PBBs; and 3) an unexposed group of 52 graduate students from Michigan University. The first two groups were medically selected to exclude those with a history of thyroid and liver disease, cancer, diabetes, myocardial infarction, and renal or urinary tract infections. The control (unexposed) group merely excluded Michigan residents. Blood samples from groups 1 and 2 were all PBB-positive. All but one of the control subjects (group 3) were PBB-negative. Semen samples were first counted and examined for motility, after which a fixed specimen was examined for morphology. Sperm counts, motilities and morphologies were within normal ranges for all three groups. The FSH, LH, and testosterone levels measured on 16 exposed subjects and 16 controls were considered "valueless", either because results were below detection levels (FSH, LH), or because of the methodology used (ref. 80, p. 450). Other criticisms of this study included the late date of the survey (4 years after initial exposure), and medical exclusions in the exposed groups that may have missed the PBB effects in those subjects most severely affected.

2.14.8. Summary

Studies of PBBs in animals and humans have established their long-term accumulation in body lipids and very slow metabolism, hence prolonged storage in animals and man. While PBBs do cross the placental barrier, their transfer via nursing is considered to be of greater importance.

Rats and mice both exhibited endocrine and other reproductive changes when exposed to nonlethal doses of PBBs via diet (1000 ppm) or gavage (50 ppm). Toxic doses were embryolethal and in one case teratogenic (rat, single dose ≥400 mg/kg).

Toxic PBB-contaminated diets fed to cattle caused gross tissue pathology, reduction or absence of sperm and damage to seminiferous tubules; milk production and food consumption were reduced, and resorptions increased. Prolonged gestations, stillbirths and deaths of neonates may be secondary to the occurrence of dystocia reported.

Rhesus monkeys on a diet containing 0.3 ppm PBB had lengthened menstrual cycles, increased fetal loss, low birth weights and poor postnatal growth of neonates.

In humans, PBB levels in breast milk exceed those in plasma by a factor of ca. 100, and breast milk is considered the main PBB excretion path. While PBBs have been shown to cross the human placenta, the lower fetal plasma levels are evidence for at least partial placental barrier action.

Results of a 1978 study of blood and lipid tissue samples collected from a cross-section of the PBB-exposed Michigan population showed that nearly all of the state's population was contaminated (refs. 159a, 161). Subsequent studies indicate that the PBB levels have not decreased significantly after that sampling. Wolff et al. has pointed out that the health effects of persisting body burdens of PBBs are as yet unknown (ref. 159c). Animal studies have shown these substances to be damaging to the liver, as well as neuro- and immunotoxic (refs. 159d and 161). T-cell suppression in PBB-exposed Michigan dairy farmers has been observed, and later results suggestive of a dose-response relationship are further causes for concern (ref. 161, p. 276; ref. 163). This chronically impaired immune function, and the evidence of PBB-induced cancer in animal studies, point to the need for extended monitoring of the PBB-exposed population, "in view of the carcinogenesis lag time of up to two or three decades" (Roberts, ref. 159e).

The PBB category potentially comprises 200-300 chemicals, and is subject to a special TSCA 8(a) reporting rule. The FDA regulates PBBs as unavoidable environmental contaminants under section 406 of the Federal Food, Drug and Cosmetic Act.*

The long-term health effects of acute PBB exposure are monitored by the FDA in cooperation with the CDC and the Michigan Public Health Department (ref. 152, p. 70; ref. 162a). An immunologic toxicity study of PBBs was scheduled for completion during fiscal year 1985 (ref. 162b).

---

*Federal Food, Drug and Cosmetic Act as amended. 21 USC 346a Sec. 406, "Tolerance for Pesticide Chemicals in or on Raw Agricultural Commodities."

3. THE HALOALKANES AND RELATED PESTICIDES

3.1 Dibromochloropropane (DBCP)

The dilemma of a toxicologist, employed by a prestigious university while consulting for the pesticide industry, was highlighted during four days of hearings on DBCP[*], precipitated by the high incidence of sterility and low sperm counts among exposed workers (refs. 23b,c). In the course of the hearings it became clear that a joint industry-academic study in 1961 had already shown severe testicular atrophy and cancer in test animals at 5 ppm. Without further testing, an allowable DBCP concentration of 1 ppm was then recommended. Later in-house tests showed infertility at exposures possibly as low as 0.3 ppm. DBCP was suspended by the EPA (Sept 1977) when it was found to cause sterility and low sperm counts "in more than 100 workers" in Alabama, Arkansas, California and Colorado, in addition to severe testicular atrophy and cancer in test animals (ref. 23a).

In all there have been six published studies of men exposed to DBCP with consistent reduction in sperm count, including some cases of sterility (refs. 24a-f). One of these reported a higher rate of miscarriage in wives of DBCP applicators (ref. 24e).

Following the hearings, work by Whorton et al. (ref. 24a) showed that reversibility of the azoospermia experienced by exposed workers was probably dose-dependent and a function of individual sensitivity. OSHA then reduced the MAC to 1 ppb (ref. 25). See table on p. 167 of ref. 47 for reproductive effects on males. All registrations of end use products except for use on pineapples in Hawaii have been cancelled (EPA, ref. 103, p. 3).

3.2 Ethylene Dibromide (EDB)

Successor to DBCP was the equally suspect ethylene dibromide (EDB), (ref. 26) widely used as a fumigant on fruits and vegetables. Based on the National Cancer Institute's finding of carcinogenicity of EDB the Environmental Defense Fund petitioned for cancellation of EDB registration. The EPA responded with an RPAR[**] notice in December 1977. Three years later (Dec. 1980) the agency announced its preliminary decision to cancel EDB registration for use on stored

---

[*]Conducted by the California State Dept. of Industrial Relations, Oct. 1977; Donald Vial, Director.

[**]RPAR - Rebuttable Presumption Against Registration.

grain immediately and on citrus and tropical fruits as of July 1, 1983. In the interim (1981) the compound was used to fumigate citrus in California to control the Mediterranean fruit fly infestation. At stake was the citrus export to Japan, valued at about $100 million (ref. 27).

EDB is highly toxic, oncogenic, mutagenic and severely damaging to the sperm of bulls. Hens fed grain containing 10 to 15 ppm of EDB lay fewer and smaller eggs. At higher concentrations of EDB, egg laying is irreversibly inhibited with continued exposure. In a controlled experiment, hens showed a striking reduction in fertilization rates when fed grains containing 100 ppm EDB. Two fertilized eggs obtained contained dead embryos (ref. 26a). Similarly, rats exposed to 31.6 ppm EDB had significantly lower implants and live fetuses per dam when compared with unexposed controls (ref. 26a, p. 94). Fetuses from pregnant mice and rats exposed to EDB during days 6-15 of gestation differed significantly from controls. Rats showed costal anomalies and hydrocephaly; in mouse fetuses, additional anomalies occurred in other ossification processes (ref. 26a, p. 112).

The use of EDB was finally discontinued in 1984 (ref. 28). Three more grain fumigants used as EDB substitutes were removed in 1985 (ref. 29a): carbon tetrachloride (CCl_4), carbon disulfide and ethylene dichloride. Remaining stocks of these may not be used after June 30, 1986 and all food residue exemptions are to be revoked by that date. All four of the organohalides discussed are classified as carcinogens by the EPA, based on NCI findings (refs. 29b,d).

Ethylene dichloride has also been reported to cross the placental barrier in rats, accumulate in placental and fetal tissues and to cause abnormal fetal development (ref. 29c).

4. MISCELLANEOUS HALOGENATED AND OTHER ALKANES AND ALKENES OF INDUSTRIAL IMPORTANCE

Most lipophilic compounds with a molecular weight below 600 or 700 can cross the placenta (Brix, ref. 25, p. 577). Hence the halogenated hydrocarbons as a class must all be viewed as potential embryotoxins and teratogens. The following section deals with halogenated alkanes and alkenes of secondary importance as pesticides but of major industrial importance as petrochemical intermediates, solvents, degreasing agents, propellants, refrigerants, etc.

4.1 Monohalomethanes (MeCl, MeBr, MeI) are alkylating agents, hence potential carcinogens and mutagens. All have been shown to be direct-acting mutagens in the Ames assay and carcinogens in rats or mice (ref. 30).

4.1.1 Monochloromethane (Methyl chloride, CH_3Cl) produced heart defects in the offspring of pregnant mice exposed to the vapor at 500 and 750 ppm, hence it is viewed as a potential occupational teratogen (refs. 30 and 31a,b). In addition, male rats exposed to 1000 ppm methyl chloride by inhalation showed degeneration and atrophy of the seminiferous tubules (ref. 33).

The chloride is used to manufacture silicones, tetramethyl lead and triptane (2,2,3 trimethylbutane). Lesser uses include the manufacture of butyl rubber, higher halogenated methanes, methyl cellulose, quaternary ammonium compounds, methyl mercaptan, methionine, fungicides and pesticides (primarily the Me-arsenate herbicides). Recently the chlorinated fluorocarbons have replaced CH_3Cl as high volume refrigerants and propellants (ref. 32). Tables 12 and 13 list the chemical and physical properties and potential numbers of workers exposed to the monohalomethanes.

4.1.2 Methyl Bromide (CH_3Br) is used as a soil and spore fumigant; also as a disinfectant, rodenticide, methylating agent, and a wool degreaser. A relatively low ionization potential led to its use in ionization chambers as well. Exposure data on CH_3Br are largely obtained from its use as a fumigant to control nematodes, fungi and weeds. The compound is applied to soil under plastic sheets or in space fumigation under tarpaulins.

4.1.3 Methyl Iodide (CH_3I) is used primarily as a methylating agent. Occupational exposure in the work place is estimated as relatively low (400 workers). This however does not consider the much greater number of potential exposures of individuals in university and pharmaceutical laboratories where methylations are routinely carried out.

Occupational permissible exposure levels (PELs) to the monohalomethanes are intended to protect against their neurotoxic effects. Long term studies on the bromide and iodide are still in progress. (ref. 30, pp. 7-8) In view of their carcinogenic and mutagenic behavior, the teratogenicity of the chloride, their neurotoxicity and potential for crossing the placental barrier, and the generally suspect status of chloroalkanes, all three monohalomethanes should probably be treated as potential teratogens for the present.

4.2 <u>Methylene Chloride</u> (dichloromethane, CH_2Cl_2). Among the many uses of methylene chloride is that of an "inert ingredient" in over 1750 pesticide formulations. It is a powerful solvent, also used as a degreaser, paint remover and aerosal propellant. The EPA is currently (1985) engaged in a full scale study of this compound under TSCA (ref. 34). It is known to cause malignant liver and lung tumors in mice and benign mammary tumors in rats.

Dichloromethane is widely used as a solvent in analytical laboratories, both in routine extraction procedures and in high pressure liquid chromatography (HPLC) separations.

In 1984 domestic production of CH_2Cl_2 was estimated at 584 million lbs, with another 44 million lbs imported. Unlike food additives, which must be banned by the FDA if they produce cancer in animals, the dichloride is subject to EPA regulation under TSCA; hence economic factors must be considered along with health effects.

Metabolism of CH_2Cl_2 produces CO in humans, increasing carboxyhemoglobin in the blood. Acute toxicity involves the CNS and liver in test animals. The biological half-life of CO is greatly prolonged in the presence of CH_2Cl_2 (2 to 5 times; ref. 35).

Pregnant rats and mice exposed to 1250 ppm of CH_2Cl_2 (gestation days 6 to 15, 7 hr. daily) showed a lower incidence of lumbar ribs than controls, and increased incidence of delayed ossification. A significant number of mouse pups had an extra center of sternal ossification (ref. 36). Exposure of rats to 4500 ppm of the dichloride for the 21 days prior to, and seven days during gestation altered environmental habituation rates. Preliminary observations indicate a possible behavioral effect on progeny of dams exposed to dichloromethane (ref. 37).

4.3 <u>Chloroform</u> (trichloromethane, $CHCl_3$). Chloroform was first used as an anaesthetic in 1847 and its narcotic effects on the central nervous are well documented (ref. 41a). It has important applications as an intermediate in the chemical synthesis of a large number of industrial chemicals: chlorofluorocarbons, dyes, drugs and pesticides. Its powerful solvent properties and low boiling point (61°C) have made it a favorite for extractive and purification operations in preparing antibiotics, alkaloids, flavors and vitamins.

In the laboratory it ranks with methylene chloride as a favorite solvent. Until 1976 chloroform was used in cough and cold preparations, mouthwashes, dentifrices, etc., when these uses were prohibited by the FDA. It is listed by the EPA as a carcinogen (ref. 48).

The toxicology of chloroform is similar to that of related volatile halo-organics and will not be reviewed in depth here. A more detailed discussion, including the citation of review articles, is available in ref. 35 (pp. 282-290) and in the CIB No. 9 (ref. 41a). As with other volatiles, inhalation is viewed as the main route of entry for chloroform. Its absorption and distribution to all organs is rapid. Except for some CO_2 production most of it is exhaled unchanged. The carbon dioxide conversion rate appears to vary with both port of entry and species. When human volunteers of both sexes were administered 500 mg of $CHCl_3$ orally, from 20 to 60% of it continued to be exhaled unchanged for 40 to 120 minutes (ref. 38). The hepatic and renal toxicities of chloroform are selectively modified by induction of the drug-metabolizing enzyme systems in those organs (ref. 39) and the production of phosgene is strongly indicated (ref. 40).

Chloroform is carcinogenic in rats and mice (refs. 41a,b,c). It has been detected in cord blood at concentrations comparable to maternal levels. It is not teratogenic to rabbits and rats when administered by gavage at near-lethal levels. However, at anaesthetic concentrations and exposures up to one hour during organogenesis, chloroform was extremely embryotoxic (ref. 35, p. 291). Sprague-Dawley rats exposed to 30, 100 and 300 ppm
(7 hr/day) on gestation days 6-15 exhibited high fetal resorption rates, retarded development, embryotoxicity and evidence of teratogenicity. Inhaled chloroform also interfered with implantation in the mouse, and produced some fetal malformation (ref. 42). Chloroform is listed as a teratogen in the NIOSH Registry (ref. 50).

4.4 Carbon Tetrachloride (tetrachloromethane, CCl_4)

Carbon tetrachloride has been used in grain fumigation, as a rodenticide, an industrial solvent and fire extinguisher. Absorption of CCl_4 occurs through the lungs, skin and GI tract. It is highly liposoluble, hence maximum concentrations are found in the lipid tissues. The tetrachloride is also found in the liver and bone marrow. Elimination of unchanged CCl_4 in mammals is largely via the lungs. Biotransformation is to chloroform and CO_2; and, possibly, to the dimeric hexachloroethane and the highly toxic phosgene (ref. 35, p. 292ff.). The latter products indicate free radical formation, presumably via lipid peroxidation. Hence the biotoxicity of CCl_4 is determined largely by MFO system activation and may be influenced through inhibition or activation of the enzymes involved. Acute effects are to kidney and liver function, with tubular necrosis found in both organs.

Alcohol acts synergistically with CCl_4. Although CCl_4 was found negative in *in vitro* mutagenicity testing, the irreversible binding properties of its metabolites (to DNA, lipids and proteins) indicate the likelihood that it can form intermediates that are carcinogens (ref. 43). Using CCl_4 as a positive control Weisburger (ref. 44) found a high yield of hepatocellular carcinomas in male and female mice, and an increase in adrenal tumors not seen earlier. The tetrachloride also yielded neoplastic nodules and some liver carcinomas in rats, but at lower than expected incidence.

Reported cases of excess cervical, lung and skin cancers and excess leukemia in exposed laundry workers, and of delayed hepatomas in man after CCl_4 poisoning, all indicate that CCl_4 should be viewed as a human carcinogen.

Studies of teratogenicity of tetrachloromethane have lagged behind those of carcino- and mutagenicities. Nevertheless, experience with lower molecular weight lipophilic organochlorine derivatives (ref. 25) indicate a potential risk that CCl_4 is both fetotoxic and teratogenic to humans. Thus, Dowty's et al. study of the volatile organics (ref. 45) would at least indicate the possibility of selective CCl_4 transfer to the fetus. Female rats administered high doses of CCl_4 (0.3 ml/100g) incurred marked injury to placental tissue especially the chorionic epithelium of the labyrinth (ref. 46a). Pregnant rats receiving 300 and 1000 ppm carbon tetrachloride (7 hr/day during gestation days 6-15) showed some retarded fetal development, e.g., delayed sternal ossification but no embryotoxicity, despite high maternal toxicity.

Pregnant mice receiving 150 mg of CCl_4 toward the end of pregnancy showed higher fetal mortality, due to liver damage with concomitant placental damage (ref. 46b).

4.5 Carbon Disulfide (CS_2) has been used as a fumigant and insecticide, replacing the banned DBCP and EDB, along with CCl_4 and

EDC. It is a recognized neurotoxin, resembling other solvents and halohydrocarbons in this respect. Its neurotoxic effects at lower exposures are sufficiently subtle to have been missed clinically at first. The following is a summary of conclusions drawn from an extensive literature review by Tuttle et al. (refs. 49a,b).

1) The earliest signs of CS_2 poisoning appear to be psychologic/behavioral. Symptoms are: headache, fatigue, insomnia, rapid mood changes, intellectual and slight psychomotor impairment.

2) The onset of clinical symptoms of neurological damage is preceded by slowed peripheral nerve conductor velocity and abnormal electromyographic tracings.

3) More advanced stages of CS_2 poisoning produce changes (e.g.. abnormal reflex actions) that are less useful to its early diagnosis, and not as reliable as the EMG or conduction velocity measurements.

4) Cardiovascular effects of chronic CS_2 exposure include: high diastolic and systolic blood pressure, atherosclerosis and increased likelihood of death from coronary disease.

5) Chronic exposure to CS_2 leads to hepatic enlargement and disturbance of liver antitoxic function, with possible synergistic interactions with diet or drugs; also to increased retinal arterial pressure and retinal microaneurysms. There is some evidence of hearing impairment over time.

6) Occupational exposure of women to low ambient concentrations of CS_2 resulted in numerous disorders of menstrual and ovarian function. Inhalation of somewhat higher ambient concentrations (9ppm) resulted in an increased incidence of abortion and premature births.

7) In men, occupational exposure (13-26 ppm) produced asthenospermia, teratospermia, decreased libido and impotence (ref. 47, Table p. 165).

The 1979 subfile of RTECS[*] lists CS_2 as a teratogen.

4.6 The Chloroethanes

There are nine possible chloroethanes (Fig. 4) of which the di-, tri- and tetrachloroethanes exist in two isomeric forms. Monochloroethane is a gas at room temperature, the di- to pentachlorinated ethanes are liquids, and hexachloroethane, a solid that sublimes at 187°C. Like the halomethanes, the chloroethanes are

---
[*]RTECS: Registry of Toxic Effects of Chemical Substances (NIOSH).

excellent solvents and degreasing agents. They are also used as fumigants, cutting fluids, and as feedstocks in the manufacture of other chemicals, plastics and textiles (ref. 51).

Of the nine chloroethanes, the 1,2-dichloride (EDC) poses the highest human exposure risk, by virtue of its high production volume (ref. 54). Most of the EDC produced provides the feedstock for vinyl chloride monomer (VC). Dispersive uses and estimated environmental releases of EDC are shown in Fig. 5. Table 14 gives the estimated 1977 consumption pattern and growth projections through 1982.

All of the chloroethanes produce physiologic symptoms characteristics of chloro-organics and lipid solvents: CNS depression (intoxication), abnormal weakness, restlessness and irregular respiration, incoordination and unconsciousness.

Chloroethanes are generally irritating to skin and eyes and damaging to the kidneys and/or liver. Table 15 summarizes the reported adverse effects (ref. 51).

Four of the chloroethanes were carcinogenic in rats and mice under experimental conditions (Weisburger, ref. 44; see also ref. 51). They are: 1,2-dichloro- (ref. 29d), 1,1,2-trichloro- and hexachloroethane. Carcinogenicity test results for the 1,1,1-trichloroethane and 1,1-dichloroethane were ambiguous and to be repeated.

Some of the chloroethanes and their metabolites have also been reported mutagenic in bacterial systems (refs. 51 and 55).

Elovaara et al. found a clear dose-response relationship both in survival time and fetal malformation when fertilized chicken eggs were injected with 1,1,1-trichloroethane (25 µmol/egg; days 3 or 6) (ref. 52).

Earlier inhalation experiments on rodents were negative. Female rats exposed to methylchloroform during pregnancy produced offspring of reduced weight, but otherwise normal. However, if dams were also exposed prior to mating, increased incidence of skeletal and soft tissue variations were observed in the fetuses. In the rat, ethylene dichloride (EDC) has been reported to cross the placental barrier, accumulate in the placental and fetal tissues and cause abnormal fetal development (ref. 29c). The 1,1-isomer is listed as a teratogen and suspect carcinogen in the 1979 update of RTECS (ref. 53).

4.7 Selected Pesticide-Related Chemicals

The compounds discussed in the following section are either

components in pesticide formulations, feedstocks in pesticide syntheses, propellants, or have some limited use as a pesticide. All have other important uses as well, e.g., as starting materials in the manufacture of pharmaceuticals, plastics, etc.. Hence they pose appreciable exposure risks in the workplace, and often to the public at large, through the use of commercial preparations.

4.7.1 The Vinyl Halides (haloethenes or haloalkenes)

Vinyl bromide (VB) and chloride (VC), I (X = Br or Cl), vinylidine chloride (VDC, II), trichloroethylene (TCE, III) and tetrachloroethylene (IV) are the haloalkenes of greatest commercial importance:

$$\underset{I}{H-\overset{H}{C}=\overset{H}{C}-X} \quad \underset{II}{H-\overset{H}{C}=\overset{Cl}{C}-Cl} \quad \underset{III}{Cl-\overset{Cl}{C}=\overset{H}{C}-Cl} \quad \underset{IV}{Cl-\overset{Cl}{C}=\overset{Cl}{C}-Cl}$$

Discovery of the carcinogenicity of VC presents a classic example of serendipity (ref. 22). In 1970 Dr. P.L. Viola of the Regina Elena Institute of Cancer Research (Rome) found tumors of the skin, lung and bones while investigating acroosteolysis in rats (ref. 57). The latter study was undertaken because of a problem of hand bone loss encountered among meat packagers using heat-sealing techniques on PVC wrap. Viola's finding alerted the international industrial community and led to a meeting (Washington, D.C., Nov. 18, 1971) of representatives from the U.S., Canada, and European firms. It was here that Solvay et Cie reported further studies by Professor Cesare Maltoni (Instituto di Oncologia, Bologna) demonstrating angiosarcoma in rats. By 1974 Goodrich Chemical had reported four deaths from angiosarcoma of the liver within 5 years, 16 identified cases among VC workers had been found in the US, and 26 world-wide. Angiosarcoma is a sufficiently rare cancer that only about one hundred cases had been reported altogether up to that time. Such a lack of ambiguity is rare indeed, and is a strong argument for minimizing exposure to all industrial chemicals, given our limited information on the health effects of most of them.

Vinyl chloride is mutagenic in *Salmonella Typhimurium* and *Escherichia coli* (ref. 58, p. 3); also in the yeast mutation assay, the *Drosophila* recessive lethal test and in the host-mediated assay

(loc. cit.)

According to Bartsch et al. and Simmons, VB also induced mutations in Salmonella (ref. 58, p. 3).

Vinylidene dichloride induced mutations in *Salmonella T.* and *Escherichia c.* (loc. cit).

Inhalation exposure studies on VC, VB and VDC showed that all three compounds produced angiosarcoma of the liver.

Other reported adverse health effects of vinyl halides include CNS and cardiovascular; respiratory, skin, skeletal, and liver or spleen abnormalities.

Cytogenetic studies have demonstrated a significant increase in the frequency of chromosomal aberrations in the lymphocytes of workers exposed to VC (ref. 58). Further evidence for the mutagenicity of VC was gleaned from studies showing increased fetal loss among wives of male workers after exposure to VC (refs. 59a,b). Also reported: retarded fetal growth, bleeding during pregnancy, premature and prolonged rupture of amniotic membranes, *abruptio placentae* and *placentae previa*, fetal and neonatal deaths, increased incidence of S.I.D.* syndrome, and long-term lag in physical growth of children with possible behavioral cognitive defects.

4.7.2 Trichloroethylene (TCE) is a powerful solvent for fats, greases and waxes and one of the most important solvents for degreasing and dry cleaning operations. It is a colorless, volatile liquid (b.p. 87°C) of high density (4.45), insoluble in water but miscible with organic solvents (EtOH, $CHCl_3$, Et_2O). It dissolves most fixed and volatile oils. More than 90% of the TCE produced is used in degreasing and dry cleaning, but it is also an ingredient in lacquers and varnishes, adhesives, paints and printing inks. Minor quantities of TCE go to into the production of pesticides, chemicals and miscellaneous commercial products.

A pharmaceutical grade of TCE was formerly used in surgical and obstetric procedures as a disinfectant, and as an analgesic in the treatment of trigeminal neuralgia (ref. 62a). It has also been used as an analgesic during dental extractions and for a variety of minor surgical procedures (ref. 62b). TCE has been used to extract caffeine in the preparation of decaffeinated coffee.

The predominant physiological response to TCE is one of CNS

---
*S.I.D.-Sudden Infant Death.

depression. Confusion, fatigue, nausea and visual disturbances may
also occur. In industrial operations incoordination may pose a safety
hazard. Repeated immersion of the hands into the solvent caused
finger paralysis (NIOSH CIB #2, p. 2).

TCE is absorbed by intact skin and readily absorbed from the GI
tract. In the latter case it can lead to respiratory failure, cardiac
arrest, and death. Anesthetic doses of TCE cause tachycardia,
bradycardia and tachypnea, and cardiac arrhythmias are common.

The inhalation of moderate concentrations of TCE induces a state
of euphoria and may lead to addiction (ref. 63a). In pregnant women,
the inhalation of TCE results in its rapid diffusion across the
placenta (ref. 63b).

Human carcinogenicity data on TCE are conflicting (ref. 35, p.
298). An excess of cervical, lung and skin cancers, and a slight
excess of leukemia and liver cancers in 330 laundry and dry cleaning
employees was reported by Blair et al. (1979; ref. 64a). However, a
study by Tola and coworkers (1980) found no increase in cancer
mortality among 2117 exposed workers (ref. 64b). Weisburger (ref. 44)
reported an increase in hepatocellular carcinomas in mice but not in
rats.

The most consistent and predominant epidemiologic findings in
studies of TCE and miscellaneous anesthetic exposures were an increase
in spontaneous abortions and in congenital malformations among the
children of exposed females and males (ref. 65a, p. 29).

Since TCE readily crosses the placental barrier, it may be
responsible for respiratory problems encountered in newborn infants.
When used as an anesthetic, TCE reduced uterine motility. Increased
maternal and fetal mortality were associated with its use as an
analgesic (ref. 35, p. 299).

4.7.2.1 Metabolism of TCE

The biotransformation of TCE in humans is carried out by the
liver microsomal enzymes, hence requires NADPH and oxygen. Oxidation
products found were chloral hydrate, trichloroacetic acid and
trichloroethanol. The acid is excreted unchanged in the urine; the
ethanol is first converted to the glucuronate (ref. 65a).

4.7.3 Tetrachloroethylene (Perchlorethylene, PCE)

Tetrachloroethylene is a volatile liquid whose odor is detectable
at ca. 50 ppm. It is an excellent solvent, and is widely used in dry

cleaning, degreasing, and fabric finishing, etc. In 1978 NIOSH (ref. 66a) estimated that approximately 500,000 workers in the U.S. were at risk of exposure to PCE, and that production of PCE was about 700 million pounds. Because of its excellent cleaning and recycling properties and low flammability, PCE is used by 75% of the dry cleaners. About 15% of the domestic consumption of PCE occurs in metal cleaning processes when cold cleaning and degreasing can result in high worker exposure.

Tetrachloroethylene is also an intermediate in the synthesis of the trichlorotrifluoro-, dichlorotetrafluoro-and chloropentafluoroethanes (fluorocarbons, 113, 114, and 115, resp.).

PCE has been demonstrated to be carcinogenic in mice, both male and female, producing a significant increase in hepatocellular carcinoma over the controls (ref. 66a,b). Rat experiments were ambiguous due to early mortalities. However, a high incidence of kidney damage was observed in both species.

Inhalation of PCE is followed by prolonged urinary excretion of metabolites, primarily TCA. At more than 10 mg/l of urinary TCA, workers may show some signs of toxicity. The finding of both di- and trichloroacetic acids in human urine following exposure to PCE has led to the suggestion of an oxirane as the metabolic intermediate (ref. 67b).

A variety of pathological changes of the liver occur with repeated exposures of rats, rabbits, guinea pigs and dogs to PCE. Hepatotoxicity is increased in rats pretreated with aroclor or phenobarbital. This observation as well as the urinary excretion of chlorinated metabolites points to the liver as a probable oxidation site (ref. 67). In man, acute intoxication has generally resulted from industrial degreasing operations.

4.7.3.1 Reproductive Effects

Hepatonephritis and pulmonary edema were reported as causes of fetal death. The presence of PCE in breast milk was the cited reason for obstructive jaundice in a 6-week old infant (ref. 35, p. 303). A study by Schwetz et al. (ref. 68) indicates that PCE may be teratogenic. Delayed skull-bone ossification and split sternbrae were observed in mice, as well as increased fetal resorption, decreased fetal body weight and fetal subcutaneous edema.

5. MISCELLANEOUS INSECTICIDES: FUMIGANTS

Fumigants are insecticides that may be applied as solids, liquids or gases. Of the 18 chemicals listed in Table 16, nine have been discussed in the preceding sections dealing with alkyl and alkenyl halides. p-Dichlorobenzene is an arylhalide and is discussed in the section dealing with DDT-related and haloaromatic pesticides.

5.1 <u>Naphthalene</u> ($C_{10}H_8$) is a condensed aromatic compound obtained from coal tar. It has a relatively low melting point (80.2°C; b.p. 217.9°), sublimes readily on warming, and exerts sufficient vapor pressure at room temperature to be readily detectable by its characteristic odor. It is a chemical intermediate or feedstock in the synthesis of a large number of derivatives (e.g., phthalic, anthranilic, hydroxy-, amino- and sulfonyl-), compounds used in the production of the coal tar dyes.

Naphthalene's use as a fumigant was largely confined to that of moth repellency (ref. 69). Its main route of entry is by inhalation of the dust or vapor. It is also a primary irritant and causes erythema, contact dermatitis and allergic dermatitis in sensitized individuals. Direct eye contact may lead to cataracts. Repeated inhalation or ingestion can result in serious systemic sequelae (CNS, blood, kidneys), many of the symptoms mimicking those reported for organic solvents, haloalkenes and other petrochemicals. A chronic toxicology/carcinogenicity study of naphthalene was still underway at the end of FY 1984 (ref. 70).*

5.2 <u>Acrylonitrile</u> (vinyl cyanide, $CH_2=CH-C \equiv N$; AN)

Acrylonitrile resembles VC, a carcinogen, in structure. It is a flammable, explosive liquid (b.p. 77°C, V.P. 80 mm at 20°C). AN is a component of acrylic and modacrylic fibers produced by copolymerization with other monomers, e.g., with methyl acrylate, Me-methacrylate, vinyl acetate, VC and VDC. Other major uses of AN include copolymerizations with butadiene and styrene to produce ABS polymers, and with styrene to yield SAN resins which are used in the manufacture of plastics. Nitrile elastomers and latexes are also made with AN, as are a number of other chemicals, e.g. acrylamide and adiponitrile. Acrylonitrile is also used as a fumigant.

In 1977 NIOSH was informed by duPont of excess lung and colon cancers associated with occupational exposure to AN. A rat study

―――――――――

*The study had not been completed by the end of FY/85 (ref. 172a, p.101).

(ingestion) by the Manufacturing Chemists' Association (MCA) confirmed these findings, showing that the animals developed stomach papillomas, CNS tumors and zymbal gland carcinoma not present in controls. Inhalation studies on rats by MCA showed similar results (ref. 71, p. 3), with increased ear canal tumors and mammary masses.

Toxic effects of AN resemble those produced by cyanide poisoning. The effects of AN inhalation include CNS, kidney, liver and lung damage, and embryotoxicity.

Murray, Schwetz et al. (ref. 72) exposed pregnant Sprague-Dawley rats to AN by ingestion and inhalation from days 6 to 15 (0,10, 25 and 65 mg/kg/day). At the highest (oral) level embryotoxic effects included an increased incidence of fetal malformations, e.g., missing vertebrae, right-sided aortic arch and shortened tail and trunk. At 25 mg/kg (by gavage) or at 80 ppm of AN by inhalation, the magnitude of these effects was reduced. Oral doses of 10/mg/kg/day or inhalation exposure of 40 ppm produced neither embryotoxic or teratogenic effects.

Mutagenesis/genetic toxicity studies of AN were scheduled to be initiated in FY 85 (NIEHS, ref. 70, p. 40).

5.3 Dioxane (1,4-dioxane, 1,4-diethylene oxide; $C_4H_8O_2$)

Dioxane is a symmetrical cyclic diether (mol wt 88.10, b.p.

1,4-Dioxane

$101°C$, 750 mm; $d=1.0337^{20}_{4}$). It is a water-miscible colorless liquid at room temperature, with an appreciable vapor pressure (40mm @$25.2°C$) and a penchant for forming explosive peroxides--a characteristic of oxygen ethers on storage. Its primary use is that of solvent for a large number of industrial products, e.g. cellulose acetate, dyes, fats, greases and waxes; paints, lacquers and varnishes, etc. Specific applications include: use as a wetting and dispersing agent in textile processing, a paint and varnish stripping agent, in dye baths, stain and printing composition, and in the preparation of histologic slides. Is has also been used as a fumigant (ref. 69, p. 461).

The main route of entry of dioxane is either through inhalation or percutaneous absorption. The liquid and vapor are somewhat irritating to eyes, nose and throat. Exposure to the vapor causes drowsiness, dizziness, headache, loss of appetite, nausea and vomiting, gastrointestinal pain, liver and kidney damage and death (ref. 73). Severe drying and cracking of the skin results from prolonged exposure to the solvent.

There is sufficient evidence for the carcinogenicity of 1,4-dioxane in experimental animals (refs. 74a,b) (See also ref. 73, pp. 109ff). In humans the data are less clear but an unpublished report to NIOSH of four cancer deaths in one dioxane unit is suggestive. (ref. 73, p. 115)

Franceschini studied the effect of dioxane on the growth of chick embryo tibial buds. He found hypertrophic and vacuolized chondroblasts in diaphysis and a reappearance of mitosis in metaphysis of the tibia. Another study by Schwetz et al. showed a few terata in rats and mice when about 3.5% of dioxane was added to 1,1,1-trichloroethane. The results are ambiguous in the latter case and of questionable relevance to humans in the former (chick) study (ref. 73, p. 117). Dioxane is one of the industrial chemicals for which teratogenicity data have been evaluated (ref. 80, pp. 283-286; ref. 75). It was scheduled for genetic toxicity and biochemical studies in FY 1985 by NIEHS and FDA, resp. (ref. 70, p. 49 and 51 of the Toxicology Testing Section).

5.4 Ethylene Oxide (1,2-epoxyethane, oxirane, C_2H_4O)

Ethylene oxide is listed among the 25 chemicals of highest production volume in the U.S., whose production capacity is estimated at 6.1 billion lb/yr. This is about 43% of world production capacity (refs. 76a, b). At room temperature and atmospheric pressure ethylene oxide (ETO) is a colorless gas. Is has a characteristic odor, generally described at ether-like, whose detection threshold varies widely in humans. The mean detection threshold is estimated at 700 ppm (1260 mg/m^3). It is miscible with water, alcohol, ether and most other organic solvents.

ETO is chemically reactive and potentially explosive when heated or exposed to active catalysts or to alkali metal hydroxides. When diluted with CO_2 or halocarbons, or in aqueous solutions, it is relatively stable. Hence, when used as a sterilant or fumigant, it is often diluted to reduce explosion hazard, e.g., 10%A ETO/90% CO$_2$ or 12% ETO/88% halocarbon.

ETO's major use is as starting material for ethylene glycol (antifreeze) production, and as an intermediate for polyester bottles, fibers and films. Secondarily ETO finds use in production of non-ionic surface active agents for industry and formulation of heavy duty home laundry/dishwashing agents. Glycol ether solvents for surface coatings, and ethanol amines (soaps, detergents, textile chemicals) constitute the 3rd and 4th largest uses of ETO. The remaining ETO is used in a variety of ways: as a pesticide (fumigant) and antimicrobial sterilant; in medical products manufacture; in research laboratories, libraries and museums; in beekeeping and fumigation of seasonings, spices and black walnut meats; as a sterilant in cosmetics and packaged dairy products; in animal and plant quarantine services at ports of entry; in the fumigation of transportation vehicles, e.g., aircraft, buses and railroad cars, and of clothing, furs and furniture.

For the industrial worker the greatest risk of exposure is during loading and unloading of tanks for shipping, product sampling, and equipment maintenance, as ETO chemical reactions are generally carried out in sealed vessels, often located out of doors in recognition of its explosion potential through peroxide formation.

Occupational exposure potential bears an inverse relationship to the amount of ETO used in one's work. Thus, health care and medical industries consume less than 1/4%(0.25%) of annual ETO production, with sterilization of hospital equipment accounting for less than 0.1 of the latter amount, e.g., 0.02% of production. Yet approximately 75000 health care workers in sterilization areas are at risk, and improper engineering and/or administrative controls were found to account for another estimated 25000 workers unnecessarily exposed to ETO.

Based largely on an industry-sponsored study showing that ETO is carcinogenic to animals, NIOSH recommends that it be treated as a potential occupational carcinogen. The study showed dose-related increased leukemia in female rats and treatment-related (33 and 100 ppm) peritoneal mesotheliomas in male rats (ref. 77a). Limited epidemiologic investigation at two work sites revealed excess cancer mortality in the cohort studied (refs. 77b,c). There is widespread recognition that ETO is also a mutagen (ref. 78).

A mouse study showed adverse reproductive effects (ref. 79) and the potential for transplacental effects induced by ETO was also indicated. When female mice were given ETO (i.v.) at daily doses of 0, 75 and 150 mg/kg during gestation periods on days 4-6, 6-8, 8-10, 10-12, there was significant reduction of mean body weight (dam) at the highest dose compared with controls (except for d. 6-8), and a significant increase in malformed fetuses/litter for the highest dose administered during the second and fourth periods. Approximately 19% of fetuses/litter with no signs of toxicity had some kind of malformation, chiefly in the cervical and thoracic skeletal regions. Although the dams showed no toxicity at highest dose for gestation period 6-8, the high mortality for the other periods at this dose complicates the teratogenicity picture in this study.

A critical summary of animal and human reproductive data on ETO appears in Barlow and Sullivan (ref. 80, p. 316-325). Relevant animal data include a) pharmacology and toxicology; b) endocrine and gonadal effects; c) fertility; d) pregnancy; e) mutagenicity, and f) carcinogenicity. While clear mutagenic effects were observed both *in vivo* and *in vitro*, the two animal teratology studies reported were derived from abstracts, hence inconclusive. Human (workplace) studies revealed significant increases in two gynecological disorders as well as spontaneous abortions for exposed over unexposed female workers. Unfortunately, inadequate accounting for other possible factors in the workplace led the authors to conclude that the human data were also insufficient for conclusive evaluation of reproductive and teratogenic effects of ETO (ref. 80, p. 321-324). The 1984 NTP listing for ethylene oxide indicates that a high priority reproductive toxicology study was to have been completed in FY-84 (ref. 81a). An OSHA report based on the study was circulated for external review (ref. 81b). In it OSHA recommended a long term exposure standard (1 ppm over 8 hrs) and a prudent short term limit (10 ppm), based on findings of sister chromatid exchanges and evidence for an increased incidence of spontaneous abortions among 1000 exposed female workers reported in a Finnish study (ref. 81c). Objections from the Budget Office, Union Carbide (chief US manufacturer of ETO) and the Health Industry Manufacturers Association, persuaded the agency to withdraw its short term limit recommendation, despite strong support from within the agency itself and from Johnson and Johnson, based on a study of its own employees (loc. cit., p. 393).

Ethylene oxide is listed as a teratogen in the 1979 NIOSH subfile of RTECS (ref. 81e).

6. ORGANOPHOSPHORUS PESTICIDES AND RELATED COMPOUNDS

Most organophosphorus insecticides derive from phosphoric acid, as shown in I:

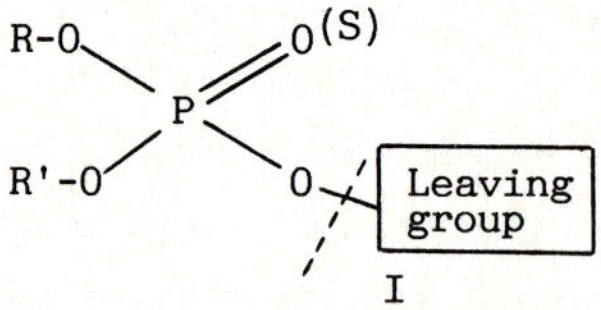

$$\begin{array}{c} R-O \\ R'-O \end{array} P \begin{array}{c} O(S) \\ O-\text{Leaving group} \end{array} \qquad R,R'=\text{Me or Et (usually)}$$

I

A more generalized structure (II) takes into account phosphonic acid derivatives such as Trichlorfon (III):

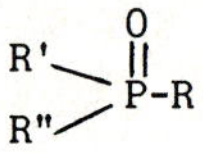

$$\begin{array}{c} R' \\ R'' \end{array} \overset{O}{\underset{\|}{P}}-R \qquad \begin{array}{c} R',R''=\text{alkyl,} \\ \text{alkoxy,} \\ NH_2, \text{ etc.} \end{array} \qquad (CH_3O)_2 \overset{O}{\underset{\|}{P}}-\overset{OH}{\underset{H}{\overset{|}{C}}}-CCl_3$$

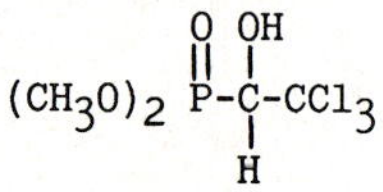

II III

Trichlorfon

R' and R'' are usually methyl, ethyl or the corresponding alkoxyl groups. R may be an alphatic or cyclic moiety forming a labile bond with phosphorus (P).

Table 17 lists some organophosphorus pesticides (OPPs) arranged according to the ligands attached to P. OPP Alkylation characteristics have been examined in some detail as a consequence of their biological significance. It is clear that preferential attack on the carbon of an alkyl group (R' or R'' in II) favors an alkylation reaction while the attack on phosphorus, followed by cleavage of the P-O bond, favors a phosphorylation reaction. Unfortunately the analytical test used to detect alkylation--the Preussman reaction with 4(4-nitrobenzyl) pyridine--does not yield conclusive *in vivo* evidence as to the extent of the OP-DNA alkylation reaction. Dichlorvos was the main OPP used to examine the *in vitro* alkylation of DNA. The compounds listed in Table 17 include those whose *in vivo* and *in vitro* effects on cellular systems have been studied most frequently.

Studies are reviewed in some detail by Moutschen-Dahmen et al. (ref. 2b, sec 3.2ff). They include the following summary observations of interest: (a) eight of 17 OPPs induced sister chromatid exchange (SCE) in Chinese hamster V79 cells cultured *in vivo*; (b) nine of 10 OPPs tested also induced SCE in Chinese hamster ovary (CHO) cells; (c) oxygen was more effective than S in SCE induction, and (d) SCE induction appears to be a common property of OPPs.

Of two types of *in vivo* tests carried out on mammals--chromosome damage in bone marrow or testes--only the intratesticular injection of Parathion in the guinea pig yielded strongly positive (clastogenic) effects on spermatogonia (ref. 2b, p. 157).

6.1 Uses

The organophosphorus pesticides are used primarily as insecticides and acaricides. Some of the OPPs of commercial importance are listed in Table 18 and in Table 24 at the end of this chapter. More detailed information (LD50s, etc.) may be obtained from references listed in the introduction, e.g., the Pesticide Index (ref. 14) and the Agrochemicals Handbook (ref. 15). The annual Pesticide Use Report(s) of the State of California list current agricultural and environmental usage of all classes of pesticides both as to commodities treated and the names and quantities of pesticides applied (ref. 165).

6.2 Toxicology

Organphosphorus compounds are hydrolytically unstable:

OP compound → phosphoric acid diester → monoester → phosphoric acid.
[+ alcohol, thiol, or phenol, etc.]   [+ ROH/RSH]

Hence OP pesticides are much less environmentally persistant than are the organochlorines. However their chemical reactivity frequently renders them more acutely toxic than the organochlorine pesticides.

Organophosphates are characterized by their similar mechanism of toxic action in insects and mammals, resulting in the irreversible inhibition of the enzyme cholinesterase, and the accumulation of acetylcholine at nerve endings (synapses). The primary mechanism is phosphorylation of the enzyme critical to normal transmission of nerve impulses from fibers to innervated tissues. A critical fraction of tissue enzyme must be inactivated before the symptoms of toxicity appear. At sufficient dose, the loss of enzyme function results in the accumulation of acetylcholine at cholinergic neuroeffector junctions (muscarinic effects), at skeletal myoneuraljunctions and in autonomic ganglia (nicotinic effects). Organophosphates also impair nerve impulse transmission in the brain, disturbing behavioral, motor, respiratory and sensor functions. The usual cause of death in OPP intoxication is depression of respiration. The recovery from OPP poisoning depends on the generation of new enzyme (Morgan, ref. 20).

OPPs are readily absorbed by all routes: inhalation, ingestion, skin penetration, eyes--and even more readily absorbed where cuts, abrasions and/or dermatitis are present. (Straub, ref. 69, Pesticides chapter). The toxicity of a particular OPP will depend on the rate at which it is metabolized *in vivo*, principally by hydrolysis in the liver, as this limits its availability for attack in other tissues.

Many OPPs undergo ready *in vivo* conversion from thions to oxons (P=S→P=O). The P=S→P=O conversion occurs environmentally in the presence of sunlight. Physiologically it is driven primarily by the liver microsomes. The end products of hydrolysis at the ester linkage are alkyl phosphates and phenols, readily excreted and of relatively low toxicity.

Depending on the specific organophosphate, some phosphorylated enzyme may be reactivated ("dephosphorylated") by certain oxime antidotes from one to two days after OP absorption. Thereafter a change in the nature of the enzyme-phosphoryl bond occurs, rendering the inactivation irreversible and necessitating the generation of new enzyme.

A less frequent kind of neurotoxicity produced by OPPs is characterized by damage to the myelin substance of peripheral nerves, and leads to prolonged peripheral neuropathy with numbness, pain and weakness in the extremities persisting for months or years (delayed neurotoxicity). The OPPs associated with this kind of chronic illness include some with low acute toxic potential. There is no apparent correlation between acute toxicity and the potential for a chronic neurophathy. The phenylphosphonothioates cyanofenphos, EPN, leptophos and EPBP are neurotoxic agents in this category. Others known to induce delayed neurotoxicity include Carbophenthion, DMPA, Haloxon, Merphos, Mipafox, TOCP and Trichlorfon. Organophosphorus compounds known to induce delayed neurotoxicity are listed in Table 19. All but TOCP are used as insecticides and acaricides. The tri-o-cresyl phosphate is used as a plasticizer in wood lacquers. The delayed neurotoxicity or paralysis induced by these substances is not the result of cholinesterase inhibition but stems from inhibition of yet another enzyme linked to neural function (ref. 164, p. 737).

Unusual properties of some OPPs render them more hazardous than suggested by their toxicity data. Thus, malathion on long storage can produce by-products that greatly inhibit the enzymes essential to this compound's catabolism, magnifying its toxicity. Also, some OPPs have a strong affinity for lipid tissue, where their storage prolongs antidote requirement as the stored OPP is released. The possibility that other factors modify the toxicities of OPPs cannot be ruled out, as synergistic interactions between substances are well known.

Dose and dose intervals of OPP ingestion will both affect the time of initial onset of toxic symptoms. A delay of 12 hours after termination of exposure without symptoms implies that a toxicant other than an OP may be involved (and/or that appropriate precautions have been taken to avoid continued exposure from contaminated hair, clothing, shoes, etc.).

It should be noted that both plasma and red blood cell (RBC) cholinesterase activity may be low from other causes--e.g., liver or other disease(s). However the cholinesterase inhibition induced by OPP poisoning is so much greater that plasma or RBC cholinesterase activity remains a reliable test for OPP exposure (ref. 164, p. 736).

6.3 Frequent Symptoms Associated with OPP Poisoning

Early symptoms of acute OPP poisoning are usually apparent during exposure or within 4 to 12 hours. They may include headache, fatigue, vertigo, incoordination, blurred vision, weakness, tremors, abdominal cramps, diarrhea, nausea and vomiting, salivation and excessive sweating. These are also symptomatic of many unrelated illnesses--e.g., gastroenteritis, influenza, heat stroke or heat exhaustion. They are considered indicative of _mild_ OPP intoxicaton.

Moderately severe OPP poisoning may include all of the above symptoms plus chest discomfort (tightness, wheezing), a productive cough, pulmonary edema, a marked constriction of the pupils (miosis) muscular twitching, and the inability to walk. These symptoms could be mistaken for encephalitis, myocardial infarction and pneumonia.

Severe OP-poisoning is evidenced by the rapid onset of unconsciousness, local or generalized seizures, incontinence and other manifestations of a cholinergic crisis. Further indications of severe intoxication may include a slow heartbeat, tearing, toxic psychosis with manic or bizarre behavior (misdiagnosed as alcoholism) and respiratory depression, which may be fatal. Slow heartbeat may (rarely) progress to complete sinus arrest.

The diagnostic test for anticholinesterase poisoning is atropine refractoriness. In the absence of OPP poisoning the early signs of atropine toxicity develop rapidly (dry mouth, dilated pupils, flushing, and increased heart rate). There are also a number of simple but crude "Acholest" screening tests available for rapid clinical testing, but more precise and reliable results are obtained by plasma and RBC cholesterase determinations.

Standard treatment for OPP poisoning is i.v. injection with atropine sulfate to protect the muscarinic end-organs from the accumulation of excessive acetyl choline concentrations. Diagnostic testing, or treatment with atropine must be used cautiously in patients with glaucoma, in view of the risk of increased intraocular pressure from the drug.

Treatment for Parathion poisoning has been improved by the availability of the oxime 2-PAM (2-pyridine aldoxime methiodide) (ref. 69, p. 455).

As insect resistance to the organochlorine derivatives (e.g., chlordane, dieldrin, DDT) have increased with time, the use of organophosphorus compounds has escalated. They have the advantage of less persistance in the environment and do not present the obvious (detectable) problem of body burden of the organochlorines. Unfortunately the OPPs are "responsible for more deaths than any other group of compounds", with Parathion cited as the OPP to which most of these fatalities may be attributed (M. Moses, ref. 164, p. 736). Documentation for fatalities and permanent nerve damage goes back to 1930, when some 15000 TOCP poisonings occurred in the U.S. from ingestion of an alcoholic drink known as Jamaica Ginger, or "jake", adulterated with about 2% of tri-o-cresyl phosphate. Those affected developed a progressive polyneuritis in many instances with ultimate peripheral motor nerve, anterior horn cell and pyramidal tract degeneration. There have been several outbreaks since then, one of the most serious occurring in Morocco (1958) where several thousand consumers of a TOCP-adulterated edible oil were poisoned, many of them left with permanent paralysis. The edible olive oil had been deliberately mixed by purveyors with a TOCP-containing lubricating oil to extend the much more remunerative edible product (Sax, ref. 99, p.

1184). Clinical symptoms from TOCP intoxication were similar: first symptoms occurred about 1 to 3 weeks following ingestion of the poison usually with calf pain. This progressed within days to weakness, followed by ataxia and distal paralysis. Proximal paralysis and sometimes hand and forearm muscle involvement, occurred in more severe cases.

Delayed neurotoxicity from an OPP was first reported in 1953. Two chemists investigating the insecticidal properties of Mipafox developed weakness and unsteady gait about two to three weeks after their recovery from an acute poisoning episode. This progressed to bilateral foot drop in one victim, who ultimately did recover. The other was less fortunate, progressing to a persistent and flaccid paralysis of his lower extremities, with no improvement after two years (ref. 167).

6.4 Reproductive Effects and Teratogenicity

Reports of teratogenicity of organophosphorus pesticides on avian embryos are numerous and will be only briefly summarized here. For detailed references to the following reports see the citations at the end of chapter 3 in ref. 2b. Compounds tested with positive results on chick embryos include Azodrin (Schom et al. 1979), Bidrin (Roger et al. 1969), Diazinon (Khera, 1966; Ceausescu et al., 1978; Eto et al., 1980); Dichlorvos (Khera, 1966; Upshall et al. 1968; Roger et al., 1969); Dicrotophos, (Eto et al. 1980), Ethylpirimiphos (Eto et al., 1980); Ethylparathion (Khera, 1966; Upshall et al. 1968; Roger et al. 1969; Reis et al. 1971; Yamada 1972; Meiniel 1973); Fenitrothion (Paul and Vadlamudi, 1976); Methylazinphos (Upshall et al. 1968; Roger et al. 1969); Methylpirimphos (Eto, et al. 1980); Malathion (Greenberg and LaHam, 1969; Walker, 1971); Phosdrin (Roger et al. 1969).

Teratogenicity tests were also positive on duck embryos with Diazinon, Dichlorvos and Ethylparathion (Khera, 1966); on quail treated with Azodrin (Schom et al. 1979); Bidrin (Meiniel, 1976), and Ethyl parathion (Meiniel, 1973); also on partridge with Azodrin (Schom et al. 1979), and Ethylazinphos (Lutz and Lutz-Ostertag, 1971).

A few negative results were reported: Malathion-chicks (Upshall et al. 1968; Roger et al. 1969), quail (Meiniel, 1977), Mevinphos-chicks (Upshall et al. 1968); Salithion-chicks (Eto et al. 1980).

Teratogenic studies of OPPs on fish were also positive on the following species: *Seriola quinqueradiata* (Fenitrothion and Trichlorfon); medaka fish (Malathion and Ethylparathion), and killifish (Ethylparathion). Test results on killifish with malathion were negative.

Teratogenicity tests with Dichlorvos on mammals (mice, rats) were negative. Similarly male and female pigs withstood longterm exposure to dichlorvos without visible effects on offspring.

A multigeneration study with rats fed 30,100 or 300 ppm Chlorfenvinphos (Ambrose et al. 1980) observed dose-related decreases in litter size, but no gross abnormalities in fetuses born dead or alive.

Methylparathion administered (ip) on the 10th day p.c. gave negative results at 20 mg/kg, but induced an increased number of cleft palates at 60 mg/kg (Tanimura et al. 1967).

Ethylparathion appeared to be more embryotoxic than teratogenic in mice, where a single (i.p.) dose (12mg/kg) on the 8th, 9th or 10th day p.c. produced 27% of *in utero* fetal deaths. If injections were given on days 12, 13 or 14 p.c., mortality increased to 90%.

Pregnant rats showed embryotoxic and teratogenic resistance to Diazinon, whereas Beagles showed a high incidence of stillbirths at 1, 2, or 5mg/kg/day administered *per os*.

Mice injected with Fenthion in a single dose (40 or 60mg/kg on days 7 to 12 p.c.) produced an increased number of malformed fetuses and fetal weight was reduced.

Dimethoate was not teratogenic in mice or rats. Cats produced an increased number of polydactyls when fed 12 mg/kg/day dimethoate. Trichlorfon given by gavage to the golden hamster at 400mg/kg (3 times/day 7 to 11 p.c.) induced teratogenic effects not observed at lower doses. Wistar rats given a single oral dose (80mg/kg) on day 9 or 13 p.c. exhibited both embryotoxic and teratogenic effects not observed on a low dose regimen (8mg/kg/day) throughout the gestation period (Martson and Voronina, 1976). Pregnant rats receiving low inhalation dose of trichlorfon throughout pregnancy produced offspring with skeletal defects. At higher doses (0.2 and 9mg/m^3) placental changes were observed (Gofmekler and Tabakova, 1970). A single teratogenic study with Ruelene on pregnant cows did not produce any fetal anomalies (Rumsey et al., 1974, ref. 169).

6.5 Reproductive Effects and Teratogenicity of OPPs in Humans

Gordon et al. (1981) examined the correlation between first trimester fetal exposure *in utero* to agricultural chemicals during their peak use periods and the incidence of cleft lip or palate. The correlation was found to be stronger for insecticides and/or herbicides than for all other agricultural chemicals combined. The evidence, while not conclusive, was viewed as an indication that further research was needed (ref. 170). Deichman (1970) quoted Adebahr's report (1966) of the adverse effects of Parathion on the ovaries of women examined *post mortem* following acute intoxication (ref. 116, p. 23). In 1974 Nakazawa (loc cit) reported more than 50 cases of infertility and/or menstrual disturbances among female applicators of large quantities of OPPs. Also women who lived and/or worked in those fruit growing areas experienced earlier menopause than did women from areas not applying OPPs to their fields. Data were adjudged inadequate in the summary available to Zielhuis et al. Il'na (1978) examined 306 women aged 18-40 for reproductive effects of pesticide exposure, including OPPs, in the presence of cyclic organochlorine pesticides. Depending on the nature of the combination, effects on menstrual cycles in the exposed group were from 10 to 30 percent, while control's cycles varied between 2 to 6 percent ($P < .001$). The exposed cohort also exhibited other functional irregularities--e.g. liver and nervous system function and bile production. In an earlier study (1977) Il'na had observed an increased incidence of infertility, cervical erosion and salpingitis, along with menstrual disturbances in women exposed to OPPs and cyclic organochlorine pesticides (OCPs) (ref. 116, pp. 24-5).

6.6 Summary

Organophosphates made their appearance during World War II research on nerve gases. Their insecticidal properties were soon appreciated, and they are now used in massive quantities in large scale agriculture particularly where monoculture makes comercial crops more vulnerable to insect attack. Unfortunately OPPs kill insects and humans by the same mechanism of cholinesterase inhibition. Their more polar characteristics than the organochlorines (OCs) enhance aqueous phase solubility; hence they have increased reaction rates. These characteristics have given the OPPs the dubious distinction of being the most frequent causative agents in cases of acute human toxicity and death. As yet there is little firm information on the reproductive effects of OPPs in humans beyond the studies already noted.

Parathion and Phosdrin are the leading causes of severe pesticide poisoning and death among California farmworkers (ref. 171). The incidence of childhood cancers and birth defects also appears to be high among farmworkers' families exposed to the pesticides. The illnesses of nine children living within a six block area of McFarland, California have been diagnosed as cancer (ref. 171a). The water supply of McFarland is reported contaminated by pesticides, presumably from surface drainage of nearby pesticide-treated fields.

Ten of the 20 pesticides known to be teratogenic (Table 20) in animals are OPPs (starred). None is listed for teratologic studies in the latest published NTP Annual Plan and NTP Review of the National Toxicology Program (1986). A few, including Parathion are scheduled for neuro-behavioral, and/or pharmaco-kinetic/metabolism studies, but at relatively low (D) priority (ref. 172a,b).

Tri-o-cresyl phosphate, not classified as a pesticide, is the only organophosphate for which testing and a final report were to have been completed in 1986. One of the TOCP studies under the auspices of CDC/NIOSH, and with an A completion priority, was a reproductive/developmental toxicity study. However, it is unclear from the TOCP listings (ref. 172a, Table 23) whether either the reproductive study or one of the neurologic/behavioral studies for TOCP was completed and reported in 1986.

In a tentative listing of pesticides with teratogenic potential (revised 6/10/85), the California Department of Food and Agriculture included only two OPPs (Dimethoate and Metasystox R) (ref. 173). UFW has claimed that government agencies have been ineffectual in dealing with toxicity and teratoginicity issues of OPPs and pesticides in general, in response to pressure from agribusiness and chemical industry. The low testing priorities assigned to these compounds and the paucity of teratogenicity testing for this category lends some credence to the claim.

7. CARBAMATE PESTICIDES AND RELATED COMPOUNDS

The carbamate pesticides are derivatives of carbamic acid and/or related thio- and dithio-acids:

$$\begin{array}{c} H \\ \diagdown \\ N-C-O- \\ \diagup (S) \\ H \end{array} \overset{O(S)}{\underset{\|}{}} \boxed{\text{Leaving group}}$$

Carbamic acid itself does not exist independently. The ethyl ester of carbamic acid, urethane, is a known mammalian carcinogen.

A more generalized formulation of the carbamate pesticide is:

$$R-O-\underset{(S)}{C}-N\underset{R''}{\overset{R'}{\diagdown}}$$
(with O(S) double bond)

where R' and R'' may be alkyl groups--usually methyl, ethyl, or hydrogens. The R may be aromatic, heterocyclic, or related moieties; and one or both oxygens may be replaced by sulfur, resulting in thio- or dithiocarbamate derivatives.

7.1 History

Naturally occurring carbamates from the fruit of the African vine (*Physostigma venenosum*) known as the Calabar or Esère bean were used by West African natives in their administration of justice. The accused were often spared from fatal poisoning by an emetic substance present in the seed hull (ref. 174). The bean contains a number of alkaloids, physostigmine and eserine (or geneserine) being the most important among them.

In the mid-19th century the Calabar bean was sent to Scotland and the two principal alkaloids were extracted in a number of European laboratories. There the formulae were determined and toxic and medicinal properties intensively studied. By the early 20th century the formula for physostigmine ($C_{15}H_{21}O_2N_3$, I) and the presence of two tertiary N-CH$_3$ groups were established. The third nitrogen was hydrolyzed to methylamine and carbon dioxide, hence is derived from a urethane group:

Physostigmine (I) → hydrolysis / CH$_3$NCO → Eseroline (II) + CH$_3$NH$_2$ + CO$_2$

Physostigmol (III) ← (1) CH$_3$I (2) Δ(CO$_2$) ← Eserethole (IV) ← C$_2$H$_5$I, OH$^-$

Zinc dust distillation of I yielded the 1- and 2- methylindoles. The milder degradation of eseroline (II) or the ethyl ether (IV) to the Physostigmol verified the presence of the indole nucleus in the original structures.

Once the medicinal properties of I and II were appreciated, the inevitable synthesis of carbamate analogs followed. The anticholinesterase activity of physostigmine- and eserine-related synthetics suggested their possible use as insecticides; but tests of early compounds failed, due to the quaternary ammonium barrier to penetration of the insect cuticle present in them.

In 1940 Dimetan, the first lipid-soluble carbamate derivative, was synthesized. Later (1953) Sevin (Carbaryl V) was synthesized and marketed after publication (1957):

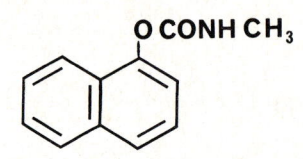

$$O CONH CH_3$$

Carbaryl: 1-naphthyl methylcarbamate

V

7.2 Uses

Carbamate pesticides are used as (1) insecticides, (2) fungicides and (3) herbicides. Insecticides are generally derived from carbamic acid; fungicides, from thiocarbamic acid. The herbicide carbamates are a more complex class of compounds. Tables 21 and 22 list some commercial carbamate pesticides in approximate order of decreasing toxicity. It should be noted that the relative classification of 'highly' and 'moderately' toxic is no measure of the relative carcino- , muta- or teratogenicities of these carbamates, since it is based solely on acute LD_{50} data (Morgan, ref. 20).

The most widely used insecticides among the carbamates are Carbaryl (1-naphthyl methylcarbamate, Table 22) and Carbofuran (2,3-dihydro-2,2- dimethyl-7-benzofuranyl methylcarbamate, Table 21).

Because carbamates are readily obtained in pure crystalline form, their chemical and biochemical properties have been studied extensively (ref. 175).

7.3 Metabolism

The carbamates exhibit relatively low toxicities in mammals because they are rapidly metabolized by them. Initially the MFOs are involved in an oxidative transformation. In the aryl methyl carbamates this is generally an aryl hydroxylation reaction and the metabolites are excreted as conjugates of glucuronic acid. Carbaryl is oxidized in the mammalian liver to naphthyl N-hydroxymethyl carbamate and the 4-hydroxy- and 5-hydroxy- isomeric N-methylcarbamates, followed in large part by glucuronide conjugation. The methylcarbamates metabolize to water-soluble species with the carbamate moiety undisturbed.

Resistant insect species absorb less and excrete a larger fraction of the absorbed pesticide. This is attributed to their higher levels of oxidative enzymes dependent on NADPH.

Although OPPs and carbamates exhibit very similar modes of action in various animal species, i.e, acetylcholinesterase inhibition in the CNS with resulting paralysis--there is an important difference between the two classes of pesticides. Carbamates do not require metabolic conversion prior to exhibiting their toxicity. Furthermore the enzyme activity may at times be rapidly regenerated by reversal of inhibition. The kinetics of the inhibition (carbamoylation) reaction have been well studied: in it electrophilic carbamoyl moieties form covalent bonds with enzyme esteratic sites. This is followed by carbamate transfer of an acidic group to the site to yield the acetylated enzyme complex (ref. 176).

7.4 Toxicology

Carbamates effect the reversible carbamylation of acetylcholinesterase, permitting accumulation of acetylcholine at cholinergic neuroeffector junctions (muscarinic effects), at the myoneural junctions of skeletal muscle, and in the autonomic ganglia (nicotinic effects). CNS function is also impaired. However the relatively large dissociation constant of the carbamyl-enzyme complex indicates that it dissociates more readily than does the organophosphate-enzyme complex, mitigating the toxicity of the carbamate pesticides. The reversibility of the carbamyl-enzyme complex affects (limits) the utility of blood enzyme measurements as a diagnostic tool.

Symptoms of carbamate intoxication develop earlier than those of OPP poisoning. Hence the exposed worker is more likely to associate his or her symptoms with the pesticide and take earlier evasive action. The antidote of choice for carbamate poisoning is atropine, as with the OPPs. However, the use of PAM is not recommended here, as it may actually prove to be deleterious in some instances (ref. 164,

p. 738).

The fungicides Maneb and Zineb are dithiocarbamates of low acute toxicity but with troublesome contaminant and degradation problems from ethylene thiourea, a carcinogen. The neurotoxic metabolite, carbon disulfide, is another potential hazard of their use.

Carbamates are most frequently absorbed by inhalation, ingestion, or dermal penetration, and actively metabolized via the liver. Their degradation products are excreted by both the kidneys and liver.

For the few carbamate insecticides whose formulations contain methanol ("wood alcohol"), the toxicology of the latter is an important consideration. Methanol ingestion by any route can cause severe gastroentritis, acidosis, CNS damage and neuropathy.

The most frequent indications of poisoning by the carbamates themselves are reported to be: abdominal pain, diarrhea, nausea, and vomiting, salivation, profuse sweating and blurred vision. Other common symptoms include: headache, dyspnea, muscle twitching and tremors, and ataxia. Temporary paralysis of the extremities has also been reported. But most illnesses attributed to the carbamates are reported to be of a shorter duration and in general to afford a more favorable prognosis for the patient than does organophosphate poisoning (ref. 20, pp. 9-10). When the intoxication is severe, respiratory depression should be anticipated, as well as pulmonary edema and convulsions. Constant exposure to carbamates at levels too low to precipitate an acute reaction may lead to anorexia, weakness and protracted malaise--symptoms resembling those of influenza (Morgan, ref. 20).

While the depression of plasma and/or RBC cholinesterase may be detected after exposure to very large amounts of carbamates, enzyme activity usually recovers rapidly--within minutes to hours. Hence these tests can be misleading unless one of the rapid methods for testing cholinesterase activity has been employed. A more sensitive and specific absorption test for several of the carbamate pesticides is the measurement of their metabolites in the urine within 48 hours of exposure. Carbamate pesticides are sufficiently acutely toxic that those attending the victim must avoid contact with contaminated apparel or vomitus, and should wear rubber gloves during decontamination of hair and skin of the victim.

7.5 Reproductive Effects and Teratogenicity

The teratogenic effect of Carbaryl was initially reported in birds (Khera, 1966). Doses ranging from 10 to 1000µg/egg were teratogenic for both chick and duck embryos. Eto et al. also obtained similar results for white Leghorn eggs in 1980. However, Tos-Luty et al. (1973) found no effect (in surviving embryos) if the Carbaryl was injected into the chick egg allantoic cavity after the 10th day of development.

The observation of a high incidence of abnormalities in Medaka fish by Solomon et al. (1979)--also in *Seriola quinqueradiata* by Baba et al. (1975)--was noted in the previous section on OPPs. A number of long-term rat studies with Carbaryl discussed by Moutschen-Dahmen et al. (ref. 2b, pp. 182-183) gave equivocal results. Thus Weil et al. (1972-73) fed rats between 2.5 - 200 mg/kg/day *per os*, or 3 to 100 mg/day by intubation and observed neither embryotoxic nor teratogenic effects. Collins et al. (1971) found a (slight) decrease in the litter size of Osborne-Mendel strain rats when fed a diet containing 5000 ppm of Carbaryl. At twice that dose the first generation litters were greatly decreased. There were none in the second generation. Shtenberg et al. (1971) observed enhanced numbers of stillbirths in rats treated with low doses of Carbaryl (2 to 5 mg/kg/d.). Golbs et al. (1975) reported only slight teratogenic effects with Carbaryl (200 to 350 mg/kg) when given 3 x *per os* at various stages of fetal development. In a developmental experiment (p.c. days 1-7, 5-15, 19-20) at doses of 20,100 and 500 mg/kg/day Carbaryl was reported by Weil et al. (1972) to be neither embryotoxic nor teratogenic. See references 2b and 86 (Shepard) for citations.

Rao and Schwetz in Chambers and Yarborough (ref. 84b) have commented on the appreciable conflict between Soviet workers' results reported in rat experiments with Carbaryl and those of Western workers, e.g., Collins, Guthrie, Weil and their teams. The former (Orlova et al., 1968; Rybakova, 1966; and Vashakidze, 1968) reported changes in gonadotropins, the neuroendocrine system, and response to estrogens in unmated rats. Also, reduced reproduction was reported in rats itubated daily with Sevin (Carbaryl) at doses of 5 to 50 mg/kg/day over several months. It is not clear to what extent the differences in observations resulted from impurity variations with confounding reproductive effects, or the extent to which variations in test animals and/or experimental techniques played a role (ref. 178a).

In 1982 the World Health Organization (WHO) reviewed animal experiments carried out with Carbaryl (Sevin) focussed on reproductive effects (ref. 177). The estrous cycles of rats were affected when fed a relatively high dose of the insecticide (100 mg/kg/day) for 90 days. The dose threshold was bracketed between 7 to 14 mg/kg/day in a 12-month study. A four generation study at 5 mg/kg/day for 90 days decreased the fertilities of the 2nd and 4th generations.

The excretion of cholesterinase inhibitors through breast milk was not investigated (Zielhus, ref. 116, p. 24).

Carbaryl experiments with guinea pigs were inconclusive. Robens reported slight embryotoxicity with vertebral malformations at 300 mg/kg/day, p.c. days 11 to 20. Weil et al. (1973) found neither embryotoxic nor teratogenic effects by oral feeding (100, 200 and 300 mg/kg/day), or by intubation (30, 100 and 200 mg/kg/day) p.c., days 10 to 24.

Murray et al. (1979) reported an increase in the occurrence of omphalocele in New Zealand rabbits (200 mg/kg/day) p.c. days 6 to 18. Robens (1969) had observed no embryotoxic or teratogenic effects on New Zealand rabbits in a comparable experiment.

Robens (1969) found Carbaryl both embryotoxic and teratogenic in golden hamsters (250) mg/kg) p.c. day 7 or 8, but not at 125 mg/kg, p.c. day 6, 7, or 8.

Miniature swine also exhibited embryotoxicity, and with 4, 8 and 16 mg/kg/day Carbaryl a high incidence of resorptions occurred (Earl et al., 1973).

Beagles fed Carbaryl in the diet at five dose levels (3.125 to 50 mg/kg/day) throughout gestation, exhibited teratogenic responses at all levels except at the lowest doses. Smalley et al. (1968) reported abdominal-thoracic fissures, brachygnathia, ecaudate pups, failed skeletal formation and extra phalanges.

Dougherty et al. (1971), experimenting with a small cohort of *Maccacca Mulatta* monkeys, found increased abortions but no malformations with Carbaryl (2mg/kg/day and 20 mg/kg/day; *per os*, ref. 178b).

7.6 Dithiocarbamates.

The fungicidal dithiocarbamates Maneb and Zineb are the manganese and zinc salts, respectively of ethylene -1,2- bisdithiocarbamic acid:

$$\left[\begin{array}{c} \text{CH}_2\text{-N-C-S} \\ | \quad | \quad \| \\ \text{H} \quad \text{S} \\ \text{CH}_2\text{-N-C-S} \\ | \quad \| \\ \text{H} \quad \text{S} \end{array} \right] \text{Mn(Zn)} \qquad \text{VI}$$

Maneb(Zineb)

In addition to the degradation, contaminant and metabolite problems (ethylene thiourea, CS_2) mentioned earlier (see Toxicology), the dithiocarbamates are reported to affect the male reproductive tract in rats. When given in daily doses (20 mg/kg/d) for 5 to 6 months, testicular atrophy occurred, and both sperm motility and viability decreased (Shtenberg, et al., 1973). Chronic feeding of Zineb sterilized the rats (Korte, 1972), and administration of Zineb to rats for 30 days (100 mg/kg/d.) produced pathologic testicular changes with extensive tubular degeneration (Raizada et al., 1979, ref. 178a).

Makletsova (USSR, 1979) examined 162 pregnant women occupationally exposed to Zineb and found an increased risk of abortion, delivery complications and puerperium. Controls were 148 pregnant women. Zielhuis (ref. 116, p. 32) found the data inconclusive because of the absence of dose information and a relatively high incidence of pregnancy and delivery complications in the controls.

7.7 <u>Disulfiram</u> (tetraethylthiuram disulfide; bis(diethylcarbamoyl) disulfide) is a fungicide, an accelerator used in vulcanizing during the manufacture of rubber polymer, and a prescription drug (Antabuse) used as an alcohol deterrent (ref. 179):

$$\begin{array}{c} CH_3CH_2 \\ CH_3CH_2 \end{array} N-\overset{\overset{\displaystyle S}{\|}}{C}-S-S-\overset{\overset{\displaystyle S}{\|}}{C}-N \begin{array}{c} CH_2CH_3 \\ CH_2CH_3 \end{array}$$

Disulfiram
VII

Rats fed Disulfiram (100 mg/d.) from p.c. day 3 had 88% fetal resorption by day 13. Copper chelation is postulated as the probable mechanism of embryotoxicity (Robens, 1969, ref. 118, abstr. 397).

Favre-Tissot and Delatour (1965; loc cit. ref. 118, abstr.) reported two offspring with club feet and one spontaneous miscarriage among five women medicated with Disulfiram and tranquilizers during pregnancy.

In addition to its powerful synergistic action with alcohol by the inhibition of aldehyde dehydrogenase, Disulfiram exerts an equally strong synergistic toxic effect in the presence of ethylene dibromide (EDB, ref. 179). Laboratory rats exposed to 20 ppm EDB (inhalation) while fed a diet containing .05% of the dithiuram (Disulfiram) exhibited high mortality rates and tumor incidence, including hemangiosarcomas of the liver, spleen and kidney. At the end of 13 months of a proposed 2-year study, 45 of 48 males and 47 of 48 females exposed simultaneously to EDB and Disulfiram had either died or been terminated, dying from tumors. Table 23 gives survival ratios for the rats exposed to the chemicals separately and in concert, compared with controls. The significance of the data in Table 23 for workers exposed to Disulfiram *and* EDB, itself a carcinogen, sterilant and teratogen with potentially serious effects on major organs--cannot be overemphasized. Similarly a worker under treatment for alcoholism with Disulfiram is at risk, at the very least, of becoming violently ill in the presence of alcohol vapors. At higher alcohol concentrations unconsciousness or death may result. Approximately 70,000 workers were estimated by NIOSH to be exposed to Disulfiram in 1978, with an additional estimated 100,000 individuals on Disulfiram therapy for alcoholism. Exposure to EDB in the workplace involves a much larger number of workers because of its many industrial uses (see organochlorines section, under EDB and ref. 179). Disulfiram is listed among the chemicals selected for *in vitro* mutagenicity testing with mouse lymphoma cells (ref. 172, Table 6) during fiscal year 1986--eight years after publication of the NIOSH warning of the synergistic toxic interactions of this fungicide with EDB, itself a highly toxic fumigant and insecticide (CIB #37, ref. 26b).

Disulfiram was not scheduled for NTP reproductive testing in fiscal year 1986.

7.8 Ethylenethiourea (2-mercaptoimidazoline; imidazolidine-2-thione; imidazoline-2-thiol, VIII) is a water-soluble white crystalline solid used extensively in curing elastomers (rubbers, e.g., polychloroprenes, polyacrylates, etc.) It is also present as an impurity in the ethylene bisdithiocarbamates widely used as fungicides. When the fungicides are present as a contaminant in heated foods, they may be converted to the ethylenethiourea (ref. 180).

Ethylenethiourea (ETU)
VIII

There is sufficient evidence for the carcinogenicity of ETU in experimental animals (refs. 181a,b). Given ETU in the diet, rats developed thyroid cancers and liver neoplasms (ref. 181b). The compound is also a known goitrogen.

7.8.1 Uses

Ethylenethiourea has a wide variety of uses in addition to vulcanization, a principal application since 1948. The curing process converts most of the ETU to other compounds, but traces of it are still found in the rubbers. Neoprene (polychloroprene) is found largely in automotive parts, wire and cable insulation, construction and adhesives. Consumer products containing neoprenes include container seals (e.g., aerosol dispensers) and shoes. It is also an intermediate in the manufacture of antioxidants, dyes, fungicides, insecticides, pharmaceuticals, synthetic resins, and a constituent of plating baths.

A NIOSH National Occupational Hazard Survey conducted between 1972-4 estimated that approximately 3500 workers in the rubber industry alone were potentially exposed to ETU.

ETU is also a manufacturing and processing component, and metabolic product of the ethylenebisdithiocarbamate family of fungicides, e.g., Mancozeb (a mixture of Mn and Zn salts), Metiram and Zineb. ETU is taken up by plant roots and appears as a stable residue in fruit and vegetable crops treated with the fungicides. Levels of 0.18 to 0.44 mg/kg of ETU have been found in commercial apples. Studies have shown that ETU is present in twenty-eight different commercial ethybenebisdithiocarbamate products (ref. 182a).

7.8.2 Reproductive Effects and Teratogenicity of ETU

In the course of a NIOSH Special Occupational Hazard Review on ETU, the high risk of teratogenesis, particularly to the nervous system, became apparent from the literature review. The NIOSH study showed ETU to be both a carcinogen and a teratogen in rats, "with supportive studies in other species". In addition ETU produced myxedema (a drying and thickening effect on the skin, associated with a diminution in physical and mental capacities), goiter and general effects related to decreased output of thyroid hormone. Stula et al. reported marked teratogenic effects when a 20% solution of ETU in DMSO was applied to the skin of pregnant Sprague-Dawley rats (50 mg/kg, days 12 and 13 p.c.). Malformations were observed in all (73) fetuses. The same dose administered earlier (d. 10 and 11, p.c.) produced only 5/83 fetuses with malformations. Controls (40) produced one abnormality. Pregnant rats similarly exposed to ETU (25 mg/kg,days 10 and 11, p.c.) produced no abnormal fetuses; hence it was concluded that both dose and p.c. time of exposure were critical (ref. 183a).

Earlier work by Ruddick and Khera (1975) examined this fungicide degradation product during several periods of organogenesis at doses of 10 to 80 mg/kg/day. Above 10 mg/kg they found neural tube closure defects, as well as hydrocephalus and other malformations of the brain; also tail and limb deformities. Decreased brain weight was found in rabbits exposed to 80 mg/kg (ref. 183c).

Ruddick et al. (1976) studied metabolism and distribution of ETU in pregnant rats (ref. 183d). Later Ruddick et al. (1976) attempted to correlate structure and teratogenicity in 16 ETU-related compounds. Only one (4-methylethylenthiourea) was teratogenic (240 mg/kg, day 12 or 13 p.c./rat) (ref. 183e). The others showed only minor skeletal changes. Induction of teratogenic activity appeared to depend on the presence of an imidazolidine ring plus sulfur in the 2-position. Lu et al. (1978) reported defects in the rat fetus even after thyroparathyroidectomy of the mother and proposed that the effect of ETU on the maternal thyroid was not involved in the teratogenic action on the fetus (ref. 183f). (See also ref. 72b, pp. 141-142, abstr. 443).

7.9 S(chloroallyl)Thio- and Dithiocarbamates (S-(2,3-dichloroallyl) diisopropylthiocarbamate, Avadex (IX); S- 2,3,3-trichloroallyl) diisopropythiocarbamate, Avadex BW(X); 2-chloroallyl-N,N-diethyldithiocarbamate, Sulfallate(XI)).

$$((CH_3)_2CH)_2N\underset{\underset{O}{\|}}{C}-S-CH_2-\underset{\underset{Cl}{|}}{C}=\overset{\overset{H}{|}}{C}-Cl$$

Diallate (Avadex)

IX

$$((CH_3)_2CH)_2N\underset{\underset{O}{\|}}{C}-SCH_2-\underset{\underset{Cl}{|}}{C}=\overset{\overset{Cl}{|}}{C}-Cl$$

Triallate (Avadex BW)

X

$$(CH_3CH_2)_2N-\underset{\underset{S}{\|}}{C}-S-CH_2-\underset{\underset{Cl}{|}}{C}=CH_2$$

Sulfallate (Vegadex)

XI

The S-chloroallylthiocarbamates exist in cis and trans configurations, by virtue of their allyl moiety. Commercial mixtures of the isomers have been used extensively as pre-emergence herbicides in growing vegetable and grain (wheat, barley) crops.

The di-, tri-, and sulfallates were classified as potent mutagens in the Ames assay with TA 100 and TA 1538 (base-pair substitution mutants), with metabolic activation required (1978). More recent *in vitro* testing (1981) of di- and triallate with *S. typhimurium* (strains TA1535,-100, and -98) showed dose-related increases without metabolic activation, but greatly enhanced mutagenicities in the presence of Aroclor 1254-induced rat liver S-9 fraction. These tests indicated that both the di- and triallates can induce base pair substitution and frame shift mutations.

Similarly, *in vitro* tests with CHO cells (with activation) caused an increased frequency of chromosome-damaged cells and SCEs and dose-related decreases in colony formations. In a large number of *in vitro* tests reviewed by Fishein (ref. 184a), diallate was the more active compound of the two. The ultimate mutagen postulated is 2-chlorocrolein formed via a series of sulfoxidation, rearrangement and 1, 2-elimination reactions:

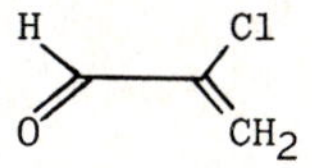

$$\underset{O}{\overset{H}{\diagdown}}C=C\underset{CH_2}{\overset{Cl}{\diagup}}$$

2-Chloroacrolein

XII

The 2-haloacroleins are strongly mutagenic, regardless of the mechanism(s) of their formation from parent compounds, and 2-chloroacrolein itself is a potent (direct acting) mutagen with TA100 in comparison with the cis-or trans-diallates. The cis-diallate structure is the stronger mutagen, presumably because it gives rise to the 2-chloroacrolein more readily (ref. 184b).

The haloacroleins were all much stronger mutagens sans metabolic activation than was any other aldehyde studied by Rosen et al. (1966). Conversely S-9 activates the chloroallyl alcohols, again pointing to the aldehydes as the ultimate mutagens (ref. 184c).

In 1982 diallate was relegated to a restricted commercial use category by the EPA (*47 FR 27109*, June, 1982).

8. MISCELLANEOUS PESTICIDES

8.1 <u>DNOC</u> (4,6 -dinitro-o-cresol) is one of a group of dinitrophenol and dinitrocresol herbicides that are highly toxic to both humans and animals. Most compounds in this class are well absorbed from the GI tract, via the skin and by the lung (as fine droplets).

8.1.1 Toxicology

Other than in sensitive individuals, the aromatic nitro compounds are only moderately irritating to the skin, but very toxic to the liver, kidneys and nervous system. The basic mechanism of toxicity is stimulation of oxidative metabolism in cell mitochondria through interference with the normal coupling of carbohydrate oxidation to phosphorylation (ADP to ATP). The increased oxidative metabolism leads to pyrexia, tachycardia, dehydration and the ultimate depletion of fat stores. The most severe toxicity occurs when workers are concurrently exposed to hot, humid environments. Pyrexia and direct action on the brain cause cerebral edema, clinically evidenced by toxic psychosis and, at times, convulsions. Degenerative changes occur in the liver parenchyma, and renal tubules, and clinical signs of renal injury appear (albuminuria, hematuria, pyuria, increased BUN).

Following large doses of dinitrophenol, humans have developed agranulocytosis. Chronically intoxicated laboratory species have developed cataracts (not observed in humans).

Excretion of nitrated phenols and cresols is via the kidneys, with some hepatic excretion into the bile. Elimination of nitrophenols is nearly complete within 3-4 days, unless exposure was extremely high or kidney function is impaired.

An early sign of exposure may be yellow staining of skin and hair. If urine or sclerae are stained, absorption of toxic amounts should be assumed. Common early symptoms include headache, profuse sweating, lassitude, malaise and thirst. More serious indications are: warm flushed skin, tachycardia, and fever. Apprehension, restlessness and anxiety, manic behavior or unconsciousness indicate severe cerebral injury. The most severe cases involve convulsions.

Individuals chronically poisoned with low doses lose weight. For this reason dinitrophenol was used as a weight control agent during the 1930s. (The practice has been discontinued).

DNOC was the first of its class to be patented as a selective herbicide, but his highly toxic class is gradually being displaced by less toxic products.

8.1.2 Reproductive Effects and Teratogenicity

Osipova (USSR, 1971; WHO 1982) examined nine women exposed to DNOC for 3 months in a room painted with a DNOC-containing paint. Adverse effects on the autonomic and central nervous systems and evidence of liver toxicity were reported after one month of exposure. (See DNOC, refs. 116 and 177).

Goldman and Yakovic (1964) produced fetal grown inhibition with dinitrophenol in rat fetuses after maternal doses of 8 to 40 mg/kg (p.c. days 9, 10, or 11) (ref. 118, abstr. 385).

The high toxicities of the nitro phenolic herbicides add to the difficulty of obtaining reliable teratogenicty data and probably account for the paucity of relevant studies in this area. However, studies of the hair dyes--1,2- and 1,4-diaminonitrobenzenes--revealed embryotoxicities and teratogenicities in this series (e.g, cleft palates, intrauterine growth retardation, resorption, blood vessel anomalies, reduced maternal and fetal weights, etc. (ref. 118, abstr. 751 and 752).

8.2 Bipyridyls (Diquat (1,1'ethylene-2, 2'-dipyridylium dibromide); Paraquat (1, 1'-dimethyl-4,4'-bipyridinium dichloride))

Diquat
XIII

$$\left[CH_3\overset{+}{N}\underset{}{\text{⌬}}\text{—}\underset{}{\text{⌬}}\overset{+}{N}\text{-}CH_3 \right] 2Cl^- \ (2CH_3SO_4^-)$$

Paraquat

XIV

The quaternary salts of bipyridyls are used as contact herbicides. Diquat, the less toxic of the two shown, is used largely in the control of aquatic weeds. Paraquat is better known for its use in marihuana destruction.

8.2.1 Toxicology

These herbicides damage epithelial tissues, e.g., cornea, nails, skin, kidney, liver and linings of the GI and respiratory tracts. More serious injuries involve peroxidation of intra- and extracellular phospholipids and inhibition of surfactant synthesis by lung tissue. The pulmonary reaction following paraquat ingestion is frequently fatal or permanently injurious.

Occupational contact with concentrated Paraquat solution may cause skin fissuring of the hands with cracking, discoloration and/or loss of fingernails. Eye contact with the concentrate may lead to permanent corneal damage (opacity).

Most systemic paraquat poisonings result from its ingestion, but excessive dermal contact may also lead to the same end result.

Inhalation of dilute paraquat mist is irritating to the upper respiratory tract and causes nosebleed. On ingestion it causes severe inflammation of the mouth and GI tract leading to ulceration in 1 to 4 days. Once absorbed, damage to liver parenchymal cells and kidney tubules follows. These injuries may be survived; but Paraquat concentrates in the pneumocytes of lung tissue and these cells die after several days, followed by rapid proliferation of connective tissue, filling the alveolar spaces of the lung. Once this degree of lung damage is sustained, death from asphyxia usually occurs. For survivors, recovery of lung function is very slow. Occasionally pulmonary edema and myocardial damage have been observed from ingestion of the Paraquat.

In Diquat poisoning the main target organs are the GI tract, kidneys and liver. Fatty liver and acute renal tubular necrosis may result. In animals cataracts have been observed. In lung tissue Diquat produces punctuate hemorrhagic lesions, but does not appear to concentrate in the lung tissue. Brain hemorrhages after diquat ingestion have also been reported. For symptoms, diagnosis and treatment of poisoning, see Morgan, ref. 20, chapter 7.

8.2.2 Reproductive Effects and Teratogenicity

In a dominant lethal study on mice (LD50 doses) both of the above dipyridyls exhibited antifertility effects. Diquat effects occurred with early and late premeiotic spermatocytes, while the Paraquat - induced infertility involved postmeiotic late spermatids (ref. 84, p. 155).

Khera et al. (1970) also reported reproductive studies with Diquat. Pregnant rats were injected with 7 or 14 mg/kg on one of several days during organogenesis. (Higher doses frequently resulted in maternal death). Skeletal sternum defects and non-ossification or absence of one of the auditory ossicles were noted in some fetuses (ref. 118, abstr. 395).

Paraquat (40 ppm) in the drinking water fed to hens yielded eggs containing 0.1 ppm of the herbicide. The treated group contained a small but significant increase in the number of abnormal eggs. The nature of the defect was not described.

Khera et al. reported a small increase in costal cartilage defects in the offspring of rats injected with 0.5 mg/kg/day Paraquat (ref. 118, abstr. 785).

Dipyridyl, a chelating agent structurally related to Diquat and Paraquat, was administered to rats (i.p. 60 to 75 mg/kg, p.c. days 11.5 - 14.5). Skeletal defects were found by Dohira et al. (1978, ref. 118, abstr. 394).

9. SUMMARY

Unlike other chemical pollutants of the environment, pesticides are purposeful environmental contaminants added to achieve specific goals in agriculture, industrial production, public health, forestry, road maintenance and construction, etc. Hence the term "economic poisons" originally employed, but later substituted by the less pejorative "pesticides".[*] Pesticides are classified commercially

---

[*]PL 92-516, FIFRA (Oct. 21, 1972), as amended by PL 94-140 (11-28-75) and PL 95-396(9-30-78).

FIFRA-The Federal Insecticide, Fungicide, and Rodenticide Act.

according to their intended uses, but there is considerable overlap. Ninety percent of all agricultural uses fall into three categories: insecticides, herbicides and fungicides. Their economic and environmental importance has increased enormously between 1950 and 1980 as a consequence of a 10-fold expansion in their agriculture application.

It is estimated that the U.S. pesticide industry itself uses some 1400 active ingredients in formulations produced by 4600 companies at 7200 plants. These account for the approximately 35,000 brand-name formulations registered with the EPA, encompassing some 60,000 pesticide products on the market. Of a world production now exceeding 4 billion lbs, about 1/2 is used in agriculture, with a mere hundred or so pesticides dominating the agricultural use category (Schardein, ref. 185).

By 1971 U.S. agriculture alone consumed 0.5 billion lbs of pesticides, of which 228 million lbs (M)* were herbicides, 170M insecticides, 42M fungicides and 15M rodenticides. Seventy percent of these pesticides were used on three crops: cotton, corn and soybeans. About 180M of the fumigants produced in the U.S. are used annually in rodent and insect control for food storage (grain), soil treatment, and in pest control on food imports and exports (Moses, ref. 164). Classes of chemicals used as pesticides are summarized in Table 24. Inorganics and organometals are included in the table to reflect the full range of chemicals used.

In the public health area, the phenomenal but short-lived successes of DDT in controlling disease vectors was noted. In 1955 the WHO had embarked on a program to eradicate malaria. However by the '70s it was evident that the resistance of *anopheles* to organochlorine pesticides had clearly foiled this plan. 1962 was a peak year for insecticide application in malaria control (130M DDT, 8M Dieldrin, and 1M Lindane).

Currently the world ecosystem remains heavily contaminated with synthetic organohalogens highly resistant to biodegradation, and toxic to species all along the food chain. The legacy of our ecologic indiscretions is particularly well documented for endangered avian and estuarine species. The destruction of beneficial insects and plants by pesticides is also a serious concern to farmers, and an incentive to the development of an integrated pest management (IPM) approach--as

---

*M-million pounds/annum.

are economic considerations. For, as insect pests evolved to meet the challenge of the new petrochemically derived pesticides, increasing quantities of costly chemicals were used to overcome insect resistance. Eventually the law of diminishing returns set in, and many a once prosperous American farm enterprise was foreclosed, no longer able to obtain needed farm credit advanced or bank loan extensions*.

Organochlorine pesticides are nerve poisons in both insects and mammals. Action mechanisms are complex and not yet fully understood. They have been shown to have estrogen-like effects (ref. 84a), to inhibit testicular growth and secondary sex characteristics in cockerels and mice (DDT), to induce persistent estrus in rats, and to affect fertility, gestation, lactation and survival times.

Evidence is similar for humans but limited, and includes male sterility, spontaneous abortions in human females, premature human fetuses, severe neurologic and CNS effects, blood dyscrasias, hepatotoxicity, accumulation of organohalogen pesticides in human lipid tissue--and, perhaps even more important, their presence in human breast milk, whence they can continue to exert influences on growth, development and hormonal, CNS and enzyme systems. Aldrin, dieldrin, chlordane, chlordecone (Kepone), heptachlor epoxide, hexachlorobenzene (HCB) and Mirex are all excreted via breast milk in the human female. This is also true for the related PCBs and PBBs that resist biodecomposition and maintain persistent residence in mammalian tissues. For them, excretion via breast milk may constitute the main--if not sole--elimination route.

Most of the cyclic organohalogen pesticides studied are known or suspect animal carcinogens. The alkyl halide fumigants (methyl bromide, EDB, DBCP) are alkylating agents and mutagens, with adverse reproductive effects as well.

Hexachlorobenzene (HCB) is known to cross the rat placenta and accumulate in the fetus. Deaths of breast fed infants and an epidemic of skin sores and *porphyria cutanea tarda* in Turkey resulted from the accidental consumption of HCB-contaminated seed grain. The

---

*The picture is much more complex, involving once-inflated farmland values used as collateral to finance equipment and fertilizer purchases by farmers, encouraged by lenders and often by county agriculture representatives, themselves influenced by the heavy pesticide promotion of manufacturers' representatives. The result has been consolidation of former family-size farms into much larger units, managed *in absentia* by owner- corporations, and the rapid growth of agribusiness in the U.S.

inhabitants of a small Louisiana community also experienced an epidemic of illness, traced to accidental HCB ingestion.

Hexchlorophene (HCP) is readily absorbed via the skin and is highly neurotoxic, especially to newborns. Clusters of similar malformations were observed in the offspring of workers exposed to HCP detergent washes. Infants exposed to a 6% HCP powder showed brain stem vacuolizations similar to that induced experimental animals.

A Lindane formulation (mixture of BHC isomers) is used as a termiticide. The 1% shampoo, lotion or cream (Kwell) is also used as an ovacide. The γ-isomer is a CNS stimulant of high acute toxicity, and caused serious illness including convulsions in a patient when administered as a vermifuge. Applications of lindane preparations have resulted in seizures in young children.

Because of their skin-penetrating power, the topical use of lindane preparations is contraindicated in pregnant women. A 1980 study of premature labor and abortions in India found significantly higher pesticide concentrations in the blood and placental tissues of affected women compared with their full-term counterparts (ref. 103).

The widely used chlorophenoxy herbicides are chemical teratogens--as are their byproduct chlorodibenzodioxins. The symmetrical tetrachloro compound TCDD is perhaps the most toxic chemical known. It enhances the teratogenic effect of 2,4,5-T by orders of magnitude, even when present at trace (nanogram) levels (synergism).

Dioxins are now ubiquitous, thanks to the widespread popularity of 2,4-D and 2,4,5-T herbicides for weed control in agriculture and the massive use of Agent Orange in a defoliation and crop destruction program in Vietnam. Between 1966-81 farm use of herbicides had increased 280% to 625M, exceeding total insecticide use.

As organochlorine pesticides fell into disfavor the use of organophosphorus pesticides (OPPs) multiplied and with them a concomitant and increase in morbidity and mortality--particularly among sprayers and farm workers. The OPPs--especially Parathion and Phosdrin--account for more deaths than any other class of pesticides (Moses, ref. 164). OPPs are acetylcholinesterase inhibitors with potentially disabling neurotoxic effects.

The teratogenicity of OPPS in avian species and fish is well documented. Mammalian data indicate more fetotoxicity than teratogenicity. Still, 10 of the 20 animal teratogens listed in Table 20 are OPPs.

Studies of reproductive and teratogenic effects of OPPs on humans are few. Gordon et al. (1981) found stronger correlations of cleft lip and palate malformations for insecticides and/or herbicides than for all other agrichemicals combined. The post mortem examination of women's ovaries following acute intoxication revealed adverse ovarian effects from parathion; and both infertility and menstrual disturbances were observed in female applicators of OPPs. Also, women from fruit growing areas exposed to OPPs experienced earlier menopause, infertility and other functional irregularities--e.g., in the liver and nervous system and in bile production.

In addition to the most popular chlorophenoxy herbicides, the group includes a variety of other chemical classes--e.g., amides, bipyridyls, carbamates, dinitrophenols, substituted ureas and triazines. Most of the chemicals tested are animal teratogens, as are many of the fungicides in this miscellaneous group (ref. 185, p. 578 and 586).

Carbamates are also used as insecticides and fungicides. Their mode of action--acetylcholinesterase inhibition--while similar to that of the OPPs, does not require prior metabolic conversion, and carbamates are more rapidly metabolized. As with OPPs carbaryl was found teratogenic in birds and fish. Rat studies were somewhat more ambiguous (1.12.5). A WHO review of animal experiments reported affected estrous cycles in rats and decreased fertilities of offspring in a 4-generation study. Other reproductive and teratogenic effects reported included omphalocele in rabbits, embryotoxicity and teratogenicity in golden hamsters, resorption and embryotoxicity in miniature swine. Beagles exhibited the **greatest variety of** abnormalities among mammals studied.

Dithiocarbamates affected the male reproductive tracts in rats, decreased sperm motility and viability and caused testicular atrophy. Zineb acted as a sterilant in rats.

Disulfiram appeared to act synergistically with tranquilizers, causing spontaneous miscarriages and/or malformations in the fetuses of five women. It also exerts powerful synergistic action with alcohol by inhibition of the enzyme of aldehyde dehydrogenase and acts similarly with EDB to magnify the toxicity and oncogenicity of the latter compound.

Ethylenethiourea, a widely present impurity in the dithicarbamate fungicides, is a known animal carcinogen (liver, thyroid) and goitrogen. It also poses a high risk of teratogenesis, particularly of the nervous system.

The S(chloroallyl)thio- and dithiocarbamates and the α-haloacroleins are potent mutagens.

The extreme toxicities of the nitrophenolic herbicides probably accounts for the paucity of teratogenic studies in this class of herbicides. Rat studies of the related hair dyes 1,2- and 1,4-diaminonitrobenzenes revealed extensive reproductive anomalies.

Nine women exposed to a room painted with a DNOC-containing paint showed evidence of liver toxicity and adverse CNS effects.

The dipyridyl-based contact herbicides (Diquat, Paraquat) exhibit antifertility effects on spermatocytes and cause fetal malformations. In addition these compounds are severely damaging to lungs, kidneys, liver, heart and/or GI tract, and can be permanently disabling when not lethal.

While commercial agrochemicals constitute the largest segment of the pesticide market, home and garden use products made a significant economic contribution to the otherwise lackluster years of 1982-3, (Fig. 6) with an estimated volume of 97M: 45% fungicides, 30% herbicides, 24% insecticides, 1% fumigants (C&EN, 4-9-84, p.36). In 1984 the largest selling herbicide for home use was still 2,4-D, with Sevin, malathion and diazinon constituting the three chief insecticides used. All three are neurotoxins and either structurally related to or *per se* carcinogens, mutagens and/or teratogens. The professional home pest control business accounted for about $2.5 billion in 1985 (ref. 186b).

Further information dealing with public health concerns and regulatory issues may be found in refs. 10,11,12ab,103,164,187-195.

10. ACKNOWLEDGMENTS

Thanks are due the following colleagues for their cooperation in providing essential documentation and data not readily accessible through the open literature:

Mr. Tom Alexander, Director, University of California Public Health Library (Berkeley, CA).

Mr. Frank Brucato, Deputy Agriculture Commissioner, Contra Costa County (Concord, CA).

Mr. James Lim, Supervising Industrial Hygienist, CAL-OSHA (Berkeley, CA).

Mr. Melvin Okawa, Consulting Industrial Hygienist, Federal Employee Occupational Health, NIOSH/PHS (San Francisco, CA)[*]

Dr. Peter Kurtz, Senior Medical Coordinator, Medical Toxicology Branch, California Department of Food and Agriculture, Division of Pesticide Management, Environmental Protection and Worker Safety (Sacramento, CA).

Dr. Keith Maddy, Chief Toxicologist and Head of the Above Division of Pesticide Management (Sacramento, CA).

Dr. Donald Mengle, Research Scientist, Epidemiological Studies Section, California Department of Health Services (Berkeley, CA).

Dr. Marion Moses, Medical Director, National Farm Workers Health Group (Salinas, CA).

Most of all, I am deeply indebted to Professor Vera Kolb Meyers, without whose invaluable assistance this chapter could not have been completed.

11. ABBREVIATIONS

ADI-Allowable daily intake
BRL-Bionetics Research Laboratory
C&EN-Chemical and Engineering News
CAS-Chemical Abstracts Service
CDC-Center for Disease Control
CDD-Chlorodibenzodioxin
CDF-Chloradibenzofuran
CEQ-Council on Environmental Quality
CFR-Code of Federal Regulations
CIB-Current Intelligence Bulletin
CNS-Central Nervous System
d.-Day(s)
DCB-Dichlorobenzene
DDT-Dichlorodiphenyltrichloroethane
DOE-Department of Energy
EDB-Ethylene dibromide
EHP-Environmental Health Perspectives
EOI-Exposure Opportunity Index
EPA-Environmental Protection Agency
ETO-Ethylene oxide
FDA-Food and Drug Administration

---

[*] Currently, Environmental Scientist with the EPA Water Management Division, Policy and Standards Section in San Francisco.

FIFRA-Federal Insecticide Fungicide and Rodenticide Act
FR-Federal Register
GAO-Government Accounting Office
GC-Gas chromatography
HCB-Hexachlorobenzene
HCP-Hexachlorophene
HHS-Health and Human Services
M-Million pounds per year
MAC-Maximum allowable concentration
MCA-Manufacturing Chemists' Association
MS-Mass spectrometry
NCI-National Cancer Institute
NIEHS-National Institute of Environmental Health Sciences
NIH-National Institutes of Health
NIOSH-National Institute of Occupational Safety and Health
NPR-National Public Radio
OPP-Office of Pesticide Programs (EPA)
OSHA-Occupational Safety and Health Administration
OTS-Office of Toxic Substances
p.c.-Post conception
PBBs-Polybrominated biphenyls
PCBs-Polychlorinated biphenyls
PCDD-Polychlorinated dibenzodioxin
PCDF-Polychlorinated dibenzofuran
PCP-Pentachlorophenol
PEL-Permissible Exposure Level
PHS-Public Health Service
PL-Public Law
QC-Quality control
RPAR-Rebuttable Presumption Against Registration
RTECS-Registry of Toxic Effects of Chemical Substances
RTP-Research Triangle Park
TCDD-2,3,7,8-Tetrachlorodibenzo-1,4-dioxin
TCDF-2,3,7,8-tetrachlorodibenzofuran
TCE-Trichloroethylene
TIC-Toxic Information Center
TSCA-Toxic Substances Control Act
TWA-Time weighted average
UFWA-United Farmworkers of America
USDA-United States Department of Agriculture

Table 1. Cyclic Organochlorine Pesticides

A. DDT Analogs

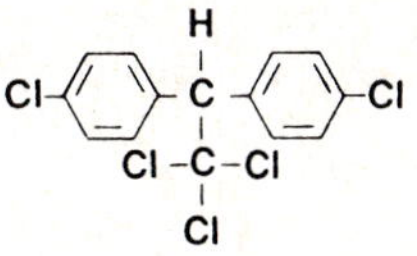

- DDT
- DDD 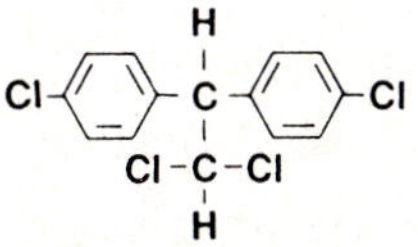
- DDA 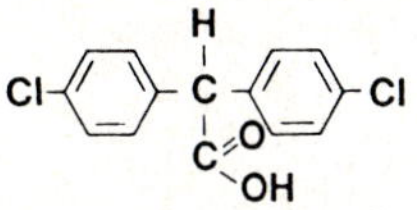
- DDE 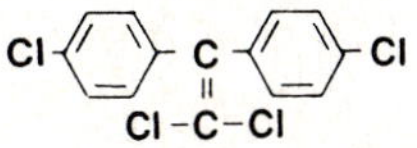
- Methoxychlor 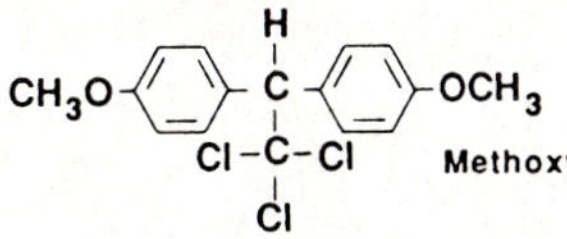

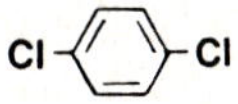

B. Condensed Ring (unsaturated)

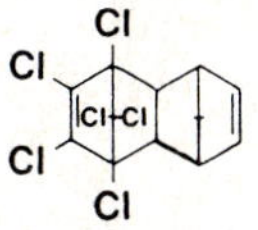

- Aldrin
- Dieldrin
- Endrin
- Heptachlor
- Chlordane
- Isobenzan (Telodrin®)
- Endosulfan

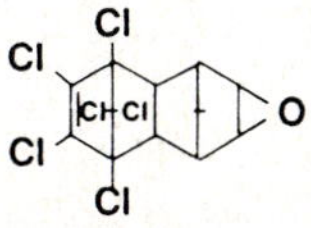

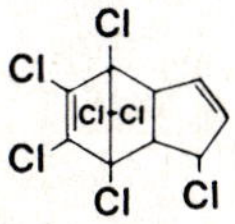

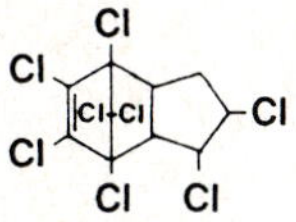

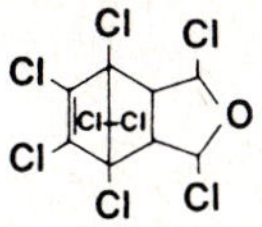

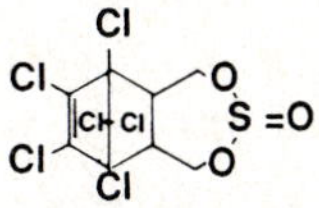

C. Miscellaneous Chlorinated Pesticides

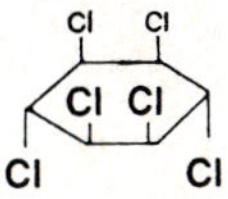

- Lindane (γ- 1,2,3,4,5,6 - hexachlorocyclohexane)

Polychlorinated Terpene(s)

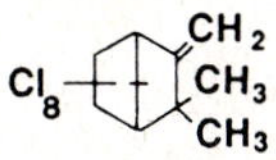

- Toxaphene

Paradichlorobenzene

D. Condensed Ring (Saturated)

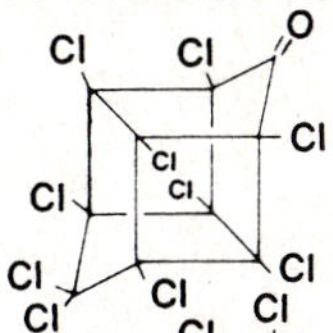

- Chlordecone
- Mirex

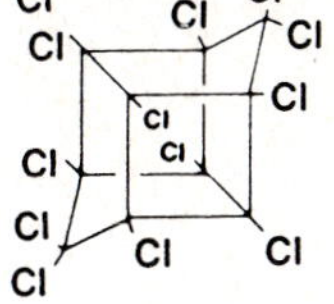

TABLE 2

Proximate Excretion Times and Relative Human Toxicities for Some Common Organochlorine Pesticides[a,b]

Pesticide	Excretion Time (Prox)	Toxicity[c]
β-Benzene Hexachloride		T
DDT		T
Kepone/Mirex	Very long/Months to years	VT[d]
Aldrin, Dieldrin, Endrin		Endrin VT; others, T
Hexachlorobenzene (HCB)		VT
Heptochlor		T
Oxychlordane	Long/Weeks to months	T
Chlordane		VT
Chlorobenzilate		T
Dicofol		T
Endosulfan		T
Lindane (Gammexane)		VT
Methoxychlor		T
Terpene Polychlorinates		T
Toxaphene	Short/3 to 4 days	T

[a]Morgan (ref. 20, p. 15).

[b]Because of their lipophilicity, organochlorine pesticides are also excreted in the milk of lactating women.

[c]T-Toxic.

[d]VT-Very toxic

TABLE 3

Organohalide Pesticides in Human Breast Milk[a]

Substance	Typical Levels[b] (ppb)	FDA Action Levels for Cow's Milk[c]	Allowable Daily Intake	Daily Intake of Breast-Fed Infant[d]
Dieldrin	1-6	7.5	0.1	0.8
Heptachlor epoxide	8-30	7.5	0.5	4
PCBs	40-100	62.5	1	14
DDT (including metabolites)	50-200	50	5	28

[a]Ref. 88: Rogan et al. (1980).

[b]Levels considered typical in whole milk in the United States.

[c]Assuming 2.5 percent fat. FDA Action levels represent the limit at or above which FDA will take legal action against a product to remove it from the market.

[d]Intake of a 5-kg infant drinking 700 ml of milk per day. Levels are based on high values given under typical levels.

TABLE 4A

Kepone Reproductive Effects (Animal)[a]

Species (and sex)	Route	Exposure Dose and Time	Effect	Reference
Sheepshead minnow	In water	Concentration of 0.08-24 µg/liter for 28 days before spawning	Embryotoxicity; malformations; decreased length and some scoliosis in juvenile fish	Hansen et al 1977
Japanese quail (M)	Oral	Dietary concentration of 200 ppm, 0-42 days	Structural deterioration of testes; enlargement and atrophy, apparently depressed spermatogenesis	Eroschenko 1978
Rat (F)	Gastric intubation	2-10 mg/kg on days 7-16 of gestation	Fetal toxicity, reduced fetal weight, reduced ossification, edema, undescended testis, enlarged renal pelvis, enlarged cerebral ventricles	Chernoff and Rogers 1976
Rat (F) (Expt. 4)	Gastric intubation	2-4 mg/kg/day on days 2-21 of gestation	Fetotoxicity; stillbirths and abortions; strong evidence of CNS impairment in the perinatal rats	Rosenstein et al. 1977
Rat (F)	Gavage	15 mg/kg/day on days 14-20 of pregnancy	Persistent vaginal estrus, anovulation, and toxic levels of serum estradiol in female offspring	Gellert and Wilson 1979

TABLE 4A (Continued)

Species	Route	Dose	Effect	Reference
Rat (M and F) (6)	Oral	Dietary concentration of 25 ppm for 3 months before mating	Reproduction in females completely inhibited (partially restored in 2 months); hyperplasia of adrenal cortex; no effect in males	Cannon and Kimbrough 1979
Rat (M and F) (7)	Oral	Dietary concentration of 30 ppm for 7 weeks before mating	Smaller litters sired by treated males; females in constant estrus; low estradiol; decreased luteinizing hormone levels; increased uterine weights; decreased ovarian weights	Hammond et al. 1978
Mouse (F) (8)	Gastric intubation	2-12 mg/kg on days 7-16 of gestation	Increased fetal mortality and clubfoot	Chernoff and Rogers 1976
Mouse (F)	Oral	Dietary concentration of 10 ppm for 1 month before mating	Decrease in size and numbers of litters	Good et al. 1965
Mouse (F)	Oral	30 ppm	Constant estrus; reduced luteinizing hormone, which prevented normal ovulation	Haber 1965

[a]Ref. 111a-Adapted from Appendix, pp. 220-221. For complete citations see ref. 47.

TABLE 4B

Kepone Reproductive Effects [a]

Exposure	Dosage	Effect	Reference
Occupational, men working at manufacturing plant	Not specified	Reproductive failure	Langford, 1978
Occupational, 148 men working at manufacturing plant	Unknown	Substantial reduction in sperm motility in 13 workers	Taylor et al. 1978 (ref. 111b)

[a] Ref. Nisbet-Karch, App., p. 173. See ref. 47 for complete citations.

TABLE 5

Evaluation of the published teratogenic (embryotoxic) effects induced by TCDD in rats and mice[a]

Species	Strain	Teratogenic effect (system)	Dose μg/kg Minimal tested	=ED$_{50}$[b]	Time TCDD given, days	Route	References[c]
Rat		Intestinal hemorrhage	0.125	=0.5?		Oral	Sparschu et al.
	CD	Kidney abnormality	0.5	> 1	6-15	SC	Courtney & Moore
Mouse	CD-I	CP	1 3	> 3	6-15	SC	"
		Kidney abnormality	1	1-3	6-15	SC	"
	DBA/2J	CP	3	> 3	6-15	SC	"
		Kidney abnormality	3	> 3	6-15	SC	"
	C57Bl/6J	CP	3	> 3	6-15	SC	"
		Kidney abnormality	3	< 3	6-15	SC	"
	NMRI	CP	3	6.5	6-15	Oral	Neubert & Dillman
		9	9	< 9	9-13	Oral	"
			15	40	13	Oral	Neubert et al.
			5	15	11	Oral	" (ref. 121d)

[a]The smallest dose with which a significant teratogenic effect was produced is indicated. Where only one dose level was tested, it is not necessarily the smallest dose from which a teratogenic effect could result. Routes were both oral and subcutaneous (SC). An attempt was also made to estimate the ED$_{50}$ from the few data available.

[b]ED$_{50}$: dose required to produce effect in 50% of animals.

[c]Complete citations in ref. 121d.

Ref. Neubert et al. in EHP#5 (ref. 121d, p.70).

TABLE 6

Number of Isomers and Percent Chlorine for the 10 Chlorobiphenyl (PCB) Classes[a]

Chlorobiphenyl	Empirical Formula	No. of Isomers	Weight % Cl
mono	$C_{12}H_9Cl$	3	18.79
di	$C_{12}H_8Cl_2$	12	31.77
tri	$C_{12}H_7Cl_3$	24	41.30
tetra	$C_{12}H_6Cl_4$	42	48.56
penta	$C_{12}H_5Cl_5$	46	54.30
hexa	$C_{12}H_4Cl_6$	42	58.93
hepta	$C_{12}H_3Cl_7$	24	62.77
octa	$C_{12}H_2Cl_8$	12	65.98
nona	$C_{12}HCl_9$	3	68.73
deca	$C_{12}Cl_{10}$	1	71.18

[a]Adapted from ref. 136.

TABLE 7

Tradenames for Products Containing PCBs.[a]

Tradename	Tradename Owner
Aroclor	Monsanto Company St. Louis, MO
Chlorextol	Allis-Chalmers Milwaukee, WI
Clophen	Farbenfabricken Bayer GmbH Germany
Dykanol	Federal Pacific Electric Co. Newark, NJ
Fenclor	Caffaro S.P.A. Italy
Inerteen	Westinghouse Electric Corp. Pittsburgh, PA
Kanechlor	Kanegafuchi Chemical Industry Co., Ltd. Japan
Noflamol	Wagner Electric Corporation Newark, NJ
Phenoclor	Prodelec
Pyralene	Prodelec France
Pyranol	General Electric Co. Schenectady, NY
Santotherm	Mitsubishi-Monsanto Japan
Therminol	Monsanto Co. St. Louis, MO.

[a]Therminol products now formulated in the U.S. do not contain PCBs.

Ref: CIB#7

TABLE 8

PCB Concentrations in Blood Serum by Race and Residence

Race and Residence	No. in Sample	PCBs Measureable In No.	PCBs Measureable In %	PCB Concentrations Ave* ppb	PCB Concentrations Max ppb
Rural black	107	5	4.67	9.45	20.6
Urban black	151	57	37.75	5.22	29.0
Rural white	192	119	61.98	5.12	16.6
Urban white	166	89	53.61	4.38	22.0

*Average of measureable concentrations. NIOSH, Criteria . . . Ref. 136.

TABLE 9

Concentrations (ppb) of PCBs in Tissues of Human Fetuses.

Age of Placental Contents	Basis	Cerebrum	Liver	Kidney	Skin
2nd trimester	Whole	2-23	2-33	6-20	17-83
	Fat	150-60	230-800	60-1,900	550-1,300
3rd trimester	Whole	2*	25-90	6-10	48-769
	Fat	270*	1,000-1,300	420-470	880-1,400

*One sample. NIOSH, Criteria . . . Ref: 136, p. 37.

TABLE 10

Pesticides and PCB Levels in Breast Milk in the United States

Finding	Dieldrin*	Heptachlor* Epoxide	Oxychlordane*	PCB's[a]
		parts/billion[b]		
No. of samples	1436	1436	1436	1033 (1038)
% detectable	83	61	74	30
Mean	164	91	96	87
Range	14-12,300	16-2050	13-5700	50-4091

*Mean and range are given on samples with >1 part per billion detectable.

[a]Mean and range are given on samples with >50 parts per billion detectable.
[b]On a whole-milk basis

Ref. 88: Rogan et al. (1980).

TABLE 11

PCBs and PCDFs (ppm) In Fat from Three Yusho Patients at Autopsy[a]

Year of Death	PCBs Adipose	PCBs Liver	PCDFs Adipose	PCDFs Liver
1969	3.4	4.7	0.03	2.3
1969	8.5	5.6	0.04	1.1
1972	2.1	3.5	0.01	0.3

[a]NIOSH Criteria ref. 136, p. 45.

TABLE 12

Chemical and Physical Properties of the Monohalomethanes[a]

Chemical Identity	Methyl Chloride	Methyl Bromide	Methyl Iodide
CAS[b] Registry No.	74-87-3	74-83-9	74-88-4
RTECS[c] Accession No.	PA6300000	PA4900000	PA9450000
Empirical Formula	CH_3Cl	CH_3Br	CH_3I
Formula Weight	50.49	94.95	141.95
Physical Form	Gas	Gas	Liquid
Boiling Point, °C	-24.2	3.5	42.5
Freezing Point, °C	-97.7	-93.7	-66.1
Vapor Pressure	5 atm at 22.0°C	2 atm at 23.3°	0.5 atm at 25.3°C
Color	Colorless	Colorless	Colorless, turns brown when exposed to light
Odor	Faint, sweet odor which is not noticeable at dangerous concentrations	Chloroform like odor at high concentrations	Pungent
Specific Gravity	0.973 (-10°C)	1.736 (-10°C)	2.279 (20°C)
Flammability	Flammable, forms explosive mixture with air at 8-17%	Nonflammable in air, burns in oxygen	Nonflammable

[a]Ref: CIB #43 (monohalomethanes).
[b]Chemical Abstract Service.
[c]Registry of Toxic Effects of Chemical Substances.

TABLE 13

Number of Workers Potentially Exposed to Monohalomethanes[a]

SIC[b] Code		CH_3Cl	CH_3Br	CH_3I
07	Agriculture Services and Hunting	647	5,922	-
13	Oil and Gas Extraction	24	129	-
15	General Building Contractors	1,301	934	-
16	Heavy Construction Contractor	405	-	-
17	Special Trade Contractors	1,143	1,936	-
20	Food and Kindred Products	2,720	4,356	-
21	Tobacco Manufacturers	90	108	-
22	Textile Mill Products	8	237	-
23	Apparel and Other Textile Products	-	52	-
24	Lumber and Wood Products	112	471	-
26	Paper and Allied Products	-	1,270	-
27	Printing and Publishing	212	80	-
28	Chemicals and Allied Products	980	4,859	394
29	Petroleum and Coal Products	16	11	-
30	Rubber and Plastics Products, NEC	-	89	-
31	Leather and Leather Products	85	38	-
33	Primary Metal Industries	1,223	44	-
34	Fabricated Metal Products	238	65	-
35	Machinery, Except Electrical	1,292	357	-
36	Electrical Equipment and Supplies	451	345	-
37	Transportation Equipment	1,660	643	-
38	Instruments and Related Products	453	174	-
39	Miscellaneous Manufacturing Industries	418	34	-
41	Local and Interurban Passenger Transit	73	27	-
44	Water Transportation	93	1,047	-
45	Transportation by Air	1,115	11,496	-
48	Communication	424	-	-
49	Electric, Gas, and Sanitary Service	-	10,069	-
50	Wholesale Trade	486	4,713	-
53	Retail General Mrchandise	402	1,356	-
54	Food Stores	-	1,481	-
55	Automotive Dealers & Service Stations	14,734	-	-
58	Eating and Drinking Places	-	17,958	-
65	Real Estate	-	4,665	-
73	Miscellaneous Business Services	8,960	12,600	20
78	Motion Pictures	-	597	-
79	Amusement and Recreation Services	342	4,147	-
80	Medical and Other Health Services	431	12,015	-
89	Miscellaneous Services	-	354	-
	TOTALS	40,538	104,679	414

[a]Ref: CIB #43 (monohalomethanes).

[b]Standard Industrial Classification Code.

TABLE 14

Estimated U.S. Consumption Pattern for EDC, 1977[a]

	Pounds (10^6)	%Total Consumption	Projected annual growth rate 1977-1982 (%)
VC	9,460	85	5 to 8
1,1,1-Trichloroethane	473	4	4 to 5
Ethyleneamines	299	2	-2 to -4
VDC	213	2	5 to 7
PCE	191	2	0 to 2
TCE	205	2	-2 to 3
Lead scavenger	196	2	-15
Miscellaneous	11	<1	-
Total	11,048	100	5 to 6

[a] Adapted from data in *Chemical economics handbook*, SRI International (1979).
Ref. 54: Swirsky-Gold

TABLE 15

Adverse Effects of Chloroethanes on Human Organs and Systems.[a,b]

CHEMICAL	IMMUNOLOGICAL ALLERGIC	HEMATOLOGICAL	CARDIOVASCULAR	PULMONARY	RENAL UROLOGIC	GASTROINTESTINAL	HEPATIC BELIARY	MUSCULOSKELETAL	NEUROLOGIC	DERMATOLOGIC	OPTHALMOLOGIC	OTHER
monochloroethane	●		●	●		●			●	●	●	●
1,1-dichloroethane			●						●	●		
1,2-dichloroethane	●	●	●	●	●	●	●		●	●		●
1,1,1-trichloroethane	●	●			●	●			●	●	●	●
1,1,2,2-tetrachloroethane	●	●	●	●	●	●			●	●		●
hexachloroethane									●	●		

[a] adverse human health effects have not been reported to NIOSH for 1,1,2 trichloroethane, 1,1,1,2-tetrachloroethane, and pentachloroethane.

[b] Ref. 51: CIB#27.

TABLE 15A

Specific Adverse Effects of Chloroethanes on Humans, By System

Chemical	System	Adverse Effect
monochloroethane	neurologic	central nervous system depression, headache, dizziness, incoordination feeling inebriated, unconsciousness
	gastrointestinal	abdominal cramps
	respiratory	respiratory tract irritation, respiratory failure
	cardiovascular	cardiac arrhythmias, cardiac arrest
	dermatologic	skin irritation, frostbite, allergic eczema
	other	eye irritation, death
1,1-dichloroethane	neurologic	central nervous system depression
	respiratory	respiratory tract irritation
	dermatologic	skin burn
1,2-dichloroethane	neurologic	headache, dizziness, unconsciousness, vertigo, hand tremors, generalized weakness, sleepiness, nervousness, mental confusion
	hepatic	liver function abnormalities, cellular damage, toxic chemical hepatitis, jaundice, liver enlargement
1,1,1-trichloroethane	neurologic	central nervous system depression, headache, dizziness, incoordination feeling inebriated, unconsciousness impaired perceptual speed, manual dexterity and equilibrium; increased reaction time, lightheadedness, drowsiness, sleepiness, generalized weakness, ringing sound in ears, unsteady gait, burning and/or prickling sensation in hands and/or feet
	hepatic	cellular damage, liver function abnormalities
	gastrointestinal	nausea, vomiting, diarrhea,
	cardiovascular	drop in blood pressure (hypotension), decrease in heart rate (bradycardia), cardiac arrhythmias
	hematologic	blood clotting changes
	dermatologic	dryness, cracking, scaliness, inflammation
	other	eye irritation, fatigue, death
1,1,2-trichloroethane		NIOSH is unaware of reports of adverse occupational exposure (see Table 7, ref. 51)

TABLE 15A (continued)

1,1,1,2-tetrachloroethane		NIOSH is unaware of reports of adverse occupational exposure (see Table 7, ref. 51)
1,1,2,2-tetrachloroethane	neurologic	central nervous system depression, headache, feeling inebriated, unconsciousness, drowsiness, unsteady gait, vertigo, hand tremors, numbness in limbs, prickling sensation of fingers and toes, pain in soles of feet, loss of knee jerk, paralysis of some muscles of the hands and feet, inflammation of the peripheral nerves, slight paralysis of the soft palate, loss of the gag reflex, irritability, mental confusion, delirium, convulsions, stupor, coma
	hepatic	liver function abnormalities, massive cell damage, jaundice, toxic chemical hepatitis, liver enlargement, sensation of pressure in the liver area
	gastrointestinal	abdominal pain, nausea, vomiting, unpleasant taste in the mouth, loss of appetite (anorexia), vomiting of blood (hematemesis), increased flatulence, diarrhea, constipation, pale stools
	urologic	kidney damage, presence of bile pigments, albumen, and casts in the urine
	respiratory	excessive fluid in the lungs (pulmonary edema), respiratory paralysis
	cardiovascular	fatty degeneration of the heart muscle (in lab animals)
	hematologic	anemia, increase in white blood cells (and blood platelets),
	dermatologic	dryness, cracking, scaliness, inflammation, purpuric rash
	other	insomnia, general malaise, fatigue, excessive sweating, weight loss
pentachloroethane		NIOSH is unaware of reports of adverse occupational exposure (see Table 7, ref. 51)
hexachloroethane	neurologic	inability to close eyelid, eye irritation, tearing of eyes, inflammation of delicate membrane lining the eye, visual intolerance to light, (photophobia)

Ref.: NIOSH CIB #27

TABLE 15B

Some Adverse Effects of Chloroethanes Reported in Animal Studies (ref. 51)

Chemicals	Species	Adverse Effect
monochloroethane	unspecified	kidney damage; fatty changes in liver, kidney, and heart
1,1-dichloroethane	cat	kidney damage
	dog	liver injury
	rat	liver injury; retarded fetal development
1,2-dichloroethane	bacterium	mutagen
	cat	retarded growth rate, fatty changes in liver; heart dilation; lung hyperemia
	dog	corneal clouding; fatty changes in liver liver enlargement; weight loss
	fruit fly	mutagen
	guinea pig	fatty changes in liver; liver enlargement; weight loss
	monkey	fatty changes in liver
	rabbit	weight loss; fatty changes in liver; hypotension; respiratory paralysis; EKG changes; anemia; bone marrow changes; liver dysfunction, hemorrhage and degeneration; kidney degeneration and dysfunction
	rat	embryotoxin; pulmonary congestion; fatty changes in liver
1,1,1-trichloroethane	cat	neuromuscular reflex changes
	dog	sudden death; respiratory failure
	guinea pig	fatty changes in liver; lung irritation
	mouse	cardiac arrythmias; liver dysfunction; pulmonary congestion
	monkey	cardiac arrythmias; myocardial depression; respirtory failure; staggering gait; tachycardia; tremors;
	rat	cardiac failure; pulmonary congestion; pneumonitis; staggering gait; weakness; respiration; semiconsciousness; respiratory failure
1,1,2-trichloroethane	dog	liver and kidney injury
	guinea pig	liver and kidney injury
1,1,1,2-tetrachloroethane	rabbit	embryotoxin
	rat	embryotoxin; liver dysfunction; mutagen

(Continued)

TABLE 15B (continued)

1,1,2,2-tetrachloroethane		
	bacterium	mutagen
	dog	ascites; diarrhea; jaundice; liver enlargement; intestinal hemorrhage
	guinea pig	convulsions; weight loss; death
	monkey	anorexia; diarrhea; blood cell fluctuation; weight loss
	mouse	staggering gait; breathing difficulty; fatty degeneration of liver and kidney; death
	rabbit	altered immune system; altered blood chemistry; liver and kidney degeneration fatty degeneration of liver and kidney; corneal reflex changes; liver enlargement; paralysis; death
	rat	blood cell changes; fatty degeneration of liver; liver dysfunction; death
pentachloroethane	cat	liver, kidney, and lung changes
	dog	fatty degeneration of liver; kidney and lung injury
	sheep	liver dysfunction
hexachloroethane	cattle	liver and kidney damage
	mouse	liver and kidney damage
	rat	liver and kidney damage
	sheep	liver and kidney damage

TABLE 16

Fumigants[a]

Acrylonitrile
Carbon Disulfide
Carbon Tetrachloride
p-Dichlorobenzene
Dioxane
Ethylene Dibromide
Ethylene Dichloride
Ethylene Oxide
Hydrogen Cyanide

Methyl Bromide
Methylene Chloride
Methyl Formate
Napthalene
Perchloroethylene
Propylene Dichloride
Sulfur Dioxide
Tetrachlorethane
Trichloroethylene

[a] Ref. 69, p. 461

Table 17. Organophosphorus Pesticides, arranged by P - Ligands

A - Phosphates and related compounds

- $(CH_3O)_2P(O)-OCH=CCl_2$ — Dichlorvos
- $(C_2H_5O)_2P(O)-O-C(=CHCl)-C_6H_3Cl_2$ — Chlorfenvinphos
- $(CH_3O)_2P(O)-O-C(=CHCl)-C_6H_3Cl_2$ — Tetrachlorvinphos
- $(CH_3O)_2P(O)-O-C(CH_3)=CH-C(O)-O-CH_2C_6H_5$ — Crotoxyphos
- $(CH_3O)_2P(O)-O-C(CH_3)=CH-C(O)-O-CH_3$ — Mevinphos
- $(CH_3O)_2P(O)-O-C(Cl)=C(CH_3)-C(O)-N(C_2H_5)_2$ — Phosphamidon
- $(CH_3O)_2P(O)-O-C(CH_3)=CH-C(O)-NHCH_3$ — Monocrotophos
- $(CH_3O)_2P(O)-O-C(CH_3)=CH-C(O)-N(CH_3)_2$ — Dicrotophos

B - Phosphorothionates

- $(RO)_2P(S)-O-C_6H_4-NO_2$ — R = CH_3 Parathion-methyl; R = C_2H_5 Parathion-ethyl
- $(CH_3O)_2P(S)-O-C_6H_3(CH_3)-NO_2$ — Fenitrothion
- $(RO)_2P(S)-O-C_6H_2Cl_2-Br$ — R = CH_3 Bromophos-methyl; R = C_2H_5 Bromophos-ethyl
- $(CH_3O)_2P(S)-O-C_6H_3Cl_2-I$ — Iodofenphos
- $(CH_3O)_2P(S)-O-C_6H_3(CH_3)-SCH_3$ — Fenthion
- $(CH_3O)_2P(S)-O-C_6H_4-CN$ — Cyanophos
- $(CH_3O)_2P(S)-O-C_6H_4-S-C_6H_4-O-P(S)(OCH_3)_2$ — Abate
- $(RO)_2P(S)-O-\text{pyrimidinyl}(CH_3)-N(CH_3)_2$ — R = CH_3 Pirimiphos-methyl; R = C_2H_5 Pirimiphos-ethyl
- $(C_2H_5O)_2P(S)-O-\text{pyrimidinyl}(CH_3)-CH(CH_3)_2$ — Diazinon
- $(C_2H_5O)_2P(S)-O-\text{pyridinyl-Cl}_3$ — Chloropyrifos

C - Phosphorothiolothionates

- $(CH_3O)_2P(S)-S-CH(C(O)OC_2H_5)-CH_2-C(O)OC_2H_5$ — Malathion
- $(C_2H_5O)_2P(S)-S-CH_2-S-P(S)(OC_2H_5)_2$ — Ethion
- $(CH_3O)_2P(S)-S-CH_2-\text{phthalimido}$ — Phosmet
- $(RO)_2P(S)-S-CH_2-\text{benzotriazinone}$ — R = CH_3 Azinphos-methyl; R = C_2H_5 Azinphos-ethyl
- $(CH_3O)_2P(S)-S-CH_2-N(C(S)-N=C-OCH_3)$ — Methidathion
- $(CH_3O)_2P(S)-S-CH_2-C(O)-NHCH_3$ — Dimethoate
- $(CH_3O)_2P(S)-S-CH_2-CH_2-NHC(O)-CH_3$ — Amiphos
- $(CH_3O)_2P(S)-S-CH_2-C(O)-N(CH_3)(CHO)$ — Formothion

D - Phosphorothiolates

- $(C_2H_5O)_2P(O)-S-CH_2-C_6H_5$ — Kitazin
- $(CH_3O)_2P(O)-S-CH_2-CH_2-S-CH(CH_3)-C(O)NHCH_3$ — Vamidothion
- $(CH_3O)_2P(O)-S-CH_2-CH_2-S(O)-C_2H_5$ — Oxydemeton-methyl

E - Phosphoramidate

- $(CH_3O)(CH_3NH)P(O)-O-C_6H_3Cl-C(CH_3)_3$ — Crufomate (Ruelene)

F - Phosphonate

- $(CH_3O)_2P(O)-CH(OH)-CCl_3$ — Trichlorfon

Ref: Moutechen - Dahmen and Degraeve, ref. 2b.

Table 18. Some commercially important Organophosphorus Insecticides *

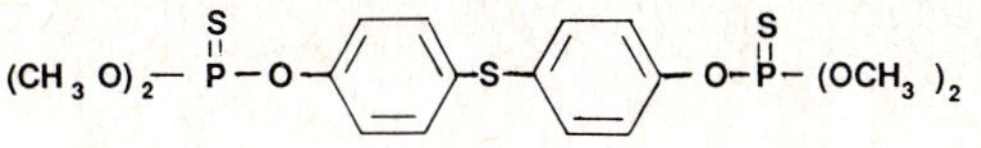

$(CH_3O)_2-\overset{S}{\underset{\|}{P}}-O-\underset{}{\bigcirc}-S-\underset{}{\bigcirc}-O-\overset{S}{\underset{\|}{P}}-(OCH_3)_2$

Abate/Insecticide

$(C_2H_5O)_2-\overset{S}{\underset{\|}{P}}-S-CH_2-S-\overset{S}{\underset{\|}{P}}-(OC_2H_5)_2$

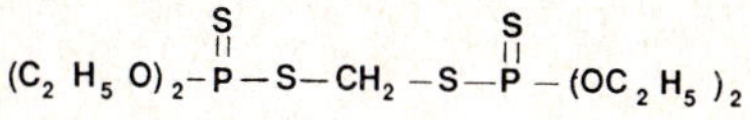

Ethion/Acaricide, Insecticide

$(CH_3O)_2-\overset{O}{\underset{\|}{P}}-O-CH=CCl_2$

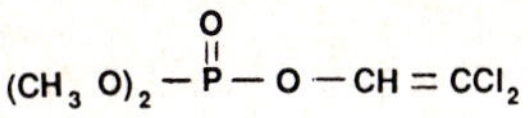

DDVP(Dichlorvos, Vapona)/ Insecticide with fumigant action

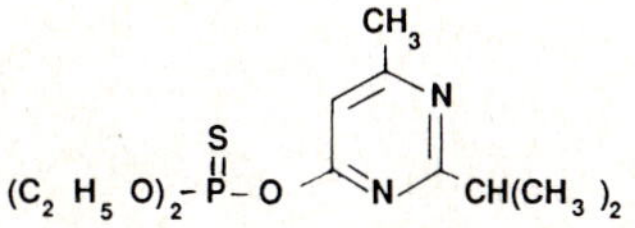

$(CH_3O)_2-\overset{S}{\underset{\|}{P}}-O-\underset{CH_3}{\bigcirc}-SCH_3$

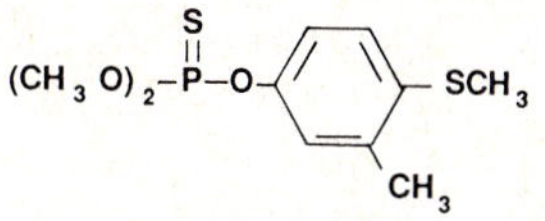

Fenthion(Baytex)/Acaricide, Insect., Bird

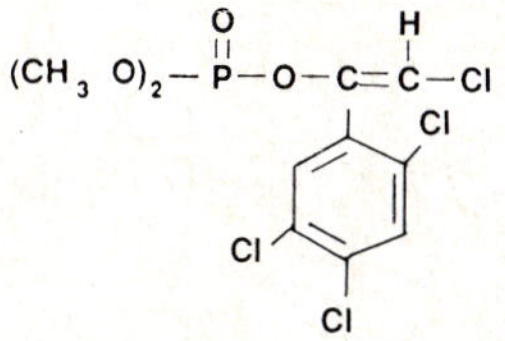

$(C_2H_5O)_2-\overset{S}{\underset{\|}{P}}-O-\underset{}{\bigcirc}\text{(pyrimidine with CH}_3\text{, CH(CH}_3)_2\text{)}$

Diazinon/insecticide

$(CH_3O)_2-\overset{O}{\underset{\|}{P}}-O-C=\overset{H}{C}-Cl$ (with trichlorophenyl)

Gardona(Tetrachlorvinphos)/Insecticide

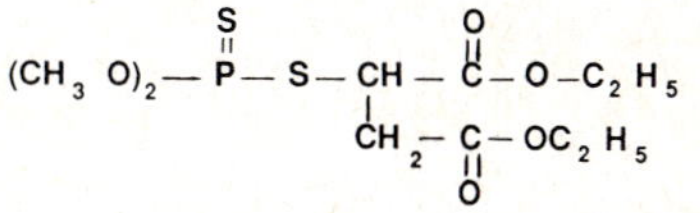

$(CH_3O)_2-\overset{S}{\underset{\|}{P}}-O-\underset{Cl}{\bigcirc}-NO_2$

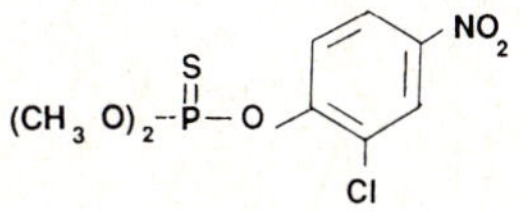

Dicapthon/Insecticide

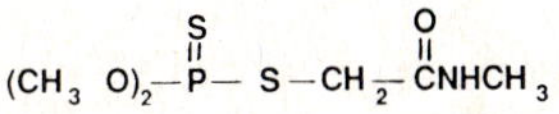

$(CH_3O)_2-\overset{S}{\underset{\|}{P}}-S-CH-\overset{O}{\underset{\|}{C}}-O-C_2H_5$
$\qquad\qquad\qquad\quad |$
$\qquad\qquad\qquad CH_2-\overset{O}{\underset{\|}{C}}-OC_2H_5$

Malathion/Insecticide

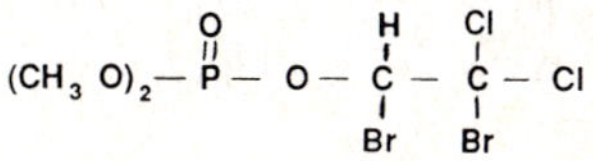

$(CH_3O)_2-\overset{S}{\underset{\|}{P}}-S-CH_2-\overset{O}{\underset{\|}{C}}NHCH_3$

Dimethoate (Cygon)/Acaricide, Insecticide

$(CH_3O)_2-\overset{O}{\underset{\|}{P}}-O-\overset{H}{\underset{Br}{C}}-\overset{Cl}{\underset{Br}{C}}-Cl$

Naled(Dibrom)/Insect., Acar.

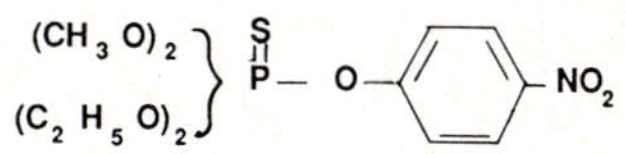

$(C_2H_5O)_2-\overset{S}{\underset{\|}{P}}-O-\underset{}{\bigcirc}\text{(trichloropyridyl)}$

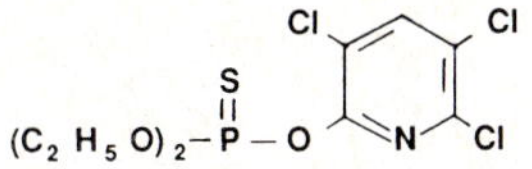

Dursban(Chlorpyrifos)/Insecticide

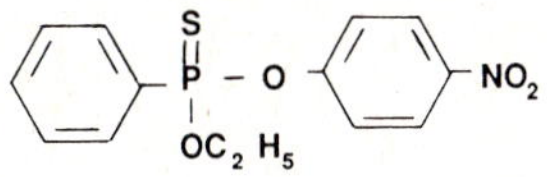

$\left.\begin{array}{l}(CH_3O)_2\\(C_2H_5O)_2\end{array}\right\}\overset{S}{\underset{\|}{P}}-O-\underset{}{\bigcirc}-NO_2$

Methyl or Ethyl Parathion/Insect.

$\underset{}{\bigcirc}-\overset{S}{\underset{OC_2H_5}{\overset{\|}{P}}}-O-\underset{}{\bigcirc}-NO_2$

EPN/Acaricide, Insecticide

* Adapted from refs. 14 and 69

Table 19. Organo phosphorus Pesticides Associated with delayed Neurotoxicity

Cyanofenphos: O-(4-cyanophenyl) O-ethyl phenylphosphorothionate

EPN: O-(4-nitrophenyl) O-ethyl phenylphosphorothionate

EPBP (S-Seven) O-(2,4-dichlorophenyl) O-ethyl phenylphosphorothionate

Leptophos: O-(4 bromo-2,5-dichlorophenyl) O-Methyl phenylphosphorothionate

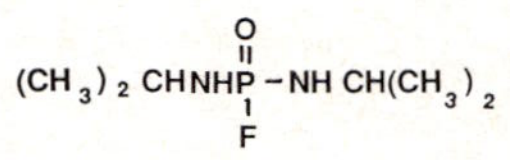

435

Mipafox: N,N'-bis(I-methylethyl) **phosphorodiamidic fluoride**

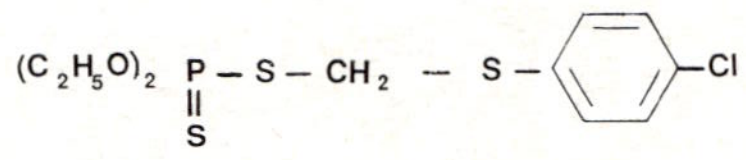

$(CH_3)_2$ CHNHP—NH CH$(CH_3)_2$
         ‖
         O
         |
         F

Carbophenothion: S[(4-chlorophenyl) thio methyl] O,O-diethyl phosphorodithioate

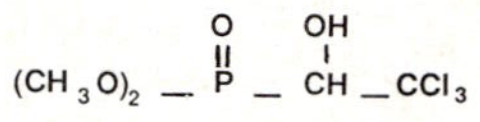

$(C_2H_5O)_2$ P—S—CH$_2$—S—⟨C$_6$H$_4$⟩—Cl
         ‖
         S

Trichlorfon: dimethyl -2,2,2-trichloro-I-hydroxyethyl phosphonate

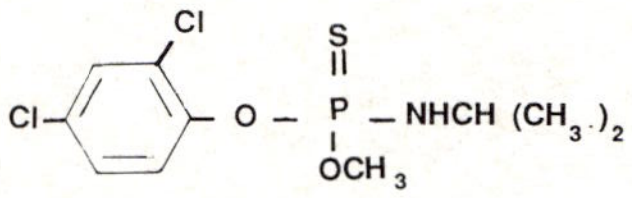

$(CH_3O)_2$—P—CH—CCl$_3$
         ‖ |
         O   OH

DMPA: O-(2,4-dichlorophenyl) O-Methyl (I-methylethyl) phosphoramidothioate

Cl—⟨C$_6$H$_3$Cl⟩—O—P—NHCH$(CH_3)_2$
              ‖ |
              S   OCH$_3$

Merphos(defoliant): tri(butylthio)phosphorus

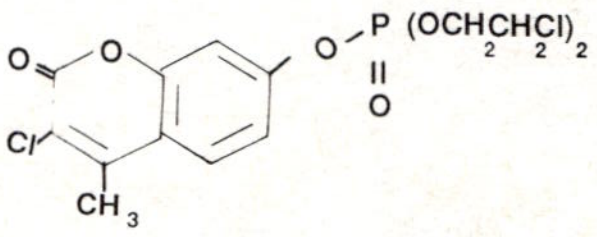

$(C_4H_9S)_3$ P

Haloxon: 3-chloro-7-hydroxy-4-methyl-bis(2-chloroethyl) coumarin phosphate

O—P(OCH$_2$CHCl)$_2$
   ‖
   O

TABLE 20

Pesticides Reported to be Teratogenic in Animals

Aldrin	Endrin
Azinphosmethyl*	EPN*
Captafol	Folpet
Captan	Maneb
Carbaryl	Parathion*
Diazinon*	Phosmet*
Dichlorvos*	2,4,5-T
Dicrotophos*	Thiram
Dieldrin	Trichlorfon*
Dimethoate*	Trithion*

*Organophosphorus pesticides
Adapted from ref. 164.

Table 21 Highly Toxic Commercial Carbamate Pesticides[a,b]

Aldicarb (Temik)* $CH_3-S-C(CH_3)_2-CH=NOCO-NH-CH_3$

Oxamyl (Vydate): $(CH_3)_2 N-CO \cdot \underset{\underset{S-CH_3}{|}}{C}=NOCO-NH-CH_3$

Carbofuran (Furadan)
(acaricide, insecticide, nematicide)

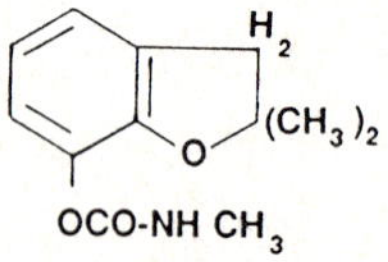

Methomyl (Lannate, Nudrin)
(insecticide) $CH_3 \underset{\underset{S-CH_3}{|}}{C}=NOCO-NHCH_3$

Formetanate·HCl (Carzol, Dicarzol)
(acari-,insecti-,molluscicide)

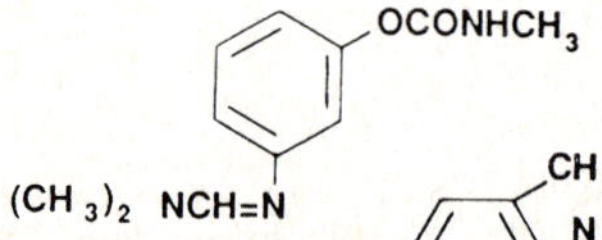

Aminocarb (Matacil)
(insecticide, molluscicide)

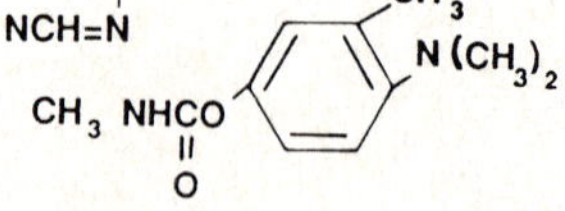

Dimetilan (Snip Fly Bands)

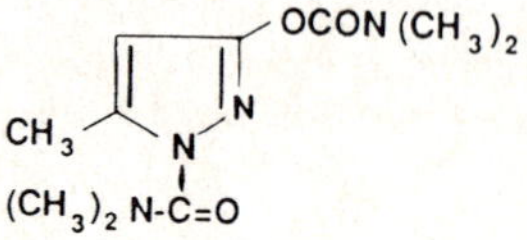

[a]Adapted from refs. 14 and 20.
[b]Acute oral LD_{50} <50mg/Kg(rat), listed in approximate order of decreasing toxicity.
*This is a systemic, i.e., taken up by the plant and translocated to foliage and sometimes to fruit (Morgan, ref. 20, p. 9).

Table 22. Moderately Toxic Commercial Carbamate Pesticides*

Name	Structure	Chemical name
Promecarb (Carbamult) (insecticide)	3,5-substituted phenyl with CH₃, CH(CH₃)₂, OCO·NHCH₃	3-Me-5 (1-Methylethyl)phenyl methylcarbamate
Methiocarb (Mesurol, Draza)	OCONHCH₃, CH₃, CH₃, SCH₃ substituted phenyl	3,5-dimethyl-4-(methylthio)phenyl methylcarbamate
Propoxur (Baygon) (insecticide)	phenyl with OCH(CH₃)₂ and OCONHCH₃	2-(1-methylethoxy)phenyl methylcarbamate
Pirimicarb (Pirimor, Aphox, Rapid) (aphicide)	(CH₃)₂NCO-O-pyrimidinyl with N(CH₃)₂, CH₃, CH₃	2-(dimethylamino)-5,6-dimethyl-4-pyrimidinyl dimethylcarbamate
Bufencarb (Bux) (insecticide)	R (R=(C₂H₅)₂-CH + C₃H₇-CH CH₃) phenyl OCONHCH₃; 3-(1-ethylpropyl) + 3-(1-methylbutyl) phenyl methylcarbamate	
Carbaryl (Sevin) (insecticide)	naphthyl O-CONHCH₃	1-naphthyl methylcarbamate

*See footnotes for Table 21

TABLE 23

Rat Survival Ratios: EDB, Disulfiram and EDB/Disulfiram*

Treatment Cohort (48 in each")	Survival Ratio Male	Female
none/controls	48/48	45/48
Disulfiram alone	45/48	46/48
EDB alone	33/48	39/48
EDB/Disulfiram	3/48	1/48

*Adapted from data in ref. 179, p.3.

TABLE 24

Classes of Chemicals Used as Pesticides (ref. 164)

Chemical Classification	Uses	Examples
Aliphatic acids	Herbicides	Dalapon, TCA
Arsenic-inorganic	Herbicides	Sodium arsenite
Arsenic-organic	Herbicides	MSMA, Cacodylic Acid
Carbamates		
Bisdithiocarbamates	Fungicides	Maneb, Zineb, Ziram
Methyl carbamates	Insecticides	Carbaryl, Methomyl
Thiocarbamates	Herbicides	EPTC, Butylate
Chlorinated Hydrocarbons		
bis(diphenyl) aliphatics	Insecticides	DDT, Methoxychlor
Cyclodienes	Insecticides	Dieldrin, Toxaphene, Chlordane
Chlorinated benzene	Fungicide	Hexachlorobenzene
Cyclohexane	Insecticide	Lindane (γ-hexachlorocyclohexane)
Coal Tar	Wood preservative	Creosote
Copper-inorganic	Fungicide	Bordeaux Mixture, Paris Green
Halogenated aliphatics	Fumigants	Methyl Bromide, EDB, DBCP
Nitrogen compounds		
Benzimidazoles	Fungicides	Benomyl, Thiobendazole
Bipyridyls	Herbicides	Paraquat, Diquat
Pyridine	Herbicide	Picloram
Anilides	Herbicide	Alachlor, Propanil
Nitroanilines	Herbicides	Trifluralin, Benefin
Nitriles	Herbicide	Dichlorobenil, Bromoxynil
Phenylureas	Herbicides	Monuron, Chloroxuron
Triazines	Herbicides	Atrazine, Simazine
Triazole	Herbicide	Amitrole
Uracils	Herbicides	Bromacil, Terbacil
Organophosphorous compounds		
Phosphates	Insecticides	Mevinphos, Phosphamidon
Phosphorothioates	Insecticides	Parathion, Fenitrothion
Phosphorodithioates	Insecticides	Malathion, Ethion
Phosphonates	Insecticides	Trichorfon
Phosphoroamidates	Insecticides	Crufomate
Phosphonothioates	Insecticides	Leptophos, EPN
Heterocyclic derivatives	Insecticides	Chlorpyrifos, Diazinon
Organotins	Fungicides	Brestan, Du-Ter
Petroleum oils	Herbicides	Flit, Kerosene
Phenol derivatives		
Chlorinated	Wood Preservative, Fungicide, Molluscicide	Pentachlorophenol
Nitro compounds	Herbicides	DNOC, Dinoseb
Phenoxyaliphatic acids	Herbicides	2,4-D, Silvex, 2,4,5-T
Phthalates	Herbicides	Endothal, DCPA
Phthalimides	Fungicides	Captan, Folpet
Pyrethroids	Insecticides	Allethrin, Decamethrin
Sulfur	Fungicide	Sulfur

440

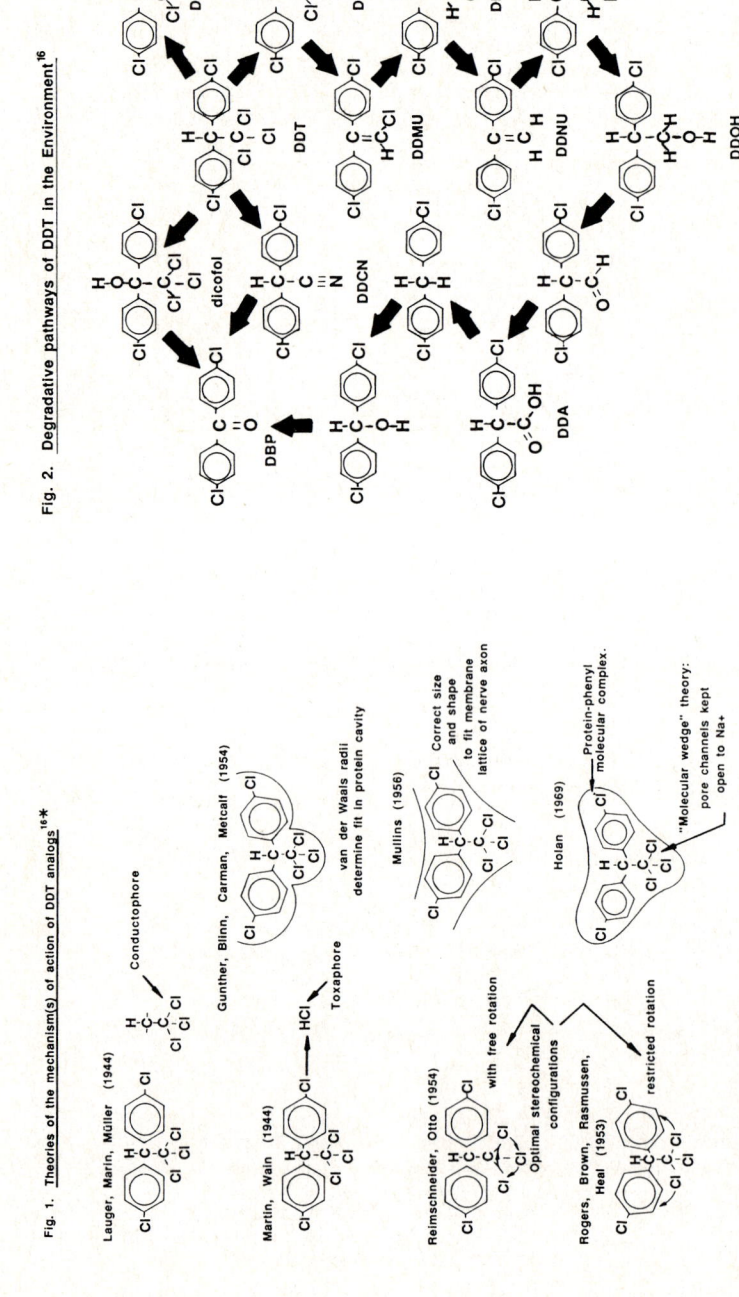

Fig. 2. Degradative pathways of DDT in the Environment[16]

Fig. 1. Theories of the mechanism(s) of action of DDT analogs[16]*

*Adapted from Metcalf (Ref. 16. fig. 4)

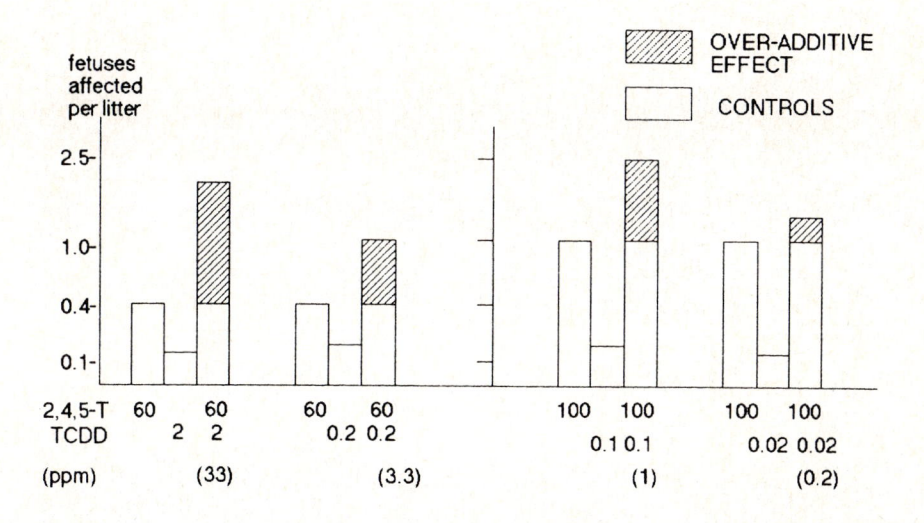

Fig. 3a. Cleft palate frequency in mice produced by a combination of TCDD and 2,4,5-T. Both drugs were given in the doses indicated (mg/kg for 2,4,5-T and μg/kg for TCDD) during days 6-15 of pregnancy, once daily by stomach tube. In each group 20 litters were evaluated. Data are given as number of fetuses per litter (M). The effect produced by 60 mg/kg 2,4,5-T + 2 μg/kg TCDD is highly significant; that produced by 100 mg/kg 2,4,5-T + 0.1 μg/kg TCDD, just significant (P=0.01).

Ref. 121d, Neubert et al., EHP #5, p. 76.

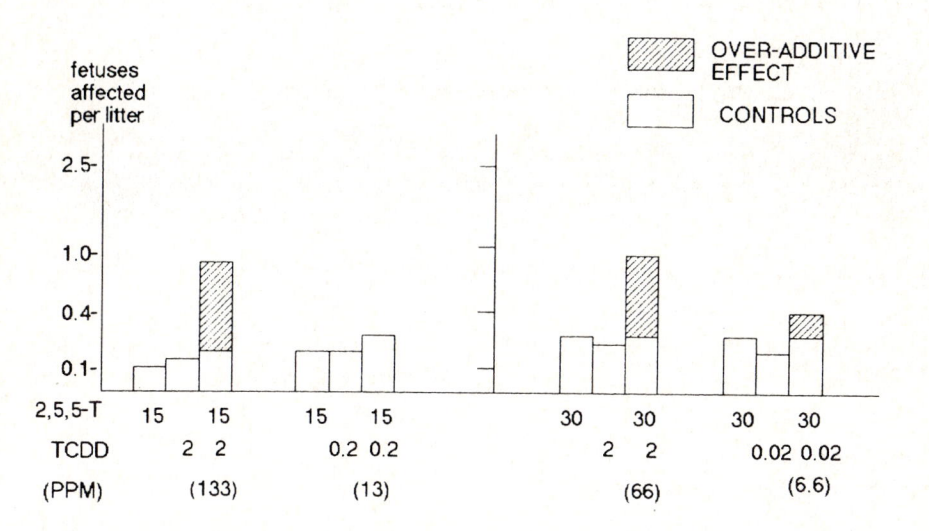

Fig. 3b. Cleft palate frequency in mice produced by a combination of TCDD and 2,4,5-T. Experimental conditions as in Fig. 3a. The effects observed with both 15 mg/kg 2,4,5-T + 2 μg/kg TCDD and with 30 mg/kg 2,4,5-T + 2 μg/kg TCDD are highly significant (P < 0.0027).

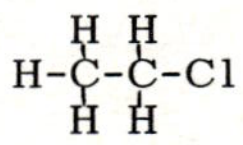

442

$$\begin{array}{c} H\ H \\ H-C-C-Cl \\ H\ H \end{array}$$

Chloroethane
(*Ethyl Chloride*)

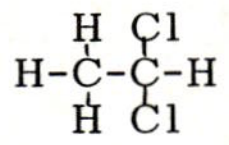

$$\begin{array}{c} H\ Cl \\ H-C-C-Cl \\ H\ Cl \end{array}$$

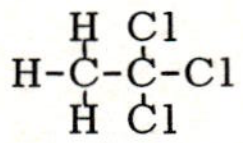

1,1,1-Trichloroethane
(*Methyl Chloroform*)

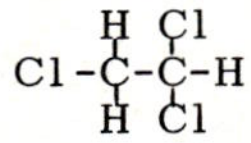

$$\begin{array}{c} Cl\ Cl \\ H-C-C-H \\ Cl\ Cl \end{array}$$

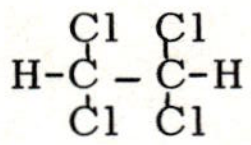

1,1,2,2-Tetrachloroethane

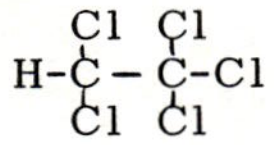

$$\begin{array}{c} H\ Cl \\ H-C-C-H \\ H\ Cl \end{array}$$

1,1-Dichloroethane

$$\begin{array}{c} H\ Cl \\ Cl-C-C-H \\ H\ Cl \end{array}$$

1,1,2-Trichloroethane

$$\begin{array}{c} Cl\ Cl \\ H-C-C-Cl \\ Cl\ Cl \end{array}$$

Pentachloroethane

$$\begin{array}{c} H\ H \\ Cl-C-C-Cl \\ H\ H \end{array}$$

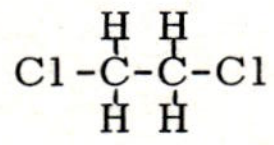

1,2-Dichloroethane
(*Ethylene Dichloride*)

$$\begin{array}{c} H\ Cl \\ Cl-C-C-Cl \\ H\ Cl \end{array}$$

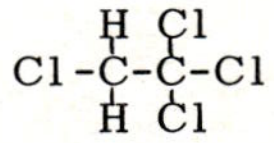

1,1,1,2-Tetrachloroethane

$$\begin{array}{c} Cl\ Cl \\ Cl-C-C-Cl \\ Cl\ Cl \end{array}$$

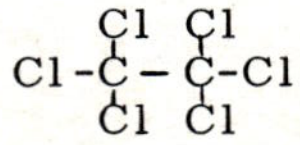

Hexachloroethane

Figure 4. Chloroethanes.

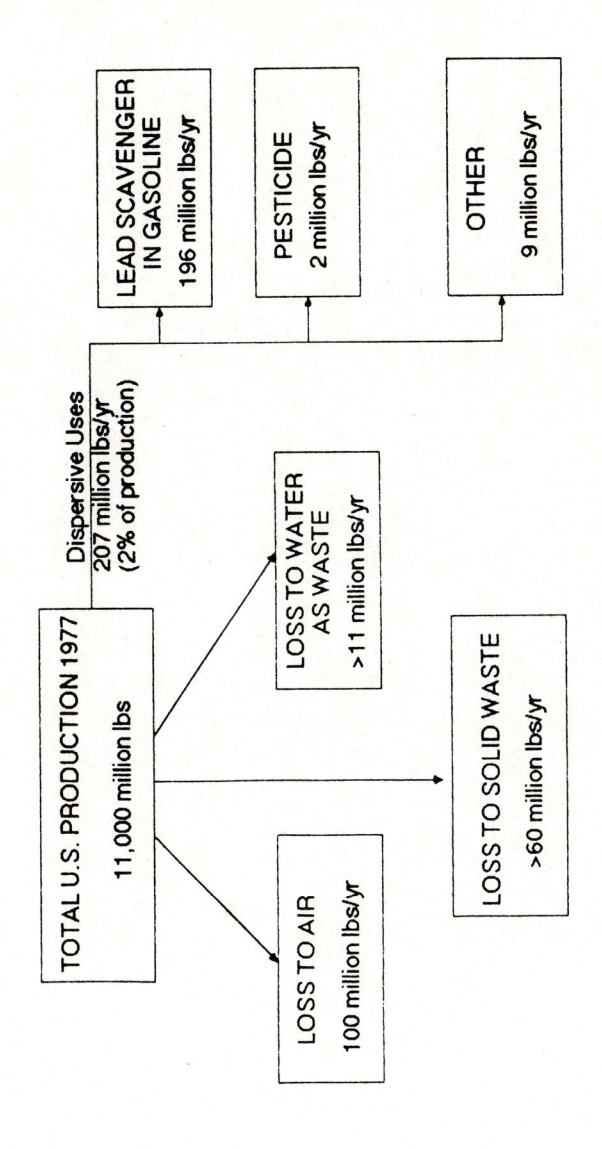

Fig. 5. Estimated environmental release of EDC, 1977, based on information contained in Auerbach Associates (1978); Storm (1978); Drury and Hammons (1979); and SRI International (1979); E. Fry (pers. comm.); P. Williams (pers. comm.).

Ref. 54: Swirsky-Gold.

Fumigants
1%

Fungicides
45%

Insecticides
24%

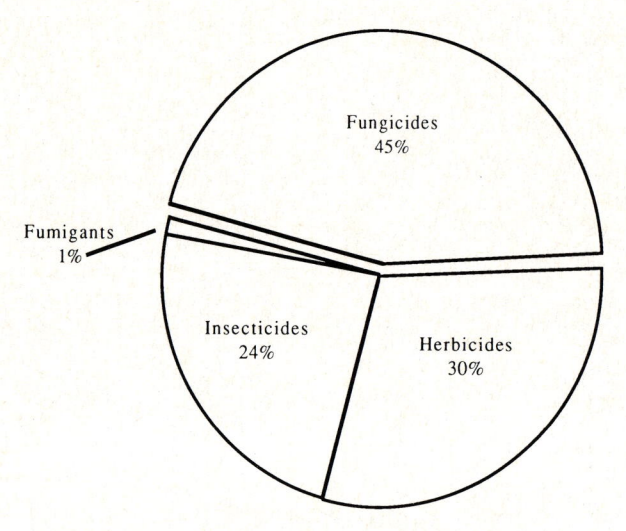

Herbicides
30%

Total 1983 volume: 97 million lb

**Figure 6. Pesticides: Home Use.
Ref. Storck, 186a.**

REFERENCES

1. Flint, M.L., and R. van den Bosch, <u>Introduction to Integrated Pest Management</u>, Chapter 4, "A History of Pest Control." pp. 51-81, Plenum Press, NY (1981). XV + 240 p.
2. (a) Kirsch-Volders, M. <u>Carcinogenicity, Mutagenicity and Teratogenicity of Industrial Pollutants</u>, M. Kirsch-Volders, (Ed.), Plenum Press, NY (1984) XIV + 336 pp.
   (b) Moutschen-Dahmen, J. and M. DeGraeve, Chap. 3, . . . Insecticides, in 2(a).
3. Balandrin, M.F., J.A. Klocke, E. Syrkin Wurtele and W.H. Bollinger, "Natural Plant Chemicals: Sources of Industrial and Medicinal Materials," <u>Science</u> 228, No. 4704, 1154-60 (June 7, 1985) 68 refs.
4. (a) Crosby, D.G., pp. 1-16 in: <u>Natural Pest Control Agents</u>, D. G. Crosby (Ed.), Am. Chem. Soc., Washington, D.C. (1966).
   (b) See also: <u>Agricultural Handbooks 154 and 461</u>, U.S. Dept. of Agriculture/Agricultural Research Service, Washington, D.C., (1958 and 1975, resp.). 2 Reviews of literature: <u>Insecticides from Plants</u>, 1941-53 and 1954-71, resp.
5. Levy, L.W., "A Large Scale Application of Tissue Culture: The Mass Propagation of Pyrethrum Clones in Ecuador", <u>Environ. Exp. Botany</u> 21, pp. 389-395 (1981).
6. Loc cit, ref. 2b.
7. Putnam, A.R., "Allelopathic Chemicals," <u>Chem. Eng. News</u>, 61, No. 14, 34-45 (April 4, 1983) 16 refs.
8. Mellor, J.W. and R.H. Adams, Jr., pp. 37-39, Pesticides, in: "Feeding the Underdeveloped World," <u>Chem. Eng. News</u> 62, No. 17, 32-39 (April 23, 1984).
9. Hileman, B., "The Global 2000 Report to the President," <u>Environ. Sci. Technol.</u> 16, No. 3, 151A-155A (1982).
10. Carson, R., <u>Silent Spring</u>, Houghton Mifflin, Boston (1962) XI + 368 pp. Rachel Carson, aquatic biologist, was born May 27, 1907 and died of cancer on April 14, 1964.
11. Odum, E.P., "The Strategy of Ecosystem Development," <u>Science</u> 164, 262-270 (April 18, 1969). Based on an address originally delivered to the Ecological Soc. of America, University of Maryland, Aug. 1966.
12. (a) Hardin, G., "The Tragedy of the Commons," pp. 250-263 in: <u>Exploring New Ethics for Survival: Voyage of the Space Ship Beagle</u>, G. Hardin (Ed.), Viking Press, NY (1972) 273 pp.
    (b) Commoner, B., <u>The Closing Circle: Confronting the Environmental Crisis</u>," Beekman, Woodstock, NY (1973) 336 pp.
13. Risebrough, R.W., 'Pesticide', defined (p. 55) in: "Pesticides", pp. 55-59, <u>The McGraw-Hill Encyclopedia of Science and Technology</u>, McGraw-Hill, NY (1982).
14. <u>Pesticide Index</u>, 5th edn., Wm. J. Wiswesser (Ed.), Entomological Society of America, College Park, MD, 20740 (1976).
15. <u>The Agrochemicals Handbook</u>, Royal Soc. of Chemistry, Pub. (1983). 1000 pp, plastic binder, US and Canada ($171) Distributed by the Am. Chem. Soc., Dept. 75, 1155 Sixteenth St. NW, Washington, D.C. 20036; Tel: 800-424-6747.
16. Metcalf, R.L., "A Century of DDT," <u>J. Agr. Food Chem.</u> 21 No. 4, 511-519 (1973).
17. Woodwell, G.M., C.F. Wurster, Jr., and P.A. Isaacson, "DDT Residue in an East Coast Estuary: A Case of

		Biological Concentration of a Persistent Insecticide, "Science **156**, 821-824 (1967).
18		Brown, A.W.A. and R. Pal," Insecticide Resistance in Arthropods," WHO Geneva, Switzerland (1971).
19	(a)	Brooks, G.T., Chlorinated Insecticides, **Vol II**. "Biological and Environmental Aspects," CRC Press (1974).
	(b)	See also, ref. 16, pp. 515ff for citations.
20		Morgan, D.P., Chap 3, p. 14 in: Recognition and Management of Pesticide Poisons, EPA - 549/ 9-80-005, USGPO, Washington, D.C. 20402 (Jan. 1982).
21		Haddow, A. and G.A.R. Kon, p. 314 "Chemistry of Carcinogenic Compounds," in: "Chemical Carcinogenesis," pp. 314-326, British Med. Bull. **4**, nos. 5-6, paper 962 (1947). Excellent historical treatment of the role of chemistry in the study of cancer, with allusions to general toxicology, including birth defects.
22	(a)	Kland, M.J., "The VC-PVC Crisis: A Systematic Approach to Toxicological Problems," Am. Chem. Soc. 30th Midwest Regional Mtg, Honolulu, HI (June 12-13, 1975) Paper No. 84. LBL-3275 (US-ERDA W-7405-ENG-48).
	(b)	*Toxicity of Vinyl Chloride-Polyvinyl Chloride, Annals N.Y. Acad. Sci.*, **Vol 246**, I.J. Selikoff and E. Cuyler Hammond (Eds.), NY (1975) 337 p. + Bibliography (389 refs.) on Toxicology of VC and PVC.
23	(a)	"EPA's Costle Orders Halt to Sale and Use of DBCP Pesticide," Environmental News, EPA release, Fri Oct 28, 1977.
	(b)	Petit, C., "Why a Pesticide Wasn't Banned Sooner," San Francisco Chronicle, p. 20 (Oct. 13, 1977).
	(c)	Petit, C., "Hindsight on Pesticide Safety Research," *Loc cit* (Thurs. Oct. 20, 1977).
	(d)	EPA, *Suspended Cancelled and Restricted Pesticides*, 3rd Rev., p. 3 (Jan 1985), USEPA, Office of Pesticides and Toxic Substances, Compliance Monitoring Staff (EN-342) Washington, D.C. 20460.
24	(a)	Whorton, D., T.H. Milby, R.M. Kraus and H.A. Stubbs, "Testicular Function in DBCP-Exposed Pesticide Workers," J. Occup. Med **21**, 161-166 (1979).
	(b)	Sandifer, S.H., R.T. Wilkins, C.B. Loadholt, L.G. Lane and J.C. Eldridge, "Spermatogenesis in Agricultural Workers Exposed to Dibromochloropropane," Bull. Environ. Contam. Toxicol. **23**, 703-710 (1979).
	(c)	Kapp, R.W., Jr., D.J. Picciano and C.B. Jacobson, "Y-Chromosomal Nondisjunction in Dibromopropane-exposed Workmen," Mutat. Res. **64**, 47-51 (1979).
	(d)	Glass, R.I., R.N. Lyness, D.C. Mengle, K.E. Powell and E. Kahn," Sperm Count Depression in Pesticide Applicators Exposed to Dibromochloropropane," Am. J. Epidemiol. **109**, 346-351 (1979).
	(e)	Potashnik, G., N. Ben-Aderet, R. Israeli, I. Yani-Inbar and I. Sober, "Suppressive Effect of 1, 2-Dibromo-3-Chloropropane on Human Spermatogenesis," Fertil., Steril. **30**, 444-447 (1978). As cited in ref. 47.
	(f)	Whorton, D., R.M. Krauss, S. Marshall and T.H., Milby, "Infertility in Male Pesticide Workers," Lancet **2**, 1259-1261 (1977). Cited in ref. 47, p. 59.
25		Brix, K.A., "Environmental and Occupational Hazards to the Fetus," J. Reprod. Med. **27**, No. 9, 577 (1982) (pp.577-583).
26	(a)	NIOSH, Criteria for a Recommended Standard "Occupational

Exposure to Ethylene Dibromide," Reproduction, pp. 63-82; Teratogenicity, pp. 93-96, US-DHEW/PHS/CDC. USGPO Washington, D.C., (Aug. 1977) 208 pp.
- (b) NIOSH Current Intelligence Bulletin 37, "Ethylene Dibromide (EDB)," revised (Oct. 26, 1981).
27. Walsh, J., "Spotlight on Pest Reflects on Pesticide," Science 215, 1592-1596 (Mar. 26, 1982).
28. Anon., "Ethylene Dibromide Use on Stored Grain Halted," Chem. Eng. News 62, No.7,5 (1984).
29. (a) Government Concentrates, "More Grain Fumigants Pulled from the Market," Chem. Eng. News 63, No. 39, 11 (Sept. 30, 1985).
- (b) The Merck Index, 10th edn., Merck and Co. Inc. Rahway, NJ (1983). Compound Nos: 2994, DBCP (p. 438); 3742, EDB (549); 3743, EDC (550); 1799, CCl$_4$ (252). EPA: Second Ann Rept on Carcinogens, NTP 81-43, pp. 109-11, 112-114, 118-120, 73-75 (Dec. 1981).
- (c) NIOSH, Current Intelligence Bulletin 25, "Ethylene Dichloride," p. 5, DHEW, Pub. No. 78-149, Washington, D.C. (Apr 19, 1978) ii + 9 pp.
- (d) National Cancer Insitute, Bioassay of 1, 2-Dichloroethane for Possible Carcinogenicity, NCI Carcinogenesis Tech Rept Series No. 55, USDHEW/PHS/NIH (1978) XI + 64 pp. + App: 43 pp.
30. NIOSH, Current Intelligence Bulletin 43, "Monohalomethanes" (Sept. 27, 1984), 20 pp + cumulative list of CIBs (2 pp.).
31. (a) Wolkowski-Tyl, R., M. Phelps, J.K. Davis, "Final Report: Structural Teratogenicity Evaluation of Methyl Chloride in Rats and Mice after Inhalation Exposure;" Teratology 27, 181-195 (1983).
- (b) Wolkowski-Tyl, R., A.D. Lawton, M. Phelps, T.E. Hamm, Jr., "Evaluation of Heart Malformations in B$_6$C$_3$F$_1$ Mouse Fetuses Induced by In-utero Exposure to Methyl Chloride," Loc cit 27, 197-206 (1983).
32. Shapiro, M.J., "Chlorinated Methanes," in Chemical Economics Handbook, SRI International, No. 635.2020 (June 1982).
33. Pavkov, K.L., Final Report on Chronic Inhalation Toxicology Study in Rats and Mice Exposed to Methyl Chloride. Vols I-IV, Chemical Industry Inst. of Toxicol. (CIIT)/Battelle Columbus Labs, CIIT Docket #12712 (1982).
34. Government Concentrates, "EPA Begins Study of Methylene Chloride," Chem. Eng. News 63, No. 42 (Oct. 21, 1985).
35. Mercier, M., M. Lans and J. de Gerlache, Chap 5, "Halogenated Hydrocarbon Solvents", section 7, pp. 304-307 in ref. 2a.
36. Schwetz, B.A., K.J. Leong, and P.J. Gehring, "Effect of Maternally Inhaled Trichloroethylene, Perchloroethylene, Methyl Chloroform and Methylene Chloride on Embryonal and Fetal Development in Mice and Rats," Toxicol. Appl. Pharmacol., 32, 84-96 (1975).
37. Bornschein, R.L., L. Hastings and J.M. Manson, "Behavioral Toxicity of the Offspring of Rats Exposed to Dichloromethane (DCM) Prior to and/or During Gestation," Toxicol. Appl. Pharmacol. 52, 29-37 (1980).
38. Charlesworth, F.A., "Patterns of Chloroform Metabolism," Food, Cosmet. Toxicol. 14, 59-60 (1976).
39. Kluwe, W.M., K.M. McCormack and J.B. Hook, "Selective Modification of Renal and Hepatic Toxicities of Chloroform by Induction of Drug-Metabolizing Enzyme Systems in Kidney

40		and Liver," *J. Pharmacol. Exp. Ther.*, **207**, 566-573 (1978). Pohl, L.R., B. Bhooshan and G. Krishna, "Mechanism of Metabolic Activation of Chloroform," *Toxicol. Appl. Pharmacol.* **45** (1), 238 (1978).
41	(a)	NIOSH Current Intelligence Bulletin 9, "Chloroform," 2-3 (1976) 9 pp.
	(b)	NCI Carcinogenesis Program, Div. of Cancer Cause and Prevention, "Report on Carcinogenesis Bioassay of Chloroform," NCI, NIH, Bethesda, MD (Mar. 1, 1976).
	(c)	Rueber, M.D., "Carcinogenicity of Chloroform," *Environ. Health Perspect.* **31**, 171-182 (1979).
42		Murray, F.J., B.A. Schwetz, J.G. McBride and R.E. Staples "Toxicity of Inhaled Chloroform in Pregnant Mice and Their Offspring," *Toxicol. Appl. Pharmacol.* **50**, 515-522 (1979).
43		Diaz-Gomez, M.E., and J.A. Castro "Covalent Binding of Carbon Tetrachloride Metabolites to Liver Nuclear DNA, Proteins and Lipids, *Toxicol. Appl. Pharmacol.* **56** 199-206 (1980).
44	(a)	Weisburger, E.K., "Carcinogenicity Studies in Halogenated Hydrocarbons," pp. 7-16 in: *Environ. Health Perspect.* **21** USDHEW/PHS/NIH/NIEHS, Research Triangle Park, NC (Dec. 1977), 331 pp.
45		Dowty, B.J., J.L. Laseter and J. Storer, "Transplacental Migration and Accumulation in Blood of Volatile Organic Constituents," *Pediatric Res.*, 10:691-701 (1976).
46	(a)	Tsirel'nikova, N.I. and T.G. Tsirel'nikov , "Morphohistochemical Study of the Rat Placenta After Exposure to Carbon Tetrachloride at Different Stages of Pregnancy". *Byull. Eksp. Biol. Med.* **82**, No. 8, 1007-1009 (1976). Cited in ref. 35, p. 295.
	(b)	Roschlau, G. and H. Rodenkirchen, "Histological Examination of the Diaplacental Action of Carbon Tetrachloride and Allyl Alcohol in Mouse Embryos," *Exp. Pathol.* **3**, 255-263 (1969) (Ger). Cited in ref. 35, p. 295.
47		Nisbet, Ian C.T. and N.J. Karch, *Chemical Hazards to Human Reproduction*, Noyes Date Corp., New Jersey, USA (1983). 245pp.
48		*Merck Index*, 10th edn. Chloroform, #2111, (p. 300-301) Listed as a carcinogen by the EPA/2nd Ann. Rept. on Carcinogens NTP 81-43, pp. 78-80 (Dec 1981).
49	(a)	Tuttle, T.C., D.E. Reed and C.B. Grether, "Behavioral Neurological and Physiological Effects of Carbon Disulfide Exposure: Review and Evaluation," Westinghouse Behavioral Safety Center, Interim Report, NIOSH Contract HSM-99-73-35, Columbia, MD (1973).
	(b)	Tuttle, T.C., G.D. Wood and C.B. Grether, *Behavioral and Neurological Effects of Carbon Disulfide*, NIOSH Tech. Inform., USDHEW/PHS/CDC/NIOSH, Div. Biomedical and Behavioral Science, Cincinnati, OH 45226 (Dec., 1976) X + 156 pp. App. A-J (87-156).
50		*Registry of Toxic Effects of Chemical Substances (RTECS)*, National Inst. Occup. Safety and Health (NIOSH) (1980).
51		NIOSH Current Intelligence Bulletin 27, "Chloroethanes," DHEW (NIOSH) Publication No. 78-181 (Aug. 21, 1978) 22 p.
52		Elovaara, E., K. Hemminki and H. Vainio, "Effects of Methylene Chloride, Trichloroethane, Tetrachloroethylene and Toluene on the Development of Chick Embryos," *Toxicol*, **12**, 111-119 (1979), as cited in ref. 35, p. 309.
53		Kolb Meyers, V., and R.E. Beyler, "How to Make an Educated Guess About the Teratogenicity of Chemical Compounds,"

Chap. 8, App. 1 in: Environmental Toxicology, S.M. Somani and F.L. Cavender (Eds.), C.C. Thomas, Pub., Springfield, IL, USA (1981) XV + 245 pp.

54 Gold, L. Swirsky, "Human Exposures to Ethylene Dichloride" Reprinted from Banbury Report 5 "Ethylene Dichloride: A Potential Health Risk?", Banbury Reports, pp. 209-223, Cold Springs Harbor Laboratory (1980).

55 Fishbein, L., "Industrial Mutagens and Potential Mutagens I. Halogenated Aliphatic Derivatives," Mutat. Res., 32(3,4) 267-308 (1976).

56 York, R.G., B.M. Sowry, L. Hastings and J.M. Manson, "Evaluation of Teratogenicity and Neurotoxicity with Maternal Inhalation Exposure to Methyl Chloroform," J. Toxicol. Environ. Health, 9,(2), 215-66 (1982).

57 Viola, P.L., A. Bigotti and A. Caputo, "Oncogenic Response of Rat Skin, Lung and Bone to Vinyl Chloride," Cancer Res. 31(5) 516-22 (1971).

58 NIOSH/OSHA Joint Current Intelligence Bulletin 28, "Vinyl and Halides," Carcinogenicity, p.4 and, refs. 25-31. USDHEW and US Dept. of Labor (Sept. 21, 1978), 12 pp., 35 refs.

59 (a) Infante, P.F., J.K. Wagoner, A.J. McMichael, R.J. Waxweiler and H. Falk, "Genetic Risks of Vinyl Chloride, Lancet, 1, 734-735 (1976).

    (b) Infante, P.F., J.K. Wagoner and R.J. Waxweiler, "Carcinogenic, Mutagenic and Teratogenic Risks Associated with Vinyl Chloride," Mutat. Res. 41, 131-142 (1976). As cited in ref. 58.

60 NIOSH Criteria for a Recommended Standard "Occupational Exposure to Vinyl Halides," USDHEW/PHS/CDC/NIOSH (1978).

61 NIOSH, Current Intelligence Bulletin, "Trichloroethylene (TCE)," p. 1, DHEW/PHS/CDC (June 6, 1975), 8 pp. 18 ref.

62 (a) Massite, J. "Trichloroethylene," J. Occup. Med. 16, 194-7 (1974).

    (b) Huff, J.E., "New Evidence on the Old Problems of Trichloroethylene," Indust. Med. 40, 25-33 (1971). As cited in ref. 61.

63 (a) Ikeda, M., H. Ohtsuji, H. Kawai and M. Kuniyoshi, "Excretion Kinetics of Urinary Metabolites in a Patient Addicted to Trichloroethylene," Brit. J. Indust. Med. 28, 203-06 (1971). As cited in ref. 61.

    (b) Lahani, S., "Studies on Placental Transfer, Trichloroethylene," Industrial Med. and Surg., 39, 46-9 (1970). As cited in ref. 61.

64 (a) Blair, A., P. Decoufle and D. Grauman, "Causes of Death among Laundry and Dry Cleaning Workers," Amer. Jour. Pub. Health, 69, 508-11 (1979).

    (b) Tola, S., R. Vilhunen, E. Järvinen, and M.L. Korkala, "A Cohort Study on Workers Exposed to Trichloroethylene," J. Occup. Med., 22, 117-124 (1980). As cited in ref. 35.

65 (a) NIOSH Criteria for a Recommended Standard "Occupational Exposure to Waste Anesthetic Gases and Vapors," p. 24 (Mar. 1977), 194pp. 212 ref. USDHEW/PHS/CDC/NIOSH.

    (b) NIOSH Criteria for a Recommended Standard "Occupational Exposure to Trichloroethylene," p. 16 (1973). USDHEW/PHS/NIOSH, M.M. Key, Agency Director. V + 102pp. 118 Refs. 3 App., 4 Tables.

66 (a) Current Intelligence Bulletin 20, "Tetrachloroethylene (Perchloroethylene)", US-DHEW/PHS/CDC/NIOSH (Jan. 20, 1978) 10 pp, 14 refs.

	(b)	DHEW Pub. No. (NIH) 77-813, "Bioassay of Tetrachloroethylene for Possible Carcinogenicity," USDHEW/PHS/NIH/NCI (Oct. 1977), As cited in (a).
67	(a)	Ref. 35, p. 302.
	(b)	Schumann, A.M., J.F. Quast and P.G. Watanabe, "The Pharmacokinetics and Macromolucular Interactions of Perchlorethylene in Mice and Rats as Related to Oncogenicity," *Toxicol. Appl. Pharmacol.* 55, 207-219 (1980). As cited in ref. 35.
68		Schwetz, B.A., K.J. Leong, and P.J. Gehring, "The Effect of Maternally Inhaled Trichloroethylene, Perchloroethylene, Methyl Chloroform and Methylene chloride on Embryonal and Fetal Development in Mice and Rats," *Toxocol. Appl. Pharmacol.*, 32, 84-96 (1975). As cited in CIB 20.
69		Tabershaw, I.R., H.M.D. Utidjian, and B.L. Kawahara, "Chemical Hazards," Section VII, 239-241, in: Occupational Diseases, A Guide to Their Recognition, M.M. Key, A.F. Henschel, J. Butler, R.N. Ligo, I.R. Tabershaw (Eds.), USDHEW(NIOSH) Pub. No. 77-181 (Rev. edn., 1977), VIII + 608 pp. (11 sections).
70		National Toxicology Program, Fiscal Year 1985 Annual Plan, p. 110, Table 11, L.G. Hart (Ed.), US-DHHS/PHS, P. O. Box 12233, Research Triangle Park, NC 27709, NTP 85-055 (March, 1985).
71		NIOSH Current Intelligence Bulletin 18, "Acrylonitrile," NIOSH (July 1, 1977) 6pp.
72	(a)	Murray, F.J., B.A. Schwetz, K.D. Nitschke, J.A. John, J.M. Norris and P.J. Gehring, "Teratogenicity of Acrylonitrile Given to Rats by Gavage or by Inhalation," Food Cosmet Toxicol. 16, 547-551 (1978). As cited in Chap. 4, p. 233 of ref. 2/a.
	(b)	Shepard, T.H., Catalog of Teratogenic Agents, p. 10 The Johns Hopkins University Press, Baltimore and London, 3d edn. (1980) IX + 410pp. From: Murray, F.J., K.D. Nitschke, J.A. John, A.A. Crawford, J.G. McBride and B.A. Schwetz, "Teratogenic Potential of Acrylonitrile given to Rats by Gavage or Inhalation," Teratology, 17, 50 (1978).
73		NIOSH, Occupational Exposure to Dioxane . . . Criteria for a Recommended Standard, DHEW(NIOSH) Pub. No. 77-226 (Sept., 1977) X + 193pp.
74	(a)	IARC Monographs on the Evaluation of Carcinogenic Risk of Chemicals to Humans, Supplement 4, Lyons, France (1982): As cited in (b). See also ref. 73, pp. 109-123.
	(b)	USDHHS/PHS, Third Annual Report on Carcinogens, p. 67 (1983) (Summary) V + 229pp. See also ref. 73, pp. 109-123.
75		Kolb Meyers, V. "Chemicals Which Cause Birth Defects--Teratogens: A Special Concern of Research Chemists," Table 5, in: The Science of Total Environment, 32, (1983). Elsevier, Amsterdam. Reprint, pp. 1-12 + 27 refs.
76	(a)	NIOSH, Current Intelligence Bulletin 35, "Ethylene Oxide (ETO)," p. 2 (May 22, 1981) USDHHS/PHS/CDC/NIOSH, 21pp. DHHS(NIOSH) Pub. No. 81-130.
	(b)	Chemical Industries Center, "Ethylene Oxide," Chemical Economics Handbook Rept. Highlights in: CIC Newsletter, SRI Intl., Menlo Park, CA (Nov-Dec 1979). Ref. 10, cited in 76a, p. 3.
77	(a)	Snellings, W.M., C.S. Weil and R.R. Maronpot, "Final Report on Ethylene Oxide Two-Year Inhalation Study on Rats," Proj. Rept. 44-20, Bushy Run Res. Ctr. (Jan 28, 1981). Submitted by Union Carbide to the US-EPA under Section 8(e) of TSCA,

              on behalf of co-sponsors of the study (Feb., 1981). (Cited as ref. 2 in NIOSH ref. 76a).
- (b) Hogstedt, C., O. Rohlen, B.S. Berndtsson, O. Axelson and L. Ehrenberg, "A Cohort Study of Mortality and Cancer Incidence in Ethylene Oxide Production Workers," Br .J. Indust. Med **36**, 276-280 (1979).
- (c) ____, __, N. Malmquist and B. Wadman, "Leukemia in Workers Exposed to Ethylene Oxide," JAMA, **241**, 1132-3 (1979) Ref. 5, 6 in NIOSH Current Intelligence Bulletin **35**. (Ref. 76a).

78 NIOSH Current Intelligence Bulletin **35**, (Ref. 76a), pp. 6-8 incl., and numerous cited references therein.

79 La Borde, J.B. and C.A. Kimmel, "Teratogenicity of Ethylene Oxide Administered Intravenously to Mice," Toxicol. Appl. Pharmacol. **56**, 16-22 (1980). As cited in NIOSH ref. 76a.

80 Barlow, S.M. and F.M. Sullivan, Reproductive Hazards of Industrial Chemicals, An evaluation of animal and human data, pp.316-325, "Ethylene Oxide." Academic Press, Inc., London LTD (1982). US edn.: Academic Press, New York. 610pp.

81 (a) National Toxicology Program, "Review of Current DHHS, DOE and EPA Research Related to Toxicology," Toxicol. Testing: Ethylene Oxide, p. 61. FDA/NCTR, USDHHS/PHS, Research Triangle Pk, NC, 27709 (1984). (IV + 145pp + 5 Tables/Toxicology testing, 133p. + 3 indices, 94p. + App., 12p.).
- (b) Health Assessment Document for Ethylene Oxide, External draft. PB 884-209873.
- (c) Sun, M., "Agency Scraps Plan to Limit Ethylene Oxide," Science **227**, 392-393 (Jan. 25, 1985).
- (d) Glaser, Z.R., Use of Ethylene Oxide as a Sterilant in Medical Facilities," Special Occupational Hazard Review with Control Recommendations, USDHEW/PHS/CDC/NIOSH (Aug. 1977) viii + 58p.
- (e) Kolb Meyers, Ref. 53, Appendix 2 (Cpd No. 27), p.158.

82 Biological Impact of Pesticides in the Environment, Proc. Symp. Aug 18-20, 1969 Oregon State Univ., Corvallis, OR. James W. Gillett (Ed.), Environmental Health Sciences Series No. 1, Oregon State U. Press, Corvallis (1970) 6 parts: I. Transport and Accumulation, 26p. II. Impact of Chlorinated Hydrocarbons on Birds, 38p. III. Banquet Session 1 D.G. Crosby, "Chemical Ecology and Man" pp.75-80. IV. Effects of Pesticides on Fish (83-106). V. Effects of Pes. on Health and Neurophysiology of Mammals (111-145). VI. Factors . . . Usage . . . Choice of Remedies . . . Problems (149-189). 6 appendices, pp. 193-209.
- (a) Risebrough, R.W., J. Davis and D.W. Anderson, "Effects of Various Chlorinated Hydrocarbons," *ibid*. pp. 40-53 in ref. 82.
- (b) Hunt, E.G. and J.D. Linn, "Fish Kills by Pesticides," *ibid*. pp. 87-102.
- (c) Chadwick, G., and D.L. Shumway, "Effects of Dieldron on the Growth and Development of Steelhead Trout," *ibid*. pp. 90-96.
- (d) Butler, P.A. "The Sub-Lethal Effects of Pesticide Pollution," *ibid*. pp. 87-89.

83 Kendall, R.J., "Wildlife Toxicology," Environ. Sci Technol., **Vol 16**(8), 448A-453A (Aug. 1982).

84 Effects of Chronic Exposure to Pesticides on Animal Systems, J.E. Chambers and J.D. Yarborough (Eds.), Raven Press, New York (1982) vii + 250pp.

(a) Kupfer, D. and W.H. Bulger, "Estrogenic Actions of Chlorinated Hydrocarbons," *ibid*. pp. 121-146 in ref. 84.
(b) Rao, K.S. and B.A. Schwetz, "Reproductive Toxicity of Pesticides in Animals and Its Relevance to Humans," *ibid*. pp.147-163.
(c) Rao and Schwetz, *loc. cit.*, pp. 156-157.

85 (a) Burlington, H. and V.F. Lindeman, "Effect of DDT on Testes and Secondary Sex Characters of White Leghorn Cockerels", Proc. Soc. Exp. Biol. Med. **74**, p. 48-51 (1950).
b) Deichmann, W.B., W.E. MacDonald, A.G. Beasley and D. Cubit, "Subnormal Reproduction in Beagle Dogs Induced by DDT and Aldrin," Ind. Med. Surg. **40**(2), pp.10-20 (1971).

86 Shepard, T.H., Catalog of Teratogenic Agents, 3rd edn., Johns Hopkins Univ. Press, Baltimore (London) (1980) xx + 410pp. + embryonic and fetal development charts on inside covers.

87 (a) O'Leary, J.A., J.E. Davies and M. Feldman, "Spontaneous Abortion and Human Pesticide Residues of DDT and DDE," Am. J. Obstet. Gyn., **108**, 1291-2 (1970).
(b) _____, _____, W.F. Edmundson and _____ "Correlation of Prematurity and DDE Levels in Fetal Whole Blood," pp.55-61 in: Epidemiology of DDT, J.E. Davies and W.F. Edmundson (Eds.), Futura Pub. Co., Mount Kisco, NY (1972).

88 Rogan, W.J., A. Bagniewska and T. Damstra, "Pollutants in Breast Milk,", New England Jour. Med. **302**(26) 1450-1453, (1980).

89 Review of Current DHHS, DOE and EPA Research Related to Toxicology, FY 1985, Toxicology Testing, pp.69-100, NTP-85-056 (Mar. 1985). 3 sections (120 + 165 + 11 pp.), 6 Tables.

90 Drug and Chemical Risks to the Fetus and Newborn, Proc. Symp. held May 1979, at the State University of New York, Downstate Medical Center. Schwarz, R.H. and S.J. Yaffe, (Eds.), Alan R. Liss, Inc., NY (1980), xi + 166p.
(a) Mennuti, M.T., "Drug and Chemical Risks to the Fetus: Occupational and Chemical Hazards to Medical Personnel," *loc. cit.* p.45.

91 Brandt, I., L. Dencker and Y. Larsson, "Transplacental Passage and Embryonic-Fetal Accumulation of Hexachlorophene in Mice," Toxicol. Appl. Pharmacol, **49**, 393-401 (June, 1979).

92 Physicians' Desk Reference 35th edn., "pHisoHex,®" Product Information Section, p.1904. Medical Economics Co., Litton Industries, Publisher Chas. E. Baker, Jr. (1981).

93 OTS, Summary Characterizations of Selected Chemicals of Near-Term Interest, p.25, "Hexachlorobenzene (HCB)," Office of Toxic Substances, US-EPA, Washington D.C. (April 1976) iii + 60pp.

94 Council on Environmental Quality (CEQ), Chemical Hazards to Human Reproduction, Hexachlorobenzene, Appendix A-18(Human), A-66 (Animal) evidence. Report prepared by Clement Assoc., Inc. for CEQ (Jan 1981) xxiii + 192p.+ App(92p).

95 (a) Rao and Schwetz, ref. 84b.
(b) Villeneuve, D.C. + S.L. Hierlihy, "Placental Transfer of Hexachlorobenzene in the Rat," Bull. Environ. Contam. Toxicol. **13**, 489-491(1975).
(c) Grant, D.L., W.E.J. Phillips and G.V. Hatina, "Effect of Hexachlorobenzene on Reproduction in The Rat," Arch. Environ. Contam. Toxicol., **5**, 207-216 (1977).

96		Hayes, W.C., T.R. Hanley, Jr., T.S. Gushow, K.A. Johnson and J.A. John, "Teratogenic Potential of Inhaled Dichlorobenzenes in Rats and Rabbits," Fund. Appl. Toxicol., 5(1) 190-202. Abstract.
97		California Department of Food and Agriculture, Division of Pest Management, Environmental Protection and Worker Safety, Pesticide Safety Information Series, "Chlorinated Hydrocarbons," C-1,C-2/HS-696 and 652, Publication No. HS-641 (Rev. Oct. 1, 1985).
98		IARC, Monographs on the Evaluation of the Carcinogenic Risks of Chemicals to Man, 5 "Some Organochlorine Pesticides," Lyons (1974).
99		Sax, N.I., Dangerous Properties of Industrial Materials, 3rd edn., "1,2,3,4,5,6-Hexachlorocyclohexane," p.808, Reinhold, NY (1968).
100		Sternberg, Stephen S., "The Carcinogenesis, Mutagenesis and Teratogenesis of Insecticides. A Review of Studies in Animals and Man," Pharmacol. Ther. 6(1), 147-166 (1979).
101		Handbook of Teratology, Vol I, J.G. Wilson and F.C. Fraser, (Eds.), Plenum Press, NY (1977).
	(a)	Earl, F.L., E. Miller, and E.J. Van Loon, "Reproductive, Teratogenic and Neonatal Effects of Some Pesticides and Related Compounds on Beagle Dogs and Miniature Swine," pp.253-266, in: Pesticides and the Environment: A Continuing Controversy, Inter-American Conf. on Toxicol. and Occup. Med., Symposia Specialists, N. Miami (1973).
	(b)	Rivett, K.F., H. Chesterman, D.N. Kellett, A.J. Newman and A.N. Worden, "Effects of Feeding Lindane to Dogs for Periods of up to 2 Years, Toxicol. 9(3), 273-289 (1978).
	(c)	Palmer, A.K., D.D. Cozens, E.J.F. Spicer and A.N. Worden, "Effects of Lindane Upon Reproductive Function in a 3-generation Study in Rats," Toxicol. 10(1), 45-54 (1978).
	(d)	Palmer, A.K., A.M. Bottomley, A.N. Worden, H. Frohberg and A. Bauer, "Effect of Lindane on Pregnancy in the Rabbit and Rat," Toxicol. 9(3), 239-247 (1978).
102		Saxena, M.C., M.K.J. Siddiqui, A.K. Bhargava, T.D. Seth, C.R. Krishnamurti and D. Kutty, "Role of Chlorinated Hydrocarbon Pesticides in Abortions and Premature Labor," Toxicol., 17(3) 323-331 (1980) Abstr.
103		EPA, Suspended, Cancelled and Restricted Pesticides, 3rd Rev. (Jan. 1985), US-EPA, Washington D.C. 20460.
104	(a)	Sax, N.I., op. cit. ref. 99, 6th edn., Van Nostrand and Reinhold (1984).
	(b)	IARC, loc. cit. (ref. 98), p.25, Aldrin; p.125, Dieldrin (21 refs.); p.157, Endrin, (10 refs.).
	(c)	Agricultural Chemicals and Pesticides: A Registry of the Toxic Effects of Chemical Substances, p.70-71 Endrin: Animal Carc. Tests indef; Dieldrin: Animal-positive; Aldrin: Animal-Indefinite. E.J. Fairchild (Ed.), US-DHEW/PHS/CDC/NIOSH Cincinnati, OH 45226 (1977).
105		Ottolenghi, A.D., J.K. Haseman and F. Suggs, "Teratogenic Effects of Aldrin, Dieldrin and Endrin in Hamsters and Mice," Teratology, 9, 11-16 (Feb. 1974).
106	(a)	Eliason, B.C. and H.C. Posner, "Reduced Passage of C-14-Dieldrin to the Fetal Rat by Phenobarbital, but not by Eight other Drugs or Dieldrin," Am. Jour. Obstet. Gynecol. 110, 943-947 (1971). As cited in ref. 84.
	(b)	Good, E.E. and G.W. Ware, "Effects of Insecticides on Reproduction in the Laboratory Mouse, IV Endrin and Dieldrin", Toxicol. Appl. Pharmacol. 14, 201-203 (1969).

Cited in ref. 84.

107   Ref. 82, pt. II; "The Impact of Chlorinated Hydrocarbons on Birds," pp.31-69. See also Moutschen-Dahmen, ref. 2b, pp.177ff.

108 (a) Huggett, R.J. and M.E. Bender, "Kepone in the James River," Environ. Sci. Technol. 14, (8) 918-923 (1980).
 (b) National Acad. of Sciences, "Kepone, Mirex, Hexachloro-cyclopentadiene: an Environmental Assessment," Comm. on Nat. Res./Environ. Studies Bd., NRC/NAS (1978); as cited in 108a.

109   Roberts, M.H., Jr. and A.T. Leggett, Jr., "Egg Extrusion as a Kepone Clearance Route in the Blue Crab Callinectes Sapidus," Estuaries 3 (3) pp. 192-99 (Sept. 1980).

110   National Cancer Institute, "Report on Carcinogenesis Bioassay of Technical Grade Chlordecone (Kepone) Availability," Clinical Toxicol. 9, 603-607 (1976).

111 (a) Ref. 47, Nisbet-Karch, pp.220-221 "Kepone-Animal Evidence" (Table with 10 references).
 (b) Taylor, J.R., J.B. Selhorst, S.A. Houff and A.J. Martinez, "Chlordecone Intoxication in Man. 1. Clinical Observations," Neurology, 28, 626-630 (1978).
 (c) Langford, H.D., "Kepone: Mirex Pesticide Residues Persist -Full Effects Unknown". News Report, 28 (1) 4-5 (1978). As cited in 111a.
 (d) NIOSH. Memorandum from the Director of NIOSH to Asst. Secretary for Health on Recommended Kepone Standard. (Jan. 27, 1976). As cited in ref. 47, p.138.
 (e) Ref. 89, p.21 (Kepone); p.45 (Mirex).

112   Carlson, D.A., K.D. Konyha, W.B. Wheeler, G.P. Marshall, and R.G. Zaylskie, "Mirex in the Environment: Its degradation to Kepone and Related Compounds," Science 194, 939-941 (1976).

113 (a) "Report of the Mirex Advisory Committee to Wm. D. Ruckelshaus, Administrator of the Environmental Protection Agency", p.43-44, C.H. Van Middelem et al. EPA, Washington D.C., (Mar 1, 1972). (70 pp.) 76 refs.
 (b) Gaines, T.B. and R.D. Kimbrough, "Oral Toxicity of Mirex in Adult Suckling Rats," Arch. Environ. Health, 21, 7-14 (1970).

114 (a) IARC, Kepone 20, 67(79); Mirex 20, 283(79). As cited in b.
 (b) Sax, 6th Ed. (ref. 104) Kepone, p.1678-9; Mirex, p.1949-50.
 (c) Ibid. Toxaphene, pp.2602-3. IARC 20, 327 (79). As cited in Sax, 6th edn.
 (d) Moutschen-Dahmen et al., ref. 2b, p.178; see also appendix I in ref. 53, p.155.

115   National Toxicology Program, Third Annual Report on Carcinogens (Summary). "Toxaphene," p.126-7, NTP-82-330, USDHHS/PHS (Sept. 1983) V + 229pp.

116   Zielhius, R.L., A. Stijkel, M.M. Verberk and M. van de Poel-Bot, "Health Risk to Female Workers in Occupational Exposure to Chemical Agents," pp. 23-4. Springer-Verlag, Berlin/Heidelberg/New York/Tokyo (1984) XII + 120pp., 33 Tables.

117 (a) Epstein, S.S., "Carcinogenicity of Heptachlor and Chlordane," Sci. Total Environment 6, 103-154 (1976). As cited in ref. 2b.
 (b) IARC 20, 45, Chlordane/Carcinogen: Mouse, positive; op. cit. 20, 129 (1979) Heptachlor/Carc., Animal pos. As cited in Sax, 6th Ed.

118   Shepard, T.H., Catalog of Teratogenic Agents, 3rd Edition, "Chlordane," 205. Johns Hopkins University Press, Baltimore (London) (1980). 2 citations.
119   Ref. 2b, p.177. 2 citations.
120   Schneider, K., "Faking It: The Case Against Industrial Biotest Laboratories," The Amicus Journal, Vol 4, No.4, pp.14-31 (Spring, 1983).
121   Environmental Health Perspectives (EHP) 5, "Perspective on Chlorinated Dibenzodioxins and Dibenzofurans", D.H.K. Lee, and H.L. Falk (Eds.), US-DHEW/PHS/NIH,DHEW Publ. No (NIH) 74-218, Research Triangle Pk., N.C. 27709 (Sept. 1973). Conf. sponsored by NIEHS, Apr. 2-3, 1973.
- (a) Langer, H.G., T.P. Brady ;and P.R. Briggs, "Formation of Dibenzodioxins and Other Condensation Products from Chlorinated Phenols and Derivatives", pp. 3-7 incl.
- (b) Schwetz, B.A., J.M. Norris, G.L. Sparschu, et al., "Toxicology of Chlorinated Dibenzo-p-dioxins", pp. 87-99.
- (c) Firestone, D., "Etiology of Chick Edema Disease", pp. 59-67.
- (d) Neubert, D., P. Zens, A. Rothenwallner and H.J. Merker, "A Survey of the Embryotoxic Effects of TCDD in Mammalian Species", pp. 67-79.
- (e) Harris, M.W., J.A. Moore, J.G. Vos and B.N. Gupta, "General Biological Effects of TCDD on Laboratory Animals", pp. 101-109.

122 (a) Sparschu, G.L.., F.L. Dunn and V.K. Rowe, "Teratogenic study of 2,3,7,8-tetrachlorodibenzo-p-dioxin in the rat", Toxicol. Appl. Pharmacol. 17, 317 (1970). As cited in ref. 121d.
- (b) ___, ___ and ___, "Study of the teratogenicity of 2,3,7,8-tetrachlorodibenzo-p-dioxin in the rat", Food, Cosmet, Toxicol., 9, 405 (1971). Loc. cit. 121d.

123   Wilson, J.GA., et al. "Report of the Advisory Committee on 2,4,5-T to the Administrator of the Environmental Protection Agency," FDA Report (May, 1971). Cited in 121d.
124   Moore, J.A., B.N. Gupta, J.G. Zinkl and J.G. Vos, "Postnatal effects of maternal exposure to 2,3,7,8-tetrachlorodibenzo-p-dioxin (TCDD), EHP No.5 (ref. 121), pp. 81-85.
125   Hileman, B., "Herbicides in Agriculture" Environ. Sci and Technol. 16, No. 12, pp. 645A-650A (1982).
126   Thomasson, W.A., "Deadly Legacy: dioxin and the Vietnam veterans", Bull. Atomic Scientists 35, No. 5, 5-19 (1979) b) op cit., p. 18.
127 (a) Sterling, T. and A. Arunde, "The Epidemiology of 2,4,5-T", NCAP News, Box 375, Eugene OR, 97740. Reprinted abridged in ref. 128a, pp. 3,7.
- (b) Huong, Le Thi Dien and Nguyen Thi Ngoc Phuong, Vietnam conference on the effects of herbicide exposure, as cited in ref. 127a.
- (c) Can Ngyen et al., ref. 127a, p. 7.
- (d) Trinh, Do Thuc, et al., loc cit., p. 7.
- (e) Tung, Ton That, loc cit., p. 7 (refers to a series of studies published by this author in the mid-1970's).
- (f) Do Duc Van, loc cit., p. 7.

128 (a) Citizen Soldier, issue No. 7, T. Ensign and T. Critchfield, (Eds.), 175 Fifth Ave., Suite 1010, New York, N.Y. 10010 (June, 1984) 8pp.
- (b) op cit., Issue No. 7, p. 3.
- (c) op cit., No. 7, p.7.

129 (d) *loc cit.*, p. 7.
129 Sarma, P.R and J. Jacobs, "Thoracic Soft Tissue Sarcoma in Vietnam Veterans exposed to Agent Orange", New Eng. J. Med., Correspondence, p. 1109 (May 6, 1982).
130 Erickson, J.D., J. Mulinare, P.W. McClain, T.G. Fitch, L.M. James, A.B. McClearn, M.J. Adams, Jr., "Vietnam Veterans' Risks for Fathering Babies with Birth Defects", J. Amer. Med. Assoc. 252(7) 903-912 (Aug. 17, 1984).
131 Sterling, T.D. and A. Arundel, "The CDC Birth Defects Study: A Critique", Citizen Soldier 8, p. 5 (April, 1985).
132 EPA, "Report of Assessment of a Field Investigation of 6-year Spontaneous Abortion Rates in Three Oregon Areas in Relation to Forest 2,4,5-T Spray Practices". Prepared by the Epidemiologic Studies Program, Human Effects Monitoring Br., OPP/OTS/EPA (1979).
133 NIOSH, Current Intelligence Bull. 40, "2,3,7,8-Tetrachlorodibenzo-p-dioxin", USDH-HS/PHS/CDC/NIOSH (Jan. 23, 1984) 22p.
134 Lloyd, J.W., R.M. Moore, Jr., B.S. Woolf and H.P. Stein, "Polychlorinated Biphenyls," J. Occup. Medicine 18(2), pp. 109-113 (Feb. 1976). Reprinted as NIOSH CIB #7 (Nov. 3, 1975).
135 (a) NIOSH, "Polychlorinated Biphenyls (PCBs): Potential Health Hazards from Electrical Equipment Fires or Failures," CIB 45, p2. (Feb. 24, 1986) iii + 25 pp., 90 ref., cumulative list of CIBs (pp. 24 and 25).
 (b) Rappe, C. and H.R. Buser, "Chemical Properties and Analytical Methods," pp. 41-76 in: Topics in Environmental Health--Halogenated biphenyls, terphenyls, naphthalenes, dibenzodioxins and related products 4, R.D. Kimbrough, Ed., Elsevier/North Holland Biomedical Press (1980), CIB 45, ref. 3.
 (c) Vuceta, J., J.R. Marsh, S. Kennedy and W.S. Hildemann, "PCDDs and PCDFs in Utility PCB Fluid: A State of the Art Review," EPRI 3, 14-19 (1983), Electric Power Res. Inst., Palo Alto, CA.
136 NIOSH Criteria for a recommended standard, "Occupational Exposure to Polychlorinated Biphenyls (PCBs)", DHEW/PHS/CDC/NIOSH, USGPO Washington, DC 20402 (Sept. 1977), viii + 224 pp, 302 refs.
137 (a) Federal Register, Environmental Protection Agency, Pt. II 47:37342-60, (Aug. 25, 1982).
 (b) Federal Register, Environmental Protection Agency, Pt. III 49:39966-89, (Oct 11, 1984).
 (c) Federal Register, Environmental Protection Agency, Pt. IV 50:29170-201, (July 17, 1985).
138 (a) Public Law 94-469:The Toxic Substances Control Act of 1976 (TSCA).
 (b) Public Law 91-596:Occupational Safety and Health Act of 1970 (OSHA); 29CFR 1910.20, Subpart C, "Access to Employee Exposure and Medical Records." (Revised July 1984).
 (c) U.S. Dept of Labor/OSHA:29CFR 1910.1000, OSHA 2206, (Revised 1983).
 (d) Am. Conf. of Governmental Industrial Hygienists (ACGIH), Inc., 6 "Threshold Limit Values of Air-born contaminants for 1968. Recommended and Intended Changes," ACGIH, Cincinnati, OH (1968).
139 (a) Sundstrom, G., O. Hutzinger, and S. Safe, "The Metabolism of Chlorobiphenyls--A Review," Chemosphere 5, 267-298 (1976). As cited in ref. 136.

(b) Lucier, G.W., C.J. Davis and J.A. McLachlan, "Transplacental Toxicology of the Polychlorinated and Polybrominated Biphenyls," Proceedings of the 17th Annual Hanford Biology Symposium on Developmental Toxicology of Energy-Related Pollutants, Oct. 17-19, 1977, Richland, WA. D.D. Mahlum et al., (Eds.), Tech Inf Center (NTIS, 1978) Published in 2 series. DOE Symp. Ser. 47; also Tech Rept. Conf. 77-1017. Developmental Toxicology Series 47, 188-203 (1978) (DOE/TIC).

(c) McNulty, W.P., "Primate Study," Proc. National Conf. on Polychlorinated Biphenyls, pp. 247-50 (Chicago, Nov. 19-21, 1975). EPA 560/6-75-004. US-EPA/OTS (1976). As cited in ref. 136.

140 McLaughlin, J., Jr., J.P. Marliac, M.J. Verrett, M.K. Mutchler and O.G. Fitzhugh," Injection of Chemicals into the Yolk Sac of Fertile Eggs Prior to Incubation as a Toxicity Test," Toxicol. Appl. Pharmacol. 5, 760-71 (1963).

141 (a) Sanders, O.T. and R.L. Kirkpatrick, "Effects of a Polychlorinated Biphenyl (PCB) on Sleeping Times, Plasma Corticosteroids and Testicular Activities of White-footed Mice, Environ. Physiol. Biochem. 5(5) 308-13 (1975).

(b) _____, _____ and P.E. Scanlon, "Polychlorinated Biphenyls and Nutitional Restriction: Their effects and interactions on endocrine and reproductive characteristics of male white mice," Toxicol. Appl. Pharmacol. 40, 91-8 (1977).

(c) Derr, S.K. and J. Dekker, "Alterations of Androgenicity in Rats exposed to PCBs (Aroclor 1254)," Bull. Environ. Contamin. Toxicol. 21, 43-5 (1979).

(d) Orberg, J., and J.E. Kihlstrom, "Effects of Longterm Feeding of Polychlorinated Biphenyls (PCB, Clophen A60) on the Length of the Oestrus Cycle and on the Frequency of Implanted Ova in the Mouse," Environ. Res. 6, 176-179 (1973).

(e) Jonsson, H.T., J.E. Keil, R.G. Gaddy, C.B. Loadholt, G.R. Hennigar and E.M. Walker, "Prolonged Ingestion of Commercial DDT and PCB: Effects on Progesterone Levels and Reproduction in the Mature Female Rat," Arch. Environ. Contamin. Toxicol. 3, 479-490 (1976).

142 Wassermann, M., D. Wassermann, S. Cucos and H. J. Miller, "World PCBs Map: Storage and Effects in Man and His Biologic Environment in the 1970s," International Conf. on Health Effects of Halogenated Aromatic Hydrocarbons, June 24-27, 1978. Ann. N. Y. Acad. Sci. 320, 69-124 (1979).

143 (a) Chou, S.M., T. Miike, W.M. Payne and G.J. Davis, "Neuropathology of 'Spinning Syndrome' Induced by Prenatal Intoxication with a PCB in Mice," Ann. N. Y. Acad. Sci. 320, 373-395 (1979).

(b) Tilson, H.A., G.J. Davis, J.A. McLachlan and G.W. Lucier, "The Effects of Polychlorinated Biphenyls given Prenatally on the Neurobehavioral Development of Mice," Environ. Res. 18(2), 466-74 (1979).

(c) Hansen, L.G., C.S. Byerley, R.L. Metcalf and R.F. Bevill, "Effects of a Polychlorinated Byphenyl Mixture on Swine Reproduction and Tissue Residues," Amer. J. Veterinary Res. 36(1), 23-6 (1975).

(d) Earl, F.L., J.L. Couvillion and E.J. Van Loon, "Reproductive Effects of PCBs in Beagle Dogs and Miniature Swine," Toxicol. Appl. Pharmacol. 29, 104 (1974).

(e) Allen, J.R. and D.A. Barsotti, "The Effects of Transplacental and Mammary Movement of PCBs on Infant

(f)   Rhesus Monkeys," Toxicol **6**, 331-340 (1976).
Akiyama, K., G. Ohi, K. Fujitani, H. Yagyu, M. Ogino, and T. Kawana, "Polychlorinated Biphenyl Residues in Maternal and Cord Blood in (the) Tokyo Metropolitan Area," Bull. Environ. Contamin. Toxicol., **14**, 588-92 (1975). As cited in ref. 136, p. 177.

144   Fishbein, A., M.S. Wolff, R. Lilis, J. Thornton and I.J. Selikoff, "Clinical Findings Among PCB exposed Capacitor Manufacturing Workers," Ann. N.Y. Acad. Sci. **320**, 703-15 (1979).

145   Savage, E.P., "National Study to Determine Levels of Chlorinated Hydrocarbon Insecticides in Human milk, 1975-6 and Supplementary Rept. 1975-6. NTIS Springfield, VA (1977).

146   Kuratsune, M., T. Yoshimura, J. Matsuzaka and A. Yamaguchi, "Epidemiologic Study (on) Yusho, A Poisoning caused by Ingestion of Rice Oil contaminated with a Commercial Brand of Polychlorinated Biphenyls," Environ. Health Perspect., **Exp. Issue No. 1**, pp. 119-28 (Apr. 1972).

147   Kikuchi, M. and Y. Masuda, "The Pathology of Yusho" pp. 69-86 in: PCB Poisoning and Pollution, K. Higuchi (Ed). Academic Press, New York (1976).

148 (a)   Funatsu, I., F. Yamashita, Y. Ito, S. Tsugawa, T. Funatsu, et al. "Polychlorbiphenyls (PCB) Induced Fetopathy--I. Clinical Observation," Kurume Med. J. **19**, 43-51 (1972). Cited in ref. 136.

(b)   Taki, Il, S. Hisanaga and Y. Amagase, "Report on Yusho (Chlorobiphenyls Poisoning) (in) Pregnant Women and Their Fetuses," Fukuoka Acta Medica **60**, pp. 471-4 (1969).

149   Cutler, S.J., and J.L. Young, Jr., "Third National Cancer Survey--Incidence Data," Monograph **41**, pp. 10-24, US/DHEW/PHS/NIH/NCI (Mar. 1975).

150 (a)   IARC Monographs on the Evaluation of Carcinogenic Risk of Chemicals to Humans, Vol. 18, pp. 43-103, IARC, Lyon, France (1978) 140 p.

(b)   Op Cit., Supp. 4, pp.217-219, (1982), 292 pp.

151   Miller, R.W., "Pollutants in Breast Milk," J. Pediat. **90**(3), pp.510-511 (1977).

152   Fourth Annual Report on Carcinogens, 1985 Summary, pp. 170-2, National Toxicology Program, US-DHHS/PHS. NTP 85-002 (1985).

153   Carter, L.J., "Michigan's PBB Incident: Chemical Mix-Up Leads to Disaster," Science **192**, 240-243 (Apr. 1976).

154   PL 94-469, Toxic Substances Control Act, Section 6, "Regulation of Hazardous Substances and Mixtures," 90 STAT. 2020-2025 incl. (Oct. 11, 1976).

155   Di Carlo, F.J., J. Seifter and V.J. DeCarlo, "Assessment of the Hazards of Polybrominated Biphenyls," Environ. Health Perspect. **23**, 351-365 (1978).

156 (a)   Jackson, T.F. and F.L. Halbert, "A Toxic Syndrome Associated with the Feeding of Polybrominated Biphenyl-contaminated Protein Concentrate to Dairy Cattle," J. Amer. Veterinary Med. Assoc. **165**(5), 437-442 (1974).

(b)   Allen, J.R., L.K. Lambrecht and B.A. Barsotti, "Effects of Polybrominated Biphenyls on Non-human Primates," *ibid*. **173**(11) 1485-1489 (1978).

(c)   Corbett, T.H., A.R. Beaudoin, R.G. Cornell, M.R. Anver, R. Schumacher, J. Endres and M. Szwabowska, "Toxicity of Polybrominated Biphenyls (Firemaster BP-6) in Rodents," Environ Res. **10**, 390-396 (1975).

(d) Aftosmis, J.C., et al., "Toxicology of Brominated Biphenyls II. Skin, Eye and Inhalation Toxicity and an Acute Test Method for Evaluating Hepatotoxicity and Accumulation in Body Fat," Toxicol. Appl. Pharmacol. 22, 316-17 (1972). As cited in ref. 80, p. 452.

157 (a) Harris, S.J., H.C. Cecil and J. Bitman, "Embryotoxic Effects of Polybrominated Biphenyls (PBB) in Rats," Environ. Health Perspect. (EHP) 23, 295-300 (1978).

(b) Beaudoin, A.R., "Teratogenicity of Polybrominated Biphenyls in Rats," Environ. Res. 14(1), 81-86 (1977).

158 (a) Prewitt, L.R., R.M. Cook and G.F. Fries, "Health: Polybrominated Biphenyl and Other Health-related Problems. Field observations of Michigan dairy cattle contaminated with polybrominated biphenyl," J. Dairy Sci. 58, 763-764 (1973).

(b) Durst, H.I., L.B. Willett, F.L. Schanbacher and P.D. Moorhead, "Effects of PBBs on Cattle, I. Clinical Evaluations and Clinical Chemistry," EHP 23, 83-89 (1978).

(c) Moorhead, P.D., L.B. _____ and F.L. _____, "Effects of PBBs on Cattle, II. Gross Pathology and Histopathology," loc. cit., pp.111-118.

(d) Dunckel, A.E., "An Updating on the Polybrominated Biphenyl Disaster in Michigan," J. Am. Veterinary Med. Assn. 167, 838-841 (1975).

159 (a) Anderson, H.A., R. Lilis, I.J. Selikoff, K.D. Rosenman, J. A. Valciukas and S. Freedman, "Unanticipated Prevalence of Symptoms among Dairy Farmers in Michigan and Wisconsin," EHP 23, 217-226 (1978).

(b) Rosenman, K.D., H.A. Anderson, I.J. Selikoff, M.S. Wolff and E. Holstein, "Spermatogenesis in Man exposed to Polybrominated Biphenyl (PBB)," Fertility and Sterility 32(2) 209-213 (1979). As cited in ref. 80.

(c) Wolff, M.S., H.A. Anderson and I.J. Selikoff, "Human Tissue Burdens of Halogenated Aromatic Chemicals in Michigan," J. Amer. Med. Assn. 247(15), 212-216 (1982).

(d) Bekesi, J.G., F. Holland, H.A. Anderson, A.S. Fishbein, W. Rom, M.S. Wolff, I.J. Selikoff, "Lymphocyte Function of Michigan Dairy Farmers Exposed to Polybrominated Biphenyls," J. Amer. Med. Assn. 199 (4334), pp. 1207-1209 (Mar. 17, 1978).

(e) Roberts, D.W., "Tissue Burdens of Toxic Pollutants," ibid., 247(15), p. 2142 (1982). Editorial.

160 Brilliant, L.B., G. Van Amburg, J. Isbister, H. Humphrey et al., "Breast Milk Monitoring to Measure Michigan's Contamination with Polybrominated Biphenyls," Lancet ii, 643-646 (1978).

161 Garmon, L., "The State of PBB Contamination," Science News 121(17), 276 (Apr. 24, 1982).

162 Review of Current DHHS, DOE and EPA Research Related to Toxicology, FY 1985. Toxicology Testing/NIEHS, p. 22-NTP-85-056 (Mar. 1985).

(a) Michigan Dept. of P.H., PBB Epidemiology Study funded by the FDA Center for Food Safety and Applied Nutrition. Scheduled for testing during FY 1985 (Status B) Clinical Toxicology/Epidemiology, p. 52, NTP-85-056.

(b) Mt. Sinai School of Medicine, Immunologic Toxicity Study, NIEHS Contract NO1-ES-9-0004 (Status A/1985) loc cit. NIEHS, p. 22.

(c) East Carolina Univ. Reproductive/Developmental Toxicity Contract NO1-ES-O-0005 (Status B/1985); (2) Durham Women's

		Clinic/N01-ES-1-5006; (B/1985); (3) Wake Area Health Education Center/N01-ES-0-0006(B/1985).
163		Bekesi, J.G., J. Roboz, A.S. Fischbein, J.P. Roboz, S. Solomon and J. Greaves, "Immunological, Biochemical and Clinical Consequences of Exposure to Polybrominated Biphenyls," pp. 393-406 in: <u>Target Organ Series: Immunotoxicology and Pharmacology</u>, J.H. Dean, (Ed.), Raven Press, New York (1985).
164		Moses, M., "Pesticides", pp. 731-750, in: Maxcy-Rosenau, <u>Public Health and Preventive Medicine</u>, 11th edn., John M. Last, M.D., D.P.H., (Ed.), Appleton/Century/Crofts, New York (1980).
165		Pesticide Use Reports, Published annually by the California Department of Food and Agriculture, 1220 N. St., Sacramento, CA, 95814.
166		NIOSH <u>Criteria for a Recommended Standard . . . Occupational Exposure during the Manufacture and Formulation of Pesticides</u>, DHEW (NIOSH) No. 78-174 US-GPO, Washington, DC (1978), 429 pp., 343 refs., 5 appendices.
167		Bidstrup, P., J.A. Bonnell and A. Beckett, "Paralysis following Poisoning by a New Organic Phosphorus Insecticide (Mipafox)", <u>Brit. Med. J.</u>(1) 1068-1072 (1953). As cited in ref. 164.
168		<u>Agricultural Chemicals and Pesticides</u>, A Subfile of the Registry of Toxic Effects of Chemical Substances, NIOSH, Cininnati, OH 45226 (July 1977), US-GPO, Washington, D.C. 20402.
169		See chapter 3 of ref. 2b, pp. 178-183 and detailed literature references at the end of that chapter.
170		Gordon, J.E. and C.M. Shy, "Agricultural Chemical Use and Congenital Cleft Lip and/or Palate," <u>Arch. Environ. Health</u> 36, 213-221 (1981).
171		Moses, M., "Parathion and Phosdrin" in: <u>Ford and Justice</u> United Farm Workers, pp. 13-14 (Oct. 1985).
	(a)	<u>ibid</u>, Feb/March 1986, pp. 4-6.
172	(a)	<u>National Toxicology Program, 1986 Annual Plan</u>, USD/HHS/PHS, NTP 86-086 (May, 1986) 354 pp. (2 App., Chemical and CAS indices, 41 Tables, 5 Fig.)
	(b)	NTP <u>Review of Current DHHS, DOE and EPA Research Related to Toxicology</u>, RTP Pub. Information Off., Res. Triangle Pk., N.C. 27709, Pub. No. NTP 86-087 (May, 1986), 132 pp. narrative and 201 p. Chem. Tables and 12 pp. App.
173		"Selected Pesticides for Which There Have Been Some Concerns about a Teratogenic Potential," CA. Department of Food and Agriculture, Div. of Pest Management, 1220 North St., Sacramento, CA., 95814. HS-1091 (Rev. June 10, 1985).
174		<u>Gilman's Organic Chemistry: An Advanced Treatise</u>, Vol. II, "Physostigmine" pp. 1230-1232, H. Gilman et al., (Eds.), John Wiley and Sons, New York and London, 2nd edn. (1944).
175		Kuhr, J., and H.W. Dorough, <u>Carbamate Insecticides; Chemistry Biochemistry and Toxicology</u>, CRC Press (1976).
176		Goldstein, A., L. Aronow, and S.M. Kalman, <u>Principles of Drug Action: The Basis of Pharmacology</u>, Chapter 1, pp. 8ff, John Wiley and Sons, Inc., New York (1974), 854 pp.
177		WHO, <u>Recommended Health-Based Limits in Occupational Exposure to Pesticides</u>, WHO Technical Rept. Series No. 677 (1982).
178	(a)	See ref. 84b, p. 162 for the complete citations.
	(b)	See the end of Chapter III, ref. 2 for complete citations.
179		NIOSH <u>Current Intelligence Bulletin 23</u>, "Ethylene Dibromide

               and Disulfiram Toxic Interaction," USDHEW/PHS/CDC/NIOSH (Apr. 11, 1978) 6pp.

180   NIOSH <u>CIB 22</u>, "Ethylene Thiourea," p.1 USDHEW/PHS/CDC, NIOSH Pub. No. 78-144 (Apr. 11, 1978), ii and 8pp.

181 (a)   IARC, <u>Monographs on the Evaluation of the Carcinogenic Risks of Chemicals to Humans</u>, pp. 128-130, Supp. 4, Lyons, France (1982), 292 pp.

    (b)   Weisburger, E.K., M.U. Borge, J. Nam, J.J. Gart and J.H. Weisburger, "Carcinogenicity Tests of Certain Environmental and Industrial Chemicals," *J. Natl. Cancer Inst.*, **67**, pp. 75-88 (1981).

182 (a)   National Toxicology Program, <u>Fourth Annual Report on Carcinogens</u>, "Ethylenethiourea," p.109. NTP 85-002, US-DHHS/PHS (1985) Summary, 333 pp.

    (b)   Newsome, W.H., Determination of Ethylene Thiourea Residues in Apples, *J. Agr. Food Chem.* **20**, 967-969 (1972).

183 (a)   Stula, E.F., and W.C. Krauss, "Embryotoxicity in Rats and Rabbits from Cutaneous Application of Amide-Type Solvents and Substituted Ureas," Toxicol and App. Pharmacol. **41**, 35-55 (1977).

    (b)   Khera, K.S., and L. Tryphonas, "Ethylenethiourea-Induced Hydrocephalus; Pre- and Postnatal Pathogenesis in Offspring from Rats given a Single Dose During Pregnancy," *ibid*, <u>42</u>, 85-97 (1977). As cited in ref. 180.

    (c)   Ruddick, J.A., and K.S. Khera, "Pattern of Anomalies Following Single Oral Doses of Ethylenethiourea to Pregnant Rats," <u>Teratology</u> **12**, 277-282 (1975).

    (d)   _____, D.T. Williams, L. Hierlihy, and K.S. Khera, (C-14) Ethylene Thiourea, Distribution, Excretion and Metabolism in Pregnant Rats," *ibid*, **13**, 35-39 (1976).

    (e)   _____, W.H. Newsome and L. Nash, "Correlation of Teratogenicity and Molecular Structure: Ethylenethiourea and Related Compounds," *ibid*, **13**, 263-266 (1976).

    (f)   Lu, M.H. and R.E. Staples, "Teratogenicity of Ethylenethiourea and and Thyroid Function in the Rat" <u>Teratology</u> <u>17</u>, 171-178 (1978).

184 (a)   Fishbein, L., "An Overview of the Structural Features of Some Mutagenic and Teratogenic Pesticides," in ref. 84, pp. 177-209.

    (b)   Schuphan, I., J.D. Rosen and J.E. Casida, "Novel Activation Mechanism for the Promutagenic Herbicide Diallate," <u>Science</u> **205**, 1013-1015 (1979).

    (c)   Rosen, J.D., Y. Segall and J.E. Casida, "Mutagenic Potency of Haloacroleins and Related Compounds," *Mutat, Res.*, **78**, 113-119 (1980).

185   Schardein, J.L. <u>Chemically Induced Birth Defects</u>, Chap. 22, "Pesticides", 577-617, Marcel Dekker, Inc., N.Y. and Basel (1985).

186 (a)   Storck, Wm.J., "Pesticides Head for Recovery," in: PESTICIDE REPORT, *Chem. Eng. News*, 35-39 (Apr. 9, 1984).

    (b)   _____, "Demand for Home and Garden Pesticides Spurs New Products," *ibid*, 11-17 (Apr. 6, 1987).

187 (a)   Zwerdling, D., "Pesticides," NPR <u>Weekend Edition</u> (Jan. 31, 1987).

    (b)   _____, *op. cit.*, NPR <u>All Things Considered</u> (Feb. 12, 1987).

    (c)   _____, *op. cit.*, NPR <u>Morning Edition</u> (Feb. 13, 1987).

    (d)   _____, *op. cit.*, NPR <u>Morning Edition</u> (Mar. 7, 1987).

    (e)   _____, *op. cit.*, NPR <u>All Things Considered</u> (May 20, 1987).

    (f)   _____, *op. cit.*, NPR <u>Morning Edition</u> (June 15, 1987).

    (g)   Zwerdling, et al. "Chlordane" Tape AT-870122.01/01-C NPR

(1987).

_____, "Pesticides, Effectiveness & Health Risks", Tape AT-830725.01/01-C NPR (1983).
Tapes are available for $24.90, mailing included, from Instructional Communications Systems, NPR Customer Service, Univ. of Wisconsin-Extension, Old Radio Hall, 975 Observatory Drive, Madison, WI 53706 (non-technical investigative reports.)

188 (a) Moses, M., "Captan and Dinoseb", Pesticides: Toxics Report, United Farmworkers of America (1986).
(b) _____, "Captan", pp. 13-14, in: Food and Justice, 3(1) "Deadly Dozen" Pesticide Series, UFW (Jan. 1986).
(c) Moses, M., "The Poisons in our Food", ibid, 3(4), pp. 12-13 (May, 1986).
(d) Anon., "FDA is Failing,", ibid, 4(2), 3-5 (Feb., 1987).
(e) Anon., "Almost Slavery," ibid, 4(4), 15 (Apr., 1987).

189 (a) Sun, M., "EPA Proposal on Alachlor Nears," Science, 233, 1143-4 (Sept. 12, 1986).
(b) Marshall, E., "The Rise and Decline of Temik," ibid, 229, 1369-71 (Sept. 27, 1985).
(c) Anon., "Melon Contamination: Toxic Effects Raise Pesticide Issue," Chem. Eng. News, 3-4 (July 15, 1985).
(d) Dillon, S., "The Food Biz: pesticides . . . A Little Light," Food Monitor, no. 40, 15 (Spring, 1987).

190 (a) Anon. "Pesticides: Uniform food residue standard urged," Chem. Eng. News, 65(21), 4-5 (May 25, 1987).
(b) Norman, Colin, "Regulating Pesticides: The Delaney Paradox," Science, 236, 1054-5 (May 29, 1987).

191 (a) Abrams, L., "An Alar Apple a Day . . . May be One Too Many," Health Letter, vol. 2, no. 3, Public Citizen Health Research Group, Dr. Sidney M. Wolfe, Editor (July/August, 1986).
(b) ibid, 2(4) (Sept./Oct., 1986).
(c) Tufts University Diet and Nutrition Letter, 4(7), 7-8 (Sept. 1986).
(d) NRDC Newsline, vol. 5(2), (Apr./May, 1987).
(e) Government Concentrates, "EPA intends to reduce Alar residue levels," Chem. Eng. News, 65(3)19 (Jan. 19, 1987).
(f) Zurer, P.S., "Misconduct in Research," ibid, 65(15), 10-17 (Apr. 13, 1987).
(g) NRDC Newsline, 3(4), 3 (Oct./Nov. 1985).

192 (a) GAO, "Report to Congressional Requesters," PESTICIDES: Need to Enhance FDA's Ability to Protect the Public from Illegal Residues, GAO/RCED-87-7 (Oct. 1986) 58pp.
(b) _____, "Report to the Honorable Frank Horton, House of Representatives," PESTICIDES: Better Sampling and Enforcement Needed on Imported Food, GAO/RCED-86-219 (Sept. 1986) 56pp. U.S. General Accounting Office, P.O. Box 6015, Gaithersburg, MD 20877. Tel. 202-275-6241 (First 5 copies free; additional ccs $2.00 ea., 25% discount for 100 or more ccs. Make checks or money orders out to the Superintendent of Documents).

193 (a) Anon., "1985: The Environment in Review," EcoAlert, p. 1, Environmental Task Force (Winter, 1985).
(b) BHOPAL REPORT," A C&EN Special Issue, Chem. Eng. News, 63(16), pp. 14-65, (Feb. 11, 1985); Heylin, M., loc. cit., 3, 14-15; Lepkowski, W., ". . . Appropriate Response . . . ," 16-26; Worthy, W., "Methyl Isocyanate, The Chemistry of a Hazard," 27-33; Dagani, R., "Data on MIC's Toxicity are

Scant . . . ," 37-40; Weber, W., "Settlement or Litigation? . . . ,"
47-60; Ember, L.R., "Technology in India: An Uneasy Balance of
Progress and Tradition," 61-65.
- (c) Lepkowski, W., "Chemical Safety in the Developing Countries: The Lessons of Bhopal, *ibid*, 63(14), 9-14 (April 8, 1985).
- (d) Storck, Wm.J. and D. Webber, "Carbide's Anderson Explains Post-Bhopal Strategy," *ibid*, 63, 9-15 (Jan. 21, 1985).
- (e) Anon., Bhopal Update, *loc. cit.*, 4-6.
- (f) Lepkowki, W., Bhopal, *ibid*, 63(48), 18-32 (Dec. 2, 1985).
- (g) Mitra, A., "The Bhopal Disaster," New Internationalist, no. 144, 4 (Feb. 1985).
- (h) Anon., "Bhopal: One Year Later," NRDC Newsline, 3(5), 1-2 (Dec./Jan. 1986).
- (i) Baum, R., "Cleanup Order for Polluted Reservoir Put on Hold," *loc. cit.* (d), 18-20.

194
- (a) Lewin, R., "Parkinson's Disease: An Environmental Cause?" Science, 229(4710), 257-8 (July 19, 1985).
- (b) Symposium on MPTP, Uniformed Services, U. of Health Sciences, Bethesda, MD (June 6-7, 1985).
- (c) The 8th Int. Symposium on Parkinson's Disease, New York, (June 9-12, 1985). As cited in 194a.

195
- (a) Worthy, W., "Pesticide Chemists are Shifting Emphasis from Kill to Control," Chem. Eng. News, 62(30), 22-26 (July 23, 1984).
- (b) Anon., "EPA to regulate inert pesticide ingredients," *ibid*, 65(17) 5-6 (Apr. 27, 1987).

SUBJECT INDEX

Acrylonitrile,
-, as a fumigant, 377
-, reproductive effects of, 378
-, toxicity of, 377,378

Addictive drugs as neurobehavioral teratogens,
-, alcohol, 275,276
-, cannabinoids, 275
-, opiates, 275

Agent Orange, 337,338
-, epidemiology of, 338, 339,340,341
-, teratogenicity of, 338

Aldrin, 329,330

Animal models for human teratogenesis, 42,43

Animal teratogenicity data,
-, predictive values for the human situation, 42,241, 243,244
-, quantitative correlations with human data, 241

Arochlors, 342,346,347,348

Askarels, 344

Behavioral teratology,
-, methodological aspects of, 296
-, test batteries for, 298,299,300,301,302,303

Benzenehexachloride (BHC), 325,326,327,328
-, persistence in environment, 328
-, toxicity of isomers, 328

Carbamate pesticides, 390
-, history of, 391
-, metabolism of, 392,393
-, modes of absorption of, 394
- symptoms of intoxication with, 393,394
-, teratogenicity of, 394,395,396
-, toxicology of, 393
-, uses of, 392

Carbaryl, 392,393
-, metabolism of, 393

Carbon disulfide, 370,371
-, reproductive hazards in men, 371
-, teratogenicity of, 371
-, toxicity of, 371

Carbon tetrachloride, 369,370
-, toxicity of, 370

Chemical exposure,
-, at TLV(threshold limit values)levels, 244,245
-, census study on, 266
-, of students in undergraduate general chemistry laboratories, 247
-, of working women in the Scandinavian countries, 242,243
-, to exhaust fumes, 266
-, to metals, 266
-, to polycyclic aromatic hydrocarbons, 266
-, to solvents, 266
-, to textile dust, 266

Chlordane, 334
-, toxicity of, 334

Chlorinated benzenes, 325
-, benzenehexachloride (BHC), 325,326,327,328
-, dichlorobenzenes (DCBs), 325,326
-, o-dichlorobenzene, 325
-, p-dichlorobenzene, 325

Chlorodecone (Kepone), see Kepone

Chloroethanes, 371,372
-, toxicity of, 372

Chloroform, 368,369
-, toxicity of, 369

Cincinnati Behavioral Teratology Test Batteries, 299

Classification of workers by job
   exposure based on,
   -, personnel records of the
      local employees, 265
   -, population census, 264
   -, union records, 264

Collaborative Behavioral
   Teratology Study (CBTS), 299

2,4-D, 335
   -, toxicity of, 335,336

Data bases on
   teratology/teratogenicity,
   6,7,8
   -, bibliographic, 32
   -, computerized searching
      of, 14
   -, for on-line computer
      systems, 21,24
   -, RTECS data base, 43,44
   -, scanning data base, 15
   -, substructural searching
      of, 14
   -, with peer-reviewed
      evaluations, 42

Data extraction file in
   teratology, 15
   -, file identifiers, 16

DBCP (dibromochloropropane),
   -, as cause of low sperm
      count in humans, 365
   -, as cause of sterility in
      males, 365

DDA, 320,324

DDD, 318,324
   -, environmental persistance
      of, 319

DDE, 320,324

DDT, 317,318,322
   -, biochemistry of, 319,320
   -, environmental persistance
      of, 319
   -, estrogen-like activity,
      322
   -, insect resistance to, 319
   -, metabolism of, 320
   -, reproductive effects of,
      322,323
   -, teratogenicity of, 322

DDT analogs, 324
   -, methoxychlor, 318,324,325

-, methylchlor, 324,325

Dibromochloropropane (DBCP), see
   DBCP

Dichloromethane, 368
   -, toxicity of, 368

Dieldrin, 329,330

Diquat,
   -, as herbicide, 403
   -, reproductive effects of,
      405
   -, teratogenicity of, 405
   -, toxicology of, 403,404

Dioxane,
   -, as a fumigant, 378
   -, reproductive effects of,
      379

Dioxins, 336,337,338
   -, dermatologic effects of,
      336
   -, epidemiology of,
      338,339,340,341
   -, in Seveso accident,
      341,342
   -, teratogenicity of,
      337,339
   -, use of, as defoliant in
      South Vietnam, 337

Disulfiram, 397,398
   -, as a fungicide, 397
   -, reproductive hazards of,
      397
   -, synergistic effect with
      alcohol, 397
   -, synergistic effect with
      ethylene dibromide,
      397,398

Dithiocarbamates, 396,397
   -, reproductive hazards of,
      to females, 397
   -, reproductive hazards of,
      to males, 397

DNOC (4,6-dinitro-o-cresol),
   -, reproductive effects
      of, 403
   -, toxicology of, 402,403

Drug-related teratogenicity,
   -, human risks data base,
      19
   -, of chemotherapeutic
      agents, 21,265,266

EDB (ethylene dibromide), 365
- , as a cause of sperm damage, 366
- , reproductive effects of, 366
- , toxicity of, 366

Endrin, 329,330

Environmental Carcinogen Information Center, 15

Environmental Mutagen Information Center (EMIC), 13,14

Environmental Teratology Information Center (ETIC), 8,46
- , key publication sources of, 9,10

Ethylene dibromide (EDB), see EDB

Ethylene oxide (ETO)
- , as a fumigant, 379,380
- , reproductive effects of, 380,381
- , toxicity of, 380,381

Ethylenethiourea (ETU), 398
- , reproductive effects of, 399,400
- , teratogenicity of, 399,400
- , toxicity of, 399
- , uses of, 399

ETIC, see Environmental Teratology Information Center

ETU, see Ethylenethiourea

Fetal accumulation of,
- , alcohol, 279
- , metals, 278
- , therapeutic drugs, 278

Fetal alcohol syndrome (FAS), 275, 276

Food additives a neurobehavioral teratogens,
- , lecithin, 273, 274
- , monosodium glutamate MSG), 273,289,292

Firemaster,
- , BP-6, 354
- , FF-1, 354

Fumigants, 376,377

Haloalkanes of industrial importance, 365,366,367,372

Haloalkenes of industrial importance, 373,374

Heptachlor, 334
- , toxicity of, 334

Hexachlorophene (HCP), 326,327

Hexachlorobenzene (HCB), see Benzenehexachloride

Hospital Discharge Register,
- , data on spontaneous abortions, 262,263
- , Finnish, 262
- , pregnancy data, 263

Insecticide classification, 317
- , carbamates, 317,390
- , organochlorines, 317
- , organophosphates, 317,382

Inorganic pesticides,
- , arsenic, 315
- , sulfide(s) of arsenic, 315

Japan Information Center of Science and Technology's On-Line Information System (JOIC), 15

Kepone (Chlorodecone), 330,331,332,333
- , contamination with, 331,332
- , kepone shakes, 331
- , reproductive hazards of, 332

Lead,
- , as neurobehavioral teratogen, 272,289,290, 291
- , levels in the immature brain, 278

Lindane, 327,328

Long-term effects of chemicals on,
- , behavior, 271
- , developing brain, 271

Male reproductive toxicology, 3

Maneb,
  -, toxicity of, 394

Medical Literature Analysis and Retrieval System (MEDLARS), 15,25
  -, MEDLARS on-line (MEDLINE), 32,43

MEDLARS, see Medical Literature Analysis and Retrieval System

Mercury,
  -, exposure to, in the undergraduate general chemistry laboratories, 250,251

Methodological issues in neurobehavioral teratology,
  -, choice of proper control, 297
  -, choice of statistical unit, 296
  -, dose-effect relations, 297
  -, mode of fostering of pups, 296
  -, role of cagemate behavior, 297
  -, role of maternal stress, 297
  -, role of placebo treated group, 297
  -, role of pup-dam interactions, 296
  -, role of untreated group, 297

Methyl bromide, 367
  -, uses of, 367

Methylene chloride, see Dichloromethane

Methylmercury,
  -, as cause of Minamata disease, 272
  -, as neurobehavioral teratogen, 272,278,287, 290,295,299
  -, concentration in the fetus, 278
  -, concentration in the infant, 278

Mirex, 332,333

-, pathological effect on eyes, 332

Naphthalene,
  -, as a fumigant, 377
  -, toxicity of, 377

Natural pesticides,
  -, early history of, 315, 316
  -, extract of derris root, 315
  -, pyrethrins, 315
  -, rotenones, 315
  -, tobacco extract, 315

Neurobehavioral teratology,
  -, methodological aspects of, 296
  -, test batteries for, 298,299,300,301,302,303

NLM, see National Library of Medicine

National Library of Medicine (NLM), 8,43

Occupational exposure,
  -, census study on, 266
  -, data from company records, 260
  -, data from union records, 260,264
  -, interview data on, 260
  -, relationship with pregnancy outcome, 260

Occupational hazards,
  -, as related to the traditional female occupations, 242
  -, for women vs men, 242
  -, in smaller enterprises vs large industry, 264

OPPs, see Organophosphorus pesticides

Organochlorine insecticides,
  -, chlorinated benzenes, 325
  -, DDD, 318
  -, DDT, 317,318
  -, DDT analogs, 324
  -, hexachlorophene, 326,327
  -, metabolism of, 320,321

-, modes of action of,
  319,320
-, reproductive effects of,
  322
-, teratogenicity of, 322

Organophosphorus pesticides
  (OPPs), 382
-, absorption of, 384
-, neurotoxicity of, 384,385
-, reproductive effects of,
  387,388
-, reproductive effects of,
  in humans, 388,389
-, symptoms associated with
  poisoning by, 385,386,387
-, teratogenicity of,
  387,388
-, teratogenicity of, in
  humans, 388,389
-, toxicology of,
  383,384,385

Paraquat,
-, as herbicide, 403
-, reproductive effects of,
  405
-, teratogenicity of, 405
-, toxicology of, 403,404

Passage of chemicals into the
  fetus, 277, 278

Passage of chemicals into the
  infant,
-, via ingested mother's
  milk, 278
-, via undeveloped blood-
  brain barrier, 278

PBBs (polybrominated biphenyls),
  353
-, endocrine effects of, in
  animals, 358,359
-, endocrine effects of, in
  humans, 362,363
-, gas chromatographic
  analysis of, 355,356
-, levels of, in human milk,
  362,363
-, metabolism of, 358
-, poisoning by, in
  Michigan, 354,355,356,
  357,358
-, reproductive effects of,
  in animals,
  358,359,360,361
-, reproductive effects of,
  in humans, 362,363
-, toxic effects of, in
  humans, 361,362
-, toxicity of, as compared
  to PCBs, 357
-, uses of, 353,354

PCBs (polychlorinated
biphenyls),
-, absorption of, 346
-, as a cause of "Spinning
  Syndrome", 348
-, as neurobehavioral
  teratogens, 273
-, environmental
  contamination by,
  349,350
-, industrial names of, 342
-, levels of, in milk, 350
-, metabolism of, 345,346
-, photodechlorination of,
  343
-, poisoning by, 351
-, reproductive effects of,
  in animals, 346,347,348
-, reproductive effects of,
  in humans, 349
-, risks of exposure to,
  344,345
-, toxicity of,
  345,347,351,352
-, toxicity of, as compared
  to PBBs, 357
-, uses of, 343,344

PCDDs (polychlorinated
  dibenzodioxins), 344

PCE (perchloroethylene), 375
-, reproductive effects of,
  376
-, toxicity of, 376

Pentachlorophenol (PCP), 325

Pesticides classification, 317

Pesticide information,
-, Agrochemical Handbook,
  317
-, sources, 317
-, The Pesticide Index, 317

Placental permeability to,
-, lipophilic chemicals,
  277
-, nonionized chemicals,
  277
-, therapeutic drugs, 278

Polybrominated biphenyls (PBBs),
  see PBBs

Polychlorinated biphenyls (PCBs), see PCBs

Pregnancy outcome of,
- -, butchers, 267
- -, laboratory assistants, 267
- -, nurses, 265
- -, weavers, 267
- -, workers caring for fur-bearing animals, 267
- -, workers in occupations related to cutting and sewing fabric, 267
- -, workers in the pharmaceutical industry, 268,269
- -, workers in the plastic industry, 267,268

Psycho-active substances as neurobehavioral teratogens
- -, alcohol, 275,276,277
- -, caffeine, 276
- -, tobacco smoke, 276,277

Register of Congenital Malformation,
- -, Finnish, 262,263

Register of Health Care Personnel, Central,
- -, Finnish, 264

Registry of Toxic Effects of Chemical Substances (RTECS),
- -, computer search of, 43
- -, key words used for searching of teratogens, 43
- -, subfile on teratogens, 43

Reproductive epidemiology, 240
- -, environmental studies, 240
- -, food poisoning studies, 240
- -, occupational studies, 240,241,260
- -, studies of exposure in hospitals, 241

Reproductive hazards,
- -, after birth, 239
- -, during pregnancy, 239,240
- -, in industry, 239
- -, preconceptional, 239

Reproductive toxic effects,
- -, effects on embryo or fetus, 44
- -, effects on fertility, 44
- -, effects on newborn, 44
- -, maternal effects, 44
- -, paternal effects, 44
- -, specific developmental abnormalities, 44

Reproductive toxicity,
- -, mechanism of, 239
- -, of laboratory solvents, 240,243

Reproductive Toxicology Center, 20

RTECS, see Registry of Toxic Effects of Chemical Substances

Safe handling of teratogenic chemicals, 256
- -, general safety procedure, 256
- -, in laboratories, 256,257
- -, in the community, 259
- -, in the industrial operations, 258

S(Chloroallyl)dithiocarbamates, 400,401
- -, toxicity of, 401,402

S(Chloroallyl)thiocarbamates, 400,401
- -, toxicity of, 401,402

Silvex, 342

Structure-Activity Relationship (SAR) of teratogens,
- -, computer-assisted multivariate SAR, 42
- -, quantitative methods, 42

Synthetic pesticides
- -, ecological concerns about the use of, 316
- -, social concerns about the use of, 316

2,4,5-T, 335
- -, as a cause of miscarriage, 341
- -, toxicity of, 335,336

TCDD, 336
- -, embryotoxicity of, 337,338

-, teratogenicity of, 337,338,339

Teratogen Information System,
   -, of the Food and Drug Administration, 20,21
   -, of the University of texas Health Science Center at Dallas, 20

Teratogenic behavioral developmental effects of,
   -, alcohol, 287,288
   -, alpha-methyldopa, 286,289
   -, aluminum, 292
   -, amphetamine, 289,290,292
   -, barbiturates, 292
   -, benzodiazepines, 287
   -, cannabis, 291
   -, chlorpromazine, 289,290, 292
   -, clomipramine, 285,289,291
   -, clonazepam, 290
   -, Clonidine, 285,286, 289,292
   -, diazepam, 287,288,290
   -, haloperidol, 290
   -, heroin, 287
   -, imipramine, 290,291
   -, kanamycin, 289
   -, meprobamate, 289,292
   -, methadone, 287,288,290
   -, methylmercury, 287,288, 289
   -, morphine, 292
   -, phenobarbital, 289,290
   -, reserpine, 289,292
   -, THC, 291
   -, theophylline, 286,287

Teratogenic brain developmental derangements,
   -, effects on biochemical measures of brain cell growth and maturation, 280
   -, effects on brain electrophysiological activity, 283
   -, effects on brain receptors and neurochemistry, 282,283
   -, effects on brain structure, 280,281,282
   -, effects on prenatal motility, 284
   -, endocrine effects influencing neuronal development, 284

Teratogenic effects of chemicals on,
   -, food and water intake, 295,296
   -, sexual behavior, 294
   -, social behavior, 294

Teratogenic effects of chemicals on development of,
   -, activity and exploration, 289
   -, coordination, 288
   -, neuromotor capacity, 288
   -, reflexes, 288
   -, sensory capacity, 288

Teratogenic effects of chemicals on learning behavior in,
   -, active avoidance, 293
   -, appetitive learning, 290
   -, aversive learning, 292
   -, conditioned taste aversion, 293,294
   -, maze behavior, 291
   -, passive avoidance, 293
   -, Skinnerbox performance, 292
   -, water maze learning, 294

Teratogenic effects on learning behavior of,
   -, amphetamine, 292
   -, chlorpromazine, 292,293
   -, clomipramine, 292
   -, delta-9-THC, 293
   -, ethanol, 293
   -, haloperidol, 292
   -, imipramine, 294
   -, lead, 293
   -, meprobamate, 293
   -, methadone, 293
   -, naloxone, 294
   -, pargyline, 293
   -, phenobarbital, 293
   -, pyridostigmine, 293
   -, reserpine, 293
   -, vitamin A

Teratogenic effects on sexual behavior of,
   -, alpha-methyldopa, 295
   -, clomipramine, 295
   -, clonidine, 295
   -, delta-9-THC
   -, pargyline, 294
   -, pyridostigmine, 294,295
   -, reserpine, 294
   -, testosterone

Teratogenic effects on social behavior of,
- , clonazepam, 295
- , diazepam, 295
- , lorazepam, 295
- , methadone, 295
- , methylmercury, 295

Teratogenic neurobehavioral effects on,
- , human fetus, 271,272
- , human infant, 271,272
- , laboratory animals, 271,272

Teratogens,
- , in undergraduate general chemistry laboratories, 247,249,252
- , list of names, 1,4,17,18,43,45,46,47-238
- , literature sources on, primary, 9,10
- , literature sources on, secondary, 21,22,23
- , reference books on, 1,2,3,33,34
- , with low safety margins, 244

Teratogens, neurobehavioral,
- , addictive drugs, 275
- , combination of various chemicals, 277
- , food additives, 273
- , in polluted environment, 272
- , in polluted food, 272
- , lead, 272,289,290,291
- , methylmercury, 272,278,287,290
- , polychlorinated biphenyls, 273
- , psycho-active substances, 276,277
- , therapeutically used drugs, 274
- , vitamin A, 273

Teratology Information Services, 34,35
- , California Teratogen Registry, 34,35
- , European Information Services, 35,36
- , Genetic Amniocentesis Office of the University of Michigan, 35

Tetrachloroethylene, see PCE

Therapeutically used drugs as neurobehavioral teratogens,
- , anesthetics, 275
- , anticonvulsants, 274
- , antihypertensive agents, 274
- , barbiturates, 274
- , benzodiazepines, 274
- , betamethasone, 275
- , caffeine, 275
- , corticosteroids, 275
- , diethylstilbestrol (DES), 274
- , morphine, 292
- , neuroleptics, 274
- , neuropeptides, 275
- , thalidomide, 274
- , theophylline, 275
- , tricyclic antidepressants, 274

Toxaphene, 333
- , environmental persistence of, 333
- , teratogenicity of, 333
- , toxicity of, 333,334

Toxicology Information On-Line (TOXLINE), 8,15,30
- , searching ETIC on, 36,37,38,39

TOXLINE, see Toxicology Information On-Line

Trichloroethylene, 374,375
- , metabolism of, 375
- , reproductive hazards of, 375
- , toxicity of, 375

Vinyl halides, 373,374
- , toxicity of, 373,374

Vitamin A,
- , as neurobehavioral teratogen, 273,292

Zineb,
- , reproductive effects of, 397
- , toxicity of, 394

UCC South Charleston, WV   770
RG627.6.C45 T47 1988
                    /Teratogens

1004970